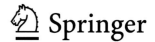

分子诊断病理学实践
——基于案例分析

Diagnostic Molecular Pathology in Practice
A Case-Based Approach

〔美〕Iris Schrijver　　主编

刘　岩　　郑兴征　　主译

吴秉铨　　主审

北京科学技术出版社

Translation from English language edition:
Diagnostic Molecular Pathology in Practice
by Iris Schrijver
Copyright © 2011 Springer Berlin Heidelberg
Springer Berlin Heidelberg is a part of Springer Science+Business Media
All Rights Reserved

著作权合同登记号　图字：01-2014-7728

图书在版编目（CIP）数据

分子诊断病理学实践：基于案例分析/（美）艾利斯·斯赫雷弗（Iris Schrijver）
主编；刘岩，郑兴征主译. —北京：北京科学技术出版社，2018.6
书名原文：Diagnostic Molecular Pathology in Practice: A Case-Based Approach
ISBN 978-7-5304-9627-5

Ⅰ.①分… Ⅱ.①艾… ②刘… ③郑… Ⅲ.①分子生物学－病理学－病案 Ⅳ.①R36

中国版本图书馆CIP数据核字（2018）第072174号

分子诊断病理学实践——基于案例分析

主　　编：〔美〕Iris Schrijver
主　　译：刘　岩　郑兴征
策划编辑：杨　帆
责任编辑：周　珊
责任校对：贾　荣
责任印制：吕　越
封面设计：申　彪
版式设计：北京锋尚制版有限公司
出 版 人：曾庆宇
出版发行：北京科学技术出版社
社　　址：北京西直门南大街16号
邮政编码：100035
电话传真：0086-10-66135495（总编室）
　　　　　0086-10-66113227（发行部）　0086-10-66161952（发行部传真）
电子信箱：bjkj@bjkjpress.com
网　　址：www.bkydw.cn
经　　销：新华书店
印　　刷：北京捷迅佳彩印刷有限公司
开　　本：889mm×1194mm　1/16
字　　数：608千字
印　　张：20
版　　次：2018年6月第1版
印　　次：2018年6月第1次印刷
ISBN 978-7-5304-9627-5/R·2482

定　　价：298.00元

序

　　我非常荣幸地向读者推荐 Iris Schrijver 博士和她的新书《分子诊断病理学实践——基于案例分析》。Schrijver 博士来到斯坦福大学医学院病理系从事分子病理工作后，我与她相识，并为她成为分子病理专业领导者之一而感到由衷的欣喜。当 Schrijver 博士谈及这本分子病理学专著时，我非常赞同她的想法，并十分欣赏她的独特构思。与我合作过的出版商同意与 Schrijver 博士共同努力，出版她的专著。

　　这是一本独特的分子病理学专著。作为一名从事分子病理诊断工作的实验室管理者，我深知，我们的经验大多来源于日常工作中遇到的疑难病例和棘手问题，这本书就向读者们介绍了许多独特的疑难病例。本书既可以作为教授们的教学案例来源，又可供即将从事分子病理工作的学生们自学使用，因为该书从崭新的角度向人们深入展示了临床分子病理工作。Schrijver 博士还邀请了许多分子病理专家共同编写该书的部分章节，读者将有幸向分子病理亚专业领域的专家们学习，获得更多的知识和经验。书中根据每个场景设置的问题，能够使读者更轻松地领会该章节的知识要点。

　　作为一名分子病理学会的资深会员，我已主编两本分子病理学专著，能够深深地感受到作者将平生所学付诸笔端的拳拳之心，也能理解当她看到自己用热情和辛劳编写的专著印刷成书时的喜悦和安慰。希望读者可以从书稿中获得专家分享的丰富知识，这将是 Schrijver 博士引以为豪的巨大成就！

Debra G.B. Leonard
美国纽约

前　言

分子遗传病理学（molecular genetic pathology, MGP）发展迅速，其涉及领域主要集中于用分子生物学方法识别先天遗传性基因病、后天获得性基因病（如实体瘤和恶性血液病）以及感染性疾病。病理医师、医学遗传学家或通过 MGP 培训项目认证的内科医师可以获得 MGP 专业执照。在 MGP 正式启动之前，MGP 专业执照审核已按照临床分子遗传学（clinical molecular genetics, CMG）标准执行，需要 M.D. 或 Ph.D. 完成相关专业的博士后训练。CMG 培训计划主要集中于遗传性基因病专业。本书拟将面对的读者群即为 CMG 或 MGP 受训医师，也包括住院医师和医学专业分子遗传病理学的研究人员等。此外，也欢迎对分子诊断感兴趣的诊断病理学家参阅本书。

在过去的几年里，分子病理学的参考书层出不穷，为读者提供了知识基础和信息来源，而本书则是一本极有价值的辅助参考用书，它完全从实践出发，综合了分子病理实验室所接触的真实病例（患者个人信息已隐去）。这些病例按 MGP 的主要领域分为 4 篇：遗传性疾病、血液病理学、实体瘤和传染性疾病。每个章节包含了检测方法选择、定性和定量分析的实验室技术、检测结果解释、预后和治疗提示、伦理问题、技术难点释疑和结果报告方式等多项内容。这种行文安排既体现了丰富多样的教学培训内容，又能让读者了解分子病理实验室日常工作的复杂性和分子遗传病理学家每天面对的实际问题。每个场景的设计和描述并非针对某项分子技术或检测项目，仅仅是按临床实践需要而选用。本书中介绍的某些病例和场景比较常见，某些病例则很复杂且令人困惑，这也为读者提供了主动参与、独立思考的机会。因此，对于 MGP 医学专业人士来说，这是一本以实战为基础的执业资格备考用书，更是一本重要的临床实用宝典。

Iris Schrijver

美国加州斯坦福

目　录

第四篇　传染性疾病

第一篇

遗传性疾病

第 1 章　囊性纤维化

Ruth A. Heim

临床背景

玛丽·隆巴迪，32 岁，意大利裔。初次妊娠。她和丈夫均无囊性纤维化（cystic fibrosis, CF）家族史。根据美国妇产科医师协会的指南[1]，在第一次产前检查时，医师建议玛丽进行 CF 携带者筛查，基因突变检测结果为阴性。针对 CF 携带者筛查所制定的突变检测组合，在高加索人种中的检测灵敏度为 93%。结合玛丽的基因突变检测阴性结果、种族以及无相关家族史等资料，玛丽携带 CF 的预期风险从 1/25（4%）降至 1/343（0.3%）。鉴于玛丽的基因突变检测结果为阴性，其丈夫也无家族史，因此没有对玛丽的丈夫马丁·隆巴迪进行 CF 基因突变检测。尽管有些医师最初要求夫妻双方进行检测，但经典方案是先对孕妇进行检测，根据检测结果评估孕妇配偶进行基因突变检测的必要性。妊娠 16 周时，玛丽进行产前超声检查，胎儿出现肠管回声增强（echogenic bowel）的异常征象。

问题 1：肠管回声增强需要与哪些疾病进行鉴别诊断？

问题 2：玛丽的 CF 基因突变检测结果为阴性，其胎儿会患 CF 吗？

分子检测依据

肠管回声增强可能与 CF 相关。CF 是一种常染色体隐性遗传病，因此，如果父母双方均为 CF 基因突变携带者，其胎儿患 CF 的危险性为 25%。玛丽可能携带了某种罕见的 CF 基因突变，未能被经典的 CF 基因突变筛查方案检出。还有一种可能是玛丽的丈夫马丁为 CF 基因突变携带者。由于携带者不能通过体检被发现，对父母双方进行 CF 基因水平的分子检测更符合临床需求。同样，从理论上讲，在父母接受检测之后对胎儿进行进一步的 CF 基因突变检测也是合乎情理的。但是，目前尚不能对胎儿进行 CF 的临床诊断，不过出现两个具有临床意义的 CF 基因突变可以用于 CF 的产前预测和风险评估。

检测项目

对于玛丽的家庭，有几种 CF 基因突变检测方案可供选择。检测方案的选择首先要考虑检测成本和时效性。如果玛丽携带罕见的 CF 基因，应该对其进行 CF 全基因序列分析。同时对其丈夫马丁也应先进行经典的、针对性基因突变筛查，如果筛查结果是阴性，也应进一步进行 CF 全基因序列分析。如果父母双方均为携带者，则需要进行产前诊断。经典的基因突变筛查费用低于 CF 全基因序列分析，然而当妊娠 16 周的超声检查发现胎儿异常提示存在 CF 的危险因素时，医师会立即选择对胎儿进行 CF 全基因序列分析。

玛丽接受羊膜穿刺术，羊水样本被送到实验室进行 CF 全基因序列分析。对于所有产前诊断样本，实验室均需要一份母体样本以排除母体细胞污染（maternal cell contamination, MCC），因此，玛丽的外周血被同时送至实验室作为 MCC 的对照。

问题 3：父母和胎儿是否都需要进行 CF 基因突变检测？

问题 4：如果在羊水中没有足够的胎儿细胞，该如何处理？

问题 5：MCC 分析真的有必要吗？

实验室检测方案

胎儿样本的靶基因全序列分析

从羊水细胞中提取 DNA，并进行聚合酶链反应（PCR）扩增。应用毛细管电泳和荧光检测对囊性纤维化跨膜转导调控子基因（*CFTR*）的多个区域进行双向 DNA 测序分析。扩增区域包括 *CFTR* 基因的 27 个外显子及其相邻的内含子序列（每个外显子至少包括 15bp 的上游序列和 6bp 的下游序列），而且包含第 1、2、11 和 19 内含子内有重要临床意义的已知突变位点。

问题 6：序列分析的局限性是什么？

MCC 分析

分别从母体和胎儿样本中提取 DNA，进行 PCR 扩增。应用毛细管电泳和荧光检测对多态性标记位点进行分析。比较母体与胎儿中多态性标记位点的情况，判断是否存在 MCC。

问题 7：MCC 分析的局限性是什么？

检测结果分析要点

通过对母体与胎儿 DNA 多态性标记位点的比较，提示 MCC 并不干扰胎儿的检测结果。胎儿样本的 *CFTR* 序列分析发现 4 种序列变异。每个突变描述先使用传统命名方式，随后使用人类基因组变异协会的标准命名法（HGVS, http://www.hgvs.org/）。

外显子 6a：V232D（827T > A）[p.Val232As

p（c.695T > A）]（杂合子）

外显子 10：M470V（1540A > G）[p.Met470Val（c.1408A > G）]（纯合子）

外显子 10：F508del（1653delCTT）[p.Phe508del（c.1521_1523delCTT）]（杂合子）

外显子 17a：I1027T（3212T > C）[p.Ile1027Thr（c.3080T > C）]（杂合子）

图 1-1 显示 3 个碱基缺失 F508del 的双向测序结果。图中提供了正常的核酸序列作为参考序列，正常序列下方为 3 个碱基缺失的突变序列。

问题 8：为什么玛丽第一次的 CF 基因突变检测结果为阴性？

问题 9：这些序列改变是致病的吗？

结果解释

在羊水样本所检测出的序列变异中，F508del 是已知的致病性突变，V232D 是可能致病性突变，I1027T 的临床意义尚不明确，M470V 是一种非致病性基因变异。如需对胎儿的上述基因变异给予详细解读，就需要明确哪些变异是从玛丽夫妇遗传所得。医师为玛丽夫妇制定了针对外显子 6a、10 和 17a 的基因序列分析。

图 1-2 的遗传性突变的家系图谱显示了玛丽夫妇的基因突变检测结果。玛丽携带可能致病性突变 V232D 以及非致病性变异 M470V，马丁携带致病性的 F508del 突变、可能致病性突变 I1027T 以及非致病性变异 M470V，并且玛丽夫妇携带的所有突变均遗传给胎儿。基于父母检测结果中发现的基因突变及

图 1-1　双向测序结果显示 *CFTR* 基因 F508del（1653delCTT）[p.Phe508del（c.1521_1523delCTT）] 突变

正向序列

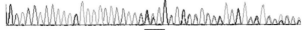

GCACCATTAAAGAAATATCAT CTT TGGTGTTTCCTATGATGAATATAG［正常序列］
GCACCATTAAAGAAATATCATTGGTGTTTCCTATGATGAATATAGATA［突变序列（缺失 CTT）］

反向序列

GCACCATTAAAGAAATATCAT CTT TGGTGTTTCCTATGATGAATATAG［正常序列］
CTGGCACCATTAAAGAAATATCATTGGTGTTTCCTATGATGAATATAG［突变序列（缺失 CTT）］

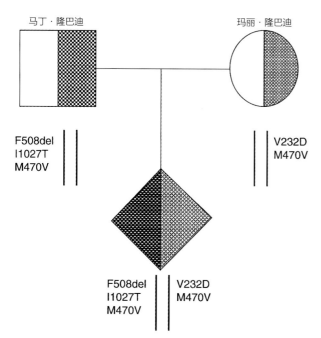

图 1-2　遗传性突变的家系图谱

遗传方式，胎儿染色体可能携带图 1-2 所示的突变类型。最终的分析结果显示，胎儿是具有两个致病性 CF 突变的混合杂合子，推测胎儿有罹患 CF 的风险，可能会在不确定的年龄段发病，出现广泛受累的临床症状。

问题 10：上述分析结果能够解释胎儿肠管回声增强的现象吗？

其他注意事项

玛丽夫妇要为可能罹患 CF 的胎儿的出生做准备，包括申请政府救助，或考虑终止妊娠。临床医师和（或）遗传咨询师建议玛丽夫妇充分讨论和评估检测结果所提示的临床结局和生育风险，并建议对其他的家族成员进行检测，以便为他们提供有意义的信息。

分子病理学背景知识

CF 是最常见的常染色体隐性遗传病之一。在美国，新生儿 CF 发病率约为 1/2500。尽管目前 CF 患者的生存年龄已增加到 30 岁左右，但 CF 仍是一种严重的致死性疾病。CF 常导致多系统功能紊乱，由于氯离子跨膜转运缺陷引起分泌物失水、干燥而黏稠度增加，导致肺脏、胰腺内出现浓稠的黏液，以及汗液氯化物含量异常增高，几乎所有的 CF 男性患者都不能生育。CF 在高加索人种中最常见，但也可以出现在其他种族中 [2]。

CF 是 CFTR 基因突变所导致的。CFTR 基因突变有很多类型，包括错义突变、移码突变、无义突变、剪接突变以及小片段和大片段的缺失或插入。关于其基因型与表型之间的关系已有研究，但相关性仅见于有限的某些突变类型，局限了基因型分析在临床实践中预测患病风险的应用，具体病例的基因突变分析和遗传咨询还需不断改进和提高 [3,4]。

选择题

1. 进行 CF 基因突变筛查时，获取受试个体的种族信息很重要吗（　　）

   A. 不重要，CF 的诊断不依赖于种族信息

   B. 不重要，任何分子检测的解释均与种族无关

   C. 无所谓，取决于 CF 家族史

   D. 重要，在一些种族中 CF 阳性携带者的结果被认为是假阳性的

   E. 重要，这些信息对于 CF 携带者危险因素的精确评估是必需的

2. 对于 CF 基因突变筛查实验结果的解释，以下选项中哪些是不重要的（　　）

   A. 精确的样品管标记

   B. 明确的实验室检测指征

   C. CF 患者家族史

   D. 妊娠状态

   E. 所应用的基因突变组合的突变检出率

3. 当评估 CFTR 序列变异的临床意义时，以下哪些信息是不需要的（　　）

   A. 行业协会针对 CF 基因分析中序列变异体的信息 [5]

   B. 实验室对于 CFTR 蛋白的结构和功能知识的了解程度

   C. 受试个体的临床表现

D. 由序列变异体导致氨基酸序列改变，进而影响
CFTR 蛋白功能

E. 已有文献报道发现序列变异在 CF 不相关的个体
中也存在

4. 序列分析的局限性不包括（　　　）

A. 它可能无法解释序列变异体的临床意义

B. 大片段缺失可能影响对等位基因的分析

C. 罕见的序列变异比常见变异序列在技术上更难
分析

D. 由于基因的大小或技术的局限性，基因的某些区
域可能无法分析

E. 变异体可能被引物序列干扰

5. 是否有必要确定胎儿样本中存在母体细胞污染
（　　　）

A. 无所谓，取决于医师取样的经验

B. 无所谓，取决于样本类型是羊水还是绒毛膜绒毛
样本

C. 不需要，从胎儿样本中培养的细胞能够竞争性抑
制并消除母体细胞的污染

D. 不需要，实验室同时进行胎儿样本和母体细胞污
染试验检测，如果有的话，也不会干扰胎儿样本
结果的解释

E. 需要，母体细胞可以出现在胎儿样本以及经过培
养或未培养的细胞中，可能干扰胎儿样本结果的
解释

文中所列问题答案

问题 1：肠管回声增强需要与哪些疾病进行鉴别诊断？

肠管回声增强可见于正常胎儿和 CF、非整倍
体（尤其是 21- 三体综合征）、宫内生长迟缓、先
天性病毒感染、α- 珠蛋白生成障碍性贫血等患病胎
儿中[6]。本例患者进行了胎儿遗传学分析和巨细胞
病毒、细小病毒、弓形虫以及 CF 检查。针对染色
体异常和病毒感染的检测结果均为阴性。

问题 2：玛丽的 CF 基因突变检测结果为阴性，其胎儿会
患 CF 吗？

有可能。经过基因突变筛查，玛丽携带 *CFTR*
基因突变的风险降到 0.3%，但还有携带罕见基因突
变的风险。目前已鉴定出 1700 个以上的 *CFTR* 基
因序列变异，尚不清楚有多少种是致病性的，其中
大部分变异是"单发的"（即报道的变异仅在一个
家庭中出现）[5]。玛丽的丈夫马丁也是意大利人，
他携带 *CFTR* 基因的风险是 1/25，相当于其种族的
一般风险率。如果父母双方都是携带者，胎儿患
CF 的风险将达到 1/4（25%）。

问题 3：父母和胎儿是否都需要进行 CF 基因突变检测？

可能需要，这取决于实验室和患者的需求。当
胎儿受影响的风险达到 25% 时，需要同时检测父母
的基因型，作为实验室内部质量保证的前提，从而
确保胎儿的检测结果得到正确的解读。例如，如果
使用特定的实验室检测方案，父母双方或某一方的
基因突变检测结果不能确定，则使用相同的检测方
案得到的胎儿阴性结果也不能用于预测胎儿的 CF
基因型和患病风险（携带者、患病或不患病）。在
这种情况下，胎儿的患病风险难以确定为 25%。只
有父母的检测结果对于胎儿检测结果的解释是必不
可少的时候，实验室才会对父母双方进行检测，如
本例中推迟了对玛丽的丈夫马丁的基因突变检测。
基于检测成本和逻辑必要性的考虑，可以在必要时
增加对父母的基因突变检测。

问题 4：如果在羊水中没有足够的胎儿细胞，该如何处理？

检测所需羊水量取决于羊膜穿刺术的技术和临
床实际情况，如胎儿的位置和孕周。从羊水中提取
的 DNA 并不总是能满足检测所需。如果羊水的直
接检测失败，可以进行细胞培养作为备用检测方案。
羊水细胞培养通常需要 2 周，在此期间可以对父母
进行基因突变检测。

问题 5：MCC 分析真的有必要吗？

是的。如果 MCC 出现在胎儿样本中，会增加产
前诊断的错误风险。MCC 会导致不确定的检测结果，
尤其在使用高灵敏度的 PCR 技术时，MCC 的风险

也会增加。因此，必须进行 MCC 检测以排除母体 DNA 的污染，避免干扰胎儿的检测结果和对检测结果的正确解读。经过培养和未经培养的羊水样本都可能存在 MCC，但是与经过培养的羊水细胞相比，未经培养的羊水细胞中发生 MCC 的频率更高[7]。

问题 6：序列分析的局限性是什么？

结果分析方面的局限性：处于内含子或启动子区域的罕见突变可能会被遗漏，包含一个或多个等位基因或整个 *CFTR* 基因的大片段缺失也可能会被遗漏。基因变异可以干扰测序引物，进而阻止 *CFTR* 基因片段的扩增，干扰对该突变等位基因的检出。输血、骨髓移植或实验室失误也会产生假阳性或假阴性结果。通过实验对照的设置、有效的质量控制体系以及阳性结果的重复确认，可以使实验室误差的风险降至最低。

结果解释方面的局限性：并不是每个序列变异都具有显著的临床相关性。序列变异的解释极具挑战性。美国医学遗传学会（The American College of Medical Genetics，ACMG）已经出版了序列变异的解释标准和指南[8]。

问题 7：MCC 分析的局限性是什么？

分析性灵敏应由各实验室自行确定，检测假阴性或假阳性结果与 MCC 的数量相关。例如，当超过 10% 被检样本被母体细胞污染，导致序列分析结果模棱两可，那么 MCC 检测的分析灵敏度必然小于 10%。用于分析的遗传标记位点数量和质量也是有限的，这是因为对于母体 / 胎儿配对分析时并不是每个标记位点都是可供判读的。遗传标记位点应分布在全基因组中，具有高度多态性，检测位点的数量应满足有效性，各实验室应根据需要进行结果验证。其他假阳性或假阴性结果的产生原因与问题 6 中所列出的相似。

问题 8：为什么玛丽第一次的 CF 基因突变检测结果为阴性？

最有可能的原因是，玛丽携带的突变不包含在用于筛查携带者的基因突变检测组合中。另外，玛丽的筛查结果可能是假阴性，例如突变位于引物区或错误的标记管中。仅仅根据胎儿中所鉴定出的基因突变，并不能推断其父母携带哪种突变。回答这些问题，正确解读胎儿的基因突变检测结果，需要分步骤检测父母的基因突变。

问题 9：这些序列改变是致病的吗？

实验室应该通过专业知识、经验以及文献检索来解释序列变异的意义，并评估基因突变对蛋白的影响。本例中，F508del 是世界上最常见的 CF 突变，被认为是经典的 CF 突变类型，也是病情严重的 CF 患者中常见的已知突变类型。有报道 I1027T 和 F508del 突变是位于同一染色体的复杂性等位基因[9]。然而，对于 I1027T 序列改变归类为致病性突变还是非致病性变异，目前尚无确凿证据。V232D 是一种罕见的突变类型，根据在蛋白结构水平的预测，以及常见于 CF 和先天性输精管缺如的患者，推断该突变可能是致病性的[10, 11]。M470V 被认为是一个非致病性变异，已在囊性纤维化有关的临床共识会议上被报道其不会产生不良的临床后果[4]。

问题 10：上述分析结果能够解释胎儿肠管回声增强的现象吗？

可以。

选择题答案

1. 正确答案：E

2. 正确答案：D

3. 正确答案：C

4. 正确答案：C

5. 正确答案：E

参考文献

1. ACOG (2001) Preconception and prenatal carrier screening for CF: clinical and laboratory

guidelines. American College of Obstetricians and Gynecologists, Washington, DC

2. Welsh MF, Ramsey BW, Accurso F et al (2001) Cystic fibrosis. In: Scriber CF, Beaudet AL, Sly WS et al (eds) Inherited and metabolic basis of disease. McGraw-Hill, New York

3. Zielenski J (2000) Genotype and phenotype in cystic fibrosis. Respiration 67:117–133

4. Castellani C, Cuppens H, Macek M Jr et al (2008) Consensus on the use and interpretation of cystic fibrosis mutation analysis in clinical practice. J Cyst Fibros 7: 179–196

5. Cystic Fibrosis Genetic Analysis Consortium (2010) Consortium website: www.genet.sickkids.on.ca/cftr. Accessed 10 Apr 2010

6. Eddleman K (2004) Controversial ultrasound findings. Obstet Gynecol Clin North Am 31: 61–69

7. Schrijver I, Cherny SC, Zehnder JL (2007) Testing for maternal cell contamination in prenatal samples. J Mol Diagn 9:394 400

8. American College of Medical Genetics Laboratory Practice Committee Working Group (2000) ACMG recommendations for standards for interpretation of sequence variants. Genet Med 2:302–303

9. Dörk T, Mekus F, Schmidt K et al (1994) Detection of more than 50 different CFTR mutations in a large group of German cystic fibrosis patients. Hum Genet 94:533–542

10. Hirtz S, Gonska T, Seydewitz HH et al (2004) CFTR Cl-channel function in native human colon correlates with the genotype and phenotype in cystic fibrosis. Gastroenterology 127: 1085–1095

11. Casals T, Bassas L, Egozcue S et al (2000) Heterogeneity for mutations in the CFTR gene and clinical correlations in patients with congenital absence of the vas deferens. Hum Reprod 15:1476–1483

推荐阅读

Dequeker E, Stuhrmann M, Morris MA et al (2009) Best practice guidelines for molecular genetic diagnosis of cystic fibrosis and CFTR-related disorders–updated European recommendations. Eur J Hum Genet 17:51–65

Grody WW, Cutting GR, Klinger KW et al (2001) Laboratory standards and guidelines for population-based cystic fibrosis carrier screening. Genet Med 3:456–461

Nagan N, Faulkner NE, Curtis C et al (2011) Laboratory guidelines for detection, interpretation and reporting of maternal cell contamination (MCC) in prenatal analyses: A report of the association for molecular pathology. J Mol Diagn. 13:7–11

第 2 章　Alport 综合征

Jane W. Kimani, Karen E. Weck

临床背景

A.K., 5 岁男孩。近期体检发现镜下血尿和蛋白尿，就诊于儿童肾病门诊。两周后再次检查仍显示持续性血尿和蛋白尿。全血细胞计数（complete blood count, CBC）和代谢谱检查（生化 7 项）均正常。肾超声检查无异常，无积水。患儿的弟弟（2 岁）和父亲（38 岁）身体均无异常，患儿父亲的兄弟姐妹及父母均健康，无肾疾病。患儿伯伯家的堂兄（7 岁）身体健康。患儿母亲 37 岁，身体健康，她的一个弟弟和两个妹妹均无肾疾病。患儿母亲的妹妹有一儿一女，儿子 6 岁，一年前用尿液试纸测试检出蛋白尿，但他并未到肾病科就医。患儿外祖父身体健康，外祖母 60 岁时死于心肌梗死。

问题 1：绘制患儿的三代家系图谱。

问题 2：请提供鉴别诊断。

分子检测依据

首先考虑 X 染色体连锁遗传的 Alport 综合征（X-linked Alport syndrome, XLAS）。Alport 综合征的诊断非常复杂，需要结合尿液分析、肾功能检测、听力测定、视力评估以及皮肤和（或）肾活检综合判断。COL4A5 基因突变的分子检测对于 XLAS 的诊断非常有帮助，因为在肾疾病的早期，其他诊断方法可能均无法确诊。分子检测对于预后判断也很有价值，因为特异的突变可能有助于预测疾病的严重程度。分子检测还有助于发现家族中具有 Alport 综合征发病风险的男性亲属和可能携带遗传性突变的女性亲属。因为肾移植是治疗 Alport 综合征的有效方法之一，在存活的亲属中鉴别出不会发病的器官供者可能非常困难，分子检测将有助于在家庭成员中筛选出不携带已知突变，即不具有发病风险的亲属提供移植供体器官。

检测项目

医师为患儿开具 COL4A5 基因分子检测的医嘱。

实验室检测方案

应用高分辨率熔解曲线分析（high resolution melting analysis, HRMA）对 COL4A5 基因全部外显子和内含子区域进行突变筛查，再针对出现异常熔解曲线的外显子进行 DNA 序列分析。COL4A5 基因包含 51 个外显子，位于 Xq22，长度约 250kb，转录生成约 6.5kb 的 mRNA。现已从 COL4A5 基因中鉴定出上百个突变类型，大部分为错义突变，但并无突变热点。因此，分子诊断必须分析全部编码区域，可以通过直接测序，也可以先通过突变扫描确定突变点所在的序列范围（如某个外显子）后再对相应区域进行测序。

问题 3：上述方法的局限性和优势是什么？

检测结果分析要点

应用HRMA对样本进行*COL4A5*基因突变扫描，发现在第50外显子上出现异常熔解曲线（图2-1），其他外显子的HRMA结果均为正常。

HRMA能够检测DNA片段序列变异的原理，是依据变异序列的熔解特性与对照样本（野生型）中正常序列存在差异。在本例中，采用含有饱和的DNA结合染料LCGreenPlus的扩增体系，对每个外显子进行PCR扩增，LCGreenPlus仅与双链DNA结合，并发出荧光。PCR扩增后进行"异源双链形成"的过程，反应条件为94℃ 30秒加热变性后，冷却至25℃ 30秒。扩增子在LightScanner仪（Idaho Technology Inc., Salt Lake City, UT）中熔解，按每秒0.1℃的速度缓慢上升至96℃。当双链DNA分子发生熔解和双链分离时，荧光量逐渐减少并可被仪器测定记录下来。

图2-1a显示了随着温度的增加，掺入了LCGreenPlus染料的双链DNA逐渐熔解分离，仪器读取的荧光值也逐渐减少。图中曲线分别为3个正常对照样本（C）、患儿A.K.的样本、患儿样本与野生型对照按1∶1比例混合而成的样本（A.K.+）以及无模板的空白对照（bl）。图2-1b显示了应用Call-IT™

软件（Idaho Technology Inc., Salt Lake City, UT）将原始荧光值进行标准化之后81 ～ 95℃的熔解曲线。图2-1c则显示每个样本的熔解曲线与正常对照样本对比的差异，Call-IT™软件根据与正常对照（灰色所示）熔解曲线的相似程度对待测样本进行分组，与正常对照的熔解曲线有显著差异的样本被分类为未知组（绿色所示）。单纯的患儿样本（A.K.）与野生型对照组样本的熔解曲线聚集在一起，而含有患儿样本和野生型对照的混合样本（A.K.+）却显示出异常的熔解曲线。结果表明，通过掺入野生型DNA提高了杂合突变（如X连锁的）的HRMA检测灵敏度。这些由正常和突变DNA分子构成的异源双链DNA要比同一DNA分子构成的同源双链DNA更容易显示出熔解特性的差别。突变扫描之后，对*COL4A5*基因第50外显子进行DNA测序的结果表明，该外显子存在特异性突变（图2-1d）。

结果解释

应用HRMA进行突变扫描和进一步的DNA测序检测，发现患儿的*COL4A5*基因中存在c.4946T > G（p.Leu1649Arg）错义突变，即在cDNA第4946位核苷酸发生突变，由胸腺嘧啶（T）变为鸟嘌呤（G）。对应的蛋白一级结构中，这个错义突变导致第1649

图2-1 高分辨率熔解曲线及*COL4A5*基因第50外显子测序图。a.原始荧光数据，横坐标为温度（T），纵坐标为荧光值（F）。b.经过荧光校正后的温度漂移曲线。c.荧光差异曲线。d.测序电泳图，显示患儿样本（上图）的突变位点，下图为对照的正常序列

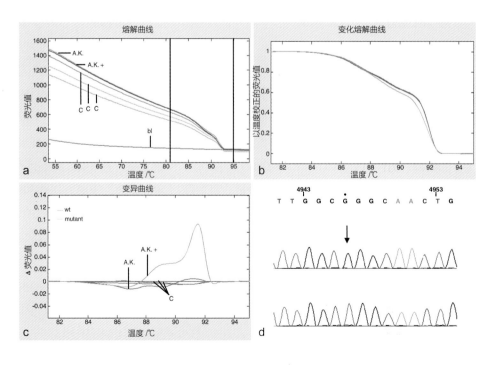

位的亮氨酸密码子（CTG）被精氨酸密码子（CGG）所取代。*COL4A5* L1649R 突变使得 COL4A5 蛋白中非胶原结构域中相对保守的中性氨基酸（亮氨酸）被带电的精氨酸所替代。这种突变在以前的 Alport 综合征患者中曾有报道[1]。该检测结果与 Alport 综合征的临床诊断是一致的。

问题 4：这种结果能否解释患儿出现的症状？

___

进一步检测

患儿不需要做进一步的基因突变检测。但因为肾功能的衰弱与疾病进展密切相关，应该严密监测患儿的肾功能，以便及时治疗和干预。此外，建议患儿接受眼科和耳鼻喉科检查，对 Alport 综合征的肾外症状进行有效评估。患儿被检出具有致病性突变，提示应对其家族中有高危风险的成员进行分子筛查。患儿母亲的 *COL4A5* 基因第 50 外显子检出了 c.4946T > G （p.L1649R）杂合突变，说明她是 *XLAS* 基因突变的携带者。出现过蛋白尿的患儿表兄弟也应进行基因突变检测，同样，如果患儿的弟弟出现血尿等 Alport 综合征症状时，也应进行基因突变检测。

___

分子病理学背景知识

Alport 综合征（OMIM # 301050）是一种以进行性肾损害、听力及视觉障碍为特征的异质性疾病，新生儿患病率约为 1/50000[2]。编码基底膜组成成分的 IV 型胶原蛋白基因（*COL4A5*）突变是 Alport 综合征的分子基础。Alport 综合征的 3 种类型如表 2-1 所示。

Alport 综合征是一种以 X 染色体连锁显性遗传为主的疾病。男性患者自儿时开始表现为持续性镜下血尿和间歇性肉眼血尿，逐步进展为蛋白尿、进行性

表 2-1　基于基因和遗传方式的 Alport 综合征分类

遗传方式	基因	发生频率 /%
X 染色体连锁遗传	*COL4A5*	80
常染色体隐性遗传	*COL4A3* 和 *COL4A4*	15
常染色体显性遗传	*COL4A3* 和 *COL4A4*	5

肾功能不全，并最终发展为终末期肾病（end stage renal disease，ESRD）。肾外症状包括进行性耳聋和视觉障碍，尤其是前圆锥形晶状体病变可能与相应的突变有关。然而，即使是具有相同突变的家族成员，发病年龄也有差异[3]。女性患者的临床症状具有较大的差别，从严重的肉眼血尿到间歇性镜下血尿都可以出现，有些甚至没有症状。听力和视觉障碍在女性携带者中较为罕见。常染色体隐性遗传性 Alport 综合征与男性的 X 染色体连锁显性遗传性 Alport 综合征的临床症状相似，且男女患者的表现无明显差别。X 染色体连锁性、常染色体隐性遗传性 Alport 综合征比常染色体显性遗传性 Alport 综合征的临床症状更加严重[4]。

IV 型胶原蛋白有 6 个 α 链（α1~α6），与层粘连蛋白和蛋白多糖等其他分子共同构成基底膜的组成成分。基底膜是上皮细胞与间质之间的薄层结构，具有支持上皮细胞、分隔上皮与间质、参与上皮细胞生长与分化、组织修复与分子超滤的作用。每个 IV 型胶原蛋白 α 链的中央为三螺旋结构域（含有特征性的胶原 Gly-X-Y 基序），侧面由不产生胶原的含有氨基末端的 7S 结构域和羧基末端的 NC1 结构域构成。α1（IV）和 α2（IV）链几乎在所有的基底膜中普遍表达，但是 α3（IV）、α4（IV）和 α5（IV）链仅特异性地表达于肾小球、内耳和角膜上皮细胞中。3 种 α 链在 NC1 结构域开始组装，形成三螺旋前体，为 IV 型胶原超级结构的自身装配提供原料[5, 6]。

COL4A5 基因突变导致 α5（IV）链的结构缺陷或生成不足，同时也会破坏 α3（IV）、α4（IV）链的表达，从而导致肾小球基底膜超微结构的改变，在有症状患者的肾穿刺活检组织的电镜标本中可以观察到肾小球基底膜出现不规则的变薄和增厚。*COL4A5* 基因没有突变热点，重复的突变点也很少见。已报道有数百个 *COL4A5* 基因突变位点，包括错义突变（40%~48%）、剪接点突变（11%~16%）、无义突变和移码突变（25%~30%）以及大片段的重排（6%~20%）。新发突变的发生率是 3%~12%[4, 7]。错义突变主要是由于 Gly-X-Y 基序中的甘氨酸残基（Gly）被置换，引起其相应 α 链组装缺陷，导致其二级结构发生变化。

Alport 综合征中基因型与表型的相关性至今尚未明确。然而，与错义突变相比，大片段基因重排、无义和移码突变导致的蛋白截短或缺失，通常与 ESRD 的早期发作和严重症状相关。此外，由于胶原蛋白原体的装配开始于羧基端的 NC1 结构域，3′ 末端的甘氨酸错义突变所导致的临床表型通常比 5′ 末端的突变所导致的临床表型严重得多[8]。

选择题

1. Alport 综合征由 3 个不同的基因突变导致，比如（   ）

   A. 等位基因异质性

   B. 细胞异质性

   C. 临床异质性

   D. 基因座异质性

   E. 表型异质性

2. 患儿家庭的第三个孩子罹患 Alport 综合征的可能性有多大（   ）

   A. 10%

   B. 25%

   C. 50%

   D. 66%

   E. 75%

3. 一位 33 岁的男性，临床诊断为 Alport 综合征。主诉中提及其 60 岁的父亲近期出现血尿。以下哪种改变是这个家庭中表型表现的最合理解释（   ）

   A. COL4A3 c.1452G > A（p.G484G）

   B. COL4A3 c.1477G > A（p.G493S）

   C. COL4A5 c.1095G > A（p.G365G）

   D. COL4A5 c.2023G > A（p.G675S）

   E. COL4A5 c.5030G > A（p.R1677Q）

4. A.K. 的妈妈没有 Alport 综合征的症状，但是具有与其患病儿子相同的基因突变。与 X 染色体相关的 Alport 综合征女性患者的表型很有可能受以下何种因素影响（   ）

   A. 基因组变异

   B. 单体型

   C. 不外显

   D. 变异表现度

   E. X 染色体失活

5. 关于 Alport 综合征分子诊断的基因突变检测方法，下列哪种是不合适的（   ）

   A. 变性梯度凝胶电泳（denaturing gradient gel electrophoresis，DGGE）

   B. 变性高效液相质谱（denaturing high performance liquid chromatography，DHPLC）

   C. 蛋白截断检测（protein truncation test，PTT）

   D. 单链构象多态性检测（single strand conformational polymorphism，SSCP）

   E. 温度梯度凝胶电泳（temperature gradient gel electrophoresis，TGGE）

文中所列问题答案

问题 1：绘制患儿的三代家系图谱。

如图 2-2。

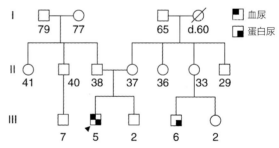

图 2-2　显示先证者（箭头所示）的三代家系图谱。"□"表示男性，"○"表示女性，每个成员的年龄均已标注，"∅"表示死亡成员，有症状的成员用阴影框表示

问题 2：请提供鉴别诊断。

有一些因素会导致儿童出现血尿和蛋白尿。导致单纯性血尿的两个主要原因是基底膜性肾病（TBMN）和 IgA 肾病[9]。IgA 肾病是最常见的肾小球肾炎，它是一种自身免疫性疾病，由于肾小球中 IgA 抗体沉积引起炎症反应所致。由于大多数 IgA 肾病为散发，在先证者的家庭中，其表兄弟出现相似的症状不太可能[10]。TBMN 与 COL4A3 和 COL4A4 基因的杂合突变相关，表现为较轻微的 Alport 综合征症状[4]。蛋白尿几乎很少出现于

TBMN，而这个家庭的成员出现蛋白尿，表示属于较严重的 Alport 综合征。此外，家族史似乎与 X 染色体连锁遗传模式相符，因而提示 X 连锁相关 COL4A5 基因与本病有关。

问题 3：上述方法的局限性和优势是什么？

基因突变扫描检测能够快速分析所有的外显子，检测出可能存在的已知突变或发现新的突变位点和（或）类型。对于长度较大的基因，突变扫描比直接 DNA 测序法的速度更快而且费用更少，但是某些突变扫描方法的应用受到其灵敏度的制约。有报道指出，HRMA 可以检测小于 500bp 的扩增子，其突变扫描灵敏度超过 99%[11]。与其他突变扫描技术相比，HRMA 还具有另外一些优点：它是一种闭管的一次性扫描方法，扫描过程对扩增子无破坏性，因此阳性扩增子能够直接用于随后的测序分析，从而鉴定出特定的突变位点和类型。HRMA 的缺陷是检测野生型和突变型分子组成的杂合双链形式的灵敏度非常高，但在检测纯合型或半合子变异体时灵敏度较低。按等浓度将待检 DNA 样本与对照组野生型样本混合形成杂交双链，可以相应提高纯合型或半合子变异体检测的灵敏度（图 2-1）。

此外，HRMA 和 DNA 测序的另一个局限性是不能检出大片段缺失或基因重排。因此，测序分析在具有典型 Alport 综合征症状的患者和具有 X 染色体连锁遗传相关家族史的患者中的突变检出率大约为 90%[12]。综上所述，应适当增加针对长片段结构重排的分子检测以综合分析和判断测序结果呈现正常等位基因的可疑患者，尤其是具有典型临床表型的女性患者。

问题 4：这种结果能否解释患儿出现的症状？

以往报道的 COL4A5 c.4946T > G（p.Leu1649Arg）基因突变改变了一个保守的氨基酸序列——亮氨酸，此氨基酸参与 COL4A5 蛋白 NC1 结构域与其他分子内结构的相互作用，是患儿出现肾病症状的分子基础。COL4A5 蛋白 NC1 结构域的突变影响了胶原蛋白三螺旋前体的装配。虽然目前尚不明确基因型与表型之间的相关性，但 NC1 结构域突变，尤其是位于 5′ 末端的突变可以引起比三螺旋结构域甘氨酸错义突变更严重的表型[8]。COL4A5 L1649R 是最初鉴定出的突变类型之一，首次报道于美国西部人群，且检出率较高[1]。尽管具有该突变的男性患者在儿时即可发展为镜下血尿，但通常在 40 岁之后才开始出现肾衰竭的症状，而且常常出现在听力丧失之前。肾活检显示抗肾小球基底膜（glomerular basement membrane，GBM）改变，是 Alport 综合征的特征性组织形态学变化。本例患儿可能会出现上述临床症状。

选择题答案

1. 正确答案：D

基因座异质性指的是不同的基因（COL4A3, COL4A4 和 COL4A5）突变导致相同的 Alport 综合征表型。答案 A、C 和 E 是真正的 Alport 综合征。等位基因异质性是指与 Alport 综合征相关基因的多个不同的突变。临床异质性和表型异质性指的是 Alport 综合征患者所表现出的症状及病情严重程度有所不同。细胞异质性是指肿瘤组织或细胞培养时出现不同的细胞克隆。

2. 正确答案：B

对于这个家庭而言，致病基因在女性成员中似乎是不外显的，因此只有携带该致病性等位基因的男性后代可能会出现临床表现，其风险取决于两个独立变量的概率乘积：1/2（后代为男孩的概率）×1/2（后代携带致病性突变的概率）=1/4（25%）。

3. 正确答案：B

答案 A 和 C 是编码相同氨基酸的单核苷酸多态性。答案 B、D 和 E 是已报道的与 Alport 综合征相关的致病性突变[12-14]。然而，该家系父传子的遗传模式可以排除 X 染色体连锁遗传的可能，因此 COL4A5 基因突变很可能并非该家系的致病突变。

4. 正确答案：E

X 染色体失活的机制是女性个体每个细胞中有一条 X 染色体被随机沉默，以此补偿男女之间的 X 染色体连锁基因的数目差异。因此，除 X 染色体极度失活的情况外，诸如 XLAS 等 X 染色体连锁遗传性疾病的女性携带者通常不受影响或影响甚微。

5. 正确答案：C

PTT 是在体外进行蛋白短片段分析鉴定的一种检测方法，此方法仅用于无义突变或移码突变的检测。由于无义突变或移码突变在 XLAS 致病性突变类型中的比重很小，因此 PTT 不适用于 XLAS 的分子诊断。其他选项中的检测方法都是以不同构象的 DNA 分子通过电泳胶（DGGE、SSCP 和 TGGE）或层析柱（DHPLC）时的迁移速度有所不同的原理进行检测，适合于鉴别是否存在序列变异的基因突变扫描检测。

参考文献

1. Barker DF, Pruchno CJ, Jiang X et al (1996) A mutation causing Alport syndrome with tardive hearing loss is common in the western United States. Am J Hum Genet 58: 1157–1165

2. Kashtan CE (2008) Collagen IV-related nephropathies (Alport syndrome and thin basement membrane nephropathy). Gene Reviews. http://www.ncbi.nlm.nih.gov/bookshelf/br.fcgi?book=gene&part=alport. Accessed 14 Apr 2010

3. Renieri A, Meroni M, Sessa A et al (1994) Variability of clinical phenotype in a large Alport family with Gly 1143 Ser change of collagen alpha 5(IV)-chain. Nephron 67:444–449

4. Hertz JM (2009) Alport syndrome. Molecular genetic aspects. Dan Med Bull 56:105–152

5. Kalluri R (2003) Basement membranes: structure, assembly and role in tumour angiogenesis. Nat Rev Cancer 3:422–433

6. Hudson BG, Reeders ST, Tryggvason K (1993) Type IV collagen: structure, gene organization, and role in human diseases. Molecular basis of Goodpasture and Alport syndromes and diffuse leiomyomatosis. J Biol Chem 268:26033–26036

7. Jais JP, Knebelmann B, Giatras I et al (2000) X-linked Alport syndrome: natural history in 195 families and genotypephenotype correlations in males. J Am Soc Nephrol 11:649–657

8. Gross O, Netzer KO, Lambrecht R et al (2002) Meta-analysis of genotype-phenotype correlation in X-linked Alport syndrome: impact on clinical counselling. Nephrol Dial Transplant 17:1218–1227

9. Quigley R (2008) Evaluation of hematuria and proteinuria: how should a pediatrician proceed? Curr Opin Pediatr 20:140–144

10. Lee YM, Baek SY, Kim JH et al (2006) Analysis of renal biopsies performed in children with abnormal findings in urinary mass screening. Acta Paediatr 95:849–853

11. Wittwer CT (2009) High-resolution DNA melting analysis: advancements and limitations. Hum Mutat 30:857–859

12. Nagel M, Nagorka S, Gross O (2005) Novel COL4A5, COL4A4, and COL4A3 mutations in Alport syndrome. Hum Mutat 26:60

13. van der Loop FT, Heidet L, Timmer ED et al (2000) Autosomal dominant Alport syndrome caused by a COL4A3 splice site mutation. Kidney Int 58:1870–1875

14. Barker DF, Denison JC, Atkin CL et al (1997) Common ancestry of three Ashkenazi-American families with Alport syndrome and COL4A5 R1677Q. Hum Genet 99:681–684

第 3 章　α-珠蛋白生成障碍性贫血

Colin C. Pritchard, Jonathan F. Tait

临床背景

　　一对妊娠期埃及裔夫妇接受常规的 α-珠蛋白生成障碍性贫血的遗传学评估。血液学检查提示，孕妇血红蛋白电泳正常，但表现为小细胞性 [平均血细胞比容（MCV）75fl]，HbA_2 比例为 2.5%；丈夫也具有相似的检验结果（MCV 77fl，HbA_2 比例为 2.5%，血红蛋白电泳正常）。血清铁检测正常，HbA_2 比例也正常，可以排除 β-珠蛋白生成障碍性贫血的可能。因此，对夫妇二人进行 α-珠蛋白生成障碍性贫血致病性基因的分子检测，但 α-珠蛋白生成障碍性贫血最常见的 6 个缺失突变均未检出。

问题 1：是否需要进一步的基因突变检测？为什么？

分子检测依据

　　鉴于夫妇双方均出现无法解释的小红细胞血症，为其选择了针对 α-珠蛋白基因的 DNA 测序项目，检测导致 α-珠蛋白生成障碍性贫血的罕见的非缺失性突变。检测特定突变有助于明确胎儿患 α-珠蛋白生成障碍性贫血的风险，并在必要时进行产前诊断。

问题 2：此时进行上述检测，是否有助于该夫妇的临床管理？理由是什么？

检测项目

　　为检测潜在的点突变、小片段插入或缺失，需要对两个α-珠蛋白基因（HBA1 和 HBA2 ）进行全基因组测序。

实验室检测方案

　　对两个 α-珠蛋白基因（HBA1 和 HBA2 ）进行测序分析（图 3-1）。HBA1 基因的 PCR 产物长度为 1259bp，HBA2 基因的 PCR 产物长度为 1102bp。扩增区域包括启动子、蛋白编码区、两个内含子、5′ 末端和 3′ 末端非翻译区。应用内引物和侧翼引物对扩增产物进行双向测序。这种方法能够检测引起 α-珠蛋白生成障碍性贫血的大多数非缺失突变，如 HBA2 中的 Hb CS 变异体（图 3-1a）。

问题 3：测序检测可能会漏掉哪些类型的突变？

检测结果分析要点

　　测序分析发现夫妇二人均存在 HBA2 基因异常（图 3-1b）。反向引物测序发现在第 1 外显子与第 1 内含子交界处的基因序列与参考序列有差异。对双方的测序数据进一步处理后，结果提示两人的 HBA2 基因第 1 内含子剪接供体位点出现 5bp 的杂合性缺失（LOH）。人类基因组变异协会（http://www.hgvs.org/）将此突变命名为 c.93_95 +2delGAGGT，目前没有发现夫妇二人中具有其他的明确或潜在的致病性突变。

问题 4：什么原因导致夫妇二人出现相同的突变？

结果解释

　　结果分析的第一步是确定该突变类型是否曾有报道，借助于在线的突变数据库 [1,2]、教科书 [3] 和研究

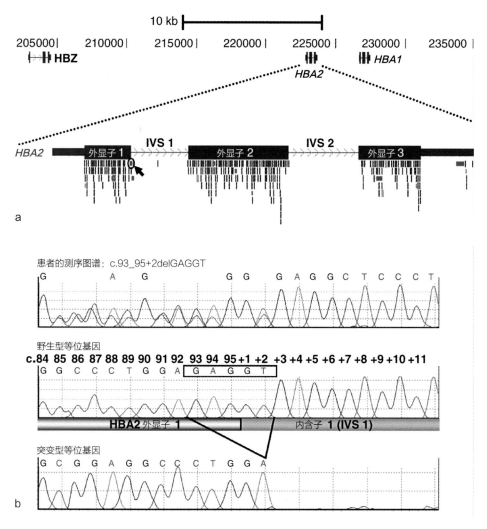

图 3-1 *HBA2* 基因的序列分析。a. α- 珠蛋白基因簇的基因结构。这个基因座有 3 个功能基因：*HBZ*，胚胎期产生 ζ 珠蛋白；*HBA1* 和 *HBA2*，两个几乎相同的基因，在产前及出生后产生 α- 珠蛋白。图谱显示该基因座存在 α- 珠蛋白生成障碍性贫血相关的非缺失性突变，黑色表示点突变，红色表示缺失，绿色表示插入。箭头指向的位置是本例新报道的 5bp 缺失位点。顶部的数字表明该基因 16 号染色体的基因组编号，依据为人类基因组图谱 19（human genome build 19，2009 年 2 月，http://genome.ucsc.edu）。b. 一位 α- 珠蛋白生成障碍性贫血患者的序列分析。使用反向引物从第 1 内含子开始测序，测序结果包括第 1 外显子（最上图）。在序列的 3′ 末端，患者样本在参考序列的 c.95+3 之前均为纯合野生型，从 c.95+2 开始到 5′ 末端，大多数碱基位点显示杂合型双峰，提示出现了移码突变。反向判读结果表明，该杂合序列有两个序列构成：一为野生型序列（中间图），一为突变型序列（下图），导致在 *HBA2* 基因第 1 内含子剪接供体位点出现了 5bp 的缺失。从第 84 位核苷酸开始，跨越内含子剪接位点的正常序列为：GGCCCTGGAGAGgtgaggctccctccc（大写字母表示第 1 外显子序列，小写字母表示第 1 内含子序列）。患者样本存在一个小片段 GAGgt 的缺失，导致从第 84 位核苷酸开始的异常序列变为：GGCCCTGGAgaggctccct。使用 HGVS 发布的命名原则，将这种突变被命名为 c.93_95 + 2 delGAGGT，或 NC_000016.9:g.223004_ 223008delGAGGT。IVS 表示间隔序列

文献[4,5]，发现该突变未曾报道，属于新发突变。在两个没有血缘关系的个体发现相同的新发突变是非常罕见的。为排除样本污染的可能，对于夫妇二人重新进行 *HBA2* 基因测序，并进行 Y 染色体 PCR 以明确样本分别来自夫妇二人。因此，两人携带相同突变的原因极有可能是他们拥有共同的埃及裔祖先，但分别来自两个亲缘关系较远的家庭。

其后，实验室应设法确定该新发突变是否为致病性突变。横跨第 1 外显子和第 1 内含子交界处的正常序列是 GGAGAGgtgagg，大写字母代表外显子序列，小写字母表示内含子序列，方框内是导致新发突变的碱基缺失（图 3-1b）。由于内含子 5′ 末端的典型剪

接供体位点因突变而缺失，可能在 mRNA 加工时阻止第 1 内含子序列的正常移动，因此导致非正常转录。破坏 *HBA2* 基因第 1 内含子 5′ 末端剪接位点所引起的特异的已知突变，能够导致表型 α‑珠蛋白生成障碍性贫血[4,5]。一种累及第 1 内含子 5′ 末端剪接位点的已知突变已有报道，该突变在剪接位点处缺失 2~6 个碱基（c.95+ 2_95+6delTGAGG），其基因型在较早的文献中常常被描述为 $\alpha_2^{-5nt}\alpha_1$。

最后，由于该夫妇的后代携带 c.93_95+ 2delGAGGT 纯合突变的概率为 25%，实验室应根据检出的新发突变预测可能出现的表型。因为尚无此种纯合突变的个案报道，难以确定其基因型所致的临床表型和预后结局。然而，某些文献曾报道过，一些携带 c.95+2_95+6delTGAGGT 纯合突变或 c.95+2_95+6delTGAGGT 杂合突变，以及在其他染色体上 α‑珠蛋白基因缺失的患者会出现轻微的贫血症状（血红蛋白水平为 90~105g/L）[4-6]。在进行表型预测中，应注意 *HBA2* 基因失活所导致的危害比 *HBA1* 基因突变更显著，这是因为 *HBA2* 基因转录表达的量通常是 *HBA1* 基因的 2~3 倍。因此，该夫妇的纯合突变后代可能会出现轻到中度的贫血是较为合理的表型预测结果。然而，在随后的遗传学咨询中应明确告知这对夫妇现有预测依据和方案的不可靠性。

进一步检测

由于 α‑珠蛋白序列分析的结果是明确的，所以无须进一步的遗传学检查。实验室与遗传咨询师要针对患者出现的新发突变进行遗传咨询，预测其纯合突变型后代可能出现的表型结果。在得到检查结果和遗传咨询之后，由夫妇共同决定是否进行产前诊断。

其他注意事项

尽管 DNA 测序为本病例中的夫妇提供了最终诊断，但应当注意，基于序列分析的检测手段还存在局限性。目前序列测定无法检出外显子序列 2kb 以外的突变。此外，*HBA1* 和 *HBA2* 基因的大片段缺失也无

法通过测序检测被发现，而且在检测的序列范围内，没有足够的正常多态性位点可以作为可靠的遗传标记，用于检出单一个体的半合子状态。

同其他以 PCR 为基础的检测方法一样，由于引物结合位点的丢失或错配，如在扩增阶段发生等位基因脱落，很容易导致假阴性的测序结果。

对于高度怀疑 α‑珠蛋白生成障碍性贫血的患者，未检出常见的大片段缺失和点突变时，应使用其他技术平台进行重复检测。譬如，临床上常利用基于芯片的比较基因组杂交分析（CGH）和多重连接探针扩增（MLPA）技术检测大片段或未知的基因缺失。

分子病理学背景知识

α‑珠蛋白生成障碍性贫血是一种常见的遗传学疾病[3,7]，主要原因是 α 与 β‑珠蛋白的基因突变导致相应的蛋白肽链合成不均衡。两个 α‑珠蛋白基因位于 16 号染色体短臂，在每个二倍体基因组中共有 4 个 α‑珠蛋白等位基因。α‑珠蛋白生成障碍性贫血主要是 α‑珠蛋白基因缺失引起，可以是 1~4 个等位基因的缺失，且缺失的等位基因数量与疾病严重程度相关[7-10]。一个 α‑珠蛋白等位基因缺失的患者，被称为静止的 α‑珠蛋白生成障碍性贫血携带者，临床表现为正常表型。存在两个等位基因缺失的患者，不管是顺式缺失引起的 α‑珠蛋白生成障碍性贫血 ‑1（α^0‑珠蛋白生成障碍性贫血[10]）还是反式缺失引起的 α‑珠蛋白生成障碍性贫血 ‑2（α^+‑珠蛋白生成障碍性贫血[10]），都仅表现为轻微的贫血。Hb H 病发生在 3 个 α‑珠蛋白等位基因缺失或失去功能，表现为中到重度的贫血、黄疸及脾大[8]。更为严重的 α‑珠蛋白生成障碍性贫血形式是 Hb Bart's 胎儿水肿综合征，其 4 个 α‑珠蛋白等位基因均缺失或丧失功能，表现为胎死宫内或产后短时间内死亡。在本病例中，没有出现缺失突变，但是检测到的突变等位基因出现的频率为 9%~10%[10]。

α‑珠蛋白生成障碍性贫血的遗传方式是复杂的，与 α‑珠蛋白生成障碍性贫血的类型和突变形式有关。Hb H 病和 Hb Bart's 胎儿水肿综合征是临床

http://globin.cse.psu.edu/ Accessed 20 May 2010

3. Weatherall DJ, Clegg JB (2001) The thalassaemia syndromes, 4th edn. Blackwell Science, Oxford

4. Orkin SH, Goff SC, Hechtman RL (1981) Mutation in an intervening sequence splice junction in man. Proc Natl Acad Sci 78:5041‐5045

5. Felber BK, Orkin SH, Hamer DH (1982) Abnormal RNA splicing causes one form of alpha thalassemia. Cell 29:895‐902

6. Smetanina NS, Oner C, Baysal E et al (1996) The relative levels of alpha 2-, alpha 1-, and zeta-mRNA in HB H patients with different deletional and nondeletional alpha-thalassemia determinants. Biochim Biophys Acta 1316:176‐182

7. Higgs DR, Weatherall DJ (2009) The alpha thalassaemias. Cell Mol Life Sci 66:1154‐1162

8. Chui DHK et al (2003) Hemoglobin H disease: not necessarily a benign disorder. Blood 101:791‐800

9. Old JM (2003) Screening and genetic diagnosis of haemoglobin disorders. Blood 17:43‐54

10. Galanello R, Cao A (2008) Alpha-thalassemia. GeneReviews. http://www.ncbi.nlm.nih.gov/bookshelf/br.fcgi?book=gene &part=a-thal. Accessed 16 May 2010

11. Bain BJ (2006) Haemoglobinopathy diagnosis, 2nd edn. Blackwell Science, Oxford

第 4 章 Charcot-Marie-Tooth 病

Zhiqiang B. Wang , Jeffrey A. Kant

临床背景

10 岁白种人男孩，由父母陪同，就诊于儿科遗传咨询门诊，并采集样本进行某种特殊疾病的遗传学检查。男孩患有先天性双侧髋关节脱位，他是由母亲接受精子捐献受孕而生，其母 27 岁（G1P0）。男孩出生 6 个月时，表现出发育迟缓、肌张力减退和巨头症，当时 CT 扫描显示侧脑室和第三脑室扩张。进一步的磁共振成像检查显示轻度硬脑膜下积水、脑室扩张。脑电图正常。其他实验室检查，如血清肌酸磷酸激酶、乳酸、丙酮酸及尿有机酸结果均正常。

问题 1：本例男孩的鉴别诊断有哪些？

一年前，该患者进行了胫前肌腱转移手术，用一小股胫后肌腱修复了左侧的坎诺瓦内翻畸形。肌电图（EMG）显示神经传导速度下降至 15m/s（正常值 >45m/s）。尽管没有确诊，但高度怀疑为 I 型夏科 – 马里 – 图思病（进行性神经性腓骨肌萎缩症，Charcot-Marie-Tooth disease，CMT）。此前进行的核型分析结果为正常，针对脆性 X 综合征、Prader-Willi 综合征和线粒体肌病的早期分子遗传学检查也均为正常。4 岁时，男孩曾被诊断为注意缺陷多动障碍（ADHD），1 年前又诊断为阿斯伯格综合征。虽然他的精细运动技能正常，但是大肌肉群活动技能和语言功能的发育是延迟的。

分子检测依据

根据患者年龄、临床症状和病程发展以及已有的分子检测结果，排除了相关的遗传性疾病，初步诊断为 I 型 CMT。为明确诊断，初级保健医师建议他进行遗传学检查。

检测项目

男孩的母亲接受了遗传咨询，并签署了遗传学检测的知情同意书。抽取患儿 5ml 抗凝外周血，送交医院的实验室，准备进行 CMT 遗传学组合检测。此前，一名来自专门从事神经遗传学检测的独立实验室的业务员在医师办公室留下了 CMT 遗传学检测申请单，以便医师填写后送检。CMT 遗传学组合检测包括 PMP22 和 GJB1 基因的重复或缺失以及 CX32（GJB1）、EGR2、FIG4、GARS、GDAP1、HSPB1、LITAF/SIMPLE、LMNA、MFN2、MPZ（Myelin Protein Zero）、NFL（Neurofilament Light）、PRX（Periaxin）、PMP22、RAB7 和 SH3TC2 等 15 个基因的全基因序列分析。当时，CMT 遗传学组合检测只能由院外的独立实验室完成，费用超过 11500 美元。有趣的是，在该实验室所收到的样本中，有一个是患者的"姐妹"。她与患者的生物学关系并不明确（患儿是通过精子捐赠受孕的）。

问题 2：对患儿进行 CMT 遗传学组合检测合理吗？

I 型 CMT 有 6 个已知亚型，包括 CMT1A、CMT1B、CMT1C、CMT1D、CMT1E 和 CMT2E/1F。有 40 多种基因与 CMT 相关，但是 17 号染色体上包含 PMP22 基因在内的 1.5Mb 区域的大片段重复和缺失是 60%~80%，符合 CMT 临床诊断标准的患者所具有的遗传学异常[1-3]。病理学家复核外送检查的申请，并与临床医师讨论 CMT1 相关的遗传学变异发生的相对频率。临床医师同意先采用 MLPA 技术进行 *PMP22* 基因缺失或重复的检测，费用为 695 美元。如果该检测结果为阴性，再进一步选择其他 CMT 相关的分子遗传学检查。

实验室检测方案

MLPA 是一种改良的 PCR。首先，利用成对的寡核苷酸探针与基因组部分区域（如外显子）直接相邻的序列进行杂交，每对探针中的一条探针标记有荧光标签。然后，相邻的探针通过 DNA 连接酶共价连接，探针数量与基因组中靶序列的数量呈正相关。寡核苷酸探针除了包含与基因组靶序列互补的区域，其两端还有不与基因组互补的通用引物序列，用于扩增共价连接的寡核苷酸探针。没有与合适的靶基因杂交的寡核苷酸探针将不能与其他探针连接，也无法进行扩增。每个靶基因相邻结合并连接的寡核苷酸探针总长度是独一无二、彼此不同的，这种设计可以通过在每个靶点区域的探针中掺入不同长度的"填充序列"而实现。调整 PCR 循环次数能够在线性扩增阶段获得 PCR 产物，通过计算产物数量可以对每个靶基因的初始模板数进行相对定量。通过与对照样本比较扩增子的大小及荧光强度，可以获得基因组某个特定区域（删除或重复）的相对丰度[4]。

问题 3：MLPA 方法的局限性和优点是什么？

MLPA 是鉴定基因组中大片段区域拷贝数变化（缺失和重复）的一种高效率、低成本的检测方法，允许一次性对多个基因组区域进行探针杂交和连接，随后使用一对引物进行扩增和定量检测。在技术操作流程上，MLPA 比 Southern 印迹或定量 PCR 更为简单，而且可以在同一反应中检测出多个区域的拷贝数变化。提取的核酸纯度不高或 MLPA 探针结合区的核苷酸序列变异可能会导致拷贝数判读的错误。因此，检测到的拷贝数变异都应采用另一种方法验证。实验室建立 MLPA 检测需要进行从头验证和质量控制。MRC（荷兰）是专门从事这项技术的公司，能够为

300 多个基因组区域提供专有的测试试剂[4]。但这些试剂还没有通过在美国食品和药物管理局（FDA）认证或欧洲的 CE 认证，不允许直接应用于临床诊断。因此，试剂盒上注明"只供研究使用"的标识。实验室可以选择使用这些试剂，通过内部验证用于实验室开发的检测项目。

检测结果分析要点

通过 MLPA 检测经典的 CMT1A 突变（包含 *PMP22* 基因在内的 1.5Mb 区域的基因重复）和遗传性神经病变相关的压力麻痹基因（*HNPP*）突变（上述区域的基因缺失）。

独立实验室通过对已知阳性样本的检出率计算 MLPA 分析的准确性，结果高达 96%。图 4-1 描述了本例患者 MLPA 检测结果（由参比实验室提供）。

问题 4：这种序列变异是致病性的吗？

结果解释

MLPA 分析鉴定结果显示，患儿样本中既存在异常的、重复扩增的 *PMP22* 等位基因，也存在正常的、无扩增的 *PMP22* 等位基因。虽然没有明确的家族史，而且也未进行周围神经活检，但这一检测结果提示患者符合 CMT1，而且周围神经传导速度减弱和典型的临床特征（坎诺瓦内翻畸形）也支持 CMT1A 的诊断。

进一步检测

PMP22 基因重复能够明确患儿的诊断为 CMT1A，不需要其他检查。

其他注意事项

MLPA 是评估基因组中不连续区域拷贝数的常用方法，还有定量 PCR、Southern 印迹、芯片杂交等其他方法也可用于拷贝数异常的检测。

患者最有可能是胚系基因突变导致的新发

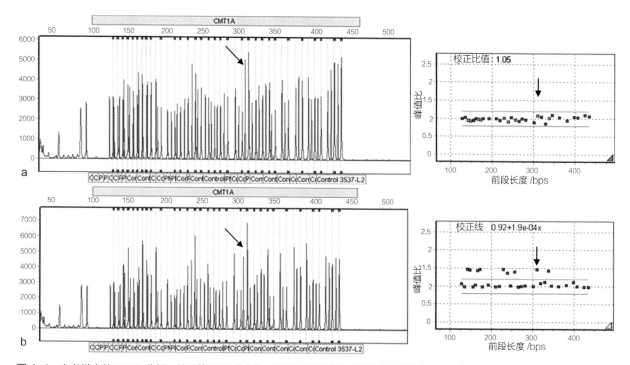

图 4-1　患者样本的 MLPA 分析，针对第 17 号染色体 *PMP22* 基因所在区域的重复或缺失。a. 正常对照 DNA。b. 患者的 DNA。箭头指向针对 *PMP22* 基因的 MLPA 产物，每个右侧图代表患者 MLPA 产物中 *PMP22* 基因区域拷贝数与正常对照的比值，从 b 中可见患者 MLPA 产物中 *PMP22* 基因区域出现了重复

CMT1A，也可能是源于父亲的常染色体遗传。由于患儿父亲是一位精子捐赠者，其家族史无法评估。母亲没有表现出 CMT 的临床症状，如果她希望再生育，应先进行神经系统检查，如果有神经病变的症状，则需进行周围神经传导的检测。

在神经系统检查没有发现临床表现的情况下，不应对患儿"姐妹"的样本进行遗传学检测。遗传学检查通用的观察原则认为，除非出现临床症状，或确诊对于患儿的临床管理至关重要，都不应对未成年人进行遗传学检测[5]。

分子病理学背景知识

遗传性神经性疾病（CMT）是一组多发性神经病变，又被称为遗传性感觉和运动神经病（HSMN）。其他的遗传性和获得性神经病变，譬如那些由于线粒体功能障碍所引起的病变，可通过其临床表现加以鉴别。慢性周围神经病变就诊的患者中，大约 1/5 是 CMT1A。运动神经元损害以远端肌无力和萎缩为主要症状，但是经常伴有不同程度的感觉障碍，如腱反射减弱或消失，严重的弓形足畸形，且以儿童期高发[1-3,6-9]。

家族史是鉴别遗传性与获得性神经病变的一个重要因素，但对一些原发性病例的评估非常具有挑战性，对其家庭成员进行电生理学检查可能有助于鉴别。严重弓形足畸形的病例，正如本例患者，需要较大范围的整形外科手术。神经传导速度（NCV）降低是 CMT1 的标志性特征，而 CMT2 的 NCV 一般正常或仅有轻微减弱，临床表现不太严重，单有些症状与 CMT1 相似。值得注意的是，最初由临床医师开具的医嘱——"CMT 基因遗传学检测组合"中，有很多基因都与 CMT2 相关，而与 CMT1（NCV 结果与临床表现大致相符）关系并不密切。最初认为 NCV 持续性降低能够有效地将遗传神经病变从获得性神经病变（比如感染引起的神经病变）中区分出来，然而 NCV 结果与鉴别诊断结果也不完全一致，比如性染色体连锁遗传的连接蛋白 32（GJB1）基因突变相关神经疾病。尽管不常采用腓肠神经活检，但往往会出现特征性的组织学改变[8,9]。

CMT1A 是最常见的 CMT1 类型（高达 60%~90%），通常为常染色体显性遗传方式，也可以出现原发病例。其他类型 CMT 的遗传方式可以是常染色体显性、常染色体隐性或性染色体连锁遗传。40 多种基因以及更多的染色体基因座与 CMT 的发生具有相关性[1-3]。分子遗传学检测可应用于各种类型的 CMT 诊断，临床表现和电生理特征有助于确定首选的待测基因，这常常是临床医师或遗传咨询师要求进行基因组合检测时，病理学家或其他检验人员所追求的一种更加经济实用的方案[6,9]。如果具有已知的致病性突变，应根据需要进行必要的遗传咨询和产前诊断[1,3]。

CMT1A 的经典遗传学基础是 17 号染色体短臂 1.5Mb 基因组区域的局部重复，这是由于在减数分裂过程中 17 号染色体上该区域的扩增所致。包含 PMP22 基因的基因组区域两端各有一个 24kb 的重复区域，在减数分裂时发生不平衡联会而导致该区域发生重复。CMT1B 占 CMT1 的 5%~10%，是由于 MPZ 基因点突变导致髓磷脂 P0 蛋白的异常，除 CMT1B 之外的 CMT1 亚型很少是源于 17 号染色体短臂 1.5Mb 基因组区域重复以外的基因异常，所以如需明确的 CMT1 诊断，应该适当衡量遗传学检测的成本和获益[10]。

值得注意的是，HNNP 作为一个独立的疾病，其遗传学基础是一个 PMP22 等位基因的胚系缺失。

选择题

1. 对于 CMT1A 患者中特定基因组区域发生复制的机制，以下最合适的描述是（　　　）

    A. 基因扩增

    B. 同源二倍体

    C. 过表达

    D. 多倍体

    E. 不平衡染色体联会

2. 83898 是美国目前用于支付分子检测中 PCR 扩增相关的 CPT 代码。MLPA 方法需要针对 PMP22 基因的 5 个外显子进行杂交，之后应用通用引物进行 PCR 扩增，那么 CPT 应当对 MLPA 检测支付多少份检测费用（　　　）

    A. 1

    B. 2

    C. 3

    D. 4

    E. 5

3. 典型的 CMT1A 患者最有可能的表现是（　　　）

    A. 运动和感觉神经功能受累，神经传导速度降低

    B. 仅有运动神经功能受累，疼痛和神经传导速度降低

    C. 仅有运动神经功能受累，神经传导速度正常

    D. 仅有感觉神经功能受累，神经传导速度降低

    E. 仅有感觉神经功能受累，神经传导速度正常

4. 如果研究表明本例 CMT 患儿的 PMP22 基因复制突变拷贝位于母源性染色体，则其母生育另外一个 CMT 患儿的危险性有多大（　　　）

    A. <10%

    B. 25%

    C. 33%

    D. 50%

    E. 100%

5. 一位合作多年的神经科医师介绍了一个具有 CMT 症状的三代家系，患病成员均为中年男性，与你讨论合理的遗传学检测方案时，你建议首选检测下列哪个基因（　　　）

    A. 连接蛋白 32（GJB1）

    B. MFN2

    C. MPZ

    D. PMP22（缺失或重复片段分析）

    E. PMP22（全基因组序列分析）

选择题答案

1. 正确答案：E

在减数分裂过程中染色体联会时发生不对称交换已被证实是 CMT1A 中基因异常的发生机制，联会时 17 号染色体的两条姊妹染色单体的两个 1.5

MB 长的同源区域，不能完全互补配对而发生位置漂移，结果导致一条染色单体的末端有两个拷贝的 *PMP22* 基因，而另一条染色单体没有 *PMP22* 基因拷贝。如果患者遗传了具有双拷贝 *PMP22* 基因的染色体，则其基因组中共有 3 个功能性拷贝的 *PMP22* 基因，就会表现 CMT1A 的特征。而遗传了无 *PMP22* 基因拷贝的 "无效" 染色体会导致另外一种不同的神经病变综合征——HNPP，但相对少见。没有证据表明 *PMP22* 基因的扩增、过表达或不当的染色体分离导致的单亲二倍体会发生 CMT。

2. 正确答案：A

　　正确答案是 1，"通用" 确如其义。每个连接探针的 5′ 末端和 3′ 末端都被人为地掺入相同的引物序列，通用 PCR 扩增引物扩增，这些探针可以识别 *PMP22* 基因缺失或复制区的不同片段以及基因组中的其他不相关区域，后者被用于进行二倍体基因拷贝数的标准化。

3. 正确答案：A

　　虽然主要是运动神经功能受累，但是在 CMT1A 患者中感觉神经功能减弱的情况也很常见。神经传导速度降低是诊断 CMT1A 的重要依据。

4. 正确答案：A

　　似乎没有临床证据表明患儿母亲患有 CMT，因此，她不可能是一个胚系突变携带者（常染色体显性遗传病，17 号染色体基因传递给子代的风险是 50%）。她的卵子携带 17 号染色体 *PMP22* 基因重复的可能性是存在的（也有可能携带无 *PMP22* 基因的 "无效" 染色体拷贝）。这种现象被称为性腺嵌合体，其风险通常来源于具有相关家族史的家庭。鉴于其发病率很低，<10% 是遗传咨询师对患儿母亲进行遗传咨询时可以给予的最佳答案。

5. 正确答案：A

　　临床医师提供的家族史强烈提示染色体连锁遗传病。CMTX 的发生与 X 染色体上的连接蛋白 32（*GJB1*）基因突变相关。要与临床医师确认该家系中无任何父子遗传的现象，这对于 CMTX 的诊断至关重要。如果有父子遗传现象，则可能是偶然出现、集中发病于男性家族成员的常染色体显性遗传

病。一个家系中 CMT 发病的男性成员越多，常染色体显性遗传的概率就越小。

参考文献

1. Bird TD (2010) Charcot-Marie-Tooth hereditary neuropathy overview (last revised, 09/14/2010), Gene Reviews; http://www.ncbi.nlm.nih.gov/bookshelf/ br.fcgi?book=gene&part=cmt. Accessed 30 Sept 2010

2. Nicholson GD (2006) The dominantly inherited motor and sensory neuropathies: clinical and molecular advances. Muscle Nerve 33:587–597

3. Szigeti K, Lupski J (2009) Charcot-Marie-Tooth disease. Eur J Hum Genet 17:703–710

4. www.mrc-holland.com – further information on MLPA including specific information relevant to CMT1 testing. Accessed 31 July 2010

5. Committee on Ethics (American Academy of Pediatrics) (2001) Ethical issues with genetic testing in pediatrics. Pediatrics 107:1451–1455; (reaffirmed 2005, 2009)

6. Szigeti K, Nelis E, Lupski JR (2006) Molecular diagnostics of Charcot-Marie-Tooth disease and related peripheral neuropathies. Neuromolecular Med 8:243–254

7. Saifi GM, Szigeti K, Snipes GJ et al (2003) Molecular mechanisms, diagnosis, and rational approaches to management of and therapy for Charcot-Marie-Tooth disease and related peripheral neuropathies. J Investig Med 51:261–283

8. Pareyson D, Scaioli V, Laurà M (2006) Clinical and electrophysiological aspects Charcot-Marie-Tooth disease. Neuromolecular Med 8:3–22

9. Klein CJ, Dyck PJ (2005) Genetic testing in inherited peripheral neuropathies. J Peripher Nerv Syst 10:77–84

10. Hastings PJ, Lupski JR, Rosenberg SM et al (2009) Mechanisms of change in gene copy number. Nat Rev Genet 10:551–564

第 5 章　听力损失

Iris Schrijver

临床背景

患有严重的先天性听力损失的 1 岁女孩与其父母就诊于儿科遗传学门诊，想明确患儿的耳聋原因。此外，夫妇二人考虑生育第二个孩子，想了解下一个孩子可能出现听力损失的风险。患儿母亲具有北欧血统，父亲是德系犹太人后裔。

患儿出生时胎龄 40 周，无任何新生儿并发症，出生体重正常，约 3.5kg，外形无异常。住院期间的新生儿听力筛查中，患儿没有通过耳声发射测试，疑有听力损失。几周后，她接受了第二次听力检查，医师测试了她的听觉脑干反应能力，结果发现她患有严重的双侧感觉神经性听力损失。回顾病例资料，患儿并没有与先天性听力损失相关的环境危险因素接触史。这些危险因素包括妊娠期 TORCH 滴度检测阳性（弓形虫，或梅毒螺旋体、风疹病毒、巨细胞病毒、单纯疱疹病毒）、出生时窒息、需要入住 ICU 病房的新生儿并发症、颅面骨畸形、高胆红素血症、新生儿感染以及使用过耳毒性药物等。患儿父母否认听力损失家族史，患儿母亲的祖母在 80 岁之后才出现听力损失。患儿体检时，除发现听力损失之外，其他发育指数与同年龄段的孩子相同。患儿没有其他异常体征，基本排除了某种临床综合征合并的听力损失。由于高达半数以上的视觉异常患儿会伴有严重的听力损失[1]，所以对该患儿进行了视觉评估，结果正常。

问题 1：该患儿最有可能的遗传模式是什么？

问题 2：假如患儿有听力损失，分子检测对确诊是否有帮助？能否开始进行临床管理？

分子检测依据

对于儿童和成人发生的听力损失，进行分子诊断是很有必要的。尽管引起听力损失的原因有很多，包括环境因素和遗传因素以及两者共同参与。在西方国家至少有 50% 的语前听力损失是遗传性的，其中大约 25% 是不明原因的，但是大多数病例可能具有可检出的遗传学异常。因此，遗传因素是大多数语前听力损失的发病机制[2]，大约 70% 的遗传性听力损失是非综合征性，约 80% 是常染色体隐性遗传[3]。

分子检测对于听力损失病因的确定是非常有帮助的，否则大多数遗传性听力损失患者都无法找到病因。因为对于这些患者，难以发现听力异常之外的综合征相关症状，影像学检查尚无定论，听力损失的表型也与病因毫无对应性。此外，分子检测也有利于综合征性听力损失的诊断，尤其在其他相关症状（如 Jervell and Lange-Nielsen 综合征或 Pendred 综合征）出现之前。分子检测还能鉴定出线粒体基因突变，该突变会增加氨基糖苷类药物导致的医源性耳聋的风险。分子检测基本上是非侵入性的，可以减少其他不必要的昂贵检查，而且影像学检查需要实施镇静或全麻。最后，分子检测分析有助于精确的早期诊断，防止患儿错过最佳的认知阶段和社交发展。基因型鉴定还可以揭示听力损失的成因及其遗传模式，从而进行准确的遗传学咨询。

问题 3：应进行哪些分子遗传学检查？

13 号染色体长臂 1 区 1 带 -1 区 2 带上的 *GJB2* 基因（OMIM 编号 *121011）突变是引起散发性或隐性

遗传性非综合征性感觉神经性听力损失（sensorineural hearing loss，SNHL）的最常见原因。在全世界的种族中均可检出听力损失相关的基因突变，美国和一些其他地区的遗传性听力损失患者中，一半以上存在基因突变[4]。DFNB1 基因突变导致的常染色隐性遗传性非综合征性 SNHL 是语前听力损失，症状有轻有重，但大多不会进展。DFNB1 基因座包含 GJB2 和 GJB6（OMIM 编号 *604418）两个基因，分别编码间隙连接蛋白 connexin26（Cx26）和 connexin30（Cx30），这两个基因的序列同源性达 77%[5]。

检测项目

临床遗传医师为患儿开具了 GJB2 基因 DNA 序列检测的医嘱。

实验室检测方案

实验室自主研发的测试项目可以检测 GJB2 基因所在的大段基因组序列。GJB2 基因包含 681 个碱基对，翻译成 226 个氨基酸组成的蛋白质。GJB2 基因突变和序列变异体与综合征相关以及非综合征相关的感觉

神经性听力损失均有相关性。基因突变分散在从第 2 外显子开始的整个 GJB2 基因编码区，第 1 外显子包含 5'-UTR（非转录区）。GJB2 基因测序检测流程包括 DNA 提取、PCR 扩增得到长度为 830bp 的靶序列、在 2% 琼脂糖凝胶进行电泳鉴定扩增产物，再应用荧光标记和双向引物从正、反方向进行测序。引物序列的设计需要保证相邻的靶序列之间具有足够的重叠序列，在编码区（外显子 2）和内含子两侧的剪接位点区也需获得足够强度的信号和高信噪比的电泳图谱。应用 Mutation Surveyor 序列分析软件进行数据分析。

检测结果分析要点

图 5-1 显示了一个 GJB2 基因测序反应得到的反向顺序结果。该检测的信号强度好，没有技术性缺陷。转向箭头指示编码区外显子（外显子 2）的起始处，但需要反向读取序列信息。该基因的编码区见网站 Genatlas：http://genatlas.org/。在这个网站上，选择"基因数据库"在"符号名"字段中输入"GJB2"，并在新打开的网页中选择"查看外显子"。外显子将以黑体字显示，启动密码子蛋氨酸及终止密码子均以

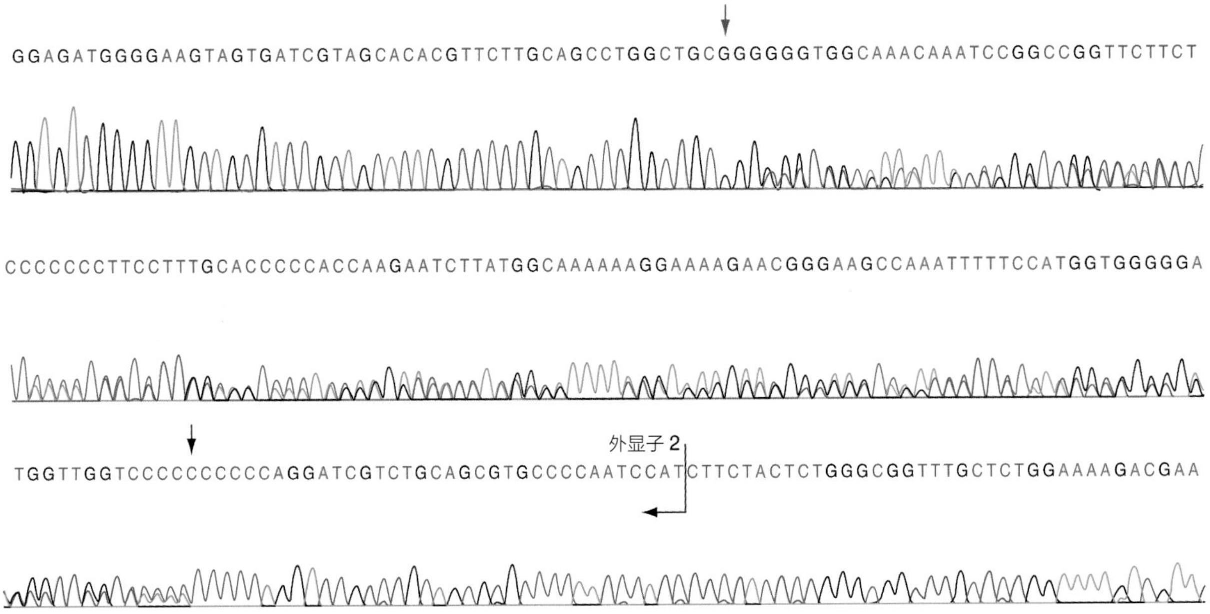

图 5-1 GJB2 基因测序的部分电泳

红色显示。已公布的 *GJB2* 基因突变和多态性位点发表在 Connexin deafness 主 页 上（http://davinci.crg.es/deafness/）。为明确其临床意义，需将判读出的序列变异与网站上及所有当前文献中报道的致病性突变序列进行对比。

问题 4：序列图谱中黑色箭头代表什么类型的基因变异？

问题 5：如何解释外显子末端（红色箭头所示）的单一序列峰图？

结果解释

显然，该测序结果的变异类型属于读码框漂移突变。自外显子起始处第 35 位核苷酸开始，荧光信号出现下降而且大多数核苷酸位点出现了两个等位基因。先记录正常序列，在其下方记录正常序列以外的碱基信号。显而易见的是，从正向来说，突变序列的 6 个连续的鸟嘌呤中出现了一个鸟嘌呤的缺失，即 c.35delG 突变，这种 *GJB2* 基因突变类型最常见于高加索人群。在美国，携带这种突变的患者仅占 2.5%，但是实际的突变率取决于患者的种族[6,7]。根据人类基因组变异协会（HGVS，http://www.hgvs.org/）的指南，这种移码突变在蛋白质水平的命名可简单描述为 p.Gly12fs，也可完整描述为 p.Gly12ValfsX2。

在红色箭头附近（图 5-1），双峰信号似乎结束，这种现象是由于出现了另一个等位基因的移码突变，从而抵消了前一个等位基因突变导致的双等位基因长度差异。从这个核苷酸位点开始，两个等位基因各有一个单碱基缺失，从而校正了单等位基因读码框漂移导致的混合序列。这是将患者两个等位基因混合在一个试管内进行扩增和电泳所导致的结果。但是在机体内，每一个等位基因的移码突变都会导致提前出现一个终止密码子，所形成的截短的缺陷蛋白是无法纠正的。

问题 6：序列图谱中红色箭头代表着哪种变异，HGVS 的正确命名是什么？

将突变序列与正常序列比对，在第 167 位核苷酸缺失了一个胸腺嘧啶。这种移码突变，c.167delT，见于大约 4% 的德系犹太人[8]。根据 HGVS 的指南，这种突变相关的氨基酸改变可简单描述为 p.Leu56fs 或完整描述为 p.Leu56ArgfsX26。

进一步检测

患儿存在两个终止密码子提前的复合性杂合突变，可以解释其出现的听力损失症状。因此，不需要其他的分子检测。其父母的种族与所鉴定出的突变类型非常匹配，因此他们再次妊娠生育的后代患有听力损失的风险为 25%。患儿父母还被告知，尽管他们所携带的基因突变所引起的听力损伤非常严重，预期可能出现重度感觉神经性听力损失，但 *GJB2* 相关表型家族之间和家族内部成员之间具有很大的变异性。因此，仅凭现有遗传学证据，还不足以准确预测其后代发生听力损失的风险及严重程度，并建议给予患儿实施人工耳蜗植入术。

分子病理学背景知识

听力损失是最常见的新生儿出生缺陷之一，影响儿童的成长、教育、医疗支出和社会生活[9]。听力损失在人群中的总发生率为 6%~8%[10]。常规新生儿筛查显示，在美国，新生儿听力损失发病率大约 1/300，耳聋发病率 1/1000。至成年期，又会增加 1/1000 的严重听力损失[11,12]。一旦诊断为听力损失，听力辅助和（或）人工耳蜗植入的早期干预可以大大地改善患儿的沟通能力，有助于提高生活质量。

遗传性听力损失的遗传方式有：约 80% 为常染色体隐性遗传，10%~20% 为常染色体显性遗传，1%~2% 为 X 染色体连锁遗传[13,14]。关于线粒体性听力损失的准确发生率尚不明确。大多数的语前性遗传性听力损失以常染色体隐性方式遗传，而常染色体显性遗传是语后性遗传性听力损失更常见的遗传方式[15]。综合征性听力损失与复杂的表型相关，并影响其他器官的功能。与此相反，非综合征性听力损失则是孤立发生的。非综合征性听力损失也是最常见的类型，高达 80% 的先天性听力损失属于此类[13]。大多数为感觉神经性病变，可分为 DFNA（常染色体显性遗传），DFNB（常染色体隐性遗传）、DFN（X 性连锁）和线粒体性听力损失。

听力损失的遗传学基础非常复杂，据估算，听力形成的生理过程需要数百个基因的参与[16]。在 DFNB1 基因座上的 GJB2 基因编码 Connexin 26，是一种分子量为 26kD 的 β 型缝隙连接蛋白。GJB2 基因的功能特点以及之后鉴定出的 100 多种听力损失相关的基因异常，都凸显出间隙连接在耳蜗发育和生理功能中的重要性，这种连接能够保证细胞之间正常的离子运输。GJB2 基因特异性突变可以常染色体隐性或常染色体显性方式遗传，既可以引发综合征性听力损失，也可以引发非综合征性听力损失。其中 c.35delG 和 c.167delT 两种移码突变分别是高加索人和德系犹太人中最常见的基因序列变异。然而，已有报道发现在其他种族人群中也存在 GJB2 基因突变，它已经成为散发性和常染色体隐性遗传性非综合征性感觉神经性听力损失的最常见病因。已知的 GJB2 基因突变可以通过 DNA 直接测序法检出，包括无义突变、错义突变、剪接突变和移码突变。

DFNB1 基 因 座 还 包 含 GJB6 基因（编码 Cx30），定位于距离 GJB2 基因约 35kb 的端粒侧（图 5-2）。然而，与 GJB2 基因相反的是，长片段缺失，如 del（GJB6-D13S1830）是该基因最常见的突变类型。这种缺失在美国相对少见，在 GJB2 基因杂合突变的患者中，del（GJB6-D13S1830）所占比例不超过 2.8%，GJB6 基因纯合性缺失突变就更是罕见[17]。GJB6 基因纯合性缺失，或一个等位基因存在 GJB6 基因缺失而另一个等位基因存在 GJB2 基因突变的复杂性杂合突变患者大多表现为非综合征性感觉神经性听力损失[18]。尽管最初的研究认为这两个基因的突变可以独立遗传，但目前可以明确的是，GJB6 基因缺失能够引起同一等位基因上 GJB2 等位基因的特异性表达缺失[19,20]，这可能与 GJB6 基因缺失导致 GJB2 基因调控元件缺陷有关。

选择题

1. 以下哪种是非综合征性听力损失最常见的 GJB2 基因致病性突变（　　）

   A. c.35delG

   B. c.79G >A

   C. c.167delT

   D. c.235delC

   E. c.223C>T

2. 下列哪种序列变异最有可能是致病性的（　　）

   A. 移码突变

   B. 读码框内缺失突变

   C. 错义突变

   D. 无义突变

   E. A 和 B

3. 关于 GJB6 基因突变，以下正确的描述是（　　）

   A. GJB6 基因突变比 GJB2 更常见

   B. GJB2 基因的杂合突变与 GJB6 杂合性缺失共同作用导致非综合征性感觉神经性听力损失的产生

   C. GJB6 基因是定位在 GJB2 基因附近的假基因

   D. GJB6 基因突变最常见的形式是点突变

   E. GJB6 基因最常见的突变与综合征性听力损失相关

4. 一位听力正常的女士前来进行遗传学咨询。她有一位姐姐患有非综合征性常染色体隐性遗传性感觉神经性听力损失（携带 c.35delG 突变）。该咨询者成为听力损失相关基因突变携带者的风险是（　　）

   A. 100%

   B. 1/2

   C. 1/4

   D. 2/3

   E. 如果没有种族信息，不可能进行判断

5. 一位患有常染色体隐性遗传 Pendred 综合征（又称耳聋 - 甲状腺肿综合征）的耳聋患者，携带

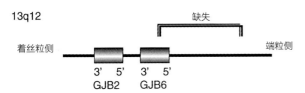

13q12

缺失

着丝粒侧　　　　　　　　　　　　　　　　端粒侧

3' 5'　3' 5'
GJB2　GJB6

图 5-2　DFNB1 基因座上的基因分布以及 GJB6 基因缺失发生的常见位置

SLC26A4 基因双突变。一个等位基因的第 4 外显子具有错义突变，另一条等位基因具有第 5 外显子缺失。毛细管电泳将会出现何种表现（　　）

    A. 在第 4 外显子出现杂合突变，同时第 5 外显子上显示出混合的序列

    B. 在第 4 外显子出现杂合突变，同时第 5 外显子上没有序列

    C. 在第 4 外显子出现杂合突变，同时第 5 外显子为正常序列

    D. 在第 4 外显子出现杂合突变，同时第 5 外显子上显示出混合（移码突变）的序列

    E. 在第 4 外显子出现混合（移码突变）的序列，同时第 5 外显子为正常序列

选择题答案

1. 正确答案：A

c.35delG 是 *GJB2* 基因最常见的突变类型。c.79G>A 是一种基因多态性。c.167delT 是德系犹太人常见的突变形式。c.235delC 是亚洲人中最常见的致病性突变类型，携带该突变的频率大约为 1%。*GJB2* 基因 c.223C>T 突变与常染色体显性遗传性综合征性听力损失相关，而与非综合征性听力损失无关。

2. 正确答案：E

移码突变与无义突变都可导致蛋白合成被提前终止，这些突变是典型的致病性突变。读码框内缺失破坏了读码框的完整性，可能会对蛋白有轻微的影响。对于错义突变是否致病的判断常具有挑战性，通过表型共分离、种群携带频率以及物种保守性比对、氨基酸改变、突变氨基酸在蛋白质结构中的定位以及功能实验有助于判读错义突变的致病可能性。

3. 正确答案：B

GJB2 基因突变比 *GJB6* 基因突变更常见。*GJB6* 基因不是假基因，*GJB6* 基因突变最常见类型是大片段缺失。GJB6 基因纯合性缺失，或一个等位基因存在 *GJB6* 基因缺失而另一等位基因存在 *GJB2* 基因突变的复杂性杂合突变与非综合征性听力损失有关。

4. 正确答案：D

根据孟德尔遗传定律，可能出现的个体基因型包括患者（AA）、正常人（aa）或携带者（Aa）。由于该咨询者听力正常，可能是正常人或携带者的基因型，其中携带者的可能性是 2/3。

5. 正确答案：C

该患者存在 *SLC26A4* 基因（编码 pendrin 蛋白）的复合性杂合双突变。这些突变将导致第 4 外显子出现杂合性核苷酸改变，在点突变的位置可以看到两种不同的核苷酸信号。一个完整的外显子缺失将会阻止缺失拷贝的扩增，这是由于该等位基因缺少与引物相结合的序列，引物无法退火扩增所导致。因此，扩增将只针对不受影响的正常等位基因，所以测序结果会显示第 5 外显子的序列正常。单独的序列分析通常不会识别整个外显子缺失，诸如 MLPA 技术能够检测这种大片段的缺失突变。

参考文献

1. Armitage IM, Burke JP, Buffin JT (1995) Visual impairment in severe and profound sensorineural deafness. Arch Dis Child 73:53–56

2. Marres HA (1998) Congenital abnormalities of the inner ear. In: Ludman H, Wright T (eds) Diseases of the ear. Arnold & Oxford University Press, Bath

3. ACMG (2002) Genetics evaluation guidelines for the etiologic diagnosis of congenital hearing loss. Genetic evaluation of congenital hearing loss expert panel. ACMG statement. Genet Med 4:162–171

4. Del Castillo I, Moreno-Pelayo MA, Del Castillo FJ et al. (2003) Prevalence and evolutionary origins of the del(GJB6-D13S1830) mutation in the DFNB1 locus in hearingimpaired subjects: a multicenter study. Am J Hum Genet 73:1452–1458

5. Kelley PM, Abe S, Askew JW et al (1999) Human connexin 30 (GJB6), a candidate gene for

nonsyndromic hearing loss: molecular cloning, tissue-specific expression, and assignment to chromosome 13q12. Genomics 62:172–176

6. Van Laer L, Coucke P, Mueller RF et al (2001) A common founder for the 35delG GJB2 gene mutation in connexin 26 hearing impairment. J Med Genet 38:515–518

7. Gasparini P, Rabionet R, Barbujani G et al (2000) High carrier frequency of the 35delG deafness mutation in European populations. Eur J Hum Genet 8:19–23

8. Morell RJ, Kim HJ, Hood LJ et al (1998) Mutations in the connexin 26 gene (GJB2) among Ashkenazi Jews with nonsyndromic recessive deafness. N Engl J Med 339:1500–1505

9. Smith RJ, Bale JF Jr, White KR (2005) Sensorineural hearing loss in children. Lancet 365:879–890

10. Petit C, Levilliers J, Marlin S et al (2001) Hereditary hearing loss. In: Scriver CR, Beaudet AL, Sly WS et al (eds) The metabolic and molecular bases of inherited disease, vol 4, 8th edn. McGraw Hill, New York

11. Mason JA, Herrmann KR (1998) Universal infant hearing screening by automated auditory brainstem response measurement. Pediatrics 101:221–228

12. Parving A (1999) The need for universal neonatal hearing screening – some aspects of epidemiology and identification. Acta Paediatr Suppl 88:69–72

13. Smith RJ, Hone S (2003) Genetic screening for deafness. Pediatr Clin North Am 50:315–329

14. Nance WE (2003) The genetics of deafness. Ment Retard Dev Disabil Res Rev 9:109–119

15. Morton CC (2002) Genetics, genomics and gene discovery in the auditory system. Hum Mol Genet 11:1229–1240

16. Friedman TB, Griffith AJ (2003) Human non-syndromic sensorineural deafness. Annu Rev Genomics Hum Genet 4:341–402

17. Putcha GV, Bejjani BA, Bleoo S et al (2007) A multicenter study of the frequency and distribution of GJB2 and GJB6 mutations in a large North American cohort. Genet Med 9:413–426

18. Del Castillo I, Villamar M, Moreno-Pelayo MA et al (2002) A deletion involving the connexin 30 gene in non-syndromic hearing impairment. N Engl J Med 346:243–249

19. Wilch E, Zhu M, Burkhart KB et al (2006) Expression of GJB2 and GJB6 is reduced in a novel DFNB1 allele. Am J Hum Genet 79:174–179

20. Rodriguez-Paris J, Schrijver I (2009) The digenic hypothesis unraveled: the GJB6 del(GJB6-D13S1830) mutation causes allele-specific loss of GJB2 expression in cis. Biochem Biophys Res Commun 389:354–359

第6章 多囊肾病

Ying-Cai Tan, Jon Blumenfeld, Hanna Rennert

临床背景

患者，女性，42岁，患有常染色体显性遗传性多囊肾病（autosomal dominant polycystic kidney disease，ADPKD）。患者36岁时因出现持续性发热和腰部疼痛被确诊为ADPKD。当时的超声检查显示双侧肾囊肿以及肝脏和卵巢囊肿。血清肌酐水平正常。患者32岁时曾被诊断为高血压，并应用血管紧张素转换酶抑制剂治疗，目前血压控制平稳。患者还曾多次发生轻度尿路感染，但无肾结石或腹壁疝的病史。应用非镇定类药物能够有效地治疗间歇性发作的腹部和腰部不适。患者没有接受过颅内动脉瘤的相关检查。患者无妊娠史，未口服过避孕药。患者无ADPKD家族史，但其母亲在童年时切除过单侧肾，病因不清。患者有3个兄弟姐妹，其中两个姐姐在40岁后进行的肾超声检查为正常，弟弟36岁，还没有接受过相关的检查。患者曾有3年吸烟史，26岁时戒烟。

体检示血压124/84mmHg，心率70次/分，2/6收缩期杂音，肾、肝可触及。血清肌酐65.4μmol/L，24小时尿肌酐清除率为103ml/min，血常规、肝功能、尿常规检查均正常。

腹部磁共振成像显示肝和肾有多个囊肿（图6-1）。左、右肾长度分别为19cm和22.3cm，双侧肾总体积为1925ml，囊肿体积为1289ml，囊性区域（总囊肿体积/总肾体积）约占67%。肝脏体积为1431ml，肝囊肿体积为174ml，囊肿区域约占12.2%。胰腺或脾脏内无囊肿。

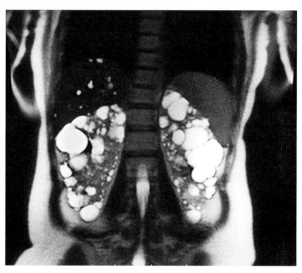

图6-1 ADPKD患者的腹部磁共振图像。肾增大，含有无数个不同大小的囊肿，属于典型的ADPKD表现。该患者还有多囊肝病，这在ADPKD患者中非常常见

分子检测依据

患者要求进行PKD相关的基因突变检测，以便更好地了解自己的病情，为将来从其家庭成员中选择肾移植供体提供有价值的信息。

检测项目

最初，临床医师为其制定了PKD基因突变检测项目，承担检测的是美国一家具有 *PKD1* 和 *PKD2* 基因突变检测专业资质的商业化独立参比实验室，该检测是针对 *PKD1* 和 *PKD2* 基因的全部编码区进行直接测序。然而，由于ADPKD为常染色体显性遗

传性疾病，该患者的检测结果却是异常的纯合突变（c.8095C >T；p.Gln2699Stop），因此该患者被纳入由 Rogosin 研究协会主持的一项 ADPKD 的前瞻性研究，医师要求重新确认本例患者的 PKD1 和 PKD2 基因突变类型。再次检测由一个具有研究背景的分子病理诊断实验室完成，使用的是突变筛选及测序。

问题1：在哪些情况下，进行 ADPKD 基因突变检测具有临床价值？

实验室检测方案

初步测试由商业化的独立参比实验室完成，检测方案是利用外周血淋巴细胞 DNA 对 PKD1 和 PKD2 基因的全部编码区进行直接测序和突变分析。第二次突变检测则是通过异源双链分析法，使用一种新的错配特异性核酸内切酶(SURVEYOR™ 核酸酶能够切除 3′端异源双链 DNA 中的任何错配位点，包括所有替换、插入和长度小于 12bp 的缺失)和转基因 WAVE® 核酸高敏感片段分析系统（Transgenomic, Inc. Omaha, NE），然后对出现变异的基因片段进行测序[1]。首先应用 GeneAmp 高保真 PCR 系统（Applied Biosystems, Foster City, CA）扩增 PKD1 基因的重复区（包含外显子 1~33），5 个独立的长片段 PCR 反应分别扩增外显子 1、外显子 2~12、外显子 13~15、外显子 15~21 以及外显子 22~33，所应用的引物锚定在单拷贝 DNA 片段或同源基因（homologue genes，HG）错配区，后者是为了避开与 PKD1 基因序列同源性超过 98% 的同源区，保证对 PKD1 序列进行特异性扩增。此后，第二轮扩增则以 PKD1 基因单拷贝区域（外显子 34~46）、PKD2 基因（外显子 1~15）全序列以及稀释后的上述 PKD1 重复区域的长片段 PCR 产物为模板，扩增靶序列应包括两个基因的剪接区、3′ 端非翻译区和 PKD1 基因的 5′ 端非翻译区，扩增引物设计在距离内含子与外显子交界处 80~100bp 处，以便最大可能的检出剪接点突变，扩增产物长度为 250~550bp。有文献报道，由于 PKD1 基因存在大量的多态性，为了减少引物错配所致的等位基因脱失，应在非多态性区域设计引物。

所有的 PKD 基因扩增反应均应设立独立的重复反应体系，应用相似的 PCR 扩增条件，使用含有热启动步骤的 Touchdown PCR 扩增条件。扩增结束后，所有 PCR 产物经高温变性后缓慢退火形成异源双链分子，用 SURVEYOR® 核酸酶消化后由 WAVE®HS 系统进行分析，操作步骤按照相关仪器及试剂盒操作说明书进行。出现酶切产物的 PCR 扩增样本由 ABI 3100 测序仪进行序列分析。

问题2：与基因突变扫描检测相比，进行全基因测序的主要优缺点是什么？

问题3：针对存在高度多态性和重复性序列的基因进行分子检测，在设计引物时应该主要关注哪些问题？

检测结果分析要点

应用 SURVEYOR-WAVE- 测序分析技术的遗传学检测发现，与正常对照样本相比，患者样本在 SURVEYOR 色谱图中显示了 2 个额外的突变峰（图 6-2a）。这两个突变峰是 270bp 的 PCR 产物经过酶消化后分别产生的 130bp 和 140bp 产物片段，支持该患者存在杂合突变，并由序列分析证实（图 6-2b）。对突变的等位基因进行读码框分析，证实了之前所报道的无义突变类型，即 PKD1 基因发生了 c.8095C>T（p.Gln2699Stop）（参比序列：PKD1: NM_000296.2）。经过重复检测，SURVEYOR-WAVE 分析与测序分析得到相一致的结果，属于杂合性无义突变。

问题4：如何解释初次测序分析与再次突变检测结果的不一致？

结果解释

ADPKD 是 PKD1 或 PKD2 基因杂合突变所引起的遗传性疾病。PKD1 或 PKD2 基因纯合突变的直系同源小鼠表现为胚胎致死性结局[2,3]。因此，本例患者不大可能是纯合性胚系突变。尽管亚效等位基因（表型效应在程度上次于野生型的突变基因）已有报道，其临床表型往往有别于经典的 ADPKD[4]。此外，

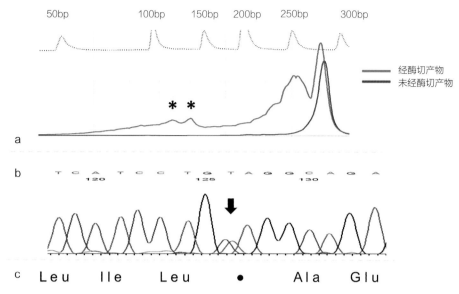

图 6-2　应用 SURVEYOR-WAVE- 测序分析技术检测 *PKD1* 基因第 22 外显子的遗传性突变。*PKD1* 基因第 22 外显子产物经 SURVEYOR 酶切后在 WAVE-HS 系统的非变性片段分析出现了分离信号图谱。a. 患者样本经酶消化后在 130 和 140bp 处出现两个峰（星号所示），灰色峰图为片段长度标准（50bp）。b. SURVEYOR 酶切检测的阳性 PCR 产物的测序结果，箭头指示的位置出现 C > T 的杂合突变。c. 突变等位基因的读码框释义，黑点表示出现一个终止密码子

PKD1 基因第 22 外显子　c.8095C>T(p.Gln2699Stop)

DNA 再次检测证实了 *PKD1* 基因第 22 外显子上存在杂合性无义突变，导致产生 *PKD1* 基因产物——多囊蛋白复合体 1 的截短蛋白分子，该结果比较符合患者的临床表型。

进一步检测

建议患者进行磁共振成像检查评估肾整体的体积，有文献报道该参数有助于评估进展为慢性肾疾病的预后风险 [5]。此外，还应对肾超声检查正常或可疑的家庭成员进行基因突变检测。基因突变检测的意义在于早期发现可能患病的家庭成员，并提供有效的或预防性医疗服务 [6]。

其他注意事项

ADPKD 疾病的诊断，需要结合患者在特定年龄出现多囊肾病表现以及具有 50% 遗传风险的阳性家族史 [7]。这些标准最初用于超声显示肾囊肿并伴有 *PKD1* 基因突变的患者 [8,9]，其诊断灵敏度在 15~30 岁患者约 90%，年老患者可接近 100%。相比之下，*PKD2* 基因突变的患者年轻，大多小于 30 岁，肾超声诊断的灵敏度仅仅约 67% [10]。肾 CT 扫描和磁共振成

像技术要比超声检测更为灵敏。但是对 ADPKD 而言，并没有具有诊断意义的影像学特征。这往往会导致临床处理的困惑，尤其是具有 ADPKD 风险的移植肾供体。对于这些准备捐献肾的人，在进行 *PKD* 基因突变检测之前应充分评估检测的必要性和局限性 [9,11]。

分子病理学背景知识

ADPKD 是美国最常见的遗传性肾疾病，全世界范围内发病率约为 1：1000 [12]。它的组织学特点是肾小管上皮细胞的异常增生，临床表现为肾体积逐渐增大以及肾内出现数量逐渐增多的囊肿，进而导致进行性肾衰竭。大约一半的 ADPKD 患者在患病 60 年左右出现终末期肾病（ESRD），大约 5% 的个体需要透析或肾移植。ADPKD 的肾外病变，也是临床发病的主要表现，包括多囊肝和血管动脉瘤 [13]。

ADPKD 是由 2 个基因突变导致的、具有异质性的显性遗传病，一个致病基因是位于 16 号染色体短臂 1 区 3 带 3 亚带（16p13.3）上的 *PKD1* 基因（MIM # 601313）[14]，85% 的病例是由 *PKD1* 基因突变引起；另一个致病基因是位于 4 号染色体长臂 2 区 1 带（4q21）上的 *PKD2* 基因（MIM # 173910）[15]，15% 的病例是由 *PKD2* 基因突变所导致。*PKD1* 基

因包含 46 个外显子，基因组 DNA 长约 52kb，编码含有 4033 个氨基酸的蛋白 [16,17]。5′ 末端（外显子 1~33）至少有 6 个同源基因复制子，与 PKD1 基因的同源性达 97%~99%，这大大增加了基因突变检测的难度和复杂性 [16,17]。PKD2 基因有 15 个外显子，基因组 DNA 长约 5.3kb，转录编码含有 968 个氨基酸的蛋白 [18]。PKD1 和 PKD2 基因分别编码多囊蛋白复合体 1（polycystin 1，PC1）和多囊蛋白复合体 2（polycystin 2，PC2）。这些跨膜蛋白定位于上皮纤毛内并相互作用导致阳离子渗透和流动，对上皮细胞的机械性感受至关重要 [19]。

目前已公认的 ADPKD 致病机制是"二次打击"学说，即肾小管上皮细胞内同时存在胚系突变和体细胞突变，导致 PKD 基因的失活 [20]，促进细胞增生和凋亡、肾囊肿形成以及慢性肾疾病 [21]。与 PKD2 相比，PKD1 基因突变患者的临床症状更为严重，发展到终末期肾病（ESRD）的时间要比 PKD2 基因突变患者平均早 20 年。然而，ADPKD 的临床症状在家族成员之间和家族之间存在相当大的差异，其发生机制众说纷纭，包括等位基因异质性、未知的修饰基因以及基因座异质性等 [22]。

基因突变检测有助于 ADPKD 的诊断和预后评估，尤其是无症状的个体或无家族史的疑似患者 [9]。然而，PKD 基因具有高度多态性，已有文献显示 PKD1 基因突变已超过 290 种，PKD2 基因突变也超过 90 种（人类基因突变数据库，HGMD，http://www.hgmd.cf.ac.uk/ac/index.php），其中大部分是散布于两个基因全长的新发突变。目前，明确的致病突变（无义突变，截短和典型的剪接点缺失）仅占确诊病例中的 60%。即使使用各种计算分析工具和不同算法，综合分析后仍然存在大量意义不明的变异体，可能占 ADPKD 疾病患者的 22%~37% [23]。

选择题

1. ADPKD 疾病严重程度主要归因于下面哪种基因的变异（　　）

　　A. 等位基因变异

　　B. 基因座异质性

　　C. 亚效等位基因

　　D. 修饰基因

　　E. 结构性变异

2. 28 岁男性患者，有父系 ADPKD 家族病史，正在接受肾捐赠者评估。超声显示其肾正常，他的父亲在 51 岁时被诊断出患有双侧多发性肾囊肿和肝囊肿，他的奶奶在 40 岁时被诊断为 ADPKD，在 70 岁时接受了已故供体的肾移植。其父的 ADPKD 基因突变检测是阴性的。为排除 ADPKD 先证者，你会推荐（　　）

　　A. 执行连锁分析研究

　　B. 由于没有发现确定的突变，重新对该家系进行 ADPKD 评估

　　C. 由于先证者超声筛选为阴性，推荐他作为供体

　　D. 对先证者进行 ADPKD 突变筛查

　　E. 使用更灵敏的肾成像检查，如 MRI 或 CT 等

3. 如对上题中的家庭进行基因突变检测，其携带 PKD1 基因突变的可能性有多大（　　）

　　A. 25%

　　B. 50%

　　C. 70%

　　D. 85%

　　E. 100%

4. 大约 5% 的 ADPKD 患者存在大片段的基因重排，使用直接测序或突变筛选方案会导致漏检。目前最常见的用于确定拷贝数变异的方法是（　　）

　　A. 比较基因组杂交（CGH）分析

　　B. 荧光原位杂交（FISH）

　　C. 多重连接探针扩增（MLPA）技术

　　D. 蛋白截短实验（PTT）

　　E. Southern 印迹

5. 能够导致同时出现 ADPKD 和结节性硬化症典型临床表现的邻近基因突变综合征，通常是由于（　　）

　　A. 包含 PKD1 和 TSC2 基因的 16p13.3 区域发生染色体缺失

　　B. 16p13.3 区域的染色体重复

　　C. PKD1 和 TSC2 基因的新生突变

D. *PKD1* 和 *TSC2* 基因的胚系突变

E. 16 号染色体易位

文中所列问题答案

问题 1：在哪些情况下，进行 *ADPKD* 基因突变检测具有临床价值？

对于肾超声或其他影像学检查不能确诊的患者，以及无家族史或家族史不明的年轻患者，进行 ADPKD 基因突变检测是有帮助的。此外，基因突变检测还利于有 ADPKD 家族史的活体肾捐赠者进行移植前的风险评估。

问题 2：与基因突变扫描检测相比，进行全基因测序的主要优缺点是什么？

在许多实验室，直接测序法仍然被认为是突变检测的首选方法，因为常规的扫描筛查方法不能检出纯合子变异，也无法检出所有序列的变异。然而，由于其分析灵敏度有限，仅为 15%~20%，测序法可能无法检出低信号的杂合突变，与突变拷贝在扩增反应中初始模板量相对较少有关，因而可能会导致漏诊。在获得性遗传病的诊断中应予以关注，比如白血病患者的外周血中可能仅有少量的恶性肿瘤细胞。

问题 3：针对存在高度多态性和重复性序列的基因进行分子检测，在设计引物时应该主要关注哪些问题？

PCR 引物设计时，需要注意引物结合区的单核苷酸多态性（SNP）可能影响 PCR 的扩增效率。因此，建议使用特殊的软件进行 PCR 引物设计，避开已知的序列变异区，以确保特异性扩增目标区域。

问题 4：如何解释初次测序分析与再次突变检测结果的不一致？

初次检测时发现无义突变为虚假的纯合突变，可能是 PCR 扩增时发生等位基因脱失所致。已有文献报道等位基因脱失或虚假的纯合突变病例，可能是由于在两个等位基因中，有一个等位基因的引物结合区域存在 SNP 位点，从而使该等位基因的扩增效率降低或完全无法被扩增。如果仅仅是携带突变的等位基因被扩增，基因型就可能会误诊为纯合突变[24]。相比之下，酶切原理的基因突变筛查方法灵敏度较高（低至 1%~5%），能够从混杂的 DNA 中检测出突变拷贝[25]。

选择题答案

1. 正确答案：B

携带 *PKD1* 与 *PKD2* 基因突变的主要差别是后者的临床表现较轻，如确诊年龄晚，较少合并高血压，疾病进展到后期才出现终末期肾病。由于 ADPKD 有非常明显的临床表现异质性，因此这种差异并不能作为患者的诊断依据。

2. 正确答案：A

连锁分析常用于家庭成员的临床表型（受影响或未受影响的）均已知的家系进行致病基因与染色体遗传标记共分离的关联性研究。通过这种方法，可以在不能明确是否存在致病突变的情况下，对基因突变携带者进行风险预测。然而，这种方法需要先明确家系中的发病和未发病的家庭成员及亲缘关系。

3. 正确答案：D

PKD1 基因突变比 *PKD2* 基因突变更常见，约占所有 ADPKD 病例的 85%。

4. 正确答案：C

目前，MLPA 是检测大多数基因片段重排（插入和缺失）的常用方法。FISH 和 aCGH 的分辨率不足以检测 DNA 的区段性拷贝数变化。

5. 正确答案：A

同时出现 ADPKD 和结节性硬化症的临床表现，可能是 16p13.3 染色体区段缺失所致，该区域包含两个相邻的基因——*PKD1* 和 *TSC2* 基因。这种综合征患者在婴儿期就有可能迅速进展为终末期肾病。这些患者常缺乏 ADPKD 家族史，其父母可能为体细胞突变嵌合体，或者患者发生了新发突变。

参考文献

1. Tan YC, Blumenfeld JD, Anghel R et al (2009) Novel method for genomic analysis of PKD1 and PKD2 mutations in autosomal dominant polycystic kidney disease. Hum Mutat 30:264–273

2. Wu G, Tian X, Nishimura S et al (2002) Transheterozygous Pkd1 and Pkd2 mutations modify expression of polycystic kidney disease. Hum Mol Genet 11:1845–1854

3. Muto S, Aiba A, Saito Y et al (2002) Pioglitazone improves the phenotype and molecular defects of a targeted Pkd1 mutant. Hum Mol Genet 11:1731–1742

4. Rossetti S, Kubly VJ, Consugar MB et al (2009) Incompletely penetrant PKD1 alleles suggest a role for gene dosage in cyst initiation in polycystic kidney disease. Kidney Int 75:848–855

5. Grantham JJ, Torres VE, Chapman AB et al (2006) Volume progression in polycystic kidney disease. N Engl J Med 354:2122–2130

6. Pei Y (2010) Of mice and men: therapeutic mTOR inhibition in polycystic kidney disease. J Am Soc Nephrol 21: 390–391

7. Pei Y, Obaji J, Dupuis A et al (2009) Unified criteria for ultrasonographic diagnosis of ADPKD. J Am Soc Nephrol 20:205–212

8. Ravine D, Gibson RN, Walker RG et al (1994) Evaluation of ultrasonographic diagnostic criteria for autosomal dominant polycystic kidney disease 1. Lancet 343:824–827

9. Blumenfeld JD (2009) Pretransplant genetic testing of live kidney donors at risk for autosomal dominant polycystic kidney disease. Transplantation 87:6–7

10. Nicolau C, Torra R, Badenas C et al (1999) Autosomal dominant polycystic kidney disease types 1 and 2: assessment of US sensitivity for diagnosis. Radiology 213:273–276

11. Huang E, Samaniego-Picota M, McCune T et al (2009) DNA testing for live kidney donors at risk for autosomal dominant polycystic kidney disease. Transplantation 87: 133–137

12. Chapman AB (2007) Autosomal dominant polycystic kidney disease: time for a change? J Am Soc Nephrol 18:1399–1407

13. Perrone RD (1997) Extrarenal manifestations of ADPKD. Kidney Int 51:2022–2036

14. Peters DJ, Sandkuijl LA (1992) Genetic heterogeneity of polycystic kidney disease in Europe. Contrib Nephrol 7:128–139

15. Hayashi T, Mochizuki T, Reynolds DM et al (1997) Characterization of the exon structure of the polycystic kidney disease 2 gene (PKD2). Genomics 44:131–136

16. Hughes J, Ward CJ, Peral B et al (1995) The polycystic kidney disease 1 (PKD1) gene encodes a novel protein with multiple cell recognition domains. Nat Genet 10:151–160

17. Consortium TIPKD (1995) Polycystic kidney disease: the complete structure of the PKD1 gene and its protein. The International Polycystic Kidney Disease Consortium. Cell 81(2):289–298

18. Mochizuki T, Wu G, Hayashi T et al (1996) PKD2, a gene for polycystic kidney disease that encodes an integral membrane protein. Science 272(5266):1339–1342

19. Sharif-Naeini R, Folgering JH, Bichet D et al (2009) Polycystin-1 and-2 dosage regulates pressure sensing. Cell 139(3):587–596

20. Brasier JL, Henske EP (1997) Loss of the polycystic kidney disease (PKD1) region of chromosome 16p13 in renal cyst cells supports a loss-of-function model for cyst pathogenesis. J Clin Investig 99(2):194–199

21. Yamaguchi T, Pelling JC, Ramaswamy NT et al (2000) cAMP stimulates the in vitro proliferation

of renal cyst epithelial cells by activating the extracellular signalregulated kinase pathway. Kidney Int 57(4):1460–1471

22. Magistroni R, He N, Wang K et al (2003) Genotype-renal function correlation in type 2 autosomal dominant polycystic kidney disease. J Am Soc Nephrol 14(5):1164–1174

23. Garcia-Gonzalez MA, Jones JG, Allen SK et al (2007) Evaluating the clinical utility of a molecular genetic test for polycystic kidney disease. Mol Genet Metab 92(1–2): 160–167

24. Quinlan AR, Marth GT (2007) Primer-site SNPs mask mutations. Nat Methods 4(3):192

25. Janne PA, Borras AM, Kuang YN et al (2006) A rapid and sensitive enzymatic method for epidermal growth factor receptor mutation screening. Clin Cancer Res 12(3): 751–758

第 7 章　脆性 X 综合征

Ruth A. Heim

临床背景

琳达·琼斯，女，35 岁，律师，平日体健，正怀着第二个胎儿。女儿 10 岁，健康。由于琳达曾阅读过有关脆性 X 综合征的期刊文章，所以她在产前咨询时与医师讨论了该病。尽管琳达的女儿并没有脆性 X 综合征的表现，而且她本人也没有智力缺陷或孤独症谱系障碍的家族史，但她还是要求进行脆性 X 综合征携带者的筛查。

分子检测依据

脆性 X 综合征是一种较为常见的、可导致智力缺陷的遗传性疾病，男性和女性均可发病，是导致孤独症的最常见的单基因遗传病。琳达要求进行脆性 X 综合征携带者筛查的主要原因是为人父母的焦虑。

检测项目

医师为琳达制定了脆性 X 染色体扩增性突变分析的检测项目。大多数情况下，脆性 X 综合征是由于 X 染色体上的 FMR1 基因 5′ 末端非翻译区的动态三核苷酸重复序列（CGG）出现了大量扩增，全突变型患者的 CGG 序列可以重复多达 200 次以上，而且这种重复序列会因细胞内的甲基化修饰进而导致 FMR1 基因表达失活。CGG 序列重复 55~200 次的个体称之为脆性 X 综合征携带者，这种范围的重复被称为前突变状态。FMR1 基因三核苷酸重复的前突变状态是不稳

定的，因此，在向后代传递的过程中极有可能会转化为全突变状态。因此，携带者的后代具有罹患脆性 X 综合征的风险。极少数情况下，脆性 X 综合征携带者的产生是 FMR1 基因发生了点突变、易位或缺失而导致功能丧失。

CGG 序列中度重复（45~54 次）或正常重复（<45 次）的个体不是脆性 X 综合征携带者。携带中度重复和前突变状态的等位基因的父母向后代传递的过程中，重复次数是不稳定的。然而，在单代遗传中，只有前突变状态的等位基因会转化为全突变状态。一般来说，每次传代时，中度重复等位基因的重复次数仅少量增加，经过若干代之后才会累积达到前突变状态。重复序列的扩增主要发生在女性携带者向子代传递的过程中，随着前突变状态中重复次数的增加，转化为全突变状态的风险也不断增加。

问题 1：医师为琳达选择的检测项目是否恰当？

实验室检测方案

对琳达的 FMR1 基因中三核苷酸 CGG 重复序列的检测方案为，通过 PCR 反应扩增该重复序列所在的基因组 DNA，应用毛细管电泳和荧光探测仪检测 PCR 产物片段的长度。同时应用甲基化特异性酶、限制性内切酶和 Southern 印迹分析 FMR1 基因的甲基化水平。

问题 2：PCR 扩增后，预期会出现几种长度的重复片段？

问题 3：PCR 扩增和 Southern 印迹分析的优缺点是什么？

检测结果分析要点

PCR 扩增产物中发现存在 33 个三核苷酸 CGG 重复，属于正常范围。对重复序列的 Southern 印迹分析发现琳达有一个未被甲基化的等位基因（图 7-1，泳道 5）。在 Southern 印迹分析中，同时使用限制性内切酶 EcoRI 和甲基化敏感性酶 EagI 对 DNA 进行消化。DNA 中的非甲基化位点可被 EagI 酶消化。图 7-1 中，正常的甲基化（失活状态）序列条带约 5.2kb，正常的非甲基化（活化状态）序列条带约 2.8kb。

问题 4：PCR 扩增和 Southern 印迹分析结果一致吗？

结果解释

检测结果显示，琳达的样本只显示了一个 *FMR1* 等位基因，基于琳达是不折不扣的女性个体，这种结果十分出人意料。实验室主任质疑该检测结果的准确性，并着手调查实验室内部的质控问题。

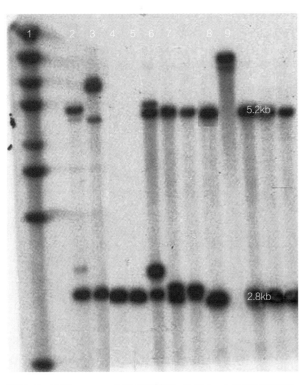

图 7-1 泳道 1：DNA 片段长度标记。泳道 2：女性前突变对照。泳道 3：女性全突变对照。泳道 4：男性正常对照。泳道 5：琳达的样本。泳道 6：琳达胎儿的样本。泳道 7：女性中度重复对照。泳道 8：女性正常对照。泳道 9：男性全突变对照

问题 5：对于这种明显矛盾的检测结果，实验室应从哪些方面进行调查？

经过实验室内部调查，确认在所提供的样本中确实只有一个 *FMR1* 等位基因，实验室立即与临床医师联系，希望他们能提供一份新的样本，并建议同时进行细胞遗传学检查。医师又送了一份琳达的新样本进行检查，但仍然得到相同的结果。随后，琳达的核型分析报告结果也是正常的，通过进一步的荧光原位杂交（FISH）检测，发现琳达的 X 染色体有小片段缺失，缺失的区域恰恰包含 *FMR1* 基因。

问题 6：琳达是脆性 X 综合征携带者吗？

上述结果证实了琳达的确是一位脆性 X 综合征携带者。琳达每次妊娠时，携带片段缺失的 X 染色体传递给下一代的可能性是 50%。*FMR1* 基因缺失也会导致基因表达产物的缺失。基于琳达的检测结果，医师为琳达申请了羊水样本的产前检查。

问题 7：羊水是产前诊断脆性 X 综合征的理想样本吗？

问题 8：是否需要补充其他的检查项目？

胎儿样本的检测结果显示一个 33 个重复和一个 110 个重复的三核苷酸 CGG 等位基因序列（图 7-2），前提是已排除了母体细胞的污染。结合胎儿样本的 Southern 印迹分析结果（图 7-1，泳道 6），认为这个女性胎儿遗传了琳达的 33 个 CGG 重复和另一个前突变等位基因 110 个 CGG 重复，后者可能来自父亲。两个 *FMR1* 等位基因提示胎儿为女性，这与她的细胞遗传学检测结果（正常女性胚胎，46，XX）是一致的。因此，基本可排除胎儿发生经典型脆性 X 综合征的可能。

问题 9：这些结果能够减轻琳达的焦虑吗？

进一步检测

无须其他分子检测。

其他注意事项

建议进行遗传咨询讨论这些检测结果的临床意义。琳达作为 *FMR1* 基因缺失携带者，提示日后的每次妊

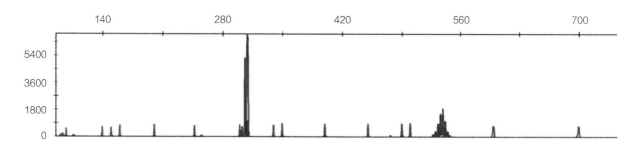

图 7-2 电泳图中左侧的高峰对应于 33 次的三核苷酸 CGG 重复等位基因，右侧的低峰对应于 110 次三核苷酸 CGG 重复等位基因。峰值高度的差异与仪器软件的处理有关

娠都存在脆性 X 综合征的风险。琳达的第一个女儿具有前突变状态携带者的风险。她和她丈夫的亲属也具有携带脆性 X 缺失突变或前突变状态的风险。推荐琳达夫妇及其亲属进行遗传咨询，获得更多的相关信息。

分子病理学背景知识

脆性 X 综合征的典型症状包括认知和行为障碍、面部先天性畸形、结缔组织异常、癫痫和巨大睾丸综合征 [1]。脆性 X 综合征是导致孤独症谱系障碍的最常见的单基因遗传病。女性前突变携带者存在卵巢早衰的风险（但全突变携带者并不存在该风险）。男性前突变携带者，以及极个别的女性前突变携带者会发生年龄相关的、迟发性进行性神经退行性疾病（脆性 X-相关性震颤 / 共济失调综合征）的风险。共济失调综合征的临床特征包括进行性小脑步态共济失调和意向震颤、认知的变化以及包括焦虑和抑郁在内的精神症状 [1]。男性共济失调综合征患者的前突变重复次数越多，出现震颤、共济失调症状就越早。对于儿童而言，携带的前突变重复次数可能与学习难度相关 [1]。

脆性 X 综合征是由 *FMR1* 基因的转录沉默所致，但发病机制尚不清楚。基因沉默可以源于 *FMR1* 基因 5′ 端非翻译区 CGG 重复序列的扩增或 *FMR1* 基因缺失，也可以因 *FMR1* 基因点突变所致。其中三核苷酸重复序列的扩增至少占所有突变的 95%，但由于临床常规检测只针对三核苷酸扩增突变，其他突变类型的相对频率难以判断 [2]。随着前突变中重复次数的增加，转化为全突变状态的风险也逐渐增加，如重复次数超

过 100 次就可以认定为全突变 [3]。

脆性 X 综合征的许多精神和神经系统症状可能是 mGluR5（一种代谢型谷氨酸受体）过度活化的结果。mGluR5 与发病机制的关系在小鼠实验中比较明确 [4]，降低小鼠 mGluR5 活性可以逆转综合征相关的某些症状 [5]。这些发现对于脆性 X 综合征和孤独症的治疗具有提示意义。目前，一些关于 mGluR5 受体拮抗剂的临床试验正在接受安全性和耐受性的评估 [6]。

选择题

1. 以下不能引起脆性 X 综合征的是（   ）

   A. *FMR1* 基因缺失

   B. *FMR1* 基因一个 365 次 CGG 重复的甲基化等位基因

   C. *FMR1* 基因 5′ 端非翻译区一个全突变甲基化等位基因

   D. *FMR1* 基因一个点突变

   E. *FMR1* 基因 5′ 端非翻译区一个 185 次 CGG 重复序列的非甲基化等位基因

2. 以下哪个个体具有罹患 FXTAS 的风险（   ）

   A. 携带 54 个 CGG 重复序列的女性

   B. 携带 374 个 CGG 重复序列的女性

   C. 携带 54 个 CGG 重复序列的男性

   D. 携带 156 个 CGG 重复序列的男性

   E. 携带 450 个 CGG 重复序列的男性

3. 以下关于 *FMR1* 基因 Southern 印迹分析描述正确的是（   ）

A. 分析过程并不费力

B. 仅需少量 DNA

C. 不能检出全突变

D. 不能检出嵌合全突变

E. 可以精确地检出 CGG 重复的次数

4. 以下关于 PCR 法分析 *FMR1* 基因的论述，不正确的是（   ）

A. 比 Southern 印迹分析快捷

B. 仅需要少量的 DNA 样本

C. 携带两个相同的正常 CGG 重复序列的女性与携带一个单 CGG 重复和一个未检出的全突变序列的女性具有相同的结局

D. 可以精确地检出 CGG 重复的次数

E. 检测片段大小的上限通常是位于全突变范围之内

5. 以下不适合进行脆性 X 综合征检查的是（   ）

A. 因有孤独症家族史而进行携带者检测

B. 因有 Turner 综合征家族史而进行携带者检测

C. 因发育迟缓而进行诊断性检测

D. 因迟发性共济失调而进行诊断性检测

E. 因卵巢早衰而进行诊断性检测

文中所列问题答案

问题 1：医师为琳达选择的检测项目是否恰当？

父母的焦虑不应成为遗传学检测的唯一动因，需要充分知情同意并签署知情同意书后方可检测。因此，琳达的医师将她推荐给遗传咨询师，使她对脆性 X 综合征的遗传学知识有更多的了解。遗传咨询师向琳达介绍了检测可能带来的风险和益处，以及检测结果对其胎儿风险评估的意义，并详细说明了检测的局限性。在遗传咨询之后，琳达坚持进行检测。2005 年，美国医学遗传学会（American College of Medical Genetics）并不推荐对脆性 X 综合征进行普查[7]，一部分原因是对于阳性结果的解读和处理非常棘手。然而，为孕妇或备孕女性提供的脆性 X 携带者筛查[8,9]已经越来越普及，有许多分子诊断实验室已常规开展脆性 X 携带者筛查的检测项目[10]。

问题 2：PCR 扩增后，预期会出现几种长度的重复片段？

琳达有一个健康的女儿，没有任何特纳综合征的表型，因此推测琳达应有两个 X 染色体。因为每个 X 染色体应有一个 *FMR1* 基因，所以应该有两条三核苷酸重复序列的扩增子，这两条扩增产物可能是相同的重复次数，也有可能是不同的重复次数（扩增产物的长度就不同）。虽然可能性极小，不能排除琳达可能有两个以上重复序列，这种情况的原因可能是：存在不止两个 X 染色体，CGG 重复序列的体细胞嵌合体，一个涉及 *FMR1* 基因的 X 染色体结构重排，低水平染色体嵌合体或者样品污染等。当检测出两个以上的重复序列时，实验室通常会申请一份新的样本进行测试和（或）推荐进行细胞遗传学分析。

问题 3：PCR 扩增和 Southern 印迹分析的优缺点是什么？

PCR 扩增可以准确地检测出三核苷酸 CGG 的重复次数，尤其在重复次数较少的时候，其检测的上限通常是前突变范围之内。不同实验室的 PCR 法准确性和检测范围有所不同，应由各个实验室进行验证。PCR 分析比 Southern 印迹分析更快捷，而且需要的 DNA 样本量更少。Southern 印迹能够检测较大片段的前突变和全突变，同时还能检测甲基化状态。Southern 印迹分析费时费力，需要的 DNA 样本量也较多。在分子实验室，这两种方法被认为是检测脆性 X 综合征最精确可靠的手段。因为具有一个全突变等位基因的女性还有另一个正常范围的等位基因，PCR 结果与携带两个同样大小的正常范围等位基因的女性是一样的，所以会导致全突变等位基因的漏诊。此时，Southern 印迹分析对于纠正这种漏诊是非常必要的。同样，如果单独应用 PCR 进行脆性 X 检测，会漏诊体细胞嵌合性全突变，尽管这种可能性极小。

分析的局限性：PCR 和 Southern 印迹分析都可能漏诊罕见的点突变。包括整个 *FMR1* 基因在内的大片段缺失通过 PCR 分析可能会漏检，但是 Southern 印迹分析会及时补充和修正。引物结合区的点突变会阻碍 *FMR1* 基因重复序列的扩增，导致等位基因脱失和漏诊[11]。其他导致假阳性或假阴性的原因有：输血、骨髓移植以及实验室的失误。使用对照组分析、有效的质量控制体系和独立的阳性对照可以将实验室失误的风险降至最低。

问题 4：PCR 扩增和 Southern 印迹分析结果一致吗？

两种检测方法所得的结果是一致的，但与琳达的性别和临床表现不符。这些结果通常出现在男性，即仅在单一 X 染色体上出现一个 FMR1 基因。

问题 5：对于这种明显矛盾的检测结果，实验室应从哪些方面进行调查？

通常情况下实验室建有标准操作流程，来调查这种明显矛盾的检测。实验室通过以下方法进行调查，包括：①重新审核原有血样的试管，确保客户的标签是正确的，包括两个独特的标识符（如姓名和出生日期），实验室的标签和客户的标签是否匹配；②从接收的原有血样中重新提取 DNA，确保 DNA 提取未被其他样本污染；③重新获取患者的血样并检测，排除所接收的样品并非患者本人的，但被误贴上患者标签的可能性；④检查所有文档在抄写处理时出现错误的可能性。在调查失控事件时，评估分析前、分析中和分析后各个流程的质量控制环节都是十分必要的。

问题 6：琳达是脆性 X 综合征携带者吗？

是的。无论基因缺失还是 5′ UTR 三核苷酸扩增后甲基化，都不能生成有功能的基因产物[12]。

问题 7：羊水是产前诊断脆性 X 综合征的理想样本吗？

是的。从羊水中提取 DNA，可以准确、可靠地获得 FMR1 基因的甲基化状态以及 CGG 三核苷酸重复次数。从羊水中获取的 DNA 足以用于 PCR 扩增，但难以满足 Southern 印迹分析，所以需要对羊水进行细胞培养以便获得足够的 DNA。细胞培养可能需要几周的时间才能达到 Southern 印迹分析要求的细胞数量。使用绒毛样本（CVS）提取 DNA，也可以准确、可靠地得到 CGG 三核苷酸重复次数。

然而，妊娠 10~12 周的胎盘组织可能还没有完全甲基化，不能反映出胎儿出生后的甲基化状态。对于 CVS 样本，未甲基化的前突变片段可以很大，而甲基化的全突变片段可以很短，两者常常难以区分[8]。

问题 8：是否需要补充其他的检查项目？

排除母体细胞污染有助于正确解读胎儿的检测结果[13]。结果解读之前了解胎儿的性别也很有帮助，但并非必须。对于琳达这个病例，除了脆性 X 携带者检测外，医师还因琳达属于高龄孕妇，所以进行了胎儿染色体核型分析。

问题 9：这些结果能够减轻琳达的焦虑吗？

琳达无须再担心胎儿是否会患脆性 X 综合征，但作为母亲她需要关注一些新的问题，包括：她的新生女儿是前突变携带者，将会有什么影响？她的第一个女儿的脆性 X 位点是哪种状态？现在是否应对 10 岁的女儿进行脆性 X 位点的检测，还是等到女儿成年后自己做出选择？琳达该如何和她的家人谈论这些检查结果？

选择题答案

1. 正确答案：E

2. 正确答案：D

3. 正确答案：D

4. 正确答案：E

5. 正确答案：B

参考文献

1. Jacquemont S, Hagerman RJ, Hagerman PJ et al (2007) Fragile-X syndrome and fragile X-associated tremor/ataxia syndrome: two faces of FMR1. Lancet Neurol 6:45–55

2. Wells RD (2009) Mutation spectra in fragile X syndrome induced by deletions of CGG·CCG repeats. J Biol Chem 284:7407–7411

3. Nolin SL, Brown TW, Glicksman A et al (2003) Expansion of the fragile X CGG repeat in females with premutation or intermediate alleles. Am J Hum Genet 72:454–464

4. Dölen G, Osterweil E, Rao S et al (2007) Correction of fragile X syndrome in mice. Neuron 56:955–962

5. Dölen G, Bear M (2008) Role for metabotropic glutamate receptor 5 (mGluR5) in the pathogenesis of fragile X syndrome. J Physiol 586:1503–1508

6. Kuehn BM (2009) Fragile X therapy probed. JAMA 302:2644

7. Sherman S, Pletcher BA, Driscol DA (2005) Fragile X syndrome: diagnostic and carrier testing. Genet Med 7:584–587

8. McConkie-Rosell A, Finucan B, Cronister A et al (2005) Genetic counseling for fragile X syndrome: updated recommendations of the national society of genetic counselors. J Genet Couns 14:249–270

9. Cronister A, DiMaio M, Mahoney MJ et al (2005) Fragile X syndrome carrier screening in the prenatal genetic counseling setting. Genet Med 7:246–250

10. Hill MK, Archibald AD, Cohen J et al (2010) A systematic review of population screening for fragile X syndrome. Genet Med 12:396–410

11. Daly TM, Rafii A, Martin RA et al (2000) Novel polymorphism in the FMR1 gene results in a "pseudodeletion" of FMR1 in a commonly used fragile X assay. J Mol Diagn 2:128–131

12. Coffee B, Ikeda M, Budimirovic DB et al (2008) Mosaic FMR1 deletion causes fragile X syndrome and can lead to molecular misdiagnosis: a case report and review of the literature. Am J Med Genet A 146A:1358–1367

13. Schrijver I, Cherny SC, Zehnder JL (2007) Testing for maternal cell contamination in prenatal samples. J Mol Diagn 9:394–400

推荐阅读

Maddelena A, Richards CS (2001) Technical standards and guidelines for fragile X. Genet Med 3:200–205

Nagan N, Faulkner NE, Curtis C et al (2011) Laboratory Guidelines for Detection, Interpretation and Reporting of Maternal Cell Contamination (MCC) in Prenatal Analyses: A Report of the Association for Molecular Pathology. J Mol Diagn 13:7–11

第 8 章　恶性高热

Raju K. Pillai, Jeffrey A. Kant

临床背景

患者，女性，17 岁，高加索裔，因小手术接受全身麻醉。手术开始 15 分钟后患者突然出现急性代谢亢进的表现，高热（41.6℃），心动过速（心率 250 次 / 分），呼气末二氧化碳分压增加（ETCO$_2$ 65mmHg）。手术被终止，暂时诊断为恶性高热（malignant hyperthermia，MH），给予静脉注射丹曲林（MH 拮抗剂，给药剂量 2.5mg/kg）。随后，静脉注射丹曲林的剂量降为 1.0mg/kg，直至高热症状消失和 ETCO$_2$ 恢复正常。患者的一个舅舅有过类似的经历，只能作为不确定的家族史。

问题 1：该患者的鉴别诊断有哪些?

下列疾病但不仅仅局限于这些疾病，可以出现与 MH 相似的临床症状：肺换气不足、败血症、缺氧性脑病、脑膜炎、颅内出血、甲状腺功能亢进症、嗜铬细胞瘤、脑损伤、神经阻滞剂恶性综合征、五羟色胺综合征、对比诱导的神经毒害、抗胆碱能综合征、可卡因中毒、安非他命中毒、交感神经兴奋中毒、药物或酒精戒断、致命性紧张症、水杨酸中毒、中暑、腹腔镜检查中二氧化碳吸入过量、锥体外系综合征等。

分子检测依据

提交样本进行基因突变检测以寻找患者出现恶性高热的原因。

检测项目

医师为该患者制定了 *RYR1* 基因靶向测序的检测项目。

问题 2：*RYR1* 基因靶向测序是否适于本例患者?

遗传连锁分析研究显示，超过 50% 的 MHS 病例与 19 q13.1 上的 *RYR1* 基因异常相关 [1,2]。MH 的易感性还与其他 5 个基因座位点有关：17q11.2-q24 上的 DHP 受体（MHS2），7q21-q22 上的 DHP 受体的 α2 / γ 亚基（MHS3），3q13.2 上的基因座（MHS4），DHP 受体的 α1 亚基（MHS5）和 5p 上的基因座（MHS6）。

实验室检测方案

对患者的基因组 DNA 进行 PCR 扩增，靶序列为分布在 *RYR1* 基因 3 个区域的 18 个外显子（第 2、6、9、11、12、14、15、16、17、39、40、44、45、46、95、100、101 和 102）。根据欧洲恶性高热组织（EMHG）所定义的标准 [3]，这些区域包含已知的致病突变位点。需要扩增分析的序列包括每个外显子的全部编码序列以及外显子与内含子连接处，尤其是剪接点上下游的区域，应至少包含 25~200 个内含子碱基。对 *RYR1* 基因的 PCR 扩增产物进行双向 Sanger 测序。由两个以上的分析人员使用分析软件（Mutation Surveyor，v3.24）和人工解读对数据进行分析。

问题 3：上述检测方法的优缺点是什么？

该分析无法检测到RYR1基因的其他编码外显子、*RYR1* 基因启动子、内含子非边缘区域或 3′ 端非编码区中潜在的致病突变，或者其他可能会导致恶性高热基因。测序法也不能检测到大片段缺失（如整个外显子）或全基因缺失。

检测结果分析要点

在数据分析过程中，分析人员可以通过在电脑屏幕直接阅读或打印序列峰图文件来审核测序所得数据，来核实是否存在：①无背景噪声信号或背景很低；②4 种核苷酸测序峰清晰，信号强。令人满意的测序结果应该可以看到靶序列的全长。某种双脱氧核苷酸的信号增宽被认为是"染料斑"；正常序列的信号峰通常低于染料泡的高度。杂合的点突变通常会被比对软件判读为"无互补"（"N"）。因此，无互补的"N"信号常常表示该位点出现两个不同的等位基因。偶尔的情况可能会出现目测明显的杂合突变却无法被比对软件识别。但是承担本例患者检测的实验室分析人员能够熟练操作 Mutation Surveyor 软件，几乎总是能

够识别出其他比对软件遗漏的突变。

需要将检出的序列变异（杂合或纯合）与已知的数据库（例如 dbSNP、locus-specific databases[4]）进行对比，再由有经验的实验室工作人员做出初步判断，这种变异是良性的基因多态性，还是致病性突变，或是意义不明确的突变（VUS）。要确认一个潜在的致病性突变，必须在该样本的反向测序中得以验证（图 8-1）。对于这个结果简单的解释可能是："在 *RYR1* 基因第 39 外显子上检测到一个杂合的、未曾报道的、意义不明的 DNA 突变（c. 6343 G > A，p.Glu2115Lys）。"根据美国医学遗传学（ACMG）的标准，这是一个第 3 类变异。严格地讲，依据 ACMG 标准，未曾报道过的任何类型的错义突变都列为第 3 类变异[4]，即"可能致病或可能不致病"的突变。第 3 类变异有时也被称为意义不明确的突变（VUS），建议按照保守性进行解读。应使用其他方法来进一步评估这些变异的致病可能，我们会在下文的"其他注意事宜"中进行讨论。

此外，通过与参考序列对比，发现 3 个单个核苷酸序列变异，均经双向测序验证，并解读为良性的基因多态性。这些多态性包括以下几种。

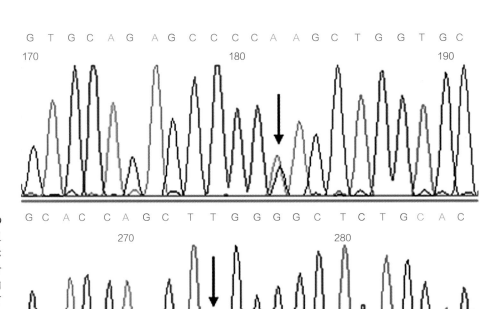

图 8-1 检出突变的第 39 外显子。正向（上图）和反向（下图）测序反应显示在相同的核苷酸出现了杂合突变（正向为 A / G，反向为 T / C）。尽管目测即可以发现这个杂合突变，但是碱基识别软件并没有将这个核苷酸标注为"N"，但 Mutation Suerveryor 软件可以识别出这个突变

（1）杂合性 c.1668A>G（p.Ser556Ser），外显子 15，rs2288888。

（2）杂合性 c.1672 +29C >G，内含子 15，rs2288889。

（3）杂合性 c.14646 +113C>T，内含子 101，rs7254175。

注意：一个"rs"编号，有时被称为参考 SNP ID，是由 dbSNP 数据库分配的识别编号，作为已报道的核苷酸变异的独特标识，并常常附有该变异在人群中出现的频率。

结果解释

问题 4：图 8-1 显示的基因变异是致病性的吗？

是一种意义不明确的突变（VUS），尽管这个结论可能让临床医师和患者感到沮丧。在检测之前进行遗传咨询以及与患者和（或）家属的充分知情同意，对于理解这样的检出结果是非常必要的。出于这个原因，在检测前的知情同意和检测后结果告知过程中，临床医师也许希望有遗传咨询师或医学遗传学家的参与。

在恶性高热（MH）的病例中，对于 MHS 功能性分析的"金标准"是咖啡因 – 氟烷骨骼肌收缩试验（CHCT），它可用来独立地评估 MHS 的功能。因为 CHCT 需要到专门的活检中心，直接对骨骼肌进行有创活检，费用相当于基因分析的 10~15 倍，因此患者一般首先选择基因突变检测。

考虑到这些因素，需要向患者告知以下事宜。

"尽管这个核苷酸变异导致一个非保守氨基酸发生改变，但在人类到斑马鱼的许多物种中均为进化保守形式，经 SIFT 和 Polyphen 两种计算模型研究分析，预测此种氨基酸变异可能不会影响蛋白质功能。此外，通过 BLOSUM 62 矩阵计算得到的替换指数既非阴性也非阳性。因此，这个变异仍然被视为意义不明确的突变。有趣的是，我们实验室在另外一个被确认为 MHS 的家系中曾检出该位点氨基酸被天冬酰胺所替换的突变形式，而且此变异在 100 例正常对照中并未检出。对患者家系中曾发生 MHS 症状和无 MHS 发作的成员中进行 p.Glu2115Lys 与表型共分离的遗传学分析对该变异致病性的判定可能更有价值。如果临床需要，可以考虑应用更准确的骨骼肌收缩功能试验评估 MHS 状态，也有助于分析该变异的致病意义。"

进一步检测

对于家族中有 MHS 相关症状的其他成员进行基因突变检测，可能有助于深入理解意义不明确的序列变异。即使是与疾病无关的变异也有 50% 的概率会遗传给下一代，因此必须谨慎解读共分离数据，但是不与表型出现共分离现象的序列变异一般是非致病的。

MHS 通常可以通过 CHCT 确诊，需要取患者的小块肌肉组织，在体外试验中用一系列不同浓度咖啡因和氟烷进行刺激。北美所有的诊断中心都必须按照北美恶性高热协会制订的标准操作流程进行体外试验[5]；欧洲的检测中心则仅使用氟烷。咖啡因 – 氟烷骨骼肌收缩试验要 3 个并行试验，其中任何一条肌束出现异常反应都可诊断为 MHS。以下情况即为异常的骨骼肌收缩反应。

（1）氟烷骨骼肌收缩试验：暴露于 3% 氟烷中，10 分钟后，出现 0.2~0.7g 的骨骼肌收缩力。

（2）咖啡因骨骼肌收缩试验：暴露于 2mM 咖啡因时，骨骼肌收缩力 ≥ 0.2g，或暴露于 32mM 咖啡因时，最大收缩力增加 >7%。

骨骼肌收缩试验灵敏度高（> 95%），因此阴性结果一般能够除外 MHS[6]。少数已知 MH 基因突变的患者，CHCT 试验却呈阴性，进行麻醉处置时应结合患者的临床症状以及基因突变检测结果，避免不必要的诱发高热。已有报道，假阳性可高达 22% [7]。

其他注意事项

随着 DNA 测序得以广泛应用，特别是全基因组测序的开展，对意义不明确的突变（VUS）的正确解读，给实验室工作人员带来了巨大挑战[8]。需要解决的首要问题是，之前已有报道的多态性或致病突变位点是否就是真正的致病性变异。最大的单核苷酸多态性数据库是 dbSNP（http:// www.ncbi.nlm.nih.gov/projects/SNP/），由美国国家生物技术信息中心管理运行。人类基因组单体型计划（The HapMap project）是一个多国参与的合作项目，旨在确定和归类人类遗传的相似性和差异性（http://hapmap.ncbi.nlm.nih.gov/）。人类基因组单体型计划的初始阶段，主要从非洲、亚洲、欧洲血统中收集 4 类人种的遗传数据，这些数据补充在 dbSNP 数据库中可供检索和查询。这两个数据库非常有价值，可以快速查询某个变异是否曾有报道、变异发现的时间以及在其他种族中出现的频率。

许多互联网数据库已经编录了对特定基因有影响的已知突变。Cardif 人类基因突变数据库（Cardiff Human Gene Mutation Database，www.hgmd.cf.ac.uk）和人类孟德尔遗传在线（OMIM，www.ncbi.nlm.nih.gov）是两个主要的突变数据库。特定的基因座（Locus-specific）数据库专注于特定的基因或疾病，如欧洲恶性高热协会（EMHG）数据库主要关注 RYR1 突变。截至 2010 年 6 月，EMHG 数据库已经收录了 30 个致病性 RYR1 突变和 74 个非致病性变异（http://www.emhg.org/nc/genetics/mutations-in-ryr1/）。这些数据库列出的突变及其随后经过深入研究而从库中清除的突变，都是有据可查的，可见有效的数据支撑和谨慎的解读是十分必要的。

一般来说，在"致病性"变异应出现在两个或两个以上的独立家系，而且共分离证据能够增加致病性的可信度。

文献没有记录的变异也应该从系统发育学、生物物理学以及结构技术学等多个层面进行整体评估。如果多肽序列中的某个氨基酸残基在进化树的许多不同物种中是高度保守的，那么它极有可能具有非常重要的功能。NCBI 同源性基因工具（NCBI Homologene tool，www.ncbi.nlm.nih.gov/entrez/query.fcgi?db=homologene）可用于不同物种的同源序列比对。氨基酸置换矩阵模块（BLOSUM 矩阵）是基于氨基酸序列的局部比对。优势对数记分法可以计算出 20 种标准氨基酸种每种氨基酸的置换概率。

基因变异的意义取决于它所处的蛋白质结构域及该结构域在蛋白功能中的作用。替换氨基酸的生物物理学特性变化可以用格兰瑟姆得分（Grantham score）来评估，它从体积、极性、侧链氨基酸成分方面推导而得 [9]。格兰瑟姆变异（Grantham variation，GV）是一种定量检测方法，可以衡量多个蛋白质比对序列中某一位点的变异范围，格兰瑟姆偏差（GD）也是一种定量检测方法，用于衡量一个多重蛋白质比对序列中某一位点的变异范围与错义替换突变的差异。这些参数被用于计算某个变异可能是致病性的概率 [10]。SIFT（容忍度排序）和 PolyPhen 两种算法都是通过综合结构域信息、进化保守性和生物物理学特性来预测基因变异所导致的影响。对于本例患者来说，这两个软件均预测 p. Glu2115Lys 变异可能是良性的。未曾报道的氨基酸置换变异，如所有软件分析后的预测结果相同，提示该变异与疾病的相关性非常高，即使还需要更多的家系研究及功能性实验（如果功能性试验容易实现，但它通常不是）加以验证。多年来致力于蛋白质功能研究的研究小组对于确定意义不明确突变的致病性是非常有帮助的，但是因为这些数据还处于研究阶段，在临床遗传咨询引证时应把握分寸，必要时应出示恰当的免责声明。

蛋白质建模和分子动力学模拟将在不久的将来为确定编码区突变的功能影响提供更多的信息。已有几个研究小组已经开始尝试使用蛋白质建模技术，尤其是同源建模，用来推断个别氨基酸置换所导致的后果 [11]。对于已经发布晶体结构的蛋白质，同源建模试图通过模板序列的残基映射待检序列中的残基，从而预测其在原子水平上的结构改变。

分子病理学背景知识

MHS 是一种常染色体显性药物遗传学疾病，常见的卤代类挥发性麻醉药物（如氟烷、安氟醚、异氟烷、地氟醚和七氟醚）或去极化的肌肉松弛剂琥珀酰胆碱常常诱发该病。

肌细胞利用横小管系统传递去极化信号。二氢吡啶（Dihydropyridine，DHP）受体是位于横小管膜上的电压依赖性钙离子通道蛋白，它可以触发包埋在肌浆网中的利阿诺定受体（RYR1），释放钙离子进入细胞内，引起骨骼肌收缩。RYR1 或 DHP 受体突变导致细胞内钙离子流动失调，并引起持续的肌肉收缩，进而出现 MH 的临床症状。卤代类麻醉剂触发这些钙离子通道的确切机制仍不清楚。丹曲林，可与RYR1 受体结合而抑制钙离子释放，用于恶性高热发作期间的治疗。

选择题

1. 关于恶性高热遗传易感性的遗传方式，以下描述最恰当的是（　　　）
   A. 常染色体显性遗传
   B. 常染色体隐性遗传
   C. 线粒体
   D. 多因素
   E. 性连锁遗传

2. 以下描述的情况中，哪种类型的致病性核苷酸序列变异不太容易通过双向测序检测到（　　　）
   A. 剪接供体位点和受体位点同时发生变异
   B. 隐蔽的剪接点变异
   C. 读码框突变
   D. 错义突变
   E. 无义突变

3. 对于临床医师、遗传咨询师（或患者）来说，以下测序分析报告中的哪项信息是有用的（　　　）
   A. 方法学描述，包括检测的目的基因（如特定的外显子 / 内含子）
   B. 应用人类基因组变异组织推荐的命名原则命名的基因变异
   C. 针对致病性突变的临床灵敏度和分析信息
   D. 解读序列数据的参比序列
   E. 一般人群中发生频率较高的变异

4. 以下哪项最有可能为意义不明确的突变（VUS）提供明确的解释（　　　）
   A. 进化保守性
   B. 格兰瑟姆得分
   C. 同源建模
   D. Polyphen 预测

E. 家系研究中的共分离现象

5. 考虑到 DNA 序列分析可能会找到意义不明确的突变（VUS），对进行 MHS 基因测试的个体重要的附加检测是下列哪一项（　　　）
   A. 咖啡因 - 氟烷骨骼肌收缩试验
   B. 详细了解家族史
   C. 签署基因突变检测知情同意书
   D. 检测血清肌酸激酶水平
   E. 甲状腺功能测定

选择题答案

1. 正确答案：A
　　恶性高热的遗传方式是常染色体显性遗传，因为 HMS 相关的主要致病性基因——RYR1 基因定位于 19 号染色体，RYR1 单一等位基因足以引起恶性高热。由于 HMS 患者将有 50% 的风险会遗传给子代，所以进行遗传咨询是必要的。在接触诱发剂时，恶性高热症状可能出现也可能不出现，所以 HMS 突变的表现度和外显度是非常复杂的。因此，为患者（或者其他家庭成员）申请基因突变检测并告知检测结果，并有熟悉 MHS 的遗传医师或专科医师提供必要的遗传咨询是至关重要的。

2. 正确答案：B
　　序列分析几乎总是检测一个外显子的全部编码序列和与外显子相邻的内含子区，并包括剪接供体位点和受体位点。此外，对这些区域的检测通常需要进行 DNA 双向测序。这种方法可以检出所有错义、无义、编码框移码突变、剪接供体位点、受体位点和其他内含子变异。有时，特别是 RYR1 等非常庞大的基因，只能对"热点"外显子进行测序。其他非热点外显子、内含子中部的非边缘区域也可能会发生突变，导致意想不到的剪接方式，但通常 5′ 启动子区或 3′ 非翻译区序列不纳入测序检测范围。序列分析通常无法检出基因内大片段复制或缺失（如整个外显子）。剪接供体位点和受体位点的突变，尽管在 RYR1 基因中非常罕见，但迄今为止的报道显示，这些突变绝大多数是错义突变。

3. 正确答案：E

对已发病患者的临床检出率（灵敏度），是否需要进行"全基因"检测，即使不进行全基因突变检测，那么选择哪些区域进行检测，这些都是基因突变检测持续关注的问题。通过与文献中报道的或已有突变数据库进行对比，使用标准化的术语准确描述未知或已知的致病突变，对检测者至关重要。因此，用于解读的参比 DNA 和（或）cDNA 的数量非常关键。在一般人群中出现频率较高的序列变异几乎可以肯定为良性的基因多态性，患者一般不会出现功能性影响。一些实验室在报告中并不提及这些变异，是为了避免给临床医师或患者带来不必要的困扰。

4. 正确答案：E

尽管不能忽略的是，可能存在低外显率和不完全外显，使得有些携带致病性突变的患者即使接触了诱发剂，也不会出现恶性高热症状，但家系成员的基因型与表型共分离分析失败，暗示该种变异可能与临床表型无关。反之，基因型与疾病表型共分离和（或）在正常个体中无此变异可以增加致病性突变的可能性。在某种意义上说，这是在回答和讨论前一个问题。不幸的是，许多接受 MHS 基因突变检测的患者并不能提供其亲属的确切病史。

5. 正确答案：C

检测前获得患者的知情同意对 DNA 序列分析检测非常重要。知情同意包括结合患者临床症状和家族史对阳性或阴性结果预期可能性的总体讨论，以及检出意义不明确的核苷酸序列突变所致的不确定性结论。知情同意还应该包括向患者说明基因突变检测和骨骼肌收缩试验可能带来的益处和局限性（也包括成本），并预先告知在基因突变检测为阴性或出现意义不明确的突变结果时，可能会建议患者进行骨骼肌收缩试验。有些研究人员提倡即使检测到致病性 *RYR1* 基因突变，也有必要进行骨骼肌收缩试验进行验证。此外，知情同意还包括其他一些重要的条目：推荐家庭中其他成员进行测试的可能性，后续对外显子进行全基因序列分析而不是进行"筛查"的必要性和实用性（和成本）。美国有

些州要求实验室与患者签署书面知情同意书（或证据）并存档。然而，因为知情同意必须包括临床信息、疾病引起的社会影响以及基因突变检测，所以它应被视为临床医师的首要工作，实验室只是协助完成而已。事实上，并不建议使用缺乏上述完整信息的"填空式"知情同意表格，因为这些表格仅仅表明患者"被告知而已"而达不到"知情"。

参考文献

1. Tammaro A, Bracco A et al (2003) Scanning for mutations of the ryanodine receptor (RYR1) gene by denaturing HPLC: detection of three novel malignant hyperthermia alleles. Clin Chem 49:761–768

2. Sambuughin N, Holley H et al (2005) Screening of the entire ryanodine receptor type 1 coding region for sequence variants associated with malignant hyperthermia susceptibility in the north American population. Anesthesiology 102:515–521

3. http://www.emhg.org/. Accessed 11 Oct 2009

4. Richards CS, Bale S et al (2008) ACMG recommendation for standards for interpretation and reporting of sequence variations: revisions 2007. Genet Med 10:294–300

5. Larach MG (1989) Standardization of the caffeine halothane muscle contracture test. North American Malignant Hyperthermia Group. Anesth Analg 69:511–515

6. Hopkins PM, Ellis FR, Halsall PJ et al (1997) An analysis of the predictive probability of the in vitro contracture test for determining susceptibility to malignant hyperthermia. Anesth Analg 84:648–656

7. Hopkins PM et al (2010) Malignant Hyperthermia Association of the United States (MHAUS http://www.mhaus.org/. Accessed 15 May 2010)

8. Grist SA, Dubowsky A et al (2008) Evaluating DNA sequence variants of unknown biological

significance. Methods Mol Med 141:199–217

9. Grantham R (1974) Amino acid difference formula to help explain protein evolution. Science 185(4154):862–864

10. Tavtigian SV, Byrnes GB, Goldgar DE et al (2008) Classification of rare missense substitutions, using risk surfaces, with genetic – and molecular-

epidemiology applications. Hum Mutat 29:1342–1354

11. Gujral TS, Singh VK et al (2006) Molecular mechanisms of RET receptor-mediated oncogenesis in multiple endocrine neoplasia 2B. Cancer Res 66:10741–10749

第 9 章　Rh 血型不相容

Daniel B. Bellissimo

临床背景

患者，女性，25 岁，非裔美国人，RhD 阴性，G1P0。其配偶 RhD 阳性。妊娠 15 周时抗体筛查为阴性，此后每月的定期复查结果也均为阴性。妊娠 28 周时患者接受 Rh 免疫球蛋白（RhIg）治疗，妊娠 40 周时分娩。婴儿为 RhD 阳性，患者仍接受 RhIg 治疗。一年后，患者再次妊娠，妊娠 15 周时检测 D 抗原滴度为 1∶8，妊娠 18 周时 D 抗原滴度增至 1∶64。妊娠 24 周起每 1~2 周通过多普勒监测胎儿大脑中动脉（MCA）收缩期血流峰值。妊娠 30 周时，MCA 峰值增高超过均值 1.5 倍。脐带穿刺术抽取脐带血检测，结果显示胎儿血细胞比容为 0.23，网织红细胞增多，血胆红素过多，RhD 阳性表型，直接抗人球蛋白试验（DAT）+++。DAT 又称为直接库姆斯试验，提示胎儿的红细胞已经被其母亲的同种抗体所包被。对胎儿进行宫内输血治疗。妊娠 36 周，胎儿分娩并接受换血治疗和光疗。次年患者第 3 次妊娠。

问题 1：本例患者的鉴别诊断有哪些？

本例描述了一个经典的胎儿和新生儿溶血性疾病（hemolytic disease of the fetus and newborn，HDFN）的病例。RhD 阴性的母亲在接触胎儿 RhD 阳性红细胞产生异常的免疫。在再次妊娠时，孕妇的抗 -D 抗体穿过胎盘进入胎儿的血液循环。这些抗体能够导致胎儿体内 RhD 阳性红细胞被母亲的抗体破坏，从而出现溶血性疾病。

问题 2：哪些分子检测有助于诊断？

分子检测依据

父亲的纯合基因型检测和胎儿的产前检查在 HDFN 的临床管理流程中至关重要[1]。对于这些患者而言，以尽可能减少有创检查为目标，因为胎儿红细胞与母体的接触可以加剧致敏反应。父亲的纯合基因型检测结果可以用于预测每次妊娠时发生 HDFN 的风险。如果父亲为 *RHD* 基因纯合子（RHD/D），那么预测胎儿为 RhD 阳性，需要在孕期进行适当的胎儿监测，但不需要进行有创的产前诊断。如具有纯合基因的父亲有可能不是胎儿的生父，那么仍然需要对胎儿进行产前诊断。如果父亲为 *RHD* 基因杂合子（RHD/d），通过羊膜穿刺术、绒毛膜绒毛取样（CVS）得到胎儿 DNA 或从母体血浆中得到游离胎儿 DNA 进行基因突变检测，可以用于鉴定胎儿是 *RHD* 阳性还是 *RHD* 阴性。如果父亲是 *RHD* 阴性，则胎儿不存在罹患抗 -D 相关性 HDFN 的风险。

除 *RHD* 基因的纯合性取决于基因拷贝数之外，其他大多数双等位基因血型抗原的纯合性测定都是可以直接利用血清学或分子方法。Rh 表型和单体型频率可以预测 *RHD* 纯合性。然而，对于一些少数民族，特别是非裔美国人来说，这样的预测是不可靠的。判断 *RHD* 纯合性最准确的手段是分子检测。

针对红细胞血型抗原的基因分型检测可以帮助识别变异等位基因，而在血液免疫学实验室或血库，这些变异基因有可能通过常规的表型特征而确定，但也有可能无法确定。必须认识到，有些通过血清学检测为 RhD 阴性的个体，可能有微弱的或部分 D 抗原，但被抗体检测所漏诊。分子方法对于检测这些变异是非常有价值的。此外，分子检测预测输血者的血型也是有帮助的[2]。

检测项目

在妊娠 18 周时，产科医师制定了羊水的 *RHD* 基因分型检测项目。

问题 3：此时进行基因分型检测是否适当？羊水样品足以满足检测需要吗？

虽然可以直接检测羊水样本，但仍然建议将部分羊水样本进行培养作为备份，以防止实验室需要额外更多量的检测物或者在羊水被母体细胞污染时重新提供检测物。进行产前分子检查的同时，应该通过分子检测评估待检样本中母体细胞的污染状况。

因 Rh 血型基因可能存在变异，故也应对双亲样本进行检测。特别本例患者夫妇是非洲裔美国人，其种族人群普遍存在 Rh 变异。为减少假阴性和假阳性结果，应该对双亲样本进行血清学检测和基因分型来鉴别变异的等位基因可能导致的任何误差。在 RhD 阴性母亲识别 *RHD* 基因阳性的变异是比较容易的，而父亲样本中的变异等位基可能会被所谓"正常"的 *RHD* 等位基因所掩盖。因此应对父亲样本进行 *RHD* 基因纯合性检测，以预测该胎儿发生 HDFN 的风险。

此外，还可以对母体血浆中的胎儿 DNA 进行胎儿 RHD 基因型分析[3]。在妊娠中期，胎儿 DNA 大约占母亲血浆中总游离 DNA 的 3%，在整个妊娠期间会不断增加。这种方法避免了侵入性技术对胎儿的危险，也可以防止诱发母体的致敏反应。除美国以外，许多国家的实验室在 10 年前就已经开始应用这项技术了。然而，由于知识产权问题，最近美国才允许开展孕妇血浆的胎儿游离 DNA 检测，检测技术的灵敏度和特异性尚未得到整体的评估。对于这项令人兴奋的技术，持谨慎的态度是必要的。胎儿 DNA 仅占血浆总 DNA 的小部分，所以需在检测体系中设置一个内部对照，用于证实胎儿 DNA 的存在并能达到检测需要的含量，这一点是非常重要的。当胎儿是男性时，可以使用 Y

染色体特异性序列作为内部质控，但是其他的父源特异性多态性标志、拷贝数或胎儿特异性标记也可在必要时作为内部质控参考。

实验室检测方案

应用实验室研发的等位基因特异性 PCR 技术进行 *RHD* 基因分型分析。为识别等位基因的变异，需要对 *RHD* 基因的两个或两个以上的区域［外显子和（或）内含子］进行检测。在已有的各种实验设计中，检测靶点集中在该基因的第 3~7 和第 9 外显子、第 4 和第 7 内含子及第 10 外显子的 3′ 非翻译区序列[4,5]。对本病例进行的分子检测，扩增针对的靶基因是第 4 外显子、第 4 内含子、第 7 外显子和第 7 内含子以及 p.Trp16X 突变。这些靶点对于 *RHD* 基因型分析具有很高的灵敏度和特异性，特别是能够在 *RHD* 假基因（*RHD*ψ）的第 4 外显子中检测到长度为 37bp 的插入片段[6]。为了避免假阳性结果，对假基因的识别也非常重要。扩增产物可以通过 2% 的琼脂糖凝胶电泳进行分析。

RHD 基因纯合性检测属于实验室自制的检测项目。应用定量荧光 PCR（QF-PCR）检测 *RHD* 基因第 5 和第 7 外显子，*RHCE* 基因第 7 外显子作为二倍体对照。检测第 5 和第 7 外显子能够提高高加索人和非洲裔美国人中 Rh 基因突变的检出率。当 *RHD* 基因第 5 外显子拷贝数与第 7 外显子不一致时，突变可以被发现。特异性扩增 *RHD* 基因第 5 外显子的引物，是无法检出 *RHD*ψ 的。而扩增 *RHD* 基因第 7 外显子的引物能够同时检测到 *RHD* 和 *RHD*ψ 基因。标记有荧光基团的引物使 PCR 扩增产物末端携带荧光基团，从而可以通过毛细管电泳进行分析。纯合基因型的判读依据是 *RHD* 基因第 5 或第 7 外显子与 *RHCE* 基因第 7 外显子的峰区面积比值。还有一种基于 PCR 反应的检测方法能够准确检测到的 *RHD* 缺失位点[7]。虽然 RhD 阴性是高加索人和非洲裔美国人中最常见的等位基因，但是在存在 *RHD* 突变基因的情况下，这种检测难以明确纯合基因型。实时 PCR 检测可以用于纯合基因型的确定，因为 *RHD* 基因中不止一个区域［外显子和（或）内含子］被扩增并检测。

检测结果分析要点

对母亲、父亲和胎儿样本以及 4 个对照样本（阴性对照组、*RHD* 阳性对照组、*RHD* 阴性对照组和 *RHDψ* 对照组）的 *RHD* 多重 PCR 产物进行琼脂糖凝胶电泳（图 9-1）。每个样本进行两个 PCR 反应，第一个 PCR 反应检测第 7 外显子和第 4 内含子，第二个反应检测第 4 外显子和第 7 内含子。如果 *RHDψ* 存在，第 4 外显子 PCR 产物的大小将增加 37 个碱基。每个 PCR 反应体系都含有内部质控基因的引物和模板，如果样本 *RHDψ* 阴性，但内对照 PCR 产物正常则可以判定 PCR 扩增是有效的，从而排除假阴性结果。

图 9-2 显示的是 *RHD* 纯合基因型检测的结果。经过 PCR 和毛细管电泳后，可以计算出 *RHD* 基因第 5 外显子和第 7 外显子与 *RHCE* 基因第 7 外显子（二倍体内对照）的峰区比值。比率均值 ±3*SD*（标准差）表示杂合（D/d）和纯合（D/D）。

问题 4: 在父亲样品的 *RHD* 纯合基因型鉴定中，第 5 外显子的比值显示样本是杂合的，但第 7 外显子比值表明样本是纯合性的。这些与 *RHD* 基因分型

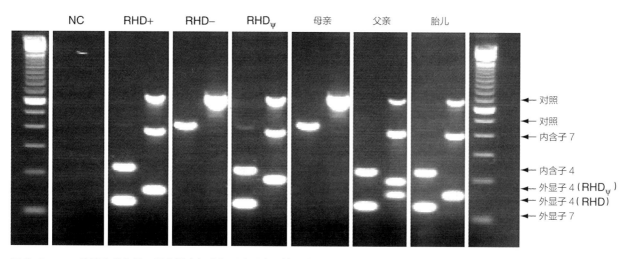

图 9-1　RHD 基因分型分析。每个样本都进行两个反应。第一个 PCR 反应检测第 7 外显子和第 4 内含子。第二个反应检测第 4 外显子和第 7 内含子。如果存在 *RHDψ*，第 4 外显子 PCR 扩增产物增加 37bp。每个 PCR 反应体系都含有内部质控基因的引物和模板，两个反应中内控基因产物大小不同。箭头指示不同长度的 PCR 扩增产物

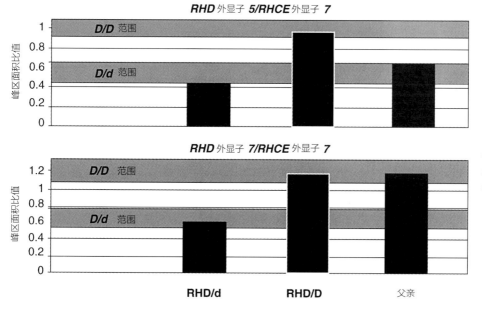

图 9-2　RHD 纯合基因型检测。定量荧光 PCR 用于检测 *RHD* 基因第 5、第 7 外显子，*RHCE* 基因第 7 外显子作为二倍体对照（内部质量控制）。纯合基因型的判读依据是 *RHD* 基因第 5 或第 7 外显子与 *RHCE* 基因第 7 外显子的峰区面积比值。父亲样品的检测结果显示，第 5 外显子（一个拷贝）和第 7 外显子（两个拷贝）不一致

中观察到的结果是否一致？

结果解释

孕妇样本的结果与 RHD 阴性对照样本的结果相似，这与她的 RHD 阴性表型是一致的。RHD 基因缺失是最常见的 RHD 阴性等位基因形式。由于 RhD 阴性变异型可能会被误诊为 RhD 阳性，所以对孕妇样本的基因型分析是非常重要的（图 9-3），这将影响胎儿产前诊断结果的判读。

针对父亲样本进行所有 RHD- 特异性靶基因检测，结果显示为 RHD 阳性。尤为重要的是，父亲样本有两个第 4 外显子产物，提示父亲样本中有一个 RHD 基因和一个 RHD 假基因（RHDψ）。RHDψ 基因是一个不被表达的 RhD 阴性等位基因。在对父亲样本进行 RHD 纯合基因型分析时，第 5 外显子的比值表明样本是杂合的，但第 7 外显子的比值表明样本是纯合型（图 9-2）。这与基因分型分析的结果是一致的。第 5 外显子产物是 RHD 基因特定的产物，能检测到一个拷贝。第 7 外显子产物包括 RHD 和 RHDψ，所以能够检测到两个拷贝。基因分型和纯合基因型分析结果均提示父亲样本为杂合子，具有功能性 RHD 基因。在本例中，父亲的纯合基因型不可能

由单独一个纯合基因型检测所决定。父亲将 RHD 阳性传递给子代的机会是 50%。如果假基因没有被特异性地探测到，样本可能被误诊为纯合子，会导致患者的所有胎儿都被错误地预测为 RHD 阳性。更可怕的是，这种假的纯合基因型结果会让这对夫妇失去接受植入前遗传学诊断的机会。

对胎儿样本进行的所有 RHD 特异性靶基因检测结果均为阳性，提示胎儿为 RHD 阳性。因此胎儿存在发生抗 D 抗体相关的新生儿溶血性疾病的风险。当没有母亲和父亲的检测样本作为对照时，对胎儿样本结果的解释应该不排除各种假阳性或假阴性结果的可能性。沿用临床背景部分中描述的监测流程，在整个妊娠期间应利用大脑中动脉超声多普勒（MAC Doppler）监测胎儿的发育。

进一步检测

本例患者不需要再做进一步的检测。

分子病理学背景知识

HDFN 是由于孕妇接触到胎儿红细胞使母体胎儿红细胞血型抗原产生异源免疫反应，该病表现为父系

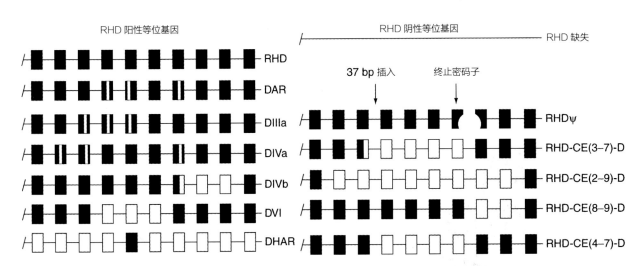

图 9-3 RHD 阳性与 RHD 阴性的变异等位基因。以上列出最常见的 RHD 变异等位基因，说明 RHD 基因分型分析时需要针对 RHD 基因内的多个靶点原因。大多数变异都是 RHD/RHCE 的混合基因。图中方框表示 RHD 基因外显子，黑框显示 RHD 基因特异性序列，白框表示 RHCE 基因特异性序列。RHDψ 和 RHD-CE（3-7）-D 基因形式在非洲裔美国人中很常见，如果所检测的靶点和检测方法不特异可能会出现假阳性结果

遗传模式，胎儿与母亲的血型抗原互不相同。母婴血型不合所致的 HDFN 可由多种不同的红细胞抗原系统引起，包括 RhD、C/c，E/e，Kell，Kidd，Duffy 和 M 抗原系统。母婴输血综合征是最常见的致敏作用机制。无症状流产、输血、羊膜穿刺术、绒毛取样术和脐带穿刺术也会增加发生异源免疫致敏的风险。在随后的妊娠期，孕妇的抗 D 抗体将穿过胎盘屏障进入胎儿血液循环，可能会导致抗原阳性的胎儿红细胞破裂，发生溶血性疾病。HDFN 的严重程度有所不同，轻者不需要治疗或仅需光疗，重者可能导致胎儿水肿，需要在出生时接受换血治疗或宫内输血。

HDFN 主要与抗 D 抗体有关，其次是抗 K，抗 C 和抗 E 抗体[8]。常规使用 RhIg 预防性治疗可以减少 Rh 血型免疫的发病率。活产新生儿中的 Rh 致敏率约为 6.8/1000[9]。在高加索人、非洲裔美国人及西班牙裔人群中 Rh 阴性个体的比例分别是 15%、5% 和 8%，因纽特人、印第安人、日本和其他亚洲国家的人群中出现 Rh 阴性的频率更低。

对于第一次出现致敏反应的孕妇以及已发生过胎儿溶血或新生儿溶血的再孕患者，现已有公认的临床管理方案[1]。通常用于孕妇监测的方法包括母体抗体滴度、超声、MCA 多普勒、脐带穿刺和分子检测。MCA 多普勒检测严重溶血性疾病的灵敏度和特异性分别为 88% 和 82%[10]。MCA 多普勒在很大程度上取代了羊水 ΔOD^{450} 检测方法，后者需要进行羊膜穿刺术，会置孕妇于不必要的异源免疫致敏风险。

编码 Rh 抗原的基因有 RHD 和 RHCE，它们是位于 1 号染色体 p34.3-36.1 上的高度同源的两个基因[11]。RHD 和 RHCE 基因是串联分布的，推测它们是由单个古老的基因复制而成[12]。RHD 基因编码 D 抗原，RHCE 基因编码 C/c 和 E/e 抗原，因此可遗传给后代的等位基因组合有 8 种可能性：DCe，dce，DcE，Dce，dCe，dcE，DCE 和 Dce（按照高加索人中出现的频率排列）。RH 基因的核苷酸序列具有 95% 以上的同源性，包含 10 个外显子，长度超过 75kb[11]。序列的变异可以用来区分这两个高度相似的基因。然而，值得注意的是，这些序列变异的产生是由于 RHD 和 RHCE 基因之间的转换以及基因点突变

所致。这些基因变异数据（dbRBC）可以在 NCBI 网站（www.ncbi.nlm.nih.gov/projects/gv/rbc）上查找。RHD-CE-D 混合性等位基因既可以产生 RhD 阳性的单倍体，也可以产生 RhD 阴性的单倍体。大多数变异的 RhD 阳性等位基因编码的蛋白不能表达所有的 RhD 抗原表位，因而被称为不完全性 D 抗原。RhD 阴性的母亲有可能被不完全性 D 抗原致敏，但罕见发生溶血性疾病。此外，一位携带不完全性 D 抗原的母亲可以被正常 D 抗原致敏。这种等位基因变异在高加索人种中的频率很低，但在某些其他种族中，这些等位基因变异很常见[4, 11]。17% 的南非黑种人带有 DAR 等位基因，18% 的居住在纽约州的非洲裔美国人带有 D^{IIIa} 等位基因，而在来自巴西的黑种人中仅占 28%。

最常见的 RhD 阴性等位基因是由 RHD 基因缺失所致；然而，还有其他的序列变异也可能导致 D 抗原表达缺失。其中一些 RhD 阴性单体型至少存在部分 RHD 基因（图 9-3）。非洲人群常出现 RhD 抗原阳性而两个 RHD 等位基因阴性的现象，需要在基因分型过程中要考虑到这些特例的存在。$RHD\psi$ 假基因存在于 66% 的 RhD 阴性的非洲人和 24% 的非裔美国人，该基因在第 3 内含子和第 4 外显子交界处包含一个 37bp 的插入片段，破坏原有读码框并产生一个提前的终止密码子[6]。在 $RHD\psi$ 基因的第 6 外显子中还包含另一个提前的终止密码子。Cde^s 等位基因 [RHD-CE（3-7）-D] 存在于 15% 的 RhD 阴性非洲人，由 RHD 基因第 1~2 外显子、部分第 3 外显子和第 8~10 外显子连接而成。此外，相当一部分（27%）的 RhD 阴性亚洲人具有正常的 RHD 基因。

选择题

1. 以下关于 RH 基因的叙述，哪项是不正确的（　　　）

　　A. 所有 RHD 阴性的个体都存在 RHD 基因缺失

　　B. 大多数变异的 RH 等位基因是由 RHD 和 RHCE 基因转换所导致的

　　C. RHD 和 RHCE 等位基因以单体型遗传

　　D. RHD 与 RHCE 基因是由基因复制所导致的高度

同源性基因

　　E. *RHD* 假基因在非裔美国人中很常见

2. 携带抗 D 抗体的 *RHD* 阳性孕妇不存在发生 HDFN 的风险（　　　）

　　A. 对

　　B. 错

3. 医师考虑为一位携带抗 D 抗体的 *RHD* 阴性孕妇进行产前诊断，因为该孕妇是 *RHD* 阴性，所以无须对孕妇进行 *RHD* 基因分型检测（　　　）

　　A. 对

　　B. 错

4. 在妊娠期间，异源免疫致敏最常见的原因是什么（　　　）

　　A. 羊膜穿刺术和绒毛取样术

　　B. 脐带穿刺术

　　C. 母婴输血综合征

　　D. 输血

　　E. 无症状流产

5. 在 85% 高加索人中存在 *RHD* 基因，其纯合与杂合的百分比分别是（　　　）

　　A. 15%DD 和 70% Dd

　　B. 25%DD 和 50% Dd

　　C. 28%DD 和 57% Dd

　　D. 38%Dd 和 47% Dd

　　E. 以上都不是

选择题答案

1. 正确答案：A

　　RHD 基因缺失是出现 RhD 阴性表型的最常见原因，但有些 *RHD* 阴性等位基因包含 *RHD* 基因的小部分结构。*RHDψ* 和 *RHD-CE*（3-7）-D 基因型在非洲裔美国人中很常见。此外，27% 的 RhD 阴性亚洲人存在 *RHD* 基因。

2. 正确答案：B

　　一个血清学 RhD 阳性的孕妇出现抗 D 抗体，最有可能的原因是不完全性 D 抗原。这些患者一般并不出现严重的 HDFN 症状，但是仍需进行产前诊

断。完整的血清学检查和分子检测通常可以鉴定出不完全性 D 基因。用于产前分析的分子检查必须能够区分不完全性 *RHD* 与正常的 *RHD* 基因。当不能进行分子检测时，对父亲和胎儿进行纯合基因型分析可以帮助预测胎儿是否遗传了 *RHD* 基因。

3. 正确答案：B

　　尽管大多数 RhD 阴性个体的 *RHD* 基因型也是阴性的，但有些变异的等位基因虽然不表达 D 抗原但却可能含有少部分的 *RHD* 基因，故其基因型表现为 *RHD* 阳性。这些个体的血清学检测并无遗传，但后来发现他们可能弱表达 D 抗原的或表达一种变异型的 D 抗原。*RHD* 变异等位基因在非裔美国人和亚洲人群并不罕见。鉴于胎儿可能会遗传这些变异，强烈推荐对孕妇的样本进行分子检测，此外孕妇样本也可以在对胎儿样本进行检测时用来排除母体细胞污染。

4. 正确答案：C

　　答案 A-E 都是异源免疫致敏的原因，但是母婴输血综合征最常见。在妊娠 28 周和出生时（如果胎儿是 RhD 阳性）预防性使用 RhIg，可以减少异源免疫致敏的发生率。但是因为无症状流产或普通流产均不会预防性使用 RhIg，所以仍然可以发生异源免疫致敏。羊膜穿刺术、绒毛取样术和脐带穿刺术等有创检查技术可能发生出血，会进一步诱发异源免疫致敏。

5. 正确答案：D

　　可以利用 Hardy-Weinberg 平衡检验方程（$p^2+2pq+q^2$）来进行计算，p 表示 *RHD* 阳性等位基因的频率，q 代表 *RHD* 阴性等位基因的频率。其中 85% 为 *RHD* 阳性个体（包括纯合和杂合）。剩余 15% 为 *RHD* 阴性（$q^2=0.15$）。因此，q=0.387，p=0.612，DD（p^2）、Dd（2pq）、dd（q^2）基因型的频率分别为 38%、47% 和 15%。

参考文献

1. Moise KJ Jr (2008) Management of rhesus alloimmunization in pregnancy. Obstet Gynecol

112:164–176

2. Reid ME, Rios M, Powell VI et al (2000) DNA from blood samples can be used to genotype patients who have recently received a transfusion. Transfusion 40:48–53

3. Lo YM, Hjelm NM, Fidler C et al (1998) Prenatal diagnosis of fetal RhD status by molecular analysis of maternal plasma. N Engl J Med 339:1734–1738

4. van der Schoot CE, Tax GH, Rijnders RJ et al (2003) Prenatal typing of Rh and Kell blood group system antigens: the edge of a watershed. Transfus Med Rev 17:31–44

5. Wagner FF, Frohmajer A, Flegel WA (2001) RHD positive haplotypes in D negative Europeans. BMC Genet 2:10

6. Singleton BK, Green CA, Avent ND et al (2000) The presence of an RHD pseudogene containing a 37 base pair duplication and a nonsense mutation in africans with the Rh D-negative blood group phenotype. Blood 95:12–18

7. Wagner FF, Flegel WA (2000) RHD gene deletion occurred in the Rhesus box. Blood 95:3662–3668

8. Bowman JM (1998) Immune hemolytic disease. In: Nathan DG, Oski FA (eds) Hematology of infancy and childhood, 5th edn. W.B. Saunders, Philadelphia, pp 53–78

9. Martin JA, Hamilton BE, Sutton PD et al (2005) Births: final data for 2003. Natl Vital Stat Rep 54:1–116

10. Oepkes D, Seaward PG, Vandenbussche FP et al (2006) Doppler ultrasonography versus amniocentesis to predict fetal anemia. N Engl J Med 355:156–164

11. Avent ND, Reid ME (2000) The Rh blood group system: a review. Blood 95:375–387

12. Wagner FF, Flegel WA (2002) RHCE represents the ancestral RH position, while RHD is the duplicated gene. Blood 99:2272–2273

第10章 药物遗传学

Kenneth L. Muldrew, Karen E. Weck

临床背景

患者，男性，57岁，因胸骨下压榨性疼痛、左前臂疼痛以及安静时呼吸困难而被收入急诊科。患者自诉2周前出现活动时上述症状加重。既往有消化性溃疡、高血压、高胆固醇血症等病史。现服用依那普利治疗高血压，阿托伐他汀治疗高胆固醇血症，奥美拉唑治疗消化性溃疡。有吸烟史（持续30年，每天1包香烟）。体检：收缩期杂音，2⁺度指压性水肿。胸片显示弥漫的双肺阴影，心电图显示前导联ST段抬高7mm。实验室检查结果：白细胞计数轻度升高，肌酸激酶541U/L（正常70~185U/L），CK-MB 78.4ng/ml（正常<6.0ng/ml），肌钙蛋白Ⅰ4.53ng/ml（正常<0.034ng/ml），符合心肌梗死诊断。

患者接受心导管检查，发现2处冠状动脉狭窄（血管堵塞60%和95%），遂在左冠状动脉前降支放置了普通金属支架。5天后患者出院，给予阿司匹林和氯吡格雷常规治疗预防血栓形成。1个月后患者再次出现类似的症状和体征。心肌酶升高提示急性心肌梗死，心导管检查显示动脉支架处有血栓形成。医师为患者开具了氯吡格雷耐药相关的CYP2C19基因突变检测项目，并为患者实施冠脉搭桥术。

分子检测依据

在放置动脉支架后，患者一直接受标准的血小板抑制剂（阿司匹林和氯吡格雷），以预防血栓形成，但是不幸再次出现了冠状动脉血栓。CYP2C19基因突变会影响氯吡格雷的药物动力学及其疗效。CYP2C19代谢酶对氯吡格雷的活性转化至关重要。已有证据显示，某些特定的CYP2C19突变序列能够减弱代谢酶的功能，与支架内再次形成血栓有关，增加了心梗患者的发病率和死亡率。检测评估是否存在导致代谢酶功能下降的CYP2C19基因突变，有助于鉴定患者是否出现了氯吡格雷耐药性，使患者有机会通过加大氯吡格雷剂量或更换诸如普拉格雷等其他血小板抑制药受益。

检测项目

分析CYP2C19基因型，鉴定是否具有氯吡格雷耐药相关的突变。

问题1：该患者进行CYP2C19基因型分析是否合适？

实验室检测方案

CYP2C19基因型分析采用的是基于TaqMan水解探针的等位基因分型方法。

这种分析方法可以检测大多数与氯吡格雷反应性相关的常见的CYP2C19基因变异：CYP2C19*2（g.19154G > A），CYP2C19*3（g.17948G > A）和CYP2C19*17（g.-806C > T）。该分析方法是从TaqMan药物代谢基因型分析方案（Applied Biosystems，Inc）优化而得。从患者血样中提取基因组DNA，使用CYP2C19*2，*3和*17靶向特异性引物进行PCR扩增，并在ABI7900或7500HT实时 PCR 仪中利用特异的野生型或突变型 TaqMan 水解探针进行检测。使用 SDS 软件分析结果，并绘制等位基因分辨曲线（图 10-1）。野生型探针的荧光

对应一条坐标轴，而突变型探针的荧光对应另一条坐标轴。根据突变型与野生型探针荧光值之比，可以判定出突变型、杂合型或野生型 3 种基因型。3 种等位

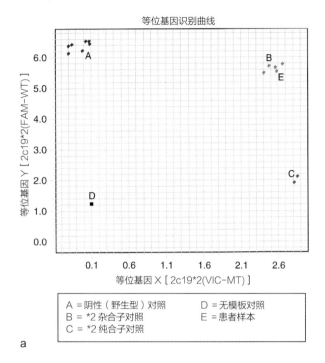

等位基因识别曲线

A = 阴性（野生型）对照　　　D = 无模板对照
B = *2 杂合子对照　　　　　　E = 患者样本
C = *2 纯合子对照

a

2C19*2 AD

分析类型：自动
定量阈值：95.0

孔	样本	标志	目的	结果	量化值	类型	等位基因 X Rn	等位基因 Y Rn	内容 Rn
25	WT	2C19*2	Unknown	2C19*2(FAM-WT)	99.63	Automatic	-0.21722497	6.41585	1421.4131
26	MT	2C19*2	Unknown	2C19*2(VIC-MT)	99.31	Automatic	2.8354933	2.1558304	1687.9546
27	HET	2C19*2	Unknown	Both	99.9	Automatic	2.4561133	5.752024	1619.2703
28	NTC	2C19*2	NTC	NTC	100.0	Automatic	0.08394075	1.2784727	1890.7416
29	10-2411	2C19*2	Unknown	Both	99.46	Automatic	2.3921936	5.535531	1687.9861
30	10-2412	2C19*2	Unknown	2C19*2(FAM-WT)	99.43	Automatic	-0.034085162	6.273004	1628.8779
31	10-2413	2C19*2	Unknown	Both	99.98	Automatic	2.543933	5.7108374	1863.669
32	10-2437	2C19*2	Unknown	2C19*2(FAM-WT)	99.84	Automatic	0.013726129	6.5751767	1729.3517
33	10-2455	2C19*2	Unknown	Both	99.52	Automatic	2.640294	5.827586	1801.9839
34	84/2386	2C19*2	Unknown	2C19*2(FAM-WT)	99.79	Automatic	0.0564406	6.568964	1745.3955
35	85/2429	2C19*2	Unknown	Both	99.94	Automatic	2.5663095	5.578654	1939.1005
36	86/2430	2C19*2	Unknown	2C19*2(FAM-WT)	99.89	Automatic	0.06113549	6.4825563	1894.6176
37	87/2431	2C19*2	Unknown	2C19*2(FAM-WT)	98.68	Automatic	-0.21566287	6.186189	1449.7893
38	88/2432	2C19*2	Unknown	2C19*2(FAM-WT)	99.79	Automatic	-0.17640586	6.461223	1432.9015
39	89/2433	2C19*2	Unknown	2C19*2(VIC-MT)	100.0	Automatic	2.7952645	1.9563382	1688.5829

b

图 10-1　针对 CYP2C19*2 的 TaqMan 基因型分析。a.所示等位基因散点图，X 轴与 Y 轴分别显示每个样本的 CYP2C19*2 探针与野生型探针的荧光值。A 为正常野生型对照（WT），B 为 CYP2C19*2 杂合子对照（HET），C 为 CYP2C19*2 突变纯合子对照（MT），D 为无模板对照（NTC），E 为患者样本。无标号数据点是其他患者样本的结果。b.通过 SDS 分析软件所得到的每个样本所对应的荧光数据和基因分型结果

基因变异（*2，*3 和 *17）均在独立的反应体系中进行分析。

问题 2：应用 TaqMan 方法进行 *CYP2C19* 基因型分析的局限性有哪些？

检测结果分析要点

图 10-1 显示针对 CYP2C19*2 进行 TaqMan 基因型分析结果。

有些样本显示野生型探针的信号、没有或仅有微弱的 *2 探针荧光信号，属于 *2 等位基因阴性（对照组 A 周围区域）。仅显示出 *2 探针荧光、没有或仅有微弱的野生型探针荧光信号则属于 *2 等位基因纯合型（对照组 C 周围区域）。同时显示野生型和 *2 突变探针荧光信号者属于 *2 等位基因杂合型（对照组 B 周围区域）。为保证每轮扩增的有效性，空白对照（无模板对照，对照 D）必须仅有微弱荧光或没有荧光信号，阳性对照（正常，*2 杂合突变和 *2 杂合突变）必须为正确的荧光信号模式作为读取样本等位基因分型的前提。

问题 3：该分析中对照组的结果是否合适？

患者样本（E）显示出野生型和 *2 突变探针荧光信号，属于 CYP2C19*2 等位基因杂合型。该患者的 CYP2C19*3 和 *17 等位基因分析显示为阴性（数据未显示）。这些结果提示该患者拥有 CYP2C19*1 单拷贝正常等位基因和单拷贝的导致代谢酶功能降低的 CYP2C19*2 等位基因（基因型 CYP2C19*1/*2）。

问题 4：*CYP2C19* 基因分型分析结果能够解释该患者的并发症吗？

结果解释

患者为 CYP2C19*2 等位基因杂合型，CYP2C19*3 和 *17 等位基因分析为阴性。CYP2C19*2 基因型会降低氯吡格雷的疗效，并增加血栓性心血管疾病的发病风险[1-10]。这可能是该患者尽管接受血小板抑制剂治疗，但是仍然在支架处形成血栓且再发心肌梗死的原因。此外，也要考虑该患者应用质子泵抑制剂奥美拉唑治疗的影响，因为奥美拉唑也会抑制 CYP2C19 代谢酶活性，导致氯吡格雷活性代谢水平的降低。

进一步检测

无须再做进一步的检测。基于患者的 *CYP2C19* 基因型分析结果，医师将抗血小板药物由氯吡格雷更换为普拉格雷，并成功地进行了冠脉搭桥术，使患者得以康复。

其他注意事项

许多药物是通过 CYP2C19 代谢酶代谢的，其中一些药物可作为 CYP2C19 代谢酶的竞争性抑制物干扰氯吡格雷的活化[11]。与 CYP2C19 代谢酶关系较为密切的就包括常用于治疗消化性溃疡和胃食管反流的质子泵抑制剂类药物（奥美拉唑，兰索拉唑）。许多接受氯吡格雷治疗的患者也应用过这类药物治疗。药效动力学和机制研究的数据提示，氯吡格雷与质子泵抑制剂类药物之间有非常重要的交互作用，最为明显的是氯吡格雷与奥美拉唑之间的作用[12]。然而，对于这种相互作用的临床意义仍旧存在很多争议[13-15]。泮托拉唑似乎不影响氯吡格雷的治疗，可能是比较理想的替代性质子泵抑制剂[14,16]。另外，普拉格雷作为一种备选的血小板抑制剂得以应用。

分子病理学背景知识

药物遗传学是专注于研究遗传因素对药物反应影响的学科，包括药物代谢（药物动力学），药物疗效（药效学）以及毒理学。许多基因突变与药物反应相关，包括编码药物代谢酶的基因如细胞色素 p450 基因、巯基嘌呤甲基转移酶（TMPT），药物作用靶点如维生素 K 环氧化物还原酶（VKORC1），参与药物吸收的蛋白如 P- 糖蛋白（ABCB1）以及免疫系统元件如 HLA 单体型。

细胞色素 p450 2C19 基因（*CYP2C19*）的基因变异与个体对于抗血小板药物硫酸氯吡格雷（Plavix®）

的易感性密切相关 [1-10]。氯吡格雷是噻吩吡啶类抗血小板药物，通常应用于冠状动脉疾病、周围血管疾病以及脑血管疾病的治疗。氯吡格雷是一种药物前体形式，需要活化后才能具有显著的抗血小板活性。它在肝脏内被 CYP2C19 代谢酶和其他酶转化为活化的代谢产物，不可逆地抑制血小板 P2Y12 ADP 受体（P2RY12）[17]。抑制糖蛋白 IIb/Ⅲa 受体的活化，防止其与纤维蛋白、血管性血友病因子、纤维蛋白原、玻连蛋白整合，进而抑制该复合体激发纤维蛋白交联而导致的血小板聚集。*CYP2C19* 基因遗传性变异会影响氯吡格雷的药动学和临床效能 [17]。在应用氯吡格雷时，导致代谢酶功能降低的 *CYP2C19* 变异基因型与心血管事件的增加密切相关，其中包括休克、支架处血栓形成、心肌梗死、死亡等，都是由于对血小板聚集的抑制作用不足所致。

临床相关的 *CYP2C19* 变异基因型大多伴有 CYP2C19 代谢酶活性的改变，诸如 CYP2C19*2，*3 和 *17 等基因型，而且人群中非常常见（表 10-1）。*CYP450* 基因命名规定，*1 为野生型（正常）等位

表 10-1 常见的 CYP2C19 变异等位基因频率

	等位基因频率		
	*2	*3	*17
总人群	15%	1.5%	19%
高加索人	15%	0.04	25%
非裔美国人	20%	1%	18%
西班牙裔	15%	<0.1%	?
亚裔	30%	5%	4%

注：表中所列为不同来源的数据汇总后所得的估算频率 [18-21]。

基因，按照发现的次序，将变异的等位基因逐一命名为 *2，*3，*4 等。目前已有描述 *CYP2C19* 等位基因变异至少有 25 个，其中大多影响代谢酶活性 [22]。CYP2C19*1 等位基因是人群中最常见的基因型，代表酶活性正常。CYP2C19*2 和 *3 是较常见的、可导致酶活性完全丧失的变异基因型 [22-24]。CYP2C19*2 基因型引起的酶活性丧失是由于异常剪接所致，CYP2C19*2 指在第 4 内含子与第 5 外显子连接处出现的单核苷酸变异（g.19154G >A，c.681G >A，rs4244285），使读码框发生漂移引起终止密码子提

前而产生截短的酶蛋白。CYP2C19*3 等位基因变异也与单核苷酸变异相关（g.17498G> A，c.636G > A，rs4986893），它使色氨酸变为一个提前出现的终止密码子（p.Trp212X or W212X），也会产生截短的蛋白而导致酶活性丧失。一些临床研究显示 CYP2C19*2 和 *3 突变与氯吡格雷的药效减弱相关，而且会促进残存的血小板聚集，增加心血管事件的发生率 [1-4,10]。

CYP2C19*17 等位基因是在 5′ 末端非翻译区存在一个点突变（g.-806C>T），导致了基因转录频率增加，引起酶活性增强的超快速代谢型，将会导致氯吡格雷转化加速和活化代谢物的增多。CYP2C19*17 增加了患者应用氯吡格雷时发生出血的危险性 [18]。有文献报道，*CYP2C19* 基因的其他变异（*4，*5，*6，*7，*8，*9 和 *10）也可导致酶活性降低或丧失，但是这些变异在一般人群中非常罕见 [22]。有限的临床数据提示，这些变异的存在对应用氯吡格雷治疗的患者是有意义的。但它们极为罕见，很难准确地描述每种变异的危险性，尤其这些等位基因变异型常导致酶活性降低而不是完全丧失。

那些遗传了两个失活型 *CYP2C19* 等位基因的患者表现为 CYP2C19 代谢酶活性的完全缺乏，表现为慢代谢型。那些仅仅表现为 CYP2C19 代谢酶活性降低的代谢型属于中间代谢型，具有正常酶活性双等位基因是快代谢型。生理状态下，氯吡格雷活性代谢水平和血小板功能似乎是基因剂量依赖性的，但是具有 CYP2C19*2 和 *3 失活型变异等位基因的个体在接受氯吡格雷治疗过程中，出现频发不良反应的问题仍然没有答案 [3]。与野生型相比，单一等位基因失活（*2 或 *3 杂合）和两个等位基因均失活中，哪一个会增加不良事件仍旧存在争议 [2-4,10]。

最近，美国 FDA 在氯吡格雷的包装上添加了警示，强调由于 *CYP2C19* 的基因变异会降低药物代谢，所以不同患者使用同样药物剂量可能出现不同的药效。FDA 的标识上声明"分子检测可以确定患者 *CYP2C19* 基因型，可以用来协助确定治疗策略"。如分子检测确定患者为 *CYP2C19* 慢代谢型，应考虑其他替代治疗方案 [19]。

针对 *CYP2C19* 等位基因功能缺陷的患者，替代治疗策略包括使用普拉格雷等其他血小板抑制剂，或增加氯吡格雷的剂量 [9-13, 20, 21, 25]。普拉格雷能够抑制相同的血小板受体而无须依赖 CYP2C19 代谢酶的激活。与氯吡格雷相比，普拉格雷有更好的临床疗效，但是价格昂贵，且增加出血的风险 [6, 7]。

有关研究发现，对于功能缺陷性基因型（CYP2C19*2 *3）患者，将氯吡格雷的维持剂量从 75mg 增加到 150mg，可以改善血小板功能和活性代谢物水平 [8, 9, 21, 25]。然而，对那些携带 *CYP2C19* 功能缺陷性等位基因的患者而言，提高氯吡格雷的临床维持剂量是否影响心血管不良事件的发生频率，目前尚无定论。

除 *CYP2C19* 之外，其他某些基因的遗传多态性也可能影响氯吡格雷的疗效。流出泵 P- 糖蛋白（P-gp）会影响药物的肠道吸收和生物利用，编码 P-gp 蛋白的是 *ABCB1* 基因，其遗传多态性与氯吡格雷的药物动力学和临床疗效也有关 [10]。此外，受氯吡格雷抑制的血小板受体 *P2Y12* 基因也存在多态性位点，同样影响药物疗效的发挥。但是，这些多态性与药效之间的相关性仍需进一步验证。研究显示，*CYP3A4/5*、*CYP2C9*、*CYP2B6* 和 *CYP1A2* 等与氯吡格雷代谢相关的酶基因也存在基因多态性，但与氯吡格雷疗效之间并无明确的相关性 [17]。到目前为止，只有 *CYP2C19* 基因多态性已经被证实与氯吡格雷临床疗效和不良事件的发生风险呈显著性相关。

选择题

1. 氯吡格雷是（　　　）
   A. 一种糖蛋白Ⅱb/Ⅲa 抑制剂
   B. 一种药物代谢产物
   C. 一种药物前体
   D. 一种凝血酶抑制剂
   E. CYP2C19*17 等位基因变异能使其失活

2. 根据表 10-1 所示等位基因频率，预测非洲裔美国人可能出现氯吡格雷药物慢代谢型的概率是（　　　）

A. <1%
B. 3%~5%
C. 10%~20%
D. 20%~30%
E. 30%~40%

3. CYP2C19 * 2 和 CYP2C19 * 3 等位基因变异（　　　）
   A. 均为基因缺失
   B. 可以通过蛋白质分析而被发现
   C. 是基因复制
   D. 是点突变
   E. 可以显示出正常的酶活性

4. 与 CYP2C19*17 等位基因变异相关的是（　　　）
   A. 降低氯吡格雷活性代谢物水平
   B. 增加氯吡格雷的代谢水平
   C. 增加 CYP2C19 蛋白表达水平
   D. 增加血栓形成的风险
   E. 氯吡格雷的中间代谢

5. CYP2C19 * 3 等位基因变异（　　　）
   A. 会引起服用氯吡格雷的患者出现血小板减少症
   B. 会引起服用普拉格雷的患者出现血小板减少症
   C. 与 *ABCB1* 基因多态性相关
   D. 发生频率低于 * 17
   E. 发生频率高于 * 2

文中所列问题答案

问题 1：该患者进行 *CYP2C19* 基因型分析是否合适？

合适。该患者正在接受氯吡格雷治疗，冠状动脉支架处已形成血栓，这是在具有失活型 *CYP2C19* 等位基因的患者中常常出现的一种并发症。检测结果有助于修正抗血小板治疗策略，预防再次发生氯吡格雷抵抗相关的不良事件。

问题 2：应用 TaqMan 方法进行 *CYP2C19* 基因型分析的局限性有哪些？

该方法的局限性主要是检测位点仅为 *CYP2C19* 最常见的变异等位基因型（*2，*3，*17），而不能检测到其他少见的、也可导致酶活性降低或丧失

（*4~*10）的等位基因型。另一个局限在于必须针对每个变异基因型进行独立的单管检测反应。还有一些其他的 *CYP2C19* 基因分型检测方法，诸如 Autogenomics INFINITI *CYP2C19* 基因型阵列分析平台，能够同时检测 *CYP2C19* 基因的多个变异[9]。与其他平台相比，TaqMan 基因分型分析具有试剂成本低、检测周期短、人工耗时少和便于操作等优势。因其他等位基因型发生的频率较低，且临床意义也不甚明确，所以 TaqMan 基因分型是一种比较合理的临床选择。

另一个局限性是罕见的 CYP2C19*10 变异型等位基因会干扰 CYP2C19*2 等位基因的 TaqMan 基因分型结果。CYP2C19*10 突变（g.19153C>T）是位于 CYP2C19*2 突变（g.19154G>A）上游的单碱基突变，在针对 CYP2C19*2 基因型的 PCR 反应体系中可以阻止 CYP2C19*2 探针对 CYP2C19*2 等位基因的识别。当待检样本为 CYP2C19*2/*10 复合性杂合子时，CYP2C19*2 等位基因能够准确地被 *2 探针检测到，但另一个 CYP2C19*10 等位基因却不能被野生型 *1 探针或变异型 *2 探针检出，最终结果仅出现 *2 探针的荧光信号和纯合性 CYP2C19*2 的假阳性结果。CYP2C19*10 变异型相当罕见，在总体人群和非裔美国人中的发生频率分别约 0.005 和 0.021。因此，只有极少数（少于人口的 1%）的携带 CYP2C19*2/*10 复合性杂合型等位基因的患者会被误诊为纯合性 CYP2C19*2/*2，对非裔美国人的影响不足 1%（*10 等位基因频率 × *2 等位基因频率 × 2 = 0.021 × 0.2 × 2 = 0.84%），对白种人的影响不足 0.2%（0.005 × 0.15 × 2 = 0.15%）。因为 CYP2C19*10 等位基因变异型极为罕见，而且导致酶活性的显著下降，与酶活性完全丧失的 *2 等位基因相比，即使误将杂合 CYP2C19*2/*10 患者诊断为纯和 CYP2C19*2/*2，对于氯吡格雷临床疗效的影响也并不明显。

问题3：该分析中对照组的结果是否合适？

合适。无模板对照（NTC）的信号点位于散点图的左下象限，该点表明没有与野生型和突变型结合的荧光探针。如果 NTC 反应管在任意一种探针的坐标轴出现阳性荧光信号，表明在实验过程中可能出现了污染。正常对照（野生型）信号出现在散点图的左上象限，提示有野生型探针的结合而无 *2 的探针结合信号，表明不存在 *2 等位基因。纯合子 *2/*2 对照信号位于散点图的右下象限，表明 *2 探针的强信号和野生型探针的低信号，提示存在两个 *2 等位基因。杂合子对照信号位于散点图的右上象限，表示存在一个 *2 变异型和一个野生型等位基因。对照组的结果表明在该批次反应中，各基因型荧光探针的结合信号是特异性的。

问题4：*CYP2C19* 基因分型分析结果能够解释该患者的并发症吗？

该患者携带有导致酶代谢功能降低的 *CYP2C19* 等位基因型（CYP2C19*2），而且在服用一种对 CYP2C19 代谢酶活性具有抑制作用的药物（奥美拉唑）。以上两个因素可能是导致他出现冠脉支架处血栓形成和急性心肌梗死的原因，因为上述两个因素均可以降低氯吡格雷疗效，使其失去对血小板的抑制作用。

选择题答案

1. 正确答案：C

氯吡格雷本身是没有活性的，需要在包括 CYP2C19 在内的 CYP450 酶的作用下转化成有活性的代谢产物。因此，它是一种药物前体而不是药物代谢产物。氯吡格雷的活性代谢产物结合并抑制 P2Y12 ADP 血小板受体，但不抑制凝血酶。事实上，氯吡格雷影响糖蛋白Ⅱb/Ⅲa 受体的激活，从而抑制血小板活化，该过程贯穿于 P2Y12 ADP 受体的不可逆抑制相关的一系列下游信号事件中。CYP2C19*17 等位基因是一个与促进氯吡格雷药物活化相关的超速代谢等位基因。

2. 正确答案：B

根据表 10-1 所示等位基因频率，预测非裔美国人可能出现氯吡格雷药物慢代谢型的情况包括 CYP2C19*2 纯合子、CYP2C19*3 纯合子以及 CYP2C19*2/*3 杂合子，其发生率为（0.2×0.2）+（0.01×0.01）+（0.2×0.01×2）= 0.044 = 4.4%。因此通过基因型分析可以预测有 3%~5% 的非裔美国人属于氯吡格雷药物慢代谢型。其他罕见的失活性等位基因的作用微乎其微。

3. 正确答案：D

CYP2C19*2 与 *3 等位基因是 *CYP2C19* 基因点突变的结果，而不是基因复制或缺失所致。两种突变都会导致 CYP2C19 代谢酶活性的缺乏，这些等位基因可以通过核酸水平而非蛋白质水平的临床检测手段被检出。尽管 CYP2C19 代谢酶功能分析可以衡量酶活性大小，但是这种分析不能区分不同的功能缺陷型变异基因型，而且样本获取和检测流程也不能满足临床需要。

4. 正确答案：C

CYP2C19*17 等位基因与 *CYP2C19* 基因 5′ 非翻译区（5′UTR）的基因突变有关，导致基因表达水平和 CYP2C19 蛋白质产物的增加，进一步升高氯吡格雷活性代谢物水平（并不增加氯吡格雷的药物前体水平）。它是一个超速代谢的表型，提高了出血的发生风险（但一般不会形成血栓）。

5. 正确答案：D

CYP2C19*3 等位基因频率远少于 CYP2C19*2 或 *17 等位基因。对于接受氯吡格雷治疗的患者，*3 等位基因的出现与血栓性心血管事件的风险性升高具有相关性，但与氯吡格雷或普拉格雷引起血小板减少症无相关性。CYP2C19*3 和 *ABCB1* 基因多态性与氯吡格雷疗效降低相关，但它们彼此之间并无相关性。

参考文献

1. Collet JP, Hulot JS, Pena A et al (2009) Cytochrome P450 2C19 polymorphism in young patients treated with clopidogrel after myocardial infarction: a cohort study. Lancet 373:309–317

2. Sibbing D, Stegherr J, Latz W et al (2009) Cytochrome P450 2C19 loss-of-function polymorphism and stent thrombosis following percutaneous coronary intervention. Eur Heart J 30:916–922

3. Shuldiner AR, O'Connell JR, Bliden KP et al (2009) Association of cytochrome P450 2C19 genotype with the antiplatelet effect and clinical efficacy of clopidogrel therapy. JAMA 302:849–857

4. Mega JL, Close SL, Wiviott SD et al (2009) Cytochrome P-450 polymorphisms and response to clopidogrel. N Engl J Med 360:354–362

5. Campo G, Fileti L, Valgimigli M et al (2010) Poor response to clopidogrel: current and future options for its management. J Thromb Thrombolysis 30:319–331

6. Montalescot G, Wiviott SD, Braunwald E et al (2009) TRITON-TIMI 38 investigators. Prasugrel compared with clopidogrel in patients undergoing percutaneous coronary intervention for ST-elevation myocardial infarction (TRITON-TIMI 38): double-blind, a randomised controlled trial. Lancet 373:723–731

7. Wiviott SD, Braunwald E, McCabe CH et al (2007) Prasugrel versus clopidogrel in patients with acute coronary syndromes. N Engl J Med 357:2001–2015

8. Angiolillo DJ, Shoemaker SB, Desai B et al (2007) Randomized comparison of a high clopidogrel maintenance dose in patients with diabetes mellitus and coronary artery disease: results of the Optimizing Antiplatelet Therapy in Diabetes Mellitus (OPTIMUS) study. Circulation 115: 708–716

9. Gladding P, White H, Voss J et al (2009) Pharmacogenetic testing for clopidogrel using the rapid INFINITI analyzer: a dose-escalation study. JACC Cardiovasc Interv 2: 1102–1104

10. Simon T, Verstuyft C, Mary-Krause M et al (2009) French registry of acute ST-elevation and non-

ST-elevation myocardial infarction (FAST-MI) investigators. Genetic determinants of response to clopidogrel and cardiovascular events. N Engl J Med 360:363–375

11. Flockhart DA (2007). Drug interactions: cytochrome P450 drug interaction table. Indiana University School of Medicine, Indianapolis. http://medicine. iupui.edu/clinpharm/ddis/table. asp. Accessed 2 July 2010

12. Yun KH, Rhee SJ, Park HY et al (2010) Effects of omeprazole on the antiplatelet activity of clopidogrel. Int Heart J 51:13–16

13. Ray WA, Murray KT, Griffin MR et al (2010) Outcomes with concurrent use of clopidogrel and proton-pump inhibitors: a cohort study. Ann Intern Med 152:337–345

14. Neubauer H, Engelhardt A, Krüger JC et al (2010) Pantoprazole does not influence the antiplatelet effect of clopidogrel - a whole blood aggregometry study following coronary stenting. J Cardiovasc Pharmacol 56(1):91–97

15. Ho PM, Maddox TM, Wang L et al (2009) Risk of adverse outcomes associated with concomitant use of clopidogrel and proton pump inhibitors following acute coronary syndrome. JAMA 301:937–944

16. Siller-Matula JM, Spiel AO, Lang IM et al (2009) Effects of pantoprazole and esomeprazole on platelet inhibition by clopidogrel. Am Heart J 157:e1–e5

17. Ellis KJ, Stouffer GA, McLeod HL et al (2009) Clopidogrel pharmacogenomics and risk of inadequate platelet inhibition: US FDA recommendations. Review. Pharmacogenomics 10:1799–1817

18. Sibbing D, Koch W, Gebhard D et al (2010) Cytochrome 2C19*17 allelic variant, platelet aggregation, bleeding events, and stent thrombosis in clopidogrel-treated patients with coronary stent placement. Circulation 121:512–518

19. U.S. Food and Drug Administration update to package insert for clopidogrel bisulfate (Plavix®). http://products.sanofiaventis. us/PLAVIX/PLAVIX. html. Accessed 2 July 2010

20. Brandt JT, Close SL, Iturria SJ et al (2007) Common polymorphisms of CYP2C19 and CYP2C9 affect the pharmacokinetic and pharmacodynamic response to clopidogrel but not prasugrel. J Thromb Haemost 5:2429–2436

21. Gladding P, Webster M, Zeng I et al (2008) The antiplatelet effect of higher loading and maintenance dose regimens of clopidogrel: the PRINC (Plavix Response in Coronary Intervention) trial. JACC Cardiovasc Interv 1:612–619

22. Cytochrome P450 (CYP) Allele Nomenclature Committee (2010) CYP2C19 allele nomenclature. http://www.cypalleles. ki.se/cyp2c19.htm. Accessed 2 July 2010

23. Reference SNP database. www.ncbi.nlm.nih.gov/ projects/ SNP. Accessed 1 July 2010

24. Xie HG, Kim RB, Wood AJ et al (2001) Molecular basis of ethnic differences in drug disposition and response. Pharmacol Toxicol 41:815–850

25. Brandt JT, Payne CD, Wiviott SD et al (2007) A comparison of prasugrel and clopidogrel loading doses on platelet function: magnitude of platelet inhibition is related

第二篇

血液病理学

Charles E. Hill

临床背景

患者，男性，70 岁，因左颈部肿物就诊，无其他症状和体检异常。细针穿刺活检证实颈部肿物为肿大的淋巴结，细胞学检查显示穿刺物主要成分为小淋巴细胞，其中可见散在分布的高度异型的大淋巴样细胞，符合淋巴瘤诊断。随后，患者接受左颈部淋巴结切除术和组织学检查。淋巴结的细胞印片显示为成熟的小淋巴细胞和退化变性的大淋巴样细胞，组织切片显示为结节样增生的非典型淋巴样细胞，伴大量非典型大淋巴样细胞（图 11-1）。流式细胞免疫表型分析未能识别出任何特定的细胞群。免疫组织化学标志

物组合包括 CD3（T 细胞标志物）、CD10（急性淋巴母细胞白血病抗原）、CD20（成熟 B 细胞标志物）、CD21（滤泡树突状细胞标志物）、CD30（活化的 B 细胞和 T 细胞标志物）、CD45（白血病共同抗原）、CD57（NK-1 蛋白）和 BCL2（抗凋亡蛋白）。CD3 和 CD20 分别标记了 T 细胞和 B 细胞，结节内的小淋巴细胞也呈 CD3 阳性，非典型淋巴细胞均为 CD20 阳性，CD10 和 CD21 勾勒出滤泡树突状细胞网。除了表达 CD20，非典型大淋巴样细胞也表达 CD30、CD45 和 BCL2。结节内有较多的 CD57 阳性细胞，但非典型淋巴样细胞不表达 CD57。

问题 1：通过以上资料，本例的鉴别诊断应考虑哪些淋巴

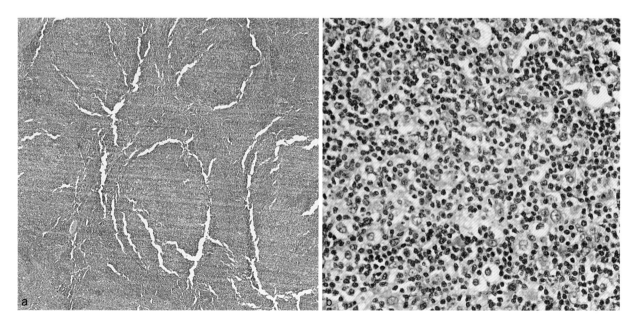

图 11-1　淋巴结活检 HE 切片。a. 为低倍视野，显示大量紧密排列、增大的淋巴滤泡。b. 为高倍视野，显示了非典型中心母细胞样大淋巴样细胞，泡状核内有一个或多个突出的核仁，其间混有较小的滤泡中心性细胞

造血系统肿瘤?

问题2:哪些分子检测有助于本例的鉴别诊断?

基于上述临床病理资料,初步的鉴别诊断为滤泡性淋巴瘤和弥漫性大B细胞淋巴瘤。因为肿瘤内存在滤泡结构和表达B细胞标记的非典型大淋巴样细胞,因此应考虑进行免疫球蛋白重链(IGH)重排、IGH-BCL2基因易位检测和淋巴结组织的传统核型分析。此外,骨髓活检显示骨小梁旁淋巴细胞聚集,伴少量非典型大淋巴样细胞。

问题3:分子检测如何辅助淋巴瘤的鉴别诊断?

分子检测依据

分子检测有助于判断组织切片中的非典型B细胞是否属于克隆性增生,免疫球蛋白重链基因(IGH)的克隆性重排与成熟B细胞淋巴瘤的诊断之间具有很好的相关性。此外,IGH-BCL2基因易位检测能够辅助诊断滤泡性淋巴瘤。14号染色体和18号染色体发生的易位重排t(14;18),可以形成IGH-BCL2融合基因,在滤泡性淋巴瘤中非常多见,但罕见于弥漫性大B细胞淋巴瘤。典型的滤泡性淋巴瘤除具有免疫球蛋白基因的重排和t(14;18)易位,还会发生其他各种各样的染色体增多或缺失。如果淋巴结组织可以检出克隆性重排,那么对骨髓活检标本也进行同样的检测,就能够进一步明确骨髓中弥漫聚集的淋巴细胞与淋巴结病变是否具有相关性。

检测项目

综合上述淋巴结的组织形态学和免疫组织化学染色结果,病理医师建议对淋巴结和骨髓样本进行免疫球蛋白重链基因(IGH)重排和t(14;18)染色体重排检测。IGH重排检测可以判断弥漫聚集的B淋巴细胞是否属于克隆性增生,但对良恶性的鉴别并无帮助。染色体重排t(14;18)可以导致BCL2基因被免疫球蛋白重链IGH基因的启动子激活,从而出现BCL2蛋白异常高表达,使细胞具有抗凋亡能力,在肿瘤的恶性转化过程中获得生存优势。

实验室检测方案

克隆性重排实验是B细胞和T细胞淋巴瘤诊断中常用的分子检测项目。以前,基因座克隆性分析使用的是针对RNA的Southern杂交技术。尽管现在还有一些实验室仍在使用这种方法,但大部分分子实验室已经用PCR技术代替了Southern杂交。异源性双链分析也能发现一些较小的克隆性细胞群,但已被PCR结合毛细管电泳分析技术逐渐取代。

IGH基因的生物学特性是克隆性重排实验设计的基础。在正常的B细胞成熟过程中,IGH基因重排为免疫球蛋白提供了不同的免疫特性。这些重排以及随后发生的体细胞突变(核苷酸缺失或插入),使每个淋巴细胞都具有独特的重排方式,保证正常免疫反应中抗原受体的多样性。在这些重排中,27个多变区(diverity,DH)的一个片段与6个连接区(joining,JH)的一个片段选择性结合,两者之间的其余DNA序列则被剪切掉,随后这段DH-JH连接体再与66个可变区(variable,VH)的一个片段发生重排连接[1]。在正常的B细胞群,V、D、J片段重排可以形成不同的排列组合方式,不同B细胞的重排基因座具有不同的片段长度。如果发生了克隆性增生,整个细胞群会出现单一的优势重排。因此,IGH基因重排分析可以区分增生的淋巴细胞群是单克隆性还是多克隆性。

克隆性重排实验适用于新鲜外周血、骨髓穿刺物和冷冻或石蜡包埋(FFPE)的组织样本。虽然从外周血、骨髓和冷冻组织提取的DNA质量和数量都优于FFPE组织,但由于多数淋巴瘤病例必先经过病理学诊断才会决定是否需要克隆性重排检测,所以大部分用于克隆性重排检测的标本都是FFPE组织。应当注意的是,由于肝素对DNA扩增具有抑制作用,所以使用外周血样本进行克隆性重排实验时,应使用EDTA抗凝管采集血样。

一项大规模的多中心协作研究计划——BIOMED-2协作组,为免疫球蛋白和T细胞受体基因(TCR)克隆性重排分析提供了一套标准化操作流程[2]。对于IGH基因重排,一套含有5个PCR反应的扩增体系既可以发现 VH、DH、JH 片段的完全性重排，也可以检出只包括 DH 和 JH 的非完全性重排。前 3 个反应体系包含 6 条或 7 条正向引物，分别与 VH 区中的相对保守片段 FR1、FR2 和 FR3 互补，反向引物仅有一条，可与所有 6 个 JH 区 3′ 保守片段互补。第四管和第五管分别包含与 DH 区 1~6 片段互补的多条正向引物和一条与 DH7 片段互补的正向引物，以及单一的反向 JH 引物（表 11-1）。

为了利用毛细管电泳分析扩增产物的片段大小，所有上游引物都被标记了荧光基团。由于电泳时产生的电场和热能使部分扩增产物发生变性，改变了产物的泳动速度，导致电泳分辨率下降，所以应将产物在电泳之前进行预变性，即先将扩增产物与甲酰胺混合，95℃加热变性，冰浴降温后产物仍然保持单链状态，再经过毛细管电泳对单链产物进行片段分析。

问题 4：如果样本中 B 细胞数量很少，对 IGH 克隆性重排检测结果有何影响？

部分 B 细胞淋巴瘤存在 14 号和 18 号染色体的重排 t（14；18），并形成 IGH-BCL2 基因易位。这种易位见于 90% 的滤泡性淋巴瘤病例中[3]，也可见于 20% 的弥漫性大 B 细胞淋巴瘤。t（14；18）导致 BCL2 基因易位至 IGH 基因增强子区域的下游，引起正常 BCL2 蛋白的过表达。BCL2 蛋白具有拮抗凋亡、促进细胞生存的功能，其高表达赋予了肿瘤细胞逃脱放疗、化疗杀伤而存活的能力[4]。

典型的 IGH-BCL2 基因重排是 IGH 基因 JH 区与 BCL2 基因发生融合，即 IGH 基因中相对保守的 JH 片段发生断裂。BCL2 基因的断裂点相当多样化，大部分位于第 3 外显子的 3′ 非翻译区，该区被命名为主要断裂区（major breakpoint region，MBR），第二常见的断裂位点在 MBR 下游 20kb 处，包括次要断裂区（minor cluster region，mcr）及其上游更短的 5′-mcr 区，第三常见的断裂点是位于 MBR 和 mcr 之间的 3′-MBR，距 MBR 下游约 4kb 处。此外，还有一些其他导致 BCL2 基因失控性表达的机制也能诱发 B 细胞淋巴瘤，因此使用单项检测很难明确导致 BCL2 过表达的所有原因。

现在有多种方法可以检出 t（14；18）染色体易位。多数情况下传统的核型分析即可明确易位的发生，但在一些病例中这种方法不够灵敏。荧光原位杂交也经常用于检测染色体易位，因为可以同时观察多个细胞，因此比核型分析更灵敏，并可用于细胞分裂间期，省去了核型分析中不可缺少的细胞培养和分裂中期制备的过程。目前，检测 IGH-BCL2 基因易位的最常用方法还是更加快速、灵敏的 PCR 检测。

BIOMED-2 协作项目还制定了检测大多数 IGH-BCL2 基因易位的多重 PCR 体系。因为 BCL2 基因的断裂位点比较复杂多变，检测 IGH-BCL2 基因易位至少需要 3 个 PCR 反应，分别检测 MBR、3′-MBR 和 5′-mcr/mcr 的断裂易位。这 3 个 PCR 反应可以使用与 IGH 基因克隆性重排实验相同的 JH 反向引物。针对 MBR 易位的 PCR 反应体系包括 2 个与 BCL2 基因第 3 外显子 3′ 端互补的正向引物，3′-MBR PCR 反应体系包括 4 个位于 MBR 易位下游的正向引物，5′-mcr/mcr 反应体系含有 3 个正向引物。PCR 扩增产物检测可以使用琼脂糖凝胶电泳或毛细管电泳（表 11-2）。

表 11-1　PCR 扩增法检测 IGH 基因重排

荧光标记的正向引物	反向引物	产物长度预测值/bp
6 个 FR1 引物（6FAM 标记）	JH	310~360
7 个 FR2 引物（NED 标记）	JH	250~295
7 个 FR3 引物（HEX 标记）	JH	100~170
6 个 DH1-6 引物（HEX 标记）	JH	110~290，390~420
1 个 DH7 引物（6FAM 标记）	JH	100~130

表 11-2　用于检测 t（14；18）的 PCR 引物

正向引物	反向引物	产物长度预测值/bp
2 个 MBR 引物	JH	不确定
4 个 3′MBR 引物	JH	不确定
1 个 5′ mcr 引物	JH	不确定
2 个 mcr 引物		

由于 *BCL2* 基因可能的断裂位点多种多样，因此 PCR 产物的长度也不一，可以从 100bp 到 2500bp 不等。

检测结果分析要点

从患者的淋巴结石蜡组织和新鲜的骨髓穿刺物中分别提取 DNA，并进行 *IGH* 基因重排和 t（14;18）易位检测。图 11-2a~11-2f 显示了 FR1~3 反应管的检测结果，图 11-2g 显示了 *IGH-BCL2* 基因检测结果。

这些检测结果的解释非常简单明确，多克隆重排导致片段大小不等的扩增产物，如在这种背景上出现了单一高耸的产物峰，可以判断为出现了单克隆重排产物。因为 *IGH-BCL2* 基因易位实验使用的引物在正常细胞中相隔十分遥远，因此易位实验中一旦出现 PCR 产物带或产物峰，即说明发生了基因易位重排。

BIOMED-2 最初的方案还包括检测一系列内参基因的多个引物对（图 11-2g 的第 4 和第 8 泳道），这些基因和引物用于衡量样本中 DNA 的质量和数量是否满足扩增要求。从图中可见，第 4 泳道的产物浓度较低，而且没有扩增出最长片段的产物，因此 FFPE 样本的 DNA 质量没有骨髓样本（第 8 泳道）的 DNA 质量好。

问题5：经过对患者检测结果的分析，能否判断淋巴结病变与骨髓病变之间的相关性？

结果解释

在 IGH 重排实验中，淋巴结和骨髓样本的电泳图中均可以看到多克隆背景上的单克隆产物峰。任何明显高于多克隆重排峰的单一峰均应判读为阳性。目前尚无公认的识别克隆亚群的标准和原则，因此必须结合同一样本的所有反应体系进行综合分析。本例患者的 FR1 和 FR2 反应体系显示的是典型的正常成熟 B 细胞的多克隆重排分布（图 11-2a，11-2b），图 11-2c 显示在 108bp 处有一个独立高耸的产物峰，提示存在 B 细胞的单克隆性增生。在 DH1~6 和 DH7 的反应体系中未见克隆性重排（图 11-2d，11-2e）。

在图 11-2c 中观察到的重排提示异常或不完全成熟，不应该出现在正常 B 细胞成熟的多克隆重排过程中。骨髓样本的检测结果也在 FR3 体系的泳道中出现了 107bp 处的单克隆重排峰，说明骨髓中的淋巴样细胞也属于单克隆性增生，与淋巴结属于同一病变。因为毛细管电泳的片段校正存在微小的误差，所以淋巴结和骨髓样本之间的 1bp 偏移属于可以容忍的测量误差。

此外，淋巴结和骨髓样本在含 MBR 引物的 *IGH-BCL2* 基因易位重排检测第一反应体系均出现明显可见的扩增条带，按"任何反应体系出现任何大小的扩增产物均为阳性结果"的判读标准，对于淋巴结样本，在第 1 泳道出现了一条清晰条带，对应于 MBR 引物，说明具有 t（14;18）重排。对于骨髓样本，在 MBR 泳道也出现单一峰（图 11-2g 的第 4~8 泳道）。上述结果汇总在表 11-3 中。

如果样本包含足够量的正常多克隆 B 细胞，从丛状的多克隆背景峰中识别单一高耸的单克隆扩增峰是比较简单直接的，但如果样本中的正常 B 细胞极少，结果判读可能会变得有些复杂，必须排除"假克隆性"信号的可能。因为多克隆重排细胞群的个别模板可能会获得扩增优势，导致并非真正克隆性增生的样本出现清楚的孤立峰，即所谓的"假克隆"。在缺乏多克隆背景的情况下，区别样本电泳图中的孤立峰是"真克隆"还是"假克隆"比较困难，因此，克隆性重排的结果必须与形态学特征等其他实验室检查综合分析，在确定样本中含有足够量 B 细胞的前提下做出判读。

进一步检测

除了上述的两种分子检查，我们对患者的淋巴结组织进行了传统的核型分析，结果显示了 3 个分裂中期细胞显示了 t（14;18）染色体易位、7 号染色体长臂缺失、7 号染色体部分增多和 1~2 个标记染色体增多。按 ISCN 命名法，该患者核型为 41-49,XY,+7,del（7）（q31）,t（14;18）（q32;q21）,+1-2mar[cp3]/46,XY [5]。基于上述分子检测结果，患者的最终诊断为滤泡性淋巴瘤，3A 级（每个高倍视野中心母细胞大于 15 个，中心细胞存在），

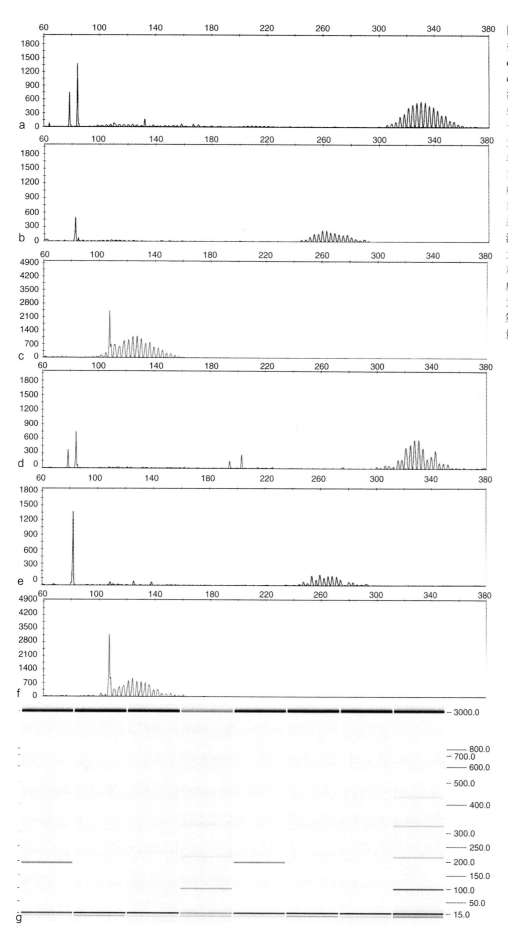

图 11-2　IGH 基 因 重排检测（a~c：淋巴结，d~f：骨髓）。a、b、d、e 为多克隆基因重排的电泳结果图。c 图中 108bp 处出现的电泳峰显著高于该区域的预期值，提示为克隆性重排，类似的单克隆峰还出现在 f 图的 107bp 处。g 图为 t（14;18）检测结果，从左至右的第 1~4 泳道为淋巴结检测结果，第 5~8 泳道为骨髓检测结果。第 1 和第 5 泳道为 MBR 反应体系，第 2 和第 6 泳道为 3′-MBR 反应体系，第 3 和第 7 泳道为 mcr 反应体系，第 4 和第 8 泳道是评估 DNA 质量和数量的质控体系

表 11-3 本例患者检测结果的详细说明

患者样本	IGH 重排峰位置	IGH-BCL2 结果
左颈部淋巴结	FR1：未发现克隆性重排	MBR：检出基因易位
	FR2：未发现克隆性重排	3′-MBR：未检出易位
	FR3：108bp 处单克隆重排	Mcr：未检出易位
	DH1-6：未发现克隆性重排	
	DH7：未发现克隆性重排	
骨髓穿刺物	FR1：未发现克隆性重排	MBR：检出基因易位
	FR2：未发现克隆性重排	3′-MBR：未检出易位
	FR3：107bp 处单克隆重排	Mcr：未检出易位
	DH1-6：未发现克隆性重排	
	DH7：未发现克隆性重排	

滤泡亚型（100%）。

对于本例患者，κ 轻链重排并非必要的检测项目，但在个别情况下该检测可能会有助于鉴别诊断。比如由于体细胞高频突变，可能导致 IGH 基因重排检测的引物结合欠佳，从而出现 IGH 基因重排的假阴性结果，但形态学高度怀疑克隆性增生时，κ 轻链基因重排检测则有助于辨别样本中是否存在克隆性重排。

其他注意事项

染色体易位 t（14;18）和克隆性重排中的任何单项阳性结果都不足以诊断滤泡性淋巴瘤，因为这两种检测都可以在其他类型淋巴瘤中出现阳性结果，因此必须结合形态学特征综合分析后得出滤泡性淋巴瘤的诊断。当淋巴结组织的分子检测结果支持滤泡性淋巴瘤的诊断，再结合流式免疫表型分析和形态学评估综合分析后才能做出最终诊断。骨髓检测结果说明骨髓中出现了与淋巴结相同的克隆性增生，尽管骨髓累及并非临

床分级的依据，但对于患者的预后评估非常重要。

在美国，免疫球蛋白和 T 细胞受体基因重排检测受到了专利法和知识产权保护（US Patents 5296351 和 5418134，07-01-10），未经授权不得擅自开展。美国的 Invivoscribe 技术公司保有 T 细胞受体和免疫球蛋白基因重排检测的专利所有权，并提供商品化的重排检测试剂盒。

分子病理学背景知识

滤泡性淋巴瘤是一类生发中心 B 细胞来源的低级别肿瘤[5]，常因淋巴结内充满大量增生的肿瘤细胞而表现为淋巴结肿大，其他部位亦可受累，并且可以出现原发性淋巴结外滤泡性淋巴瘤。最常累及的第二个靶器官是脾，其次为骨髓、外周血、胃肠道和软组织。典型病变可见 B 细胞增生和背靠背的滤泡，正常淋巴结结构消失。大多数患者早期无明显症状，就诊时病变大多已经广泛播散。肿瘤分级依赖于中心母细胞（体积较大的生发中心 B 细胞）计数。免疫球蛋白重链和轻链基因可以发生重排，但并非每个病例都可以检测到基因重排，因为许多因素（如体细胞高频突变）均可能导致引物结合位点突变，引物退火效率下降，导致重排检测的假阴性结果。如同时检测 IGH 和轻链基因，大部分克隆性基因重排都可以被检测到，检出率接近 100%[6]。

滤泡性淋巴瘤的特征性分子改变是染色体易位 t（14;18），引起 BCL2 基因的高表达。经过深入广泛的研究，现已知 BCL2 基因具有拮抗细胞凋亡的功能[7]。但是，在其他造血系统肿瘤也发现了 BCL2 基因的高表达，如果不伴有其他基因异常，则不发展为滤泡性淋巴瘤[8]。滤泡性淋巴瘤经常伴发其他类型的遗传学异常，且大部分与预后不良有关，其中最常见的是 7 号染色体、12 号染色体长臂和 18 号染色体长臂的增多，以及 1 号染色体短臂、6 号染色体长臂、9 号染色体短臂和 17 号染色体短臂的缺失[9]。

结合基因组关联研究发现，位于第 6 号染色体短臂（6p）的一个位点与进展为滤泡性淋巴瘤的风险性升高密切相关[10]。特异的 HLA 单倍体型可以增加滤泡性淋巴瘤的易感性。此外，甲基化也是一个重要的

致病因素。滤泡性淋巴瘤中，许多抑瘤基因的甲基化状态发生了变化[11]。基于芯片技术的更全面的甲基化图谱分析显示该类肿瘤具有广泛的高甲基化特征[12]。深入探索滤泡性淋巴瘤的生物学特征，有助于对患者进行更准确的的预后和治疗分组。

选择题

1. 下列关于滤泡性淋巴瘤的描述，正确的是（　　）

    A. 没有 t（14；18）染色体易位，就不能诊断为滤泡性淋巴瘤

    B. 滤泡性淋巴瘤以不成熟 T 细胞增生为特征

    C. 滤泡性淋巴瘤的诊断有赖于形态学和实验室检测结果的综合分析

    D. 滤泡性淋巴瘤具有高度侵袭性，致死率高

    E. 滤泡性淋巴瘤与 *IGH* 基因克隆性重排无关

2. *IGH–BCL2* 基因易位（　　）

    A. 改变了 *BCL2* 基因的 DNA 结合域

    B. 只能通过 PCR 的方法检测

    C. 增加了 B 细胞的凋亡

    D. 最常发生在 *BCL2* 基因第 3 外显子的 3′ 末端

    E. 形成了具有新功能的融合蛋白

3. 从福尔马林固定石蜡包埋组织提取的 DNA（　　）

    A. 不能用于 t（14；18）染色体易位检测

    B. 经常因为蛋白交联而被片段化

    C. 必须在进行 PCR 之前进行化学修饰

    D. 比从外周血提取 DNA 花费的时间少

    E. 在进一步检测前应进行克隆

4. 具有 7 号染色体增多的滤泡性淋巴瘤（　　）

    A. 经常带有 *JAK2* 基因的 V617 突变

    B. 肿瘤细胞弥漫分布

    C. 与不良预后有关

    D. 局限发生在头颈部

    E. 对化疗更敏感

5. *IGH* 基因重排检测（　　）

    A. 有助于区分良性增生和恶性淋巴瘤

    B. 能在单一 PCR 反应体系中完成

    C. 仅用于科学研究

    D. 能用于区分两份组织是否包含相同克隆的细胞群

    E. 应对所有髓性肿瘤患者进行该项检测

选择题答案

1. 正确答案：C

2. 正确答案：D

3. 正确答案：B

4. 正确答案：C

5. 正确答案：D

参考文献

1. van Dongen JJM, Szczepanski T, Adriaansen HJ (2002) Immunobiology of leukemia. In: Henderson ES, Lister TA, Greaves MF (eds) Leukemia. WB Saunders, Philadelphia

2. van Dongen JJM, Langerak AW, Brüggemann M et al (2003) Design and standardization of PCR primers and protocols for detection of clonal immunoglobulin and T-cell receptor gene recombinations in suspect lymphoproliferations: report of the BIOMED-2 Concerted Action BMH4-CT98-3936. Leukemia 17:2257–2317

3. Weiss LM, Warnke RA, Sklar J et al (1987) Molecular analysis of the t(14;18) chromosomal translocation in malignant lymphomas. N Engl J Med 317:1185–1189

4. Reed JC (1998) Bcl-2 family proteins. Oncogene 17: 3225–3236

5. Harris NL, Swerdlow SH, Jaffe ES et al (2008) Follicular lymphoma. In: Swerdlow SH, Campo E, Harris NL et al (eds) WHO classification of tumors of haematopoietic and lymphoid tissues, 4th edn. IARC, Lyon

6. Evans PA, Pott Ch, Groenen PJ et al (2007) Significantly improved PCR-based clonality testing in B-cell malignancies by use of multiple

immunoglobulin gene targets. Report of the BIOMED-2 concerted action BHM4-CT98-3936. Leukemia 21:207–214

7. Yip KW, Reed JC (2008) Bcl-2 family proteins and cancer. Oncogene 27:6398–6406

8. de Jong D (2005) Molecular pathogenesis of follicular lymphoma: a cross talk of genetic and immunologic factors. J Clin Oncol 23:6358–6363

9. Höglund M, Sehn L, Connors JM et al (2004) Identification of cytogenetic subgroups and karyotypic pathways of clonal evolution in follicular lymphomas. Genes Chromosom Cancer 39:195–204

10. Conde L, Halperin E, Akers NK et al (2010) Genome-wide association study of follicular lymphoma identifies a risk locus at 6p21.32. Nat Genet 42:661–664

11. Hayslip J, Montero A (2006) Tumor suppressor gene methylation in follicular lymphoma: a comprehensive review. Mol Cancer 5:44

12. O'Riain C, O'Shea DM, Yang Y et al (2009) Array-based DNA methylation profiling in follicular lymphoma. Leukemia 23:1858–1866

第 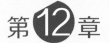 章　T 细胞淋巴瘤

Marian H. Harris, Janina A. Longtine

临床背景

患者，女性，51 岁，就诊于皮肤科，自诉躯干及双臂内侧皮疹 20 年，曾诊断为慢性皮炎。体检发现患者全身 10% 的皮肤表面出现红褐色鳞状斑片，无淋巴结肿大或肝脾大。全血细胞计数和外周血流式细胞学检测均在正常值范围，取皮损组织进行病理检查。

皮损活检（图 12-1a）显示真皮和表皮交界处可见中等淋巴细胞浸润，主要为 CD3 阳性和 CD4 阳性的 T 细胞，无明显的亲表皮现象和细胞学异型性。组织学特征不具有诊断意义，但临床病理表现提示早期皮肤 T 细胞淋巴瘤（CTCL）。为了进一步明确诊断，进行 T 细胞受体（TCR）基因重排检测。

问题 1：本例患者的鉴别诊断有哪些？

分子检测依据

CTCL 是一类发生于皮肤的成熟 T 细胞肿瘤，典型的 CTCL 又称蕈样霉菌病（mycosis fungoides, MF），惰性生物学行为，占原发性皮肤淋巴瘤的 50%[1]。早期临床表现为好发于躯干皮肤的鳞屑样皮疹、斑片或斑块，这种皮损可持续多年，最终形成融合斑块，进展为肿瘤，晚期发生淋巴结、内脏器官和骨髓受累。

蕈样霉菌病的典型组织学表现是淋巴细胞沿真皮和表皮交界呈带状浸润，不典型高度扭曲的脑回样核，具有亲表皮特征。不典型淋巴细胞在表皮内聚集（Pautrier's 微脓肿）是最特异的组织学特征，但仅

出现在很少部分的病例中。淋巴细胞主要是 CD4 阳性的 T 细胞，但免疫组织化学染色经常表现为 CD5 或 CD7 等 T 细胞抗原的丢失。早期蕈样霉菌病的组织学特征不明显，类似于慢性炎症而难以正确诊断。此外，蕈样霉菌病的免疫表型与反应性皮炎也有一定交叉。因此，通过 T 细胞受体基因重排分析评估 T 细胞的克隆性增生有助于蕈样霉菌病的鉴别诊断。事实上，T 细胞克隆性的分子检测已经成为 CTCL 诊断的关键手段。国际皮肤淋巴瘤协会（International Society for Cutaneous Lymphomas，ISCL）和欧洲肿瘤研治组织（European Organization of Research and Treatment of Cancer，EORTC）建立了一套包括 T 细胞受体重排分析的早期蕈样霉菌病诊断流程指南[2]。

问题 2：TCR 基因重排分析如何区分肿瘤性和反应性 T 细胞群？

检测项目

TCR 基因重排检测

大多数肿瘤起源于单个初始转化细胞的克隆性增生。大部分肿瘤因缺乏特异性的遗传学标志而难以鉴别肿瘤细胞群的克隆性，而淋巴细胞是个例外，为了识别多种抗原，每个淋巴细胞拥有彼此不同的独特受体，使之成为鉴定淋巴细胞克隆性增生的特异标志。TCR 包含 4 条多肽链，即 α、β、γ 和 δ，分别由 4 个分隔开的基因座编码 TCRA、TCRB、TCRG 和 TCRD 组

成，每个基因座包括可变区（V 片段）和连接区（J 片段），有的还包括 D 片段，这 3 种片段在 T 细胞发育过程中发生重组，形成成熟的 V-J 或 V-D-J 重组序列。TCR 基因重排检测利用了 T 细胞的克隆多样性，在正常非肿瘤性增生的 T 细胞群中，T 细胞呈高度的多样化，TCR 基因重排方式也呈多样化而形成多克隆峰，而在肿瘤性增生的 T 细胞群中，T 细胞来源于单一克隆，具有高度一致的 TCR 基因重排方式，形成单克隆峰。

问题 3：检测 TCR 基因重排的实验室技术有哪些？

实验室检测方案

多年来，Southern 杂交一直是检测淋巴细胞克隆性的金标准。但是，Southern 杂交操作复杂、耗时费力，而且需要大量高品质的 DNA，使之在小标本和福尔马林固定石蜡包埋组织的检测难以实现。20 世纪 80 年代，有人提出用 PCR 方法检测淋巴细胞基因重排的设想，现在已成为大多数实验室用于重排检测的常规方法。与 Southern 杂交相比，PCR- 基因重排检测具有简单、快捷、DNA 用量少和适于福尔马林固定石蜡包埋样本的优点，并且能够为单克隆或寡克隆细胞群提供更准确的基因重排信息。

2003 年，BIOMED-2 协作组发表了 TCR 基因重排检测共识，公布了用于扩增 β、γ 和 δ 基因（TCRB，TCRG 和 TCRD）的引物和多重 PCR 反应流程[3]。现在，这些检测反应体系已有商品化试剂盒（InVivoScribe Technologies, San Diego, CA），已获准在多个国家用于临床检测，有利于不同检测实验室之间的标准化质量控制。此外，还有许多其他的分析方法和策略也可用于 T 细胞重排检测[4-9]。

TCRG 基因在使用 PCR 法进行的克隆性研究中尤为引人注目，这不仅因为几乎所有的 T 细胞均发生 TCRG 基因重排，而且它比 TCRB 基因的复杂性要小得多。现已发现有 14 种 V γ 片段，其中只有 10 种参与和 5 种 J γ 片段的重排。TCRG 基因座不含有 D 片段，重排时 N 区核苷酸插入的数量也是有限的。因此，使用相对较少的引物对扩增所有可能发生的 V γ-J γ 重组是有可能的。TCRB 比 TCRG 结构复杂，有 52 种

V β 片段，2 种 D β 片段和 13 种 J β 片段，因此许多实验室使用 TCRG 基因分析作为唯一的或首要的克隆性分析方法。

BIOMED-2 方案用 6 对引物检测 TCRG 基因重排，分别扩增 V γ 1~8、V γ 9、V γ 10、V γ 11、J γ 1.1/2.1 和 J γ 1.3/2.3，因为 V γ 12 和 J γ 1.2 很少出现在基因重排序列中，所以 BIOMED-2 方案中没有包括针对这两个片段的引物。这些引物对被整合到两个多重 PCR 反应体系中，其中一个体系包含 V γ 1~8、V γ 10 和两个 J γ 引物，另一个体系包含 V γ 9、V γ 11 和另两个 J γ 引物（图 12-1b）。正常情况下，非肿瘤性增生的 T 细胞群会含有多种不同的重排方式，结果显示为正常分布的丛状多克隆峰或不同长度的梯状条带。每个 V-J 引物组合都会产生各自的曲线，所以从理论上说，每管应出现 4 个多克隆峰。事实上，BIOMED-2 方案使用的 V γ 11 引物扩增效率不高，经常无法得到正常的多克隆分布曲线（图 12-1c）。当 T 细胞呈克隆性增生时，结果就会只显示一或两个单克隆重排产物，形成单一主峰或单一条带，有时候也会因为双等位基因重排而出现双峰（图 12-1d）。

PCR 扩增之后，有许多方法进行产物分析，包括简单的琼脂糖凝胶电泳、聚丙烯酰胺凝胶电泳、杂合双链分析[10]、变性梯度凝胶电泳[11] 和毛细管电泳 - 片段长度分析（基因扫描，CE-GS）[12]。CE-GS 无须使用溴化乙锭和聚丙烯酰胺，能够提供精确的片段大小和 V 区使用信息，以便于样本间比较。CE-GS 缺点是需要荧光标记的引物，在 BIOMED-2 流程中，两个 J 引物分别标记上不同的荧光基团，对于肿瘤性增生细胞群的检测最低限为 0.5%~5%，并且受到许多因素的影响，如 V 区利用率、DNA 质量、引物对扩增效率以及样本中反应性淋巴细胞的百分比[13, 14]。

几乎所有来源的 DNA 均可以用于 TCRG-PCR 检测，包括新鲜或冷冻组织、福尔马林固定石蜡包埋组织、血液及体液。DNA 中不应含有抑制 PCR 反应的成分（如重金属离子），实验中应增加必要的对照样本，包括空白对照（水）、阴性对照（已知的多克隆样本）和阳性对照（已知的单克隆样本）。此外，

图 12-1　患者的活检病理切片，*TCR* 基因重排引物设计原理和检测结果。a. 患者的皮肤组织活检（HE 染色），表皮内可见稀疏分布的浸润性淋巴细胞以及表皮 - 真皮交界处的少量淋巴细胞。b. T 细胞受体基因重排引物设计示意图，橙色为 V 片段（橙色条纹显示发生重排但无功能的片段），黄色为 J 片段，紫色为 C 片段，箭头所指为 BIOMED-2 流程使用的引物位置，两条不同的 J 引物分别用蓝色和绿色标记，以便于基因扫描分析。c. 毛细管电泳片段分析显示典型的多克隆图形，每个 V 引物与每一个 J 引物都可以生成 2 个正常多克隆峰，正常情况下，V γ 11 峰经常是缺失的。d. 毛细管电泳片段分析显示典型的单克隆峰图，分别出现两个主峰，一个是 V γ 1–8/J γ 1.3/2.3 区，另一个是 V γ 9/J γ 1.3/2.3 区

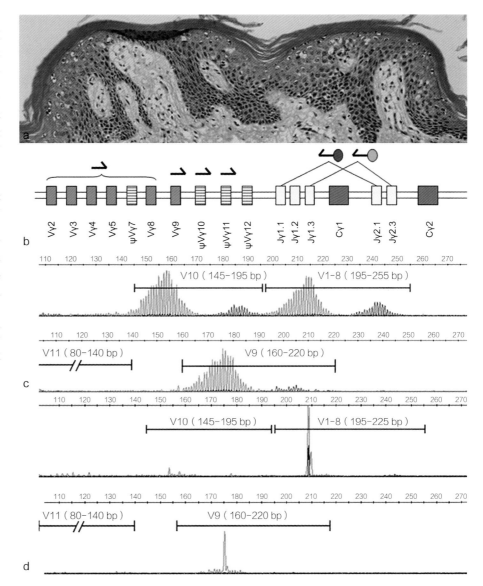

BIOMED-2 方案建议应对待测 DNA 进行可扩增片段长度的先期质控，即用一套多重 PCR 引物扩增 DNA 模板，这些引物可以扩增出分别为 100、200、300、400、500 和 600bp 长的产物，用来评估 DNA 的质量、数量和片段化程度。对于 *TCRG* 基因重排检测，BIOMEN-2 方案要求使用能扩增出 255bp（最长的重排产物）以上产物片段的 DNA 模板。

　　因为 BIOMED-2 方案中的引物预期可以覆盖几乎所有的 *TCRG* 基因重排方式，所以对于临床和组织病理学诊断的 CTCL，BIOMED-2 检测灵敏度可以达到 64%~84%[6, 13-16]。由此推断，在早期蕈样霉菌病，由于样本中的肿瘤细胞比例较小，基因重排检测的灵敏度会稍微低于肿瘤细胞较多的晚期蕈样霉菌病。一些实验室使用自己研制的 PCR 反应体系检测 TCRG 重排，也能够达到相似的总体灵敏度，有些体系甚至对检出 V γ 11 重排，具有比 BIOMED-2 更高的灵敏度[6]。

问题 4：这种重排检测出现假阳性或假阴性的原因是什么？

检测结果分析要点

　　图 12-1a 显示了 TCRG-PCR 检测中引物 V γ 1~8、V γ 10、J γ 1.1/2.1 和 J γ 1.3/2.3 的毛细管电泳基因扫描（CE-GS）结果，引物 V γ 9、V γ 10、J γ 1.1/2.1 和 J γ 1.3/2.3 的扩增结果为多克隆正态分布峰（图中

未显示）。

使用 CE-GS 分析基因重排的一个挑战就是对检测结果的判读和解释。正态分布的丛状峰代表多克隆细胞增生，而高耸的单一主峰则表明是单克隆性增生，但许多介于上述两者之间的峰图难以得出肯定的结论，而且这种情况并不少见。因为重排基线很低，TCRG 基因重排检测结果常常出现多个不同高度的主峰。比如，在一个典型的多克隆细胞群，含有 Vγ1~8 引物覆盖的 6 个 V 区片段之一的 T 细胞数量远远超过含有 Vγ9、Vγ10 或 Vγ11 的 T 细胞数量。因此，一个带有 Vγ9、Vγ10 或 Vγ11 的反应性克隆比带有 Vγ1~8 的克隆更易于形成一个明显的主峰[17]。

为了正确解读重排实验的结果，很多方法被不断提出，但尚未达成一致。考虑到样本之间的变化和个体性差异，BIOMED-2 协作组不主张采用严格的推算法解释重排结果。这种多样性不仅是因为不同样本中反应性淋巴细胞与肿瘤性淋巴细胞的比例有所差异，还因为 BIOMED-2 方案使用的并不是定量 PCR[18]。然而，如果能够正确使用，有些算法还是有助于结果解释的。一个方法就是看主峰的高度是否为多克隆背景峰高度的 2 倍以上[19]，但是更复杂的算法可能更有帮助，特别是没有出现反应性背景或出现不止一个主峰的时候。有些算法包括了相对峰高（relative peak height, RPH）、峰高比（peak height ratio, PHR）和正态分布分析（normal distribution, ND）。相对峰高是主峰高度（h_p）和多克隆背景中最高峰（h_b）高度之差与多克隆最高峰高度（h_b）的比值[20]，即（h_p-h_b）/hb，相对峰高超过 3 则判为单克隆性，1.5~3 为克隆性不确定。峰高比是主峰高度与其相邻两侧峰的高度平均值的比[21]。在正态分布分析中，计算机软件可以利用基因扫描数据拟合一个正态分布曲线，并识别出明显偏离曲线的异常峰[17]，ND 值大于 1 则判为单克隆性，ND 介于 0.1~1 判为克隆性不确定。ND 方法具有全自动的优点，由软件完成数据分析过程，与相对峰高计算的结果具有高度的一致性。无论使用何种算法，对于结果解释最重要的是，必须结合每个病例独特的临床病理背景对峰图进行判读，将算法引入 TCRB 基因重排检测有助于正确解读结果[18]。

问题 5：你会怎样解读本例患者的检测结果？

结果解释

最初，本例患者的 TCRG-PCR 结果被解读为寡克隆性，其中一个确定的单克隆主峰（RPH=11.8），一个克隆性不确定的主峰（RPH=1.58）和一个不符合 RPH 克隆性标准、令人难以判读的主峰（RPH=0.81）（图 12-2a）。寡克隆是最近常见于早期蕈样霉菌病的一种克隆方式[16]。

进一步检测

经过 6 年随访，本例患者皮疹逐渐加重，并出现了红斑，覆盖全身体表的 25%，包括双上肢、双下肢、前胸和乳房。再一次皮肤组织活检显示更明显的淋巴细胞浸润，沿真皮 - 表皮交界蔓延，有亲表皮现象。TCRG-PCR 结果提示 T 细胞增生由多克隆方式进展为两个主要的单克隆性增生，符合双等位 TCRG 克隆性重排（图 12-2b~12-2d）。有趣的是，第一次活检中比较确定的单克隆主峰并没有在随后的 3 次活检中出现。因为蕈样霉菌病属于一种系统性疾病，不同时间或不同部位的活检样本均显示相同的克隆性重排峰，有助于鉴别蕈样霉菌病和良性皮炎[22]。

其他注意事项

综合分析临床病理联系对于避免阴性或阳性结果的过度解释是十分关键的。值得注意的是，反应性增生的淋巴细胞可能在 TCR 重排检测时显示为单克隆性，所以 T 细胞克隆性增生并不能等同于肿瘤性增生。比如，最近一项研究显示，在 157 例良性皮肤炎症样本中，14% 显示为 TCRG 基因单克隆性重排[13]，这些样本中的单克隆细胞群可能代表了反应性克隆的局部扩张。另一个出现假阳性的原因是样本中 T 细胞数

图 12-2 本 例 患 者 进 行 TCRG-PCR 后 的 毛 细 管 电 泳 基 因 扫 描（CE-GS）结 果。图 中 仅 显 示 使 用 引 物 Vγ1~8、Vγ10、Jγ1.1/2.1 和 Jγ1.3/2.3 的 第 一 管 反 应 结 果。每 一 个 峰 的 峰 高（P）、背 景 峰 高（B）和 计 算 所 得 的 相 对 峰 高（RPH）均 标 注 在 图 中。a. 第 一 次 活 检，寡 克 隆，显 示 3 个 主 峰（箭头）。b. 第 二 次 活 检，寡 克 隆，显 示 3 个 主 峰（箭头），但 与 第 一 次 活 检 中 出 现 的 主 峰 位 置 不 同。c. 第 三 次 活 检，寡 克 隆，显 示 4 个 主 峰（箭头），其 中 3 个 与 前 一 次 发 现 的 主 峰 一 致，提 示 为 肿 瘤 性 克 隆。d. 第 四 次 活 检，确 定 的 单 克 隆 性 增 生，有 两 个 主 峰，与 第 二 次 和 第 三 次 活 检 的 主 峰 位 置 相 同（箭头）

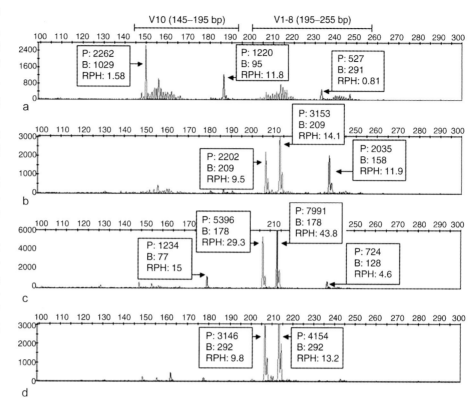

量过少，PCR 反应扩增的是一两个淋巴细胞的 DNA 模板，重复 PCR 反应可能得到一组位置不同的主峰，验证细胞群的多克隆性。一些"克隆性皮炎"可能进展为明显的 CTCL[23]，对于这些病例，将连续活检的 TCRG-PCR 得到的主峰进行对比，有助于鉴别诊断。

假阴性结果可能出现在肿瘤细胞比例过低的样本，引物无法识别 V 片段或 J 片段（如 Vγ12 或 Jγ1.2），也可能出现在 TCR 基因所在染色体发生了易位的病例。检测方法的选择同样可以影响检测的灵敏度，比如 CE-GS 比杂合双链分析或变形梯度凝胶电泳的方法更加灵敏。从石蜡包埋组织提取的低质量 DNA 也会导致假阴性结果。TCRG 基因重排使用的最常见的 V 片段是 Vγ1~8，与 BIOMED-2 引物扩增得到的最长产物长度是 195~255bp，因此在实验过程中加入 DNA 片段长度的质控反应是非常必要的。对于临床病理特征高度提示克隆性增生，而 TCRG-PCR 检测阴性的病例，进行 TCRB 基因重排 Southern 杂交试验或 TCRB-PCR 检测，可以提高检测的灵敏度。有些研究建议同时进行 TCRG-PCR 和 TCRB-PCR 检测能够使总体灵敏度提高至 90%~94%[6, 16, 24, 25]。

分子病理学背景知识

一个成熟的 T 细胞表面能够显示一种或两种不同的 TCR 组合形式，一种受体包括一个 α 链和一个 β 链（α/β T 细胞，占 T 细胞总量的 95%），另一种受体包括一个 γ 链和一个 δ 链（γ/δ T 细胞，常出现在上皮部位）。在 T 细胞发育过程中，这些链依次发生体细胞性重排，如 δ 链首先重排，然后是 γ、β 和 α 链。通常情况下，δ、γ、β 在 T 细胞发育早期即可发生重排，形成 T 细胞表面 γ/δ 受体和前 TCR 受体的共表达，其中前 TCR 受体包括一条 β 链和一条前 Tα 链。T 细胞最终发育成为 α/β T 细胞还是 γ/δ T 细胞，取决于哪种受体形成了生存标志，如 α 基因没有发生重排，则形成 γ/δ T 细胞，如果 α 基因发生重排，则会破坏 δ 基因，形成 α/β T 细胞。事实上，所有 α/β T 细胞至少含有一个 γ 基因，而大多数 γ/δ T 细胞也至少含有一个 β 基因，因此在 T 细胞重排研究中 γ 基因和 β 基因是最有潜力的检测靶点。重组活化基因 RAG1 和 RAG2 编码的蛋白介导了上述基因位点的重组过程，这些重组酶类能够特异识别

V、D、J 片段两侧的重组信号序列，并在 DNA 双链上制造一个缺口，再利用细胞内通用的 DNA 修复机制和末端脱氧核酸转移酶（TdT）共同修复缺口，各个独特的修复连接点最终形成了 T 细胞受体特有的多样性。

选择题

1. 与 Southern 杂交相比，下列哪一项不是 TCR-PCR 的优势（　　）

　　A. TCR-PCR 可以评估所有可能存在的 *TCR* 基因重排

　　B. TCR-PCR 具有更低的检测最低限

　　C. TCR-PCR 可以用于福尔马林固定石蜡包埋组织

　　D. TCR-PCR 更快捷

　　E. TCR-PCR 所需试剂的毒性和有害性更小

2. TCR 基因重排的发生顺序是（　　）

　　A. α→β→γ→δ

　　B. β→γ→δ→α

　　C. γ→α→β→δ

　　D. δ→β→α→γ

　　E. δ→γ→β→α

3. 下列哪些 *TCR* 基因最适于基因重排检测（　　）

　　A. α 和 β

　　B. α 和 δ

　　C. β 和 δ

　　D. β 和 γ

　　E. γ 和 δ

4. 皮肤活检样本显示散在淋巴细胞浸润，TCR-PCR 检测的 CE-GS 图显示两个低振幅主峰，重复检测显示两个与前次检测位置不同的低振幅主峰，DNA 长度质控引物扩增产物最长为 400bp，最合理的结果解读是（　　）

　　A. T 细胞单克隆性增生

　　B. 样本不足

　　C. 样本中 T 细胞数量过少（假克隆）

　　D. T 细胞多克隆性增生

　　E. 检测失败

5. 皮肤活检样本显示中等密度淋巴细胞浸润，TCR-PCR 检测的 CE-GS 图显示两个高耸的主峰，但是临床医师和病理医师均不考虑蕈样霉菌病，最合理的结果解释是（　　）

　　A. 单克隆性增生，确诊为 CTCL

　　B. 单克隆性增生，反应性增生

　　C. 单克隆性增生，意义不明

　　D. 假克隆

　　E. 检测失败

选择题答案

1. 正确答案：A

　　TCR-PCR 比 Southern 杂交更简便、更快捷，它不需要使用聚丙烯酰胺、溴化乙锭或放射性核素等有毒有害试剂，可用于福尔马林固定石蜡包埋组织，检测灵敏度更高。尽管 TCR-PCR 能够评估大多数可能出现的重排方式，但仍不能检测到所有可能的重排，而从理论上讲，Southern 杂交可以检测所有可能的重排。

2. 正确答案：E

　　TCR 基因典型的重排顺序是 δ→γ→β→α。

3. 正确答案：D

　　γ 和 β 基因最适于 TCR-PCR 检测。这两个基因位点在大多数的 T 细胞中均发生了重排，而 α 重排不发生在 γ/δ T 细胞，重排过程复杂，还会导致 δ 基因的破坏，所以 α 和 δ 基因不适于重排检测。

4. 正确答案：C

　　在重复实验时出现不同位置的低幅主峰（假克隆）提示样本中 T 细胞数量过少，在不能形成多克隆背景的情况下，因每轮 PCR 扩增使仅有少量 T 细胞的 DNA 被复制而形成了低幅主峰。DNA 长度质控引物扩增产物最长为 400bp，证实样本 DNA 的品质和数量是可靠的。这样的检测结果应注意避免过度解读为单克隆性增生。

5. 正确答案：C

　　高耸的主峰提示 T 细胞单克隆性增生，但不能据此判断是肿瘤性增生还是反应性增生。在临床证据不支持的情况下，慎重诊断恶性肿瘤。但这种检测结果也不能完全被忽略，临床随访和其他部分的再次活检有助于进一步鉴别。

参考文献

1. Swerdlow SH, Campo E, Harris NL et al (2008) WHO classification of tumours of haematopoietic and lymphoid tissues, 4th edn. IARC, Geneva

2. Olsen E, Vonderheid E, Pimpinelli N et al (2007) Revisions to the staging and classification of mycosis fungoides and Sezary syndrome: a proposal of the International Society for Cutaneous Lymphomas (ISCL) and the cutaneous lymphoma task force of the European Organization of Research and Treatment of Cancer (EORTC). Blood 110: 1713–1722

3. van Dongen JJ, Langerak AW, Bruggemann M et al (2003) Design and standardization of PCR primers and protocols for detection of clonal immunoglobulin and T-cell receptor gene recombinations in suspect lymphoproliferations: report of the BIOMED-2 concerted action BMH4-CT98-3936. Leukemia 17:2257–2317

4. Greiner TC, Raffeld M, Lutz C et al (1995) Analysis of T cell receptor-gamma gene rearrangements by denaturing gradient gel electrophoresis of GC-clamped polymerase chain reaction products. Correlation with tumor-specific sequences. Am J Pathol 146:46–55

5. Vega F, Medeiros LJ, Jones D et al (2001) A novel fourcolor PCR assay to assess T-cell receptor gamma gene rearrangements in lymphoproliferative lesions. Am J Clin Pathol 116:17–24

6. Patel KP, Pan Q, Wang Y et al (2010) Comparison of BIOMED-2 versus laboratory-developed polymerase chain reaction assays for detecting T-cell receptor-gamma gene rearrangements. J Mol Diagn 12:226–237

7. Goudie RB, Karim SN, Mills K et al (1990) A sensitive method of screening for dominant T cell clones by amplification of T cell gamma gene rearrangements with the polymerase chain reaction. J Pathol 162:191–196

8. Slack DN, McCarthy KP, Wiedemann LM et al (1993) Evaluation of sensitivity, specificity, and reproducibility of an optimized method for detecting clonal rearrangements of immunoglobulin and T-cell receptor genes in formalinfixed, paraffin-embedded sections. Diagn Mol Pathol 2: 223–232

9. Benhattar J, Delacretaz F, Martin P et al (1995) Improved polymerase chain reaction detection of clonal T-cell lymphoid neoplasms. Diagn Mol Pathol 4:108–112

10. Ponti R, Quaglino P, Novelli M et al (2005) T-cell receptor gamma gene rearrangement by multiplex polymerase chain reaction/heteroduplex analysis in patients with cutaneous T-cell lymphoma (mycosis fungoides/Sezary syndrome) and benign inflammatory disease: correlation with clinical, histological and immunophenotypical findings. Br J Dermatol 153:565–573

11. Wood GS, Tung RM, Haeffner AC et al (1994) Detection of clonal T-cell receptor gamma gene rearrangements in early mycosis fungoides/ Sezary syndrome by polymerase chain reaction and denaturing gradient gel electrophoresis (PCR/ DGGE). J Invest Dermatol 103:34–41

12. Simon M, Kind P, Kaudewitz P et al (1998) Automated high-resolution polymerase chain reaction fragment analysis: a method for detecting T-cell receptor gamma-chain gene rearrangements in lymphoproliferative diseases. Am J Pathol 152:29–33

13. Goeldel AL, Cornillet-Lefebvre P, Durlach A et al (2009) T-cell receptor gamma gene rearrangement

in cutaneous T-cell lymphoma: comparative study of polymerase chain reaction with denaturing gradient gel electrophoresis and GeneScan analysis. Br J Dermatol 162:822–829

14. Ponti R, Fierro MT, Quaglino P et al (2008) TCR gamma chain gene rearrangement by PCR-based GeneScan: diagnostic accuracy improvement and clonal heterogeneity analysis in multiple cutaneous T-cell lymphoma samples. J Invest Dermatol 128:1030–1038

15. Sandberg Y, Heule F, Lam K et al (2003) Molecular immunoglobulin/T- cell receptor clonality analysis in cutaneous lymphoproliferations. Experience with the BIOMED-2 standardized polymerase chain reaction protocol. Haematologica 88:659–670

16. Zhang B, Beck AH, Taube JM et al (2010) Combined Use of PCR-Based TCRG and TCRB clonality tests on paraffinembedded skin tissue in the differential diagnosis of mycosis fungoides and inflammatory dermatoses. J Mol Diagn 12:320–327

17. Kuo FC, Hall D, Longtine JA (2007) A novel method for interpretation of T-cell receptor gamma gene rearrangement assay by capillary gel electrophoresis based on normal distribution. J Mol Diagn 9:12–19

18. Groenen PJTA, Langerak AW, van Dongen JJM et al (2008) Pitfalls in TCR gene clonality testing: teaching cases. J Hematopathol 1:97–109

19. Sprouse JT, Werling R, Hanke D et al (2000) T-cell clonality determination using polymerase chain reaction (PCR) amplification of the T-cell receptor gamma-chain gene and capillary electrophoresis of fluorescently labeled PCR products. Am J Clin Pathol 113:838–850

20. Lee SC, Berg KD, Racke FK et al (2000) Pseudo-spikes are common in histologically benign lymphoid tissues. J Mol Diagn 2:145–152

21. Luo V, Lessin SR, Wilson RB et al (2001) Detection of clonal T-cell receptor gamma gene rearrangements using fluorescent-based PCR and automated high-resolution capillary electrophoresis. Mol Diagn 6:169–179

22. Vega F, Luthra R, Medeiros LJ et al (2002) Clonal heterogeneity in mycosis fungoides and its relationship to clinical course. Blood 100:3369–3373

23. Wood GS (2007) Analysis of clonality in cutaneous T cell lymphoma and associated diseases. Ann NY Acad Sci 941:26–30

24. Krafft AE, Taubenberger JK, Sheng ZM et al (1999) Enhanced sensitivity with a novel TCRgamma PCR assay for clonality studies in 569 formalin-fixed, paraffin-embedded (FFPE) cases. Mol Diagn 4:119–133

25. Bruggemann M, White H, Gaulard P et al (2007) Powerful strategy for polymerase chain reaction-based clonality assessment in T-cell malignancies. Report of the BIOMED-2 concerted action BHM4 CT98-3936. Leukemia 21: 215–221

第13章　移植后淋巴组织增生性疾病

Hongxin Fan, Margaret L. Gulley

临床背景

患者，男性，白种人，32 岁，3 个月前因囊性纤维化接受双侧肺移植术。经基因型分析，患者携带囊性纤维化跨膜电导调节子基因（cystic fibrosis transmembrane conductance regulator，*CFTR*）纯合突变 c.1521_1523delCTT [p.Phe508del]。患者的一个兄弟 2 岁时因囊性纤维化去世。肺移植术后，为了避免移植物排斥反应，患者接受了硫唑嘌呤和环孢霉素的免疫抑制联合治疗。现在患者出现发热，给予抗生素治疗无缓解。体检发现腹部淋巴结肿大。

实验室检查：胸部 X 线显示双肺多发结节。EB 病毒（Epstein0-Barr virus，EBV）血清学检测：病毒衣壳抗原（viral capsid antigen，VCA）IgG 和 IgM，早期抗原（early antigen，EA）IgG 和 EBV 核抗原（EBV nuclear antigen，EBNA）IgG 均为阴性，与移植前血清学检测结果一致。右上叶肺结节切除的组织学检查显示以血管为中心的、大小不等的非典型性淋巴细胞和浆细胞结节性浸润。免疫组织化学染色显示非典型性大细胞呈 CD20 阳性，散在分布的小淋巴细胞呈 CD3（T 细胞标志）阳性，浆细胞的抗轻链蛋白抗体染色显示免疫球蛋白 κ : λ 比值为 4 : 1。
问题 1：本例患者的鉴别诊断有哪些?

分子检测依据

本例患者的鉴别诊断包括移植后淋巴组织增生性疾病（posttransplant lymphoproliferative disorder，

PTLD）、感染、移植物抗宿主性疾病和宿主抗移植物排斥反应，这些疾病的治疗方案截然不同，因此进行肺结节活检以明确诊断。非典型细胞表达 CD20，提示这些细胞属于 B 细胞分化，结合临床资料和组织形态学特征考虑为 PTLD。为了确立 PTLD 诊断和分型，应进行 EBV 和淋巴细胞克隆性的进一步检测。

患者在移植前进行的 EBV 血清学检测为阴性结果，提示患者没有对 EBV 的免疫反应，增加了发生 EBV 相关性 PTLD 的风险。对于免疫缺陷患者，依赖血清学检测判断有无 EBV 感染是不可靠的。因此，尽管移植后 EBV 血清学检测不支持存在 EBV 感染，但更灵敏、特异的分子检测有助于鉴别医源性免疫抑制状态下的 EBV 感染。

免疫组织化学染色显示表达免疫球蛋白 κ 轻链和 λ 轻链的细胞比例是 4 : 1，表明浆细胞为多克隆性增生。但是，组织间隙的免疫球蛋白会影响依据免疫组织化学染色判断克隆状态的准确性，因此应使用分子检测进一步确定 B 细胞增生的克隆状态。

检测项目

EBV 检测有助于明确 PTLD 诊断和分型，如果诊断确立，可考虑实施针对病毒的治疗方案，并利用病毒负荷量监测治疗效果。最具操作性并可提供丰富信息的 EBV 检测方法包括针对 EBV 编码 RNA（EBER）的石蜡组织切片原位杂交和外周血或血浆 EBV 负荷量检测。

判断 B 细胞克隆性的分子检测中，兼具实用性和可信度的方法有两种，一种是在石蜡组织切片上进行免疫球蛋白 κ 轻链和 λ 轻链的原位杂交，再分别计数表达 κ 和 λ 的细胞，另一种是对石蜡包埋组织或冷冻组织进行针对 IGH 和 IGK 基因重排的 PCR 或 Southern 杂交。

问题 2：上述所选择的分子检测是否恰当？

实验室检测方案

分子检测的目的是评估 EBV 感染状态和 B 细胞克隆性。对于肺结节的石蜡组织切片，使用原位杂交检测 EBER、κ、λRNA（图 13-1）。对于血液或血浆样本，使用实时荧光 PCR 检测 EBV 负荷量（图 13-2）。对肺结节的石蜡组织进行针对 IGH 基因重排的 PCR 检测，评估 B 细胞克隆性状态（图 13-3）。检测方法和质控流程将在下文中说明。

原位杂交检测和质量控制

目前，EBER 原位杂交检测被公认为检测潜在 EBV 感染的金标准。同样地，κ 和 λRNA 原位杂交检测也用于标记表达 κ 轻链和 λ 轻链的 B 细胞。

浆细胞和晚期 B 淋巴细胞自然地表达丰富的 κ 或 λRNA，而不成熟的 B 细胞中轻链 RNA 表达也是不充足的，因此可用于鉴别 B 细胞增生的克隆性状态。这些杂交检测均能用于福尔马林固定石蜡包埋组织切片。核糖核酸探针、寡核苷酸探针或肽核酸探针都可用于上述原位杂交检测[1]。通过在显微镜下判读杂交结果，结合细胞病理学特征和组织结构，有助于明确 EBV 相关性肿瘤和肿瘤克隆性的诊断。

现在，市场上有许多商品化的 EBER、κ 和 λ 原位杂交试剂盒[1,2]。大多数临床实验室使用的是 Ventana（Tucson，AZ）、Leica（Bannockburn，IL）或 Dako（Glostrup，Denmark）的自动杂交仪和商品化试剂盒。简言之，在预处理的载玻片上贴附石蜡包埋的组织切片，经过脱蜡、水化、酶消化后暴露出目标核酸，便于探针与之杂交，在经过缓冲液冲洗未杂交结合的游离探针，使用显色剂或荧光标记显示杂交分子，脱水、反染细胞核之后便可在显微镜下观察细胞内的杂交信号。

尽管EBER、κ、λRNA 在 PTLD 组织中含量丰富，但由于自然界广泛存在的 RNA 酶降解作用，可能导致组织中部分或全部 RNA 被破坏而缺乏杂交信号。

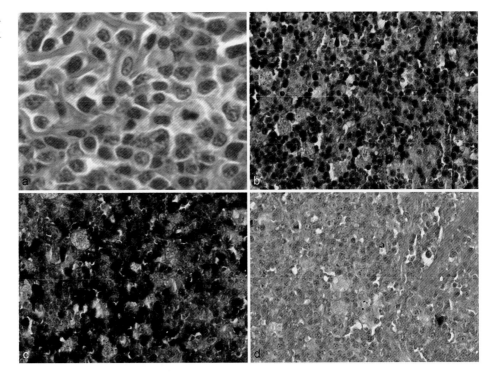

图 13-1　活检组织的染色结果。a. HE 染色。b. EBER 原位杂交。c. κ 原位杂交。d. λ 原位杂交

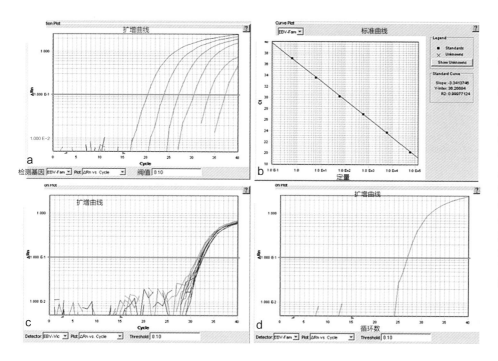

图 13-2 EBV 负荷量检测的原始数据。a. 每条扩增曲线显示了 EBV 目的产物随时间累积的荧光信号，6 条曲线分别代表梯度稀释的、不同浓度的 EBV DNA 标准品。横坐标为扩增循环数，纵坐标为荧光信号值，水平的绿色直线代表阈值。b. 6 个浓度梯度的标准曲线，6 个点分别代表 6 种模板浓度（横坐标）对应的 Ct 值（纵坐标）。c. 包括本例样本在内的同批次多样本检测曲线图。d. 本例样本的扩增曲线图，显示了 EBV PCR 产物的实时累积信号

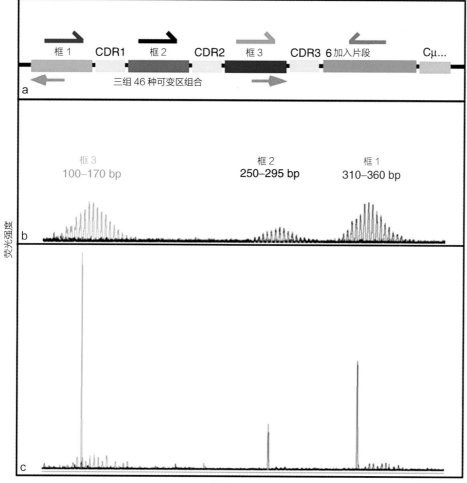

图 13-3 B 细胞克隆性分析的原始数据。a. IGH 基因重排的扩增引物，包含 3 条荧光标记的可变区引物和 1 条连接区引物。b. 反应性扁桃体组织的 PCR 产物片段大小分布。c. 本例患者肺结节 PCR 产物的片段大小分布

为了避免出现这种假阴性，正确评估目的 RNA 在组织形态和细胞中的分布，必须设立实验对照，比如通过检测普遍存在的 RNA（如 U6 RNA）或 mRNA poly-A 尾来评估每个患者组织的 RNA 降解程度。用已知的阳性样本作为外部对照，可以确保实验操作的可靠性，如使用 EBV 相关性霍奇金淋巴瘤组织作为 EBER 检测的阳性对照，使用淋巴浆细胞淋巴瘤或浆细胞瘤作为 κ 和 λ 轻链 RNA 检测的阳性对照。内源性、潜伏性 EBV 感染细胞和散在分布的浆细胞都会出现在多种人类组织中，可以作为内对照保证实验结果的可靠性。

病毒负荷量的检测方法和质量控制

EBV 负荷量检测是一种通过外周血或体液样本定量监测 EBV DNA 的非侵入性检测 [2-4]。对于本例患者，实验室采用自己研发的、基于实时荧光 PCR（Q-PCR）的 EBV 负荷量检测方法，使用的仪器是 ABI 7900HT 基因扩增分析仪（美国应用生物系统公司）。简言之，先向血浆样本中加入外源性对照 DNA（ExoIPC DNA，Applied Biosystems），再使用 Qiagen BioRobot EZ1 工作站和商品化试剂盒 EZ 1 Virus Mini Kit 从患者的 EDTA 抗凝血浆中提取总核酸（包括 DNA 和 RNA）。基于水解探针化学原理，PCR 产物的实时累积被荧光 PCR 仪记录下来 [5]。每个反应体系含 30μl 反应混合物，其中包括 Taqman 通用 PCR 预混液（美国应用生物系统公司）、正向和反向引物、与 EBV BamH1W 片段互补的 FAM 标记水解探针、5μl 核酸模板以及检测外源性对照 DNA 的 TaqMan 外源性内对照试剂（含引物和 VIC 标记探针，美国应用生物系统公司）。每个 96 孔反应板包括 6 个 EBV 标准品扩增反应，模板梯度浓度为 1~100000 个 EBV 基因组拷贝，同时还设置阴性对照、阳性对照和无模板空白对照各一个孔。标准品用于制作病毒定量所需要的标准曲线，外源性对照 DNA 的扩增水平反映了待检样本的提取和扩增效率。患者样本和对照试验结果需经技术人员和病理医师共同判读，报告格式为每毫升血浆中的 EBV 拷贝数（拷贝 / 毫升）。该检测方法定量精确，在广泛的动力学范围内 EBV

基因组定量均符合线性关系 [3]。

美国病理学会为了提高 EBV 检测的灵敏度和特异性，向临床实验室提供了实验室操作指南。每批次实时 PCR 检测必须包括标准的、完整的对照设置，根据标准品和对照预先建立检测结果的有效范围（灵敏度、线性范围），定量结果位于有效范围方可进行定量报告，同时应及时注意漂移至标准曲线以外的异常值。无模板对照有助于判断有无外源性 DNA 的污染。使用 6 个月以上或更换试剂批次、仪器之后均应重新制作标准曲线，并对 PCR 扩增分析系统进行及时的仪器校正。

B 细胞克隆性检测和质量控制

免疫球蛋白重链（IGH）基因 PCR 重排检测可用于评判任何分化阶段的 B 细胞增生的克隆性状态。所有的 B 细胞肿瘤都具有 IGH 基因的单克隆性重排。相比之下，正常组织或炎性病灶中的良性 B 细胞则属于多克隆性 B 细胞，携有多样的 IGH 基因重排方式。

尽管 Southern 杂交或 PCR 的方法可以分析 IGH 基因重排，但越来越多的临床实验室趋向于使用多重 PCR 取代 Southern 杂交。对于本例患者，实验室使用含有 IGH 基因可变区和连接区（VH-JH）引物的多重 PCR 扩增出 IGH 基因重排的基因片段，并通过毛细管电泳显示扩增产物的片段大小。

简言之，从新鲜、冷冻或福尔马林固定石蜡包埋（FFPE）组织中提取 DNA 模板后，通过多重 PCR 扩增 IGH 基因保守框 1、2、3 可变区和任意一个连接区的重排产物（图 13-3a）。国际通用的扩增引物来自于欧洲抗癌协会制定的 BIOMED-2 方案，已经有商品化的试剂盒可供使用（InVivoScribe Technologies）。在本例检测中，PCR 产物是通过毛细管电泳来区分片段大小，使用的仪器是 ABI 3130xl 基因分析仪。

克隆性可以通过电泳峰的类型进行判断，但前提是必须参考临床病理信息综合分析，如 B 细胞的百分比，是否存在非典型淋巴样细胞等。患者的 DNA 样本首先要经过可扩增片段长度的质量控制，确保样本中降解 DNA 的片段长度超过预期的 IGH 基因重排扩增产物的长度，避免出现假阴性结果。尽管可以设置其他基因的平行扩增反应作为外部对照，但内源性 IGH 基因重排更适宜作为内部对照。将反应性淋巴组织（如扁桃体）与待检样本同时进行扩增和电泳检测，可以有效定义多克隆 B 细胞群的扩增产物长度范围。无模板的空白对照可以检验反应试剂中是否含有外源性 DNA。因为由于过少的 IGH 基因模板也可能出现单一主峰，但重复检测时主峰位置会发生改变，因此为患者样本设立重复孔，出现两者一致的电泳主峰则可以更加确定真性单克隆的结论。

问题 3：与 EBV 负荷量检测相比，EBER 原位杂交的优势和局限性是什么？

检测结果分析要点

EBER、κ 和 λ 原位杂交检测判读指南

原位杂交的染色结果由病理医师进行判读，首先通过观察已知来源的外部对照样本杂交信号确定杂交流程无误，其次通过评估 RNA 保存程度的对照 RNA 杂交信号确定样本组织内 RNA 质量的可靠性。EBER、κ 和 λ 原位杂交结果判读包括着色细胞计数、分布和根据 HE 染色和细胞学特征确定阳性细胞的类型（图 13-1）。

在健康的 EB 病毒携带者检出 EBER 阳性淋巴细胞的概率非常小，几乎只有百万分之一或一张实体组织切片中的少数几个细胞。大量的感染细胞，以及它们出现的部位，有助于 EBV 相关性疾病的分类[6]。如果 EBER 和 RNA 质控杂交信号都未出现，应考虑重新检测，并严格执行无 RNA 酶操作以保证 RNA 不被降解，或选择其他的替代方法检测石蜡包埋组织中潜伏的 EBV，如 EBNA1 或 LMP1 免疫组织化学染色，或用 PCR 方法从提取的 DNA 中扩增病毒基因组[2]。

κRNA 和 λRNA 均表达于晚期 B 细胞，包括浆样淋巴细胞和浆细胞。大部分 PTLD 病变内具有不同分化阶段的 B 细胞，如 κ：λ 比值大于 10 或小于 0.2，则考虑为单克隆性增生[7]。

问题 4：在评估图 13-1 的杂交结果之前，必须先评估对照样本的杂交结果吗？

EBV 负荷量检测判读指南

EBV 负荷量检测仅能报告病毒定量结果，其临床意义需结合临床资料进一步判断。分析性判读包括以下几点：判断标准曲线是否在有效范围之内，灵敏度是否可以达到检出低水平 EBV，动力学范围是否遵循线性关系；无模板对照和 EBV 阴性对照是否无扩增信号，否则应检查是否有外源性 DNA（如前期实验的扩增产物）的污染；EBV 强阳性和临界阳性对照样本结果是否符合预期值范围。

将一段外源性 DNA 加入每一例待检样本同时进行 DNA 提取，扩增时也加入相应的扩增引物作为内对照，如果内对照 DNA 的扩增效率满足质控要求，则临床样本的提取和扩增过程也是可靠而有效的。从图 13-2d 可见，患者样本中任何病毒 DNA 的扩增都可以显示为扩增曲线，通过样本 Ct 值在标准曲线上的位置可以推算出样本的 EBV DNA 拷贝数，这个推算过程可由专业软件完成。

检测结果的临床意义则需要综合临床资料、样本类型和实验结果进行分析。病毒检测实验本身的变异性，可通过对同一份样本重复检测（提取和扩增）结果推导出的变异系数来衡量。在 EBV 负荷量检测中，EBV 负荷量出现 3 倍以上的变化被认为是具有显著性差异。对于同种异体移植受体患者而言，血浆 EBV 浓度超过 500 拷贝 / 毫升即为异常，提示临床应深入寻找 PTLD 的其他证据，或给予针对 PTLD 的预防性治疗。反之，检出低水平 EBV 负荷量（低于 500 拷贝 / 毫升）的情况可见于正常的移植受体。无论是对高危人群进行 PTLD 筛查，还是监测 PTLD 治疗效果，病毒负荷量检测的动态监测比单一时间点的病毒拷贝数更有价值，能够为临床医师提供更多的参考信息。

IGH 基因重排检测判读指南

抗原受体基因重排检测是临床实验室最具挑战性的实验之一，其分析性判读也仅能获得检测结果报告，其临床意义需结合临床资料进一步判断。分析性判读

应注意，可扩增的 DNA 片段长度质控结果应保证样本中含有能够满足重排基因扩增子最大长度的 DNA 模板，由于 DNA 降解，FFPE 样本往往不能扩增出最长的质控片段（600bp）。无模板空白对照应该在任何扩增反应中都不出现扩增产物的电泳峰，如果出现产物峰则说明样本中混入了外源性 DNA。多克隆对照应形成正态分布的钟形曲线电泳图，各峰之间相距约 3 个碱基，每个反应扩增产物的长度范围可通过高斯分布的上限和下限来界定。3 条高斯曲线以不同的颜色而相互区别，各自对应了 V 区引物所标记的荧光基团，每个峰即可对应一个既定的 FM 框。根据观察患者样本的扩增电泳图，就能判读多克隆（高斯分布峰）还是单克隆（主峰）IGH 基因重排。如果患者样本确实属于多克隆 B 细胞增生，则 IHG 基因重排重复检测的峰图结果应该是相似的。如果电泳峰图显示样本中含有单克隆 B 细胞群（单一主峰），则重复检测的结果也应在相同的位置出现相同颜色（同一 FM 框）、相似高度的单一主峰。一些实验室采用 1/10 的 DNA 模板量进行重复实验，因为在某些情况下，特别是使用 FFPE 组织时，通过稀释 DNA 模板可以减少样本中的 PCR 抑制物，反而提高扩增效率，获得更准确的结果。尽管半定量的方法能否用于重排检测尚有争议，但可以大致认为，单一主峰的高度超过两侧钟形多克隆背景峰高度的 2.5 倍时即可判为单克隆扩增峰。应当注意的是，如果两个等位基因同时发生 IGH 基因重排，在电泳图中可以出现两个主峰。同一个克隆性 IGH 基因重排细胞群可以在一个、两个或全部 3 个 FM 框中看到单一主峰，这取决于可变区的哪一部分参与了基因剪接以及体细胞高频突变的程度。需特别指出的，据估计有 9% 的成熟 B 细胞肿瘤出现 IGH 基因重排假阴性结果，即在任何 FM 框都没有重排扩增产物[8]。

某一主峰的片段大小可以通过与 DNA 片段长度质控扩增产物进行比对推算而得。对同一患者的随访样本进行重排检测时，如果出现了与原先的单克隆产物长度一致的扩增产物，则提示患者体内的肿瘤尚未完全被清除。

克隆性 IGH 基因重排的临床意义需依据患者的临床情况而定。临床怀疑 PTLD 时，单克隆性 IGH 基因重排提示有肿瘤性淋巴细胞存在，有助于明确诊断，但阴性结果（多克隆重排）并不能排除 PTLD，因为某些 PTLD（特别是早期病变）是多克隆性的、T 细胞性的或者仅仅是检测无主峰（克隆性细胞数量过少）。IGH 基因重排检测结果应置于临床病理信息如形态学、其他实验室检测结果之中综合评判，必要时还应增加 T 细胞受体基因重排检测从而获得更全面的信息。难以判读的 B 细胞克隆性结果可以通过其他补充检测方法辅助判读：IGK PCR、IGH 或 EBV 基因组的 Southern 杂交、IGH 扩增产物的 DNA 测序、基因易位 FISH 检测和非分子生物学方法（如流式细胞术分析、免疫组织化学染色、核型分析等）。当克隆性分析结果倾向于恶性肿瘤、但临床信息并不支持的时候，克隆性重排结果不能作为确诊淋巴瘤的唯一证据。因为克隆性 IGH 基因重排并不仅仅出现在 B 细胞肿瘤中，某些一过性病变、癌前病变和某些 T 细胞肿瘤或髓系肿瘤都可以检出克隆性 IGH 基因重排。

结果解释

组织样本的分子检测

肿瘤组织中表达 EBER 的细胞数量远远超过正常组织。表达 κRNA 与表达 λRNA 的细胞数量之比高于 10：1 提示单克隆免疫球蛋白轻链限制性。将这些结果与其他临床病理信息进行综合分析，组织病理学显示非典型性大细胞表达 CD20，患者为肺移植术的受体，有发热和淋巴结肿大的症状，影像学显示多发肺结节，从而可以确立 EBV 相关性多形性 PTLD 的诊断。

免疫组织化学染色没有检出到轻链限制性，原位杂交却显示病灶内大部分细胞表达 κRNA 而不表达 λRNA，明确提示病变存在轻链限制性。免疫组织化学染色结果可能被细胞外混杂的免疫球蛋白轻链抗原削弱了病变细胞内的轻链蛋白信号，从而导致了错误的判读结果。这也是大多数实验室放弃免疫组织化学检测蛋白的方法，而采用以轻链 RNA 为靶点的原位杂交检测方法的原因。如果肿瘤组织分化程度很低，轻链基因表达水平不高，甚至低于蛋白和 RNA 轻链基因表达检测的最低限，导致假阴性结果，此时辅以 *IGH* 基因重排检测进一步明确病变的单克隆性，则有助于肿瘤性病变的确诊。

组织中可能存在少量的多克隆 *IGH* 基因，表现为 3 个 FM 框中单一主峰之下的多个丛状低矮峰（图 13-3c），经 λRNA 原位杂交证实，这些可能是少量的非肿瘤性浆细胞。

血液样本的分子检测

经过验证实验确立的血浆 EBV 负荷量检测阈值为 500 拷贝 / 毫升，本例患者检测结果为 5000 拷贝 / 毫升，符合 PTLD 的诊断。根据标准曲线，每个 10 倍稀释梯度的 EBV 模板之间相差 3.3 个循环值（如果 PCR 效率为 100%，每个 PCR 循环之后反应体系中 DNA 产物会增加 1 倍，标准曲线的斜率即为 3.3，即 $2^{3.3}=10$）。所有反应中加入的外源性 DNA 表现出一致的扩增效率，说明所有样本的提取和扩增过程是可靠的，不存在 PCR 抑制物的干扰。患者的 EBV 负荷量如此之高，即使没有 PTLD 的典型症状和体征，也高度提示存在 EBV 相关性疾病。

问题 5：临床医师降低了患者的免疫抑制治疗强度（停用硫唑嘌呤，减量使用环孢霉素），增加了抗病毒药物阿昔洛韦，哪些分子检测可用于疗效监测？

进一步检测

对于 PTLD 患者，EBV 负荷量检测不仅可以辅助诊断，还可用于监测治疗有效性。本例患者降低了免疫抑制治疗的强度，增加患者自身免疫对肿瘤的识别和杀伤，是逆转被感染的淋巴细胞繁殖的有效方法。治疗方案中加入一种抗病毒药物（阿昔洛韦），用于抑制病毒复制，但效果并不确定，原因是某些病毒感染是潜伏性的，病毒并不处于活跃复制状态。经过一段时间的治疗，患者的血浆 EBV 负荷量从 5000 拷贝 / 毫升下降至 500 拷贝 / 毫升，临床症状和体征也得到了明显缓解。

因为 PTLC 具有一定的侵袭性，是同种异体移植术后的致命性并发症之一，采取必要的预防手段，降低发病风险是非常必要的。在接受移植手术之前，受体需要进行 EBV 的血清学检测，如果存在活动性病毒感染，则属于移植术的禁忌证。被确定为 PTLD 高度危险的患者，应在移植术后定期监测 EBV 负荷量[4]，有助于预防肿瘤发生或 PTLD 进展。

分子病理学背景知识

对于 PTLD 的确诊和分型，分子检测提供了形态学和免疫组织化学之外的辅助手段。如移植术后的患者具有 PTLD 的临床表现，如发热、萎靡、淋巴结肿大、淋巴结以外特别是移植器官的肿块等，应高度可疑 PTLD。因为大部分 PTLD 与 EBV 感染有关，在外周血和血浆中可以检测到高水平的循环 EBV DNA，所以血浆 EBV 负荷量检测可以作为一种比较灵敏、特异的 PTLD 鉴别诊断方法。

高水平 EBV 负荷量并不仅仅出现在 PTLD 患者，正常人可以发生一过性 EBV 感染，不一定被诊断为传染性单核细胞增多症。反应性淋巴细胞增多是传染性单核细胞增多症的特征，增生的细胞成分包括少部分 EBV 感染的 B 淋巴细胞和大部分 EBV 阴性的 T 淋巴细胞，后者对免疫识别和控制病毒感染至关重要。高水平 EBV 负荷量也是多种 EBV 相关性肿瘤的特征，如部分非霍奇金淋巴瘤（特定的 B、T 或 NK 细胞来源的）、霍奇金淋巴瘤、鼻咽癌、胃腺癌和免疫缺陷相关肿瘤等。

PTLD 的诊断需要根据世界卫生组织的系统分类对活检组织进行病理学评估。根据分子生物学特征，PTLD 可进一步分为 4 个亚型：早期病变、多形性 PTLD、单一型 PTLD 和经典霍奇金淋巴瘤型 PTLD。早期病变不破坏组织的原有结构，淋巴细胞呈多克隆性增生。如发生了组织结构破坏和单克隆性增生，则为进展型 PTLD。多形性 PTLD 的特征是大小不等的淋巴细胞浸润，可伴有免疫母细胞，如本例患者的组织学表现。单一型 PTLD 表现为非典型性大淋巴细胞的片状增生。经典霍奇金淋巴瘤型 PTLD 比较少见，以具有霍奇金淋巴瘤免疫学表型的 R-S 细胞为特征[9]。

即使 PTLD 的组织活检与多种良性或恶性淋巴增生性疾病（传染性单核细胞增多症、非霍奇金淋巴瘤或者霍奇金淋巴瘤）的形态学表现极为相似，但因其特殊的临床病理特征而被单独分类，如好发于移植术后、独特的生物学行为和治疗策略以及临床干预的迫切性。减低免疫抑制治疗强度、恢复重建自身免疫是 PTLD 治疗的基本理念，对于单克隆性疾病也是十分有效的。其他治疗方法还包括抗 CD20 抗体、供体 T 细胞输注、体外转化的 HLA 匹配的 EBV 特异性细胞毒性 T 细胞输注以及抗病毒治疗。放疗和多药化疗常用于进展性或对上述治疗无反应的肿瘤患者，疫苗和一些新型疗法也正在不断的探索之中。临床实践指南推荐对接受移植术的实体器官或干细胞移植受体进行常规监测，以便进行预防性治疗[4]。

免疫抑制，特别是 T 细胞功能障碍，可能是导致活动性 EBV 感染的关键因素，也是发生 EBV 相关性肿瘤的高危因素。使用预防移植排斥反应或治疗自身免疫性疾病的特定药物（如氨甲蝶呤）、特定的遗传性免疫缺陷（如 Wiskott-Aldrich 综合征）以及老年性免疫功能衰退也与 EBV 相关性淋巴瘤的发生有关[9]。

EBV 属于双链 DNA 病毒，其基因组潜伏在被感染者体内少量 B 细胞的细胞核中。经过周期性再活化，病毒颗粒随着感染者的唾液四处传播，几乎可以感染每一个未成年人。原发感染的特征是外周血或血浆中出现高水平 EBV DNA，继而在几个月内，感染即可被自身免疫系统控制，血浆中的病毒 DNA 也随之消失。后来发生的 EBV 相关性肿瘤（如 PTLD）也伴随外周血和血浆 EBV DNA 水平的升高，用分子生物学技术定量检测病毒基因组拷贝数，即 EBV 负荷量，可以作为预测和检测 PTLD 病程的一个生物学标志物。

EBV 原发感染时，如患者正在接受免疫抑制干预，会限制病毒感染引发的体液免疫和细胞免疫反应，如本例患者在移植前的 EBV 血清学检测为阴性，增加病毒感染复燃和肿瘤转化的可能性。继发的遗传缺陷被认为是导致肿瘤形成的驱动因素，相关的基因组变异和（或）突变以及大范围基因的表观遗传学沉默已

见诸报道[4]。据推断，高频突变过程有助于 B 细胞获得遗传缺陷，从而促进其向肿瘤的转化。

无论 PTLD 可能含有哪些淋巴细胞发育的遗传突变，几乎所有的 PTLD（除了一些早期病变）都携带免疫球蛋白（IGH 和 IGK）基因克隆性重排和轻链限制性，表明它们属于肿瘤性 B 细胞。这些细胞多起源于骨髓或干细胞移植供体的 B 细胞，或者是实体器官移植受体的 B 细胞。来源于其他细胞类如 T 细胞或 NK 细胞的 PTLD 非常罕见，而且大多与 EBV 无关。

IGH 基因重排是 B 细胞分化的标志，IGK 基因重排晚于 IGH 基因重排，但也在 B 细胞成熟分化之前即以完成。所有的淋巴细胞肿瘤都是起源于一个具有特定基因重排方式的淋巴细胞的失控性增生，因此肿瘤内的所有细胞均为这个异常淋巴细胞的后代，都带有与之相同的基因重排方式。所以恶性淋巴瘤和淋巴细胞性白血病都以单克隆性基因重排为特征，而良性反应性淋巴细胞增生则不具有这个特征。因为每个淋巴细胞发育过程中的基因重排是各不相同的，所以每个淋巴细胞肿瘤的基因重排方式也是独特的，但复发肿瘤的重排方式与原发肿瘤的重排方式是相同的。当组织活检的病理形态学不能确诊，基因重排检测有助于鉴别多克隆性的反应性病变和单克隆性的肿瘤性病变。κ 和 λ 轻链限制性可以通过 RNA 原位杂交或免疫组织化学染色检测轻链蛋白而识别，有助于鉴别成熟的淋巴细胞肿瘤和浆细胞肿瘤。因为单克隆性增生并不等于肿瘤性增生，所以与临床病理信息综合分析是十分必要的。

有趣的是，EBV 感染性肿瘤还可以通过 EBV 基因组结构确定克隆性状态，因为 EBV 一旦侵入细胞，每一个被感染的细胞都有一个相对独特的病毒基因组融合末端重复结构，这个重复序列可以用 Southern 杂交检测，但其临床应用并不优于其他的克隆性重排检测方法[2]。

PTLD 倾向于单克隆性和侵袭性增生，只有早期病变亚型表现为多克隆性增生和相对良性的生物学行为[10, 11]。寡克隆 PTLD 很少见，可能是极易受感染的移植宿主同步发生的、相互独立的多个肿瘤。

选择题

1. 对疑似 PTLD 的患者进 EBV 负荷量检测，最有价值的样本类型是（　　　）

    A. 移植器官组织活检

    B. 口腔黏膜细胞或唾液

    C. 培养的淋巴细胞

    D. 淋巴结组织活检

    E. 外周血或血浆

2. 如果本例患者的肺结节 EBER 原位杂交显示几乎没有 EBER 阳性细胞核，RNA 质控对照的信号正常，下列解释正确的是（　　　）

    A. EBER 原位杂交结果完全阴性

    B. 结果无法确定

    C. EBER 原位杂交结果弱阳性

    D. 因为核分裂，EBER 阳性细胞中 EBER 没有定位于细胞核

    E. 病变与 EBV 无关，但不能排除 PTLD 诊断

3. 为了检测石蜡包埋组织内的 EBV，最有价值的检测是（　　　）

    A. EBER 原位杂交

    B. oligo dT 原位杂交

    C. EBV 基因组的定量 PCR

    D. 免疫球蛋白［*IGH* 和（或）*IGK*］基因重排的 Southern 杂交

    E. EBV 基因组的 Southern 杂交

4. 为了鉴别疑似 PTLD 患者石蜡包埋组织活检的 B 细胞克隆性状态，最有价值的检测是（　　　）

    A. κ 和 λ 轻链免疫组织化学染色

    B. κ 和 λ 轻链基因原位杂交

    C. κ 和 λ 轻链 RNA 原位杂交

    D. κ 和 λ 轻链蛋白原位杂交

    E. 免疫球蛋白［*IGH* 和（或）*IGK*］基因重排的 Southern 杂交

5. 下列哪一种情况下，干细胞移植受体处于 PTLD 高发风险（　　　）

    A. 移植前确认有传染性单核细胞增多症病史

    B. 接受自体移植

    C. EBV 血清学阴性

    D. 接受供体的脐带血干细胞

    E. 接受 EBV 血清学阳性供体的干细胞

文中所列问题答案

问题 1：本例患者的鉴别诊断有哪些？

　　根据临床表现和组织病理学描述，倾向于 PTLD 的诊断。关键的临床特征包括同种异体移植术病史、医源性免疫抑制、发热、淋巴结肿大和多发性肺结节。关键的组织病理学表现为肺活检组织内具有非典型的 B 淋巴细胞。排除细胞外轻链蛋白染色背景的干扰，轻链蛋白表达细胞计数比例为 4 ∶ 1，提示为多克隆性浆细胞。EBV 血清学检测证实移植前无 EBV 感染，但不能排除医源性免疫抑制导致的血清学检测假阴性。鉴别诊断包括：PTLD（早期病变或多形性亚型）、感染、移植物抗宿主反应、器官排斥。

问题 2：上述所选择的分子检测是否恰当？

　　这些检测是恰当的。EBER 原位杂交有助于鉴别 EBV 潜伏性感染和 EBV 相关性肿瘤。EBV 负荷量检测是测定外周 EBV DNA 的非侵入性检测，与 PTLD 诊断相关。连续性监测还可以用于评价 EBV 相关性 PTLD 的治疗效果。

　　通过 κ 和 λRNA 原位杂交是评判石蜡样本中晚期 B 细胞或浆细胞克隆性状态的最佳方法。通过 PCR 或 Southern 杂交检测免疫球蛋白重链或轻链基因（*IGH* 和 *IGK*）重排有助于识别不同发育阶段 B 细胞增生的克隆性状态。

问题 3：与 EBV 负荷量检测相比，EBER 原位杂交的优势和局限性是什么？

　　EBER 原位杂交的优势是可以通过显微镜观察杂交信号，并与组织结构、细胞形态进行综合判读。因为 EBER RNA 含量丰富，适用于石蜡包埋组织，有助于 EBV 相关性疾病的鉴别诊断，RNA 质量较差时则参考价值有限。

EBV 负荷量检测是典型的体液检测方法，无须侵入性取样过程。病毒负荷量可以作为高危人群的筛查手段或治疗效果的监测方法，但病毒负荷量升高不能用于鉴别 EBV 相关性疾病的类型。

问题 4： 在评估图 13-1 的杂交结果之前，必须先评估对照样本的杂交结果吗？

RNA 质控对照染色和 3 种杂交探针的阳性对照染色均未在图中显示（图 13-1）。从技术方面而言，这些质控片的杂交结果必须在判读患者样本之前进行判读。然而，患者样本中包含大量 EBER 和 κRNA 阳性细胞，提示 RNA 质量是可靠的。染色方式（EBER 为核着色，κ 和 λ 为细胞质和细胞核着色）和着色部位（淋巴细胞着色，间质细胞不着色）证实 3 种探针的杂交结果也是可靠的。少数细胞表达 λRNA 可以作为内对照，表明杂交流程是成功的。

当对同一例患者样本进行多项分子检测时，看似可以将不同分子项目彼此作为对照。对于本例患者的情况，进行 RNA 质控对照染色似乎显得多余，或可选择当检测结果出现与临床诊断倾向不符的时候再进行 RNA 质控检测，但依据 PTLD 诊疗流程，这种延迟对患者是极为不利的，患者有可能因为检测结果延迟而耽误治疗，发生致命性的疾病进展。此外，每项检测都应以自身对照为结果判读有效性的前提。

问题 5： 临床医师降低了患者的免疫抑制治疗强度（停用硫唑嘌呤，减量使用环孢素），增加了抗病毒药物阿昔洛韦，哪些分子检测可用于疗效监测？

EBV DNA 出现在所有的肿瘤细胞中，可以作为肿瘤标志进行治疗效果监测。EBV 负荷量检测是一种非侵入性实验室检查，可以与其他血液学检测一起取样。诊断时患者血浆 EBV DNA 负荷量为 5000 拷贝 / 毫升，可以作为治疗过程中病毒负荷量连续监测的观察基线。

选择题答案

1. 正确答案：E

PTLD 患者血液循环中含有高水平的 EBV DNA，其他无病变组织中可能仅含有低水平 EBV DNA 或检测不到 EBV DNA。

2. 正确答案：E

这种情况与本章节中的病例不同，如果仅有少量细胞表达 EBER，那么选项 A 是不正确的。因为 RNA 质控对照染色是正常的，EBER 结果可以解释为少量病变细胞出现 EBV 定位表达，EBV 阴性 PTLD 不能排除，可以通过进一步的外周血或血浆 EBV 负荷量检测明确诊断，病毒负荷量水平较低或阴性则证实患者的体征和症状与 EBV 无关。只有极少数 PTLD 病例是 EBV 阴性的。此外，如果 RNA 质控对照和 EBER 杂交都是阴性的，则 EBV 状态是无法确定的，需要重复检测或选择其他 EBV 替代检测。

3. 正确答案：A

尽管 EBV 负荷量检测可以用于石蜡包埋样本，但 EBER 原位杂交具有能在特殊病变细胞中定位 EBV 潜伏性感染的优势。因石蜡包埋组织样本常常难以获得足量的、高质量的长片段 DNA，所以不适于 Southern 杂交检测。

4. 正确答案：C

原位杂交是以轻链基因表达转录子（RNA）为检测靶点，比轻链蛋白的免疫组织化学染色结果易于判读，提供的信息量更多。针对 κ 或 λ 基因组的原位杂交只能在每个细胞中检测到两个拷贝的杂交信号，不足以判断细胞克隆性状态。石蜡包埋组织样本常常难以获得足量的、高质量的长片段 DNA，所以不适于 Southern 杂交检测。

5. 正确答案：C

移植前缺乏对 EBV 的初始免疫应答是发生 PTLD 的主要危险因素，一旦患者处于免疫抑制状态，感染极易发生。

参考文献

1. Fan H, Gulley ML (2001) Molecular methods for detecting Epstein-Barr virus. In: Killeen AA (ed)

Molecular pathology protocols. Humana Press, Totowa

2. Gulley ML, Tang W (2008) Laboratory assays for Epstein-Barr virus-related disease. J Mol Diagn 10:279–292

3. Ryan JL, Fan H, Glaser SL et al (2004) Epstein-Barr virus quantitation by real-time PCR targeting multiple gene segments: a novel approach to screen for the virus in paraffin embedded tissue and plasma. J Mol Diagn 6:378–385

4. Gulley ML, Tang W (2010) Using Epstein-Barr viral load assays to diagnose, monitor, and prevent post transplant lymphoproliferative disorder. Clin Microbiol Rev 23:350–366

5. Heid CA, Stevens J, Livak KJ et al (1996) Real time quantitative PCR. Genome Res 6:986–994

6. Gulley ML, Glaser SL, Craig FE et al (2002) Guidelines for interpreting EBER in situ hybridization and LMP1 immunohistochemical tests for detecting Epstein-Barr virus in Hodgkin lymphoma. Am J Clin Pathol 117:259–267

7. Beck RC, Tubbs RR, Hussein M et al (2003) Automated colorimetric in situ hybridization (CISH) detection of immunoglobulin (Ig) light chain mRNA expression in plasma cell (PC) dyscrasias and non-Hodgkin lymphoma. Diagn Mol Pathol 12:14–20

8. Evans PA, Pott C, Groenen PJ et al (2007) Significantly improved PCR-based clonality testing in B-cell malignancies by use of multiple immunoglobulin gene targets. Report of the BIOMED-2 Concerted Action BHM4-CT98-3936. Leukemia 21:207–214

9. Swerdlow SH, Campo E, Jaffe ES et al (2008) WHO classification of tumours of haematopoietic and lymphoid tissues. IARC, Lyon

10. Chadburn A, Chen JM, Hsu DT et al (1998) The morphologic and molecular genetic categories of post transplantation lymphoproliferative disorders are clinically relevant. Cancer 82:1978–1987

11. Locker J, Nalesnik M (1989) Molecular genetic analysis of lymphoid tumors arising after organ transplantation. Am J Pathol 135:977–987

推荐阅读

1. Beck RC, Tubbs RR, Hussein M et al (2003) Automated colorimetric in situ hybridization (CISH) detection of immunoglobulin (Ig) light chain mRNA expression in plasma cell (PC) dyscrasias and non-Hodgkin lymphoma. Diagn Mol Pathol 12:14–20

2. Gulley ML, Tang W (2010) Using Epstein-Barr viral load assays to diagnose, monitor, and prevent post transplant lymphoproliferative disorder. Clin Microbiol Rev 23:350–366

3. Swerdlow SH, Campo E, Jaffe ES et al (2008) Posttransplant lymphoproliferative disorders. In: Swerdlow S (ed) WHO classification of tumours of haematopoietic and lymphoid tissues, 4th edn. International Agency for Research on Cancer, Lyon

4. van Dongen JJ, Langerak AW, Brüggemann M, Evans PA, Hummel M, Lavender FL et al (2003) Design and standardization of PCR primers and protocols for detection of clonal immunoglobulin and T-cell receptor gene recombinations in suspect lymphoproliferations: report of the BIOMED-2 Concerted Action BMH4-CT98-3936. Leukemia 17:2257–2317

第14章　HIV 相关性霍奇金淋巴瘤

George Fedoriw, Margaret L. Gulley

临床背景

患者，男性，43 岁，间歇性发热、腹泻 2 个月。患者于 7 年前确诊为人类免疫缺陷病毒（human immunodeficiency virus，HIV）感染，但并未遵医嘱进行系统性高效抗逆转录病毒治疗（highly active antiretroviral therapy，HAART）。患者既往有高血压、2 型糖尿病和原因不明的癫痫发作病史。

除了乏力和进行性体重减轻之外，患者无其他特殊的全身症状。体检发现，患者皮肤苍白、发热，触诊时有轻微腹部不适，全身多处淋巴结肿大，最大者为右腋窝淋巴结，直径 2cm。全血细胞计数和白细胞分类（表 14-1）提示全血细胞减少。

患者的 CD4$^+$ T 细胞计数绝对值（148/μl）低于正常范围（510~2320/μl）。血液样本被送至微生物实验室进行细菌和真菌培养，同时临床医师开始对患者进行经验性广谱抗生素和抗真菌治疗。最终，所有的培养结果均为阴性，患者的发热和血细胞减少症状仍未见缓解。随后，患者接受右腋窝淋巴结活检以明确淋巴结肿大的原因，同时进行骨髓活检以寻找全血细胞持续减少的原因。

腋窝淋巴结活检显示为典型的 HIV 感染相关性组织病理学变化，即生发中心退化、浆细胞增生及血管周围单核样淋巴细胞聚集。形态学、流式细胞术检测和核型分析均未发现恶性淋巴瘤的证据。

问题 1：结合上述资料，应考虑对患者进行哪些分子检测？

分子检测依据

HIV 患者发生进行性免疫功能障碍相关性疾病的危险性显著增高[1]，发生率最高的是细菌、真菌和病毒引起的机会性感染；次之是 HIV 相关性肿瘤，如血管源性、造血系统以及上皮源性的恶性肿瘤。HIV 阳性患者发生急性和慢性感染时，经常出现非特异性淋巴结肿大。尽管肿大的淋巴结可能在疾病稳定期的数年内毫无变化，但是一旦出现淋巴结迅速增大和其他进展性临床症状，则预示着患者发生了进行性免疫功能障碍。为了确定淋巴结肿大及其相关症状的病因，首先需要了解 HIV 感染如何进展到获得性免疫缺陷综合征（acquired immune deficiency syndrome，AIDS），以及 HIV 进行性复制、宿主免疫力失衡与特异性疾病表现之间的相互联系。针对相关病毒的分子检测具有快速、灵敏的优势，能够进一步指导诊断和治疗。

表 14-1　全血细胞计数和白细胞分类数据

全血细胞计数		白细胞分类	
白细胞	3.2×10^9/L	中性粒细胞	2.5×10^9/L
红细胞	2.9×10^{12}/L	淋巴细胞	0.2×10^9/L
血红蛋白	85 g/L	单核细胞	0.1×10^9/L
血细胞比容	24.7%	嗜酸性粒细胞	0.1×10^9/L
平均血细胞比容	85fl		
血小板	134×10^9/L		

检测项目

应对患者进行以下分子检测。

● 血浆 HIV 负荷量检测。

● 血浆 EBV 负荷量检测。

● 血浆巨细胞病毒（Cytomegalovirus, CMV）负荷量检测。

● 全血人类疱疹病毒 8 型（Human herpesvirus 8, HHV8）PCR 检测。

实验室检测方案

通过定量逆转录聚合酶链反应（qRT-PCR）可以检测血浆中的 HIV 负荷量，从而直接评估病毒的感染负荷。检测结果能够反映抗逆转录病毒治疗的效果和患者的免疫缺陷状态，进而预测发生机会性感染和肿瘤的危险度[2]。分析前质控对 HIV 定量检测的精确性至关重要，因此样本采集和运输过程都需要注意保持 RNA 的完整性，确保其质量满足下游逆转录和 cDNA 扩增的过程[3]。扩增子污染问题已经通过自动化检测流程和有限的样本操作步骤得到控制，但适当的对照设置可以进一步避免出现假阳性结果。此外，设置强阳性和临界阳性对照有助于提高检测的灵敏度和线性相关度，同时还可以衡量样本提取的效率。

相似的检测方法也可以用于检测 HIV 相关性疾病的其他致病微生物，如 EBV 和 CMV 负荷量，即通过 qPCR 检测血浆样本中 EBV 和 CMV 的基因组 DNA 含量。采用定量检测方法是十分必要的，因为在健康人血浆中也可以检测到低水平的 EBV 或 CMV 病毒，只有高水平病毒负荷量才提示病毒相关性疾病的存在[4]。这两项病毒检测中，对照反应的设置原则与上述 HIV 负荷量检测类似。HHV8 是一种与 EBV 和 CMV 部分同源的病毒，属于人类疱疹病毒家族，但并不像 EBV 和 CMV 一样在人群中广泛存在。EBV、CMV 和 HHV8 是免疫抑制状态下最易感染的病原微生物。

检测结果分析要点

病毒负荷量检测结果如下所述。

● HIV 负荷量：0~50 拷贝/毫升（正常范围：0）。

● EBV 负荷量：6098 拷贝/毫升（正常范围：血浆 0~250 拷贝/毫升）。

● CMV 负荷量：0 拷贝/毫升（正常范围：血浆 0~500 拷贝/毫升）。

● HHV8 病毒 DNA：全血标本中检测不到 HHV8 病毒 DNA（正常结果：使用灵敏度为 50copies/PCR 的方法检测不到 HHV8 病毒 DNA）。

病毒负荷量检测分析指南及实时 PCR 结果判读（外对照、内对照意义）请参见第 13 章相关内容。

问题 2：上述病毒负荷量检测结果的临床含义是什么，对患者进一步治疗有何指导意义？

结果解释

病毒负荷量检测的临床说明

一般而言，血浆中未检测到 HIV 说明病毒感染得到了有效控制，但这种推测会误导本例患者的临床治疗。虽然患者近期接受的 HAART 减少了 HIV 病毒负荷，使其降低至可检测最低限以下，但较低的 CD4 细胞水平提示患者已经出现免疫功能障碍[5]。

那么导致患者出现发热和淋巴结的原因是什么呢？针对 HIV 相关性疾病的致病原 EBV、CMV 和 HHV8 的分子检测有助于了解患者的机会性感染状态。根据上述检测结果，患者血中没有检测到 CMV 和 HHV8，而检出了高拷贝 EBV DNA，提示患者可能存在 EBV 相关性疾病。尽管正常人群中 EBV 的感染率较高，但正常人的血浆中通常不会检出 EBV DNA。处于 HIV 感染活动期的患者，其免疫功能被破坏，血浆中检出 EBV DNA 反映了 EBV 处于病毒复制状态，高度提示患者存在 EBV 相关性肿瘤[6]。在免疫功能受抑制的 HIV 感染人群中，淋巴瘤的发生率明显升高，进而需要针对 EBV 相关性疾病进行进一步的检测[2, 6]。

进一步检测

鉴于淋巴结肿大、持续性全血细胞减少和 EBV 相关性疾病证据，对患者进行骨髓穿刺活检。

问题 3：图 14-1 中的骨髓活检组织形态学有哪些发现？

骨髓组织病理学

HE 染色显示骨髓内细胞增多，粒细胞、红细胞、巨核细胞等三系造血细胞都存在。骨髓腔内的浅染区可见增生的嗜酸性粒细胞、中性粒细胞和浆细胞，其中散在分布异型性大细胞，少数大细胞有双核和嗜酸性核仁，类似于经典型霍奇金淋巴瘤的 R-S 细胞。免疫组织化学染色显示，R-S 细胞表达 B 细胞特异性抗原 PAX5 和另两种霍奇金淋巴瘤标志物 CD30 和 CD15，不表达淋巴细胞标志物 CD45、B 细胞抗原

CD20 和 T 细胞抗原 CD3，因此支持经典型霍奇金淋巴瘤的诊断。

问题 4：鉴于上述骨髓活检结果，建议患者进行哪些分子检测？

骨髓样本的分子检测和分析指南

在骨髓活检的石蜡切片上进行 EBER 原位杂交检测（图 14-2）。标记有地高辛的 EBER 特异性核酸探针与组织切片上的 EBV RNA 杂交，用缓冲液洗脱未杂交结合的探针后，通过信号放大系统使杂交复合体显色。本例实验中使用的是一种多聚物，将抗地高辛抗体与多个辣根过氧化物酶连接，通过抗地高辛抗体使辣根过氧化物酶与杂交复合体连接，酶促底物 3,3′- 二氨基联苯胺（DAB）形成不溶性蓝色沉淀，在显微镜下可以观察到细胞内 EBER 的定位。通过伊

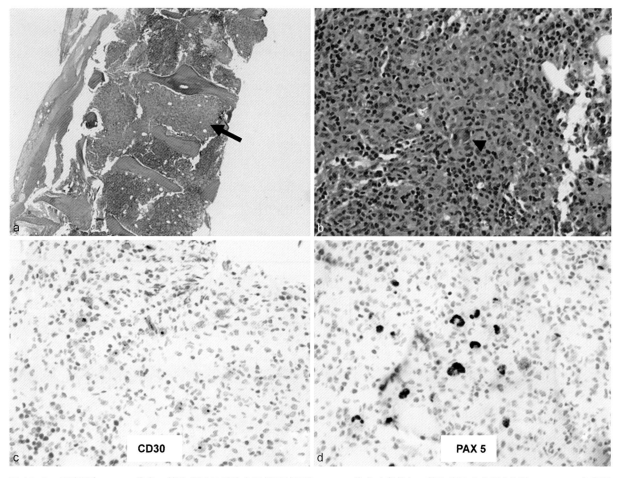

图 14-1　骨髓活检。a. HE 染色，箭头指示骨髓腔内局部区域淡染。b. HE 染色（高倍），箭头指示非典型大细胞。c. CD30 免疫组化染色。d. PAX5 免疫组化染色

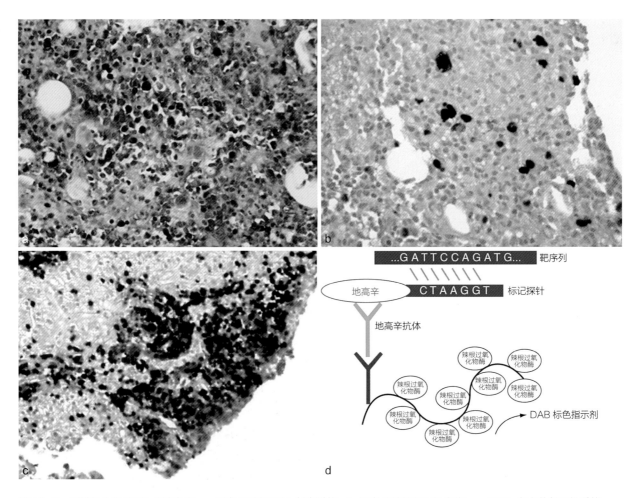

图 14-2　石蜡切片的 EBER 原位杂交。a. 患者骨髓的 RNA 保存质控。b. 患者骨髓的 EBER 杂交。c. EBER 杂交外部阳性质控：一例儿童移植后淋巴增生性疾病的肝肿瘤样本。d. 探针杂交化学原理示意图

红复染，可以结合组织结构和细胞形态观察杂交信号。EBER 出现在潜伏感染细胞的细胞核内，仅仅在细胞分裂时可能出现于细胞质中。在显微镜下观察 EBER 表达细胞的类型和分布有助于病理医师将组织病理学表现、细胞学证据和原位杂交结果综合分析判读。检测对照包括保证操作流程的可靠性的 EBV 阳性对照样本，以及证实 RNA 质量满意的内部对照。

问题 5：图 14-2 显示的 EBER 原位杂交结果是什么，骨髓活检及 EBER 检测对患者下一步治疗有何指导意义？

骨髓活检的分子组织化学结果和组织病理学诊断

原位杂交结果显示，外部对照和内部对照染色正常，说明样本 RNA 保存质量和杂交操作流程是可靠的，可以进一步判读样本的 EBER 杂交结果。EBER 信号位于骨髓样本中非典型大细胞的细胞核内，证实骨髓病变是 EBV 相关性的。表达 EBER 的细胞具有 R-S 细胞的特征，鉴于临床病史和组织病理学表现，骨髓活检诊断为 EBV 相关性经典型霍奇金淋巴瘤。

其他注意事项

在本例患者骨髓样本中，EBER 信号清晰地定位于 R-S 细胞，证实该肿瘤是与 EBV 相关的。另一种检测 EBV 的替代方法是从石蜡包埋组织中提取 DNA，利用 PCR 扩增 EBV 基因组的某个特异性片段，但是这种方法不能鉴别 EBV 信号是来自 R-S 细胞还是来源于病变背景中的反应性淋巴细胞，而这种区别对于确诊 EBV 相关性肿瘤是至关重要的。

在肿瘤发生过程中，病毒感染的作用尚未阐明。

然而，在 HIV 相关性霍奇金淋巴瘤中同时检出 EBV 感染，不仅提高了诊断可靠性，还可以指导治疗方案。被 EBV 感染细胞的表达 EBV 抗原，可以作为免疫治疗的靶点 [7,8]。将体外培养的、经 EBV 感染细胞诱导形成的细胞毒性 T 细胞回输至感染者体内，可以靶向杀伤 EBV 感染的肿瘤细胞 [7]。这种方法既可以提高患者的治疗耐受性，又能够获得有效的治疗效果 [8]。对淋巴瘤和 EBV 相关性肿瘤的深入研究已证实免疫治疗的前景。

使用细胞遗传学方法分析细胞克隆性状态经常用于淋巴瘤疑似病例的确诊和分型。常规核型分析是一种强大的全基因组扫描方法，可以检测出许多种染色体结构异常。在多种淋巴瘤亚型中，特异遗传学改变为诊断和（或）预后提供了许多有价值的信息。然而，对于霍奇金淋巴瘤病例，现在还没有可用于明确诊断的特异性核型异常，而且由于 R-S 细胞常常混杂于大量的非肿瘤细胞之间，导致核型分析常常出现假阴性结果。

分子病理学背景知识

HIV 感染者发生淋巴瘤的风险显著增加，其中大多数淋巴瘤为 B 细胞起源，通常被认为是 AIDS 特征性肿瘤。HIV 相关性淋巴瘤的出现表明进行性免疫功能障碍、病毒复制和环境压力导致的继发遗传变异之间复杂的相互作用，最终驱动细胞发生恶性转化，导致肿瘤发生。在 T 细胞显著缺失的情况下，微生物刺激诱导发生慢性炎症，刺激 B 细胞发生恶性转化。CD4 计数和 HIV 负荷量测定可以反映 HIV 相关性免疫抑制的进展程度，预测淋巴瘤的发病风险。有趣的是，这种预测并不适于霍奇金淋巴瘤，因为霍奇金淋巴瘤发生率与 CD4 计数和 HIV 负荷量之间并没有表现出相关性 [9-11]。尽管 HIV 感染和非 HIV 感染者的霍奇金淋巴瘤形态学表现并无差别，但 HIV 相关性霍奇金淋巴瘤表现出更广泛的侵袭性 [12]。此外，HAART 能够降低大多数恶性淋巴瘤的发病率，但对霍奇金淋巴瘤发病率并无影响 [13]。虽然霍奇金淋巴瘤并不属于 AIDS 特征性疾病，但霍奇金淋巴瘤是 HIV

阳性人群发病和死亡的重要原因 [12, 14]。

EBV 感染几乎见于所有的 HIV 相关性霍奇金淋巴瘤患者 [15]，而仅有半数免疫功能正常的霍奇金淋巴瘤患者可以检出 EBV [16]，同样也仅有半数的 HIV 相关性非霍奇金淋巴瘤与 EBV 相关。值得注意的是，EBER 原位杂交被认为是识别潜伏性 EBV 感染的金标准，用于确诊 EBV 相关性肿瘤。其他组织化学方法都可能导致误诊。例如，使用免疫组织化学染色的方法，在 EBER 阳性伯基特淋巴瘤中检测不到潜伏性膜蛋白（LMP1 和 LMP2）表达，而在 HIV 感染相关霍奇金淋巴瘤则可见 LMP1 和 LMP2 蛋白的明确表达。EBV 出现于恶性淋巴瘤细胞，则证实了其在肿瘤形成中的重要作用。

在 EBV 感染过程中，多种病毒蛋白和非编码 RNA 参与了促进细胞恶性转化的过程 [17]。现在我们至少明确了 LMP1 和 LMP2 蛋白在 NFKB1 和 B 细胞受体信号通路持续激活过程中的作用机制，该机制能够促进细胞生存和增生 [18]。无须 CD40 配体 - 受体相互作用，LMP1 蛋白即可激活 NFKB1，LMP2 同样也可以在免疫球蛋白表面受体没有接受抗原刺激的情况下发挥功能 [19]。在 HIV 感染所导致的其他进行性免疫抑制效应的协同作用下，EBV 感染为淋巴瘤的发生创造了有利的微环境。

对于高风险的 HIV 阳性人群，EBV 负荷量检测可以提示血液中出现高水平 EBV DNA，有助于 EBV 相关性肿瘤的早期诊断 [20]。一旦确诊为 EBV 相关性肿瘤，连续监测 EBV 负荷量可以作为肿瘤负荷的标志物，辅助评估治疗反应。EBV 负荷量再次升高预示疾病复发和进展，可为患者争取早期临床干预的机会。

选择题

1. HIV 阳性患者出现难以控制的感染，发生下列哪种疾病的危险性显著增加（　　）

　　A. 多种细菌、病毒和真菌的共同感染

　　B. 上皮性恶性肿瘤

　　C. 淋巴瘤

　　D. 血管源性肿瘤

E. 以上都是

2. 对于石蜡包埋样本，EBER 原位杂交的独特优势是
（　　　）

　　A. 直接观察和评估靶细胞的 EBV 感染状态

　　B. 不需要保存完好的 RNA

　　C. 对病毒负荷量的精确定量

　　D. 检测快速

　　E. 对淋巴瘤具有特异性

3. 单独进行 HIV 负荷量检测足以判断 HIV 感染的分期，
预测相关性疾病的发病风险（　　　）

　　A. 对

　　B. 错

4. 哪种 EBV 基因产物被认为与 NFKB1 通路促进 B 淋
巴细胞生存和增生有关（　　　）

　　A. EB 核抗原 1（EBNA1）

　　B. EB 病毒编码 RNA（EBER）

　　C. 糖蛋白 -41（gp41）

　　D. 糖蛋白 -350（gp350）

　　E. 潜伏性膜抗原 1（LMP1）

5. 对于 HIV 阳性患者，EBV 负荷量升高足以诊断为淋
巴瘤（　　　）

　　A. 对

　　B. 错

选择题答案

1. 正确答案：E

　　许多 HIV 感染的并发症是因进行性免疫功能障
碍而发生的机会性感染，其发生真菌、细菌和病毒
感染的危险远远高于免疫功能正常的人群。共同感
染还与多种恶性肿瘤的发生具有相关性。例如，人
乳头瘤病毒（HPV）导致的细胞周期阻滞能够促进
被感染细胞发生恶性转化，多种疱疹病毒的转化机
制已被阐明。

2. 正确答案：A

　　EBER 原位杂交能够直接检测特定细胞或亚细
胞结构中的病毒基因产物。这种技术利用核酸探针
和普通的光学显微镜，能够明确定位特定细胞中的

病毒。尽管可以看到组织中的 EBV 基因产物，但
并不能对病毒负荷量进行精确定量，也不能确诊为
恶性肿瘤。组织中保留有足够质量的 RNA 靶序列
是确保检测灵敏度和判读准确性的前提，RNA 质控
的设置对于实现有效性检测也是至关重要的。

3. 正确答案：B

　　从 HIV 负荷量检测可以获得许多有价值的信
息。如将这些数据与临床表现、免疫状态共同分析，
会获得更有价值的预测和预后信息。CD4$^+$ T 细胞计
数减少与发生共同感染及恶性肿瘤的危险度增加具
有相关性。针对其他病毒的血清负荷量测定也有助
于 HIV 相关性疾病的诊断和监测。

4. 正确答案：E

　　与其他病毒相同，EBV 能够调控宿主细胞的分
子机制。病毒生活史依赖于病毒蛋白的时相性表达，
其类型与疾病状态具有相关性。现在认为，LMP1
表达有助于介导 NFKB1 活化诱导的恶性转化过程。
EBNA1 和 EBER 表达与 EBV 的生活史有关，但是
这些病毒基因产物参与其他通路的功能。Gp350 和
gp110 则表达于 EBV 感染的细胞溶解期。

5. 正确答案：B

　　单独出现的 EBV 负荷量升高不足以确诊淋巴
瘤。然而，病毒负荷量升高程度可以提示肿瘤发生
的风险。重要的是，一旦确诊，病毒负荷量可作为
监测淋巴瘤治疗有效性的指标。

参考文献

1. Frisch M, Biggar RJ, Engels EA et al (2001) Association of cancer with AIDS-related immunosuppression in adults. JAMA 285:1736–1745

2. Ryan JL, Fan H, Glaser SL et al (2004) Epstein-Barr virus quantitation by real-time PCR targeting multiple gene segments. J Mol Diagn 6:378–385

3. Puren A, Gerlach JL, Weigl BH et al (2010) Laboratory operations, specimen processing, and handling for viral load testing and surveillance. J

Infect Dis 201(S1):S27–S36

4. Broccolo F, Bossolasco S, Careddu AM et al (2002) Detection of DNA of lymphotropic herpesviruses in plasma of human immunodeficiency virus-infected patients: frequency and clinical significance. Clin Diagn Lab Immunol 9:1222–1228

5. Natarajan V, Bosche M, Metcalf JA et al (1999) HIV-1 replication in patients with undetectable plasma virus receiving HAART. Highly active antiretroviral therapy. Lancet 353:119–120

6. Fan H, Gulley ML (2001) Epstein-Barr viral load measurement as a marker of EBV-related disease. Mol Diagn 6:279–289

7. Savoldo B, Rooney CM, Di Stasi A et al (2007) Epstein Barr virus-specific cytotoxic T lymphocytes expression the anti-CD30z artificial chimeric T-cell receptor for immunotherapy of Hodgkin disease. Blood 110:2620–2630

8. Helsop HE, Slobod KS, Pule MA et al (2010) Long-term outcome of EBV-related lymphoproliferative disease in transplant recipients. Blood 115:923–935

9. Mbulaiteye SM, Biggar RJ, Goedert JJ et al (2003) Immune deficiency and risk for malignancy among persons with AIDS. J Acquir Immune Defic Syndr 32:527–533

10. Burgi A, Brodine S, Wedner S et al (2005) Incidence and risk factors for the occurrence of non-AIDS-defining cancers among human immunodeficiency virus-infected individuals. Cancer 104:1505–1511

11. Bedimo RJ, McGinnis DA, Dunlap M et al (2009) Incidence of non-ADIS-defining malignancies in the HIV-infected versus noninfected patients in the HAART era: impact of immunosuppression. J Acquir Immune Defic Syndr 52:203–208

12. Tirelli U, Errante D, Colcetti R et al (1995) Hodgkin's disease and human immunodeficiency virus infection: clinicopathologic and virologic features of 114 patients from the Italian Cooperative Group on AIDS and Tumors. J Clin Oncol 13:1758–1767

13. Engels EA, Biggar RJ, Hall HI et al (2008) Cancer risk in people infected with human immunodeficiency virus in the United States. Int J Cancer 123:187–194

14. Grogg KL, Miller RF, Dogan A (2007) HIV infection and lymphoma. J Clin Pathol 60:1365–1372

15. Dolcetti R, Biocchi M, Gloghini A et al (2001) Pathologic and histogenetic features of HIV-associated Hodgkin's disease. Eur J Cancer 37:1276–1287

16. Hummerl M, Anagnostopoulos I, Dallenbach F et al (1995) EBV infection patterns in Hodgkin's disease and normal lymphoid tissue: expression and cellular localization of EBV gene products. Br J Haematol 175:263–271

17. Carbone A, Cesarman E, Spina M et al (2009) HIV associated lymphomas and gamma-herperviruses. Blood 113:1213–1224

18. Mosialos G, Birkenbach M, Yalamanchili R et al (1995) The Epstein-Barr virus transforming protein LMP1 engages signaling proteins for the tumor necrosis factor receptor family. Cell 80:389–399

19. Rastelli J, Homig-Holzel C, Seagal J et al (2008) LMP1 signal can replace CD40 signaling in B cells in vivo and has unique features of inducing class-switch recombination to IgG1. Blood 111:1448–1455

20. Gandhi MK, Lambley E, Burrows J et al (2006) Plasma Epstein-Barr virus (EBV) DNA is a biomarker for EBV-positive Hodgkin's lymphoma. Clin Cancer Res 12:460–464

推荐阅读

1. Carbone A, Gloghini A, Serraino D et al (2009)

HIV-associated Hodgkin lymphoma. Curr Opin HIV AIDS 4:3–10

2. Fan H, Kim SC, Chima CO et al (2005) Epstein-Barr viral load as a marker of lymphoma in AIDS patients. J Med Virol 75:59–69

3. Gulley ML (2001) Molecular diagnosis of Epstein-Barr virusrelated diseases. J Mol Diagn 3:1–10

4. Gulley ML, Tang W (2008) Laboratory assays for Epstein-Barr virus-related disease. J Mol Diagn 10:279–292

5. Gulley ML, Tang W (2010) Using Epstein-Barr viral load assays to diagnose, monitor, and prevent post-transplant lymphoproliferative disorder. Clin Microbiol Rev 23:350–366

6. Raphael M, Said J, Borisch B et al (2008) Lymphomas associated with HIV infection. In: Swerdlow SH, Campo E, Harris

7. NL, Jaffe ES, Pileri SA, Stein H, Thiele J, Vardiman JW (eds) World Health Organization classification of tumours of haematopoietic and lymphoid tissues, 4th edn. IARC Press,Lyon

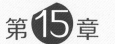
临床背景

患者，男性，50 岁，有高血压和高脂血症病史，近期自觉精神萎靡、乏力和左上半身疼痛。体检发现脾大。实验室检查显示外周血白细胞增多，以不同成熟时相的前体粒细胞为主，就诊时的全血细胞计数见表 15-1。患者接受了骨髓活检，显示前体粒细胞增多，伴有成熟现象（图 15-1a）。患者无血液系统疾病的家族史。

分子检测依据

分子检测对于本例患者的确诊非常重要，因为一些反应性疾病（如类白血病反应）与许多肿瘤性髓细胞增生性疾病如慢性髓细胞性白血病（chronic myelogenous leukemia，CML）、慢性粒细胞性白血病以及慢性粒单核细胞白血病具有相互重叠的临床和病理学特征。因此，分子检测对本例患者具有鉴别诊断意义。此外，分子检测还可用于监测 CML 患者对治疗药物的反应性。所以，此时进行分子检测可以为日后疗效监测提供基础参考值。

问题 1：本例患者的鉴别诊断有哪些？

检测项目

对疑似 CML 患者的初始检测包括与 CML 相关的 *BCR-ABL1* 融合转录子的定性和（或）定量 RT-PCR 实验。定性 RT-PCR 仅能明确是否存在 *BCR-ABL1* 融

合，而定量检测可以根据标准内对照得出 *BCR-ABL1* 融合转录子的相对表达水平。定量检测的优点是可以为后期评估治疗反应性的融合转录子监测提供基础参考值。如果根据临床资料高度怀疑 CML，或由其他实验室证据证实存在 *BCR-ABL1* 基因重排，如 FISH 检测或细胞分裂中期核型分析，则可以只进行 *BCR-ABL1* 转录子定量检测。然而对于某些病例，定性和定量检测需要同时进行，因为各实验室所检出的 *BCR-ABL1* 转录子类型，可能因检测方法不同而有所差别。

表 15-1　患者的全血细胞计数结果

全血细胞计数
WBC 白细胞：$215 \times 10^9/L$
白细胞分类
分叶核中性粒细胞：0.21
杆状中性粒细胞：0.23
晚幼粒细胞：0.15
中幼粒细胞：0.22
早幼粒细胞：0.08
原始粒细胞：0.04
有核红细胞：0.01
淋巴细胞：0.03
单核细胞：0.02
嗜碱性粒细胞：0.01
血细胞比容：0.33
血小板：$268 \times 10^9/L$

问题 2：临床疑似 CML 的患者应接受哪些检测?

问题 3：这些检测的优缺点各是什么?

实验室检测方案

对本例患者的首要检测是 BCR-ABL1 融合转录子的定性 RT-PCR 实验（图 15-1b）。从外周血白细胞中提取总 RNA（含有 mRNA）的方法简便而快捷，也可从骨髓穿刺物中提取 RNA。然后经逆转录过程将 mRNA 转变为互补 DNA（cDNA），作为下一步 PCR 扩增的模板。PCR 引物设计方案见图 15-1c，扩增产物长度大小不等，代表不同的 BCR-ABL1 基因重排方式。因为 BCR 和 ABL1 基因的断裂位点复杂多样，大量内含子插入导致在基因组 DNA 水平直接扩增检测 BCR-ABL1 基因重排变得非常困难，因此推荐使用 RNA 进行 RT-PCR 检测 BCR-ABL1 的融合转录子。

除了定性 RT-PCR，初步检查还应包括定量 RT-PCR 检测 BCR-ABL1 融合转录子的基线表达水平，作为该患者后期连续监测治疗反应性的基础对照值。定量 RT-PCR 使用患者和对照样本的 RNA，一次性完成逆转录和 PCR 扩增过程。这种"一步"RT-PCR 尽可能地减少了移液过程和样本交叉污染的危险。对每例样本均进行 3 个独立的扩增反应，分别使用检测融合转录子的 e14a2 引物（原先的 b3a2 引物）和 e13a2 引物（原先的 b2a2 引物），以及检测内对照 β- 葡萄糖醛酸酶（GUSB）转录子的引物。设置内对照有助于评估样本 RNA 的完整性，避免假阴性结果。这种定量实时 RT-PCR 技术的基本原理是水解化学，在每一个 PCR 循环过程中，当聚合酶遇到报告探针，通过其 5′ 到 3′ 核酸外切酶活性，使报告探针末端的荧光信号基团与另一端的淬灭剂分离，从而释放荧光信号。每个循环结束时，荧光信号的累积与反应体系中靶序列的增加具有一定的比例关系。在线性扩增阶段，定量结果可以通过荧光信号超过阈值线的循环数（Ct 值）推算出来，推算依据是使用梯度稀释的标准品绘制标准曲线，然后按样本 Ct 值在标准曲线上的位置读取定量结果。最后为了修正 RNA 质量的差异，用 GUSB 转录子水平对 e14a2（b3a2）和 e13a2（b2a2）BCR-ABL1 融合转录子表达水平进行校正，得到相对表达量。除了 GUSB，各实验室也可以使用其他的内参基因（如内源性 ABL1、BCR、β- 微球蛋白、β- 肌动蛋白和 GAPDH 等），这些基因不含有假基因，在细胞中呈中到高水平恒定表达，在正常细胞和白血病细胞中的表达量无显著性差异，在外周血和骨髓样本中的表达量也无显著性差异[1]。一般来说，用于检测 BCR-ABL1 融合转录子的通用内参基因为 GUSB、ABL1 和 BCR[2]。本例患者的实时定量 RT-PCR 检测结果见图 15-1d。

检测结果分析要点

定性 RT-PCR 结果显示患者两个独立的重复检测样本中均含有 e14a2（b3a2）BCR-ABL1 融合转录子。经过与阳性对照样本的 BCR-ABL1 融合产物条带大小进行对比，如 e14a2（b3a2）融合产物长度为 305bp，e13a2（b2a2）长度为 230bp，e1a2 长度为 196bp，可以确定待检样本有无 BCR-ABL1 融合以及融合类型。下图显示的是 ABL1 基因内对照检测结果，说明所有样本的 RNA 品质和数量是满足检测要求的，这对于 3 个融合类型均为阴性的临床样本是至关重要的，可以有效避免因 RNA 质量过差导致的假阴性。还要注意阳性对照样本的 ABL1 内对照是阳性而所有融合基因类型均为阴性，空白对照应为 ABL1 内对照和所有融合基因类型均为阴性。

图 15-1d 显示了定量 RT-PCR 检测结果，提示受检样本中含有高水平的 e14a2（b3a2）BCR-ABL1 融合转录子，表达量超过内参基因 GUSB。e14a2（b3a2）融合转录子的扩增曲线相对于 GUSB 内参基因的扩增曲线向左漂移，由于 Ct 值大小与反应体系中的初始 cDNA 含量呈负相关，Ct 值越低，说明初始 cDNA 模板量越高。在本例检测中，e14a2（b3a2）BCR-ABL1 融合转录子的 Ct 值小于 GUSB 内参基因，e14a2（b3a2）：GUSB 比值大于 100%，提示其 e14a2（b3a2）BCR-ABL1 融合转录子表达水平高于 GUSB 基因。

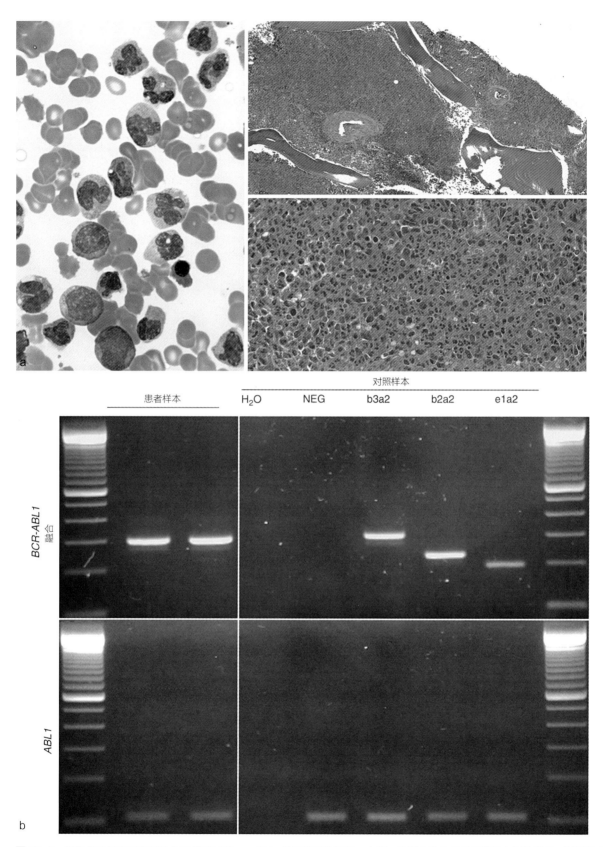

图 15-1　组织病理学表现和首次分子检测结果。a. CML 组织病理学特征。左图：外周血涂片显示显著的白细胞增多，以不同成熟阶段的前体粒细胞为主。右图：骨髓粗针活检（低倍和高倍视野）显示细胞增生显著，粒红比增高，以不同成熟阶段的前体粒细胞为主。b. *BCR-ABL1* 融合转录子的定性 RT-PCR 检测。上图：患者样本（双孔重复）和对照样本。下图：内参基因 *ABL1* 转录子 RT-PCR 结果。患者样本两次重复检测均在 e14a2（b3a2）反应体系显示了明确的阳性产物条带，证实存在 *BCR-ABL1* 融合基因。所有的对照反应结果正常

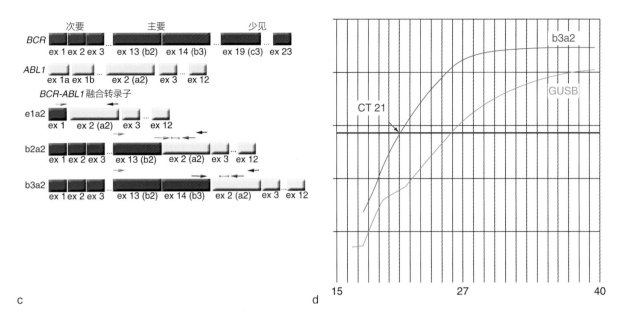

图 15-1 组织病理学表现和首次分子检测结果。c. *BCR*、*ABL1* 和 *BCR-ABL1* 融合转录子的外显子示意图。蓝色为 *BCR* 转录子，标注了主要、次要和少见的断裂区位置。黄色代表 *ABL1* 转录子，分别与 *BCR* 基因构成了 e1a2（上），e13a2（b2a2）（中）和 e14a2（b3a2）（下）融合转录子。对于定性 RT-PCR 实验，不同的正向引物（橙色箭头和绿色箭头）分别与通用反向引物（黑色箭头）排列组合进行扩增。对于定量 RT-PCR，不同的正向引物（浅蓝色和紫色箭头）分别与通用反向引物（红色箭头）排列组合进行扩增。灰色标注的是荧光报告探针的靶序列位置。应注意的是，定量 RT-PCR 实验，反向引物和探针都与 *ABL1* 第 2 外显子互补，检测 e13a2（b2a2）的正向引物特意设计为与 *ABL1* 第 2 外显子有部分重叠，保证引物扩增 e13a2（b2a2）融合转录的特异性，引物设计提供了额外的质量控制，以确保针对每个受检患者样本的重排检测具有相同的灵敏度和特异性，而不会出现样本之间的交叉污染。d. *BCR-ABL1* 融合转录子的定量实时 RT-PCR 检测。红色扩增曲线代表 e14a2（b2a2）*BCR-ABL1* 融合转录子，绿色扩增曲线代表内参基因 *GUSB* 转录子。根据预先设置的基线和阈值，e14a2（b2a2）*BCR-ABL1* 融合转录子的 Ct 值较低，提示为高水平表达，甚至表达丰度高于内参基因 *GUSB*

结果解释

本例患者为 *BCR-ABL1* 融合基因阳性，表达高水平的 e14a2（b3a2）融合转录子，表达高于内参基因 *GUSB*。结合临床资料，符合慢性髓细胞性白血病（CML）的诊断。

进一步检测

患者接受了白消安、羟基脲和别嘌醇联合治疗，并随时防止肿瘤溶解综合征的发生。随后，患者又接受了 ABL1 酪氨酸激酶抑制剂伊马替尼（400mg/d）治疗。3 周后，患者外周血白细胞计数下降到 5500/μl，3 个月之后达到了血液学缓解。但是在治疗后 6 个月，尽管患者仍处于血液学缓解期，骨髓活检仅仅显示了细胞遗传学水平的部分反应性，定量 RT-PCR 提示 e14a2（b3a2）:GUSB 比值有所回升（约 8%）。因此，伊马替尼用量增加至每天两次，每次 400mg，6 个月后达到了完全的细胞遗传学反应性，定量 RT-PCR 显示 e14a2（b3a2）:GUSB 比值为 2%（图 15-2a，左）。但是，初次确诊后两年，患者出现了 e14a2（b3a2）:GUSB 比值再次升高，并超过 100%（图 15-2a，中），外周血白血病计数也升高至 48000/μl，但没有进展至加速期或急变期的证据。此时，考虑到患者已出现伊马替尼耐药，治疗方案改为另一种酪氨酸激酶抑制剂尼洛替尼 400mg，每天两次。但治疗方案调整后，患者的血液学指标仍无改善。为了确定患者是否产生了耐药性突变，我们对患者的 *BCR-ABL1* 融合转录子进行了 *ABL1* 基因激酶域序列分析。结果显示，患者出现了 *ABL1* 基因第 359 密码子的错义突变 c.1075T > G（p.Phe359Val）（图 15-2b）。在 *ABL1* 基因序列分析过程中，先从 *BCR-ABL1* 融合转录子中扩增出编码 *ABL1* 基因激酶域的基因片段，使用的是与 *BCR* 基因第 13 外显子（b2）互补的上游引物，和与 *ABL1* 基因第 9 外显子互补的下游引物，这对引物适合检测 e13a2（b2a2）或 e14a2（b3a2）类型的 *BCR-ABL1* 融合，保证后续的测序反应针对的是 *BCR-ABL1* 融合转录子中的 *ABL1* 基因激酶域，而不是正常的内源性 *ABL1* 转录子。编码 *ABL1* 基因激酶域的是第 4~9 外显子，有趣的是，本例检出的突变类型提示患者对伊马替尼和尼洛替尼的敏感性下降，但对另一种酪氨酸激酶抑制剂达沙替尼的敏感性较高。

因此，患者的靶向治疗方案更换为达沙替尼（50mg），每天两次。达沙替尼对本例患者的治疗效果显著，达到了完全的血液学缓解和显著的分子反应性，12 个月内 e14a2（b3a2）*BCR-ABL1* 融合转录子表达水平下降了 3 个对数级，e14a2（b3a2）:GUSB 比值再次下降至 0.1%（图 15-2a，右）。

问题 4：原先伊马替尼治疗有效的患者为何会出现复发和耐药？

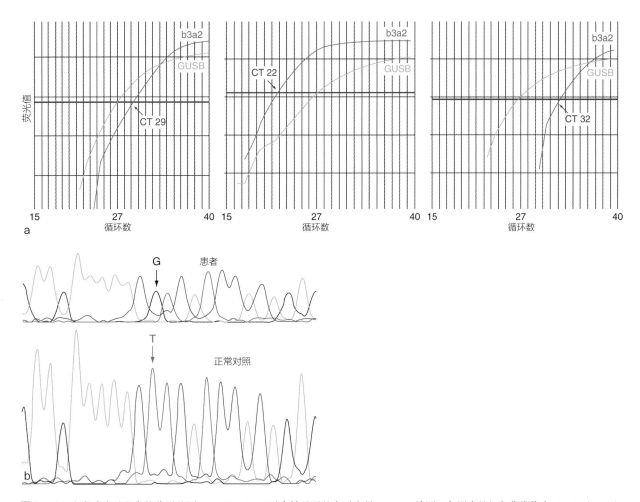

图 15-2　患者治疗过程中的分子监测。a. *BCR-ABL1* 融合转录子的实时定量 RT-PCR 检测。各图中的红色曲线代表 e14a2（b3a2）*BCR-ABL1* 融合转录子，绿色曲线代表内参基因 *GUSB* 转录子。左：初次使用酪氨酸激酶抑制剂治疗后 e14a2（b3a2）:GUSB 比值下降至 2%。*BCR-ABL1* 融合转录子表达水平较治疗前（图 15-1d）有所下降，但仍然可以被检测到。中：伊马替尼治疗一段时间后，e14a2（b3a2）融合转录子表达水平显著上升，e14a2（b3a2）:GUSB 比值超过 100%，提示出现了耐药。耐药性的产生是由于 *BCR-ABL1* 融合转录子中 *ABL1* 基因激酶域出现了突变（图 15-2b）。右：检出耐药性突变后，患者转为接受达沙替尼治疗，e14a2（b3a2）转录子水平显著下降，较复发时的 e14a2（b3a2）表达水平下降了 3 个对数级，治疗反应性非常明显。在 PCR 扩增的线性增长期，每个 PCR 循环后产物数量增加一倍，因此 3 个对数级相当于 10 个循环的差异，即 1000 倍的表达水平变化。b. *BCR-ABL1* 激酶域的 Sanger 测序结果。上：患者的检测结果。下：正常参比序列。患者样本测序结果显示，在第 1075 位核苷酸发生了单碱基置换（T>G），导致第 359 密码子发生错义突变（p.Phe359Val）。核苷酸颜色代码：绿色表示腺嘌呤 A，蓝色代表胞嘧啶 C，黑色代表鸟嘌呤 G，红色代表胸腺嘧啶 T

其他注意事项

如今，在大多数的临床实验室，使用实时定量 RT-PCR 检测 *BCR-ABL1* 融合转录子表达水平尚无统一标准，因此不推荐对不同实验室的检测结果进行对比。因此，为了观察治疗效果，对同一例患者不同时期进行 *BCR-ABL1* 融合转录子表达水平监测，必须在同一实验室、使用同一种检测技术进行，才能精确地评估融合转录子表达水平的变化，反映治疗效果。此外，不同的实验室可能使用不同的内参基因校正 e14a2（b3a2）融合转录子的表达水平，也使得各实验室之间的检测结果无法进行对比分析。最近，用于比较各实验室之间 *BCR-ABL1* 融合转录子表达水平的国际标准已经建立[3]，第一个关于 BCR-ABL1 定量检测的世界卫生组织国际遗传学参考指南症状正在修订中[4]，将成为本领域标准化进程中的第二个检测标准。

分子病理学背景知识

费城染色体是最早被发现的、与人类肿瘤相关的染色体异常之一[5]，由第 9 号染色体与第 22 号染色体易位形成，以 t（9;22）（q34;q11）表示[6]。费城染色体携带有 *BCR-ABL1* 融合基因，导致酪氨酸激酶 ABL1 活性增高，在 CML 的形成过程中发挥了重要作用[7-9]。但费城染色体对于 CML 并不具有特异性，因为在急性淋巴母细胞性白血病（acute lymphoblastic leukemia，ALL）也可以检测到费城染色体[10-12]。如图 15-1c 所示，第 22 号染色体 *BCR* 基因具有多个断裂位点，可以形成 3 种不同的 *BCR-ABL1* 融合转录子。为了尽可能检测到所有的融合转录子，还应注意第 9 号染色体的 *ABL1* 基因也存在不同断裂位点，尽管这种异常的 *ABL1* 基因断裂点比较罕见。

在 CML 患者中，*BCR* 基因最常见的断裂点位于主要断裂点丛集区，即第 13 外显子（b2）或第 14 外显子（b3）下游。对于 *ABL1* 基因，最常见的断裂点位于第 2 外显子上游。染色体异位可能形成两种不同的融合转录子，命名为 e13a2（b2a2）和 e14a2（b3a2）[13]。这两种融合转录子均可以形成 p210 BCR-ABL1 融合蛋白，是 CML 最常见的重排方式，可在 95% 的病例中检测到[14]。大约 1% 的 CML 病例与 e1a2 *BCR-ABL1* 基因重排有关，并提示预后不良[15]。还有少部分 CML 病例可能与 e19a2 *BCR-ABL1* 基因重排（以前称为 c3a2）形成的 p230 BCR-ABL1 融合蛋白有关[16]。有趣的是，部分病例中 e13a2（b2a2）和 e14a2（b3a2）转录子可以经过选择性剪接形成 e1a2 转录子[17]。此外，还有 7% 的 CML 患者可以同时检出 e13a2（b2a2）和 e14a2（b3a2）转录子，也考虑是由选择性剪接引起的[18,19]。

20%~30% 的成人急性淋巴母细胞性白血病（ALL）和 5% 的儿童 ALL 患者可以检测到费城染色体[10-12]。在携带 *BCR-ABL1* 基因融合，即费城染色体阳性的成人 ALL 患者中，最常见是 e1a2 *BCR-ABL1* 融合转录子，大约出现在 2/3 的病例中[10-12]。在大多数 CML 中出现的 e13a2（b2a2）和 e14a2（b3a2）*BCR-ABL1* 融合转录子，仅可在 1/3 的费城染色体阳性成人 ALL 患者中检测到[10-12]。有趣的是，表达有 e13a2（b2a2）或 e14a2（b3a2）*BCR-ABL1* 融合转录子的费城染色体阳性成人 ALL 有可能曾是 CML 患者，因为无症状而未曾确诊，而在淋巴母细胞危象出现时才就医，但已进展至母细胞白血病阶段。在儿童，e1a2 *BCR-ABL1* 融合转录子几乎出现在所有的费城染色体阳性的儿童 ALL，e13a2（b2a2）和 e14a2（b3a2）*BCR-ABL1* 融合转录子反而罕见。

在过去的 15 年中，CML 治疗发生了翻天覆地的变化[13]。干细胞移植能够治愈一部分 CML 患者，但是复发和死亡风险也显著增加。因此，其他有效的治疗手段仍然是 CML 研究的热点。例如，单独使用干扰素 α 或与阿糖胞苷联合使用，曾一度被认定为最有效的化疗方案。而当 CML 患者出现干扰素 α 耐药时，酪氨酸激酶抑制剂甲磺酸伊马替尼则显示了良好的治疗效果。关于干扰素和 STI571 的国际随机研究（IRIS）显示，伊马替尼治疗组的完全细胞遗传学缓解率（76%）

远远高于干扰素联合阿糖胞苷治疗组（14%）[20]。随后，Hughes 等人报道了一组使用伊马替尼的患者，在治疗后 12 个月就达到了完全的细胞遗传学缓解，*BCR-ABL1* 融合转录子水平下降了 3 个对数级 [21]。此外，*BCR-ABL1* 融合转录子表达水平的大幅下降提示患者出现疾病进展的危险性较低 [21]。最近，一项历经 6 年的随访研究显示，伊马替尼治疗组达到了 83% 的无进展生存率和 88% 的总生存率 [22]。另外，治疗后继发性耐药的出现增加了伊马替尼治疗 CML 的复杂性 [23]，其中最常见的继发性耐药机制是 *BCR-ABL1* 激酶区的获得性点突变，导致了伊马替尼与分子靶点的结合能力显著下降。随着研究的深入，人们发现 *ABL1* 基因突变类型与多种酪氨酸激酶抑制剂（如伊马替尼、达沙替尼和尼洛替尼）治疗敏感性密切相关，有望为耐药性患者提供更多的靶向治疗选择方案 [24]。

问题 5：定量 RT-PCR 和 *ABL1* 激酶区测序对于检测 CML 治疗反应性的意义是什么？

选择题

1. 下列论述是 CML 的临床和病理学特征，除了（　　）

　　A. 骨髓细胞增生活跃

　　B. 病态造血

　　C. 外周血白细胞增多

　　D. 出现不同成熟阶段的幼稚粒细胞

　　E. 脾大

2. 下列哪种样本类型最常用于 *BCR-ABL1* 基因重排的 PCR 检测（　　）

　　A. DNA

　　B. 蛋白

　　C. RNA

　　D. snRNPs

　　E. tRNA

3. 下列哪项论述是错误的（　　）

　　A. Ct 值与反应体系中目的 mRNA 的初始含量呈反比，Ct 值越低，说明初始 mRNA 水平越高

　　B. 实时定量 PCR 中，聚合酶的外切核酸酶活性使

报告探针中的淬灭基团与荧光基团分离，从而发出荧光信号

　　C. 内源性 *ABL1* 转录子水平可以用于校正 *BCR-ABL1* 融合转录子水平

　　D. 样本 Ct 值与不同浓度标准品的 Ct 值进行对比，可以计算出样本中融合转录子的含量

　　E. PCR 扩增的最终平台期可以用于确定样本的 Ct 值

4. 对检测结果进行判读时，下列情况说明实验操作是有效的，除了（　　）

　　A. 空白对照（水为模板）出现了目的基因的预期条带

　　B. 所有样本均显示内参基因的扩增条带

　　C. 阴性对照样本仅显示内参基因的扩增条带

　　D. 阳性对照样本显示目的基因的预期条带

　　E. 患者样本仅显示内参基因的扩增条带

5. 在 CML 患者中，最常见的 *BCR-ABL1* 融合转录子是（　　）

　　A. e1a2

　　B. e6a3

　　C. e5a4

　　D. e13a2（b2a2）或 e14a2（b3a2）

　　E. e19a2

文中所列问题答案

问题 1：本例患者的鉴别诊断有哪些？

　　本例患者的鉴别诊断相对局限，结合患者脾大、以不同成熟阶段的幼稚粒细胞为主的外周血白细胞增多的临床检查结果，慢性期 CML 是最有可能的临床诊断。如果患者出现原始粒细胞增多（>10%）、嗜碱性粒细胞增多（>20%）、严重的血小板减少（<100000/μl）或严重的血小板增多（>1000000/μl），加速期 CML 也需要进一步排除。反应性疾病如类白血病反应和其他类型的髓细胞增生性肿瘤如慢性中性粒细胞白血病、慢性粒单核细胞白血病也可以在某方面出现类似 CML 慢性期的表现。因此对 *BCR-ABL1* 融合转录子进行分子检测，判断患者是否携带了 t（9;22）（q34;q11）染色体重排是非常重

要的，因为上述疾病 *BCR-ABL1* 基因重排是阴性的，而 CML 的基因重排检测结果应该是阳性的。

问题 2：临床疑似 CML 的患者应接受哪些检测？

可以反映 *BCR-ABL1* 融合转录子表达水平的定性和定量检测。

问题 3：这些检测的优缺点各是什么？

定性 RT-PCR 检测快速而简单，试剂成本低廉，能够发现 CML 患者样本的 *BCR-ABL1* 融合转录子，但是无法用于治疗效果的实时监测，定量 RT-PCR 则可以做到。但是，这项技术也有其缺点：①试剂成本高；②缺乏统一的定量标准，难以在各实验室之间进行结果对比，但患者先后在同一家实验室检测的不同样本之间可以相互比较。两种方法共同的缺点是需要提取 RNA 进行检测，而相对于 DNA，RNA 极不稳定，容易降解。

问题 4：原先伊马替尼治疗有效的患者为何会出现复发和耐药？

在伊马替尼治疗过程中，CML 复发的可能原因有：①进展至加速期或母细胞期 CML；②未按照规定剂量用药；③继发性耐药，出现了获得 *ABL1* 激酶区耐药突变的肿瘤干细胞亚克隆，降低了 *ABL1* 与伊马替尼或其他酪氨酸激酶抑制剂的结合活性。

问题 5：定量 RT-PCR 和 *ABL1* 激酶区测序对于检测 CML 治疗反应性的意义是什么？

定量 RT-PCR 可以用于监测治疗过程中 *BCR-ABL1* 融合转录子的表达水平，只有在同一家实验室的同一个技术平台完成检测结果之间才具有可比性，因为不同技术平台的校正步骤不同，会影响融合转录子的绝对定量值。相对于治疗前，*BCR-ABL1* 融合转录子的表达水平下降了 3 个对数级以上才可以定义为患者对该药具有分子水平的治疗反应性，生存率有所提高。美国国家综合癌症网络（National Comprehensive Cancer Network，NCCN）发布了 CML 分子检测的实验室指南，推荐使用定量 RT-PCR 作为初始诊断时融合转录子表达水平基线的检测方式，如果患者治疗反应良好，可以每 3 个月检测一次。在连续监测的过程中，如果转录子水平出现了超过一个对数级的上升，应适当增加定量 RT-PCR 监测的频率。此外，应对这部分病例进行 ABL1 激酶区测序，尽早发现耐药突变位点[25]。

选择题答案

1. 正确答案：B

2. 正确答案：C

3. 正确答案：E

4. 正确答案：A

5. 正确答案：D

参考文献

1. Beillard E, Pallisgaard N, van der Velden VHJ et al (2003) Evaluation of candidate control genes for diagnosis and residual disease detection in leukemic patients using 'realtime' quantitative reverse-transcriptase polymerase chain reaction (RQ-PCR) – a Europe against cancer program. Leukemia 17:2474–2486

2. Hughes T, Deininger MW, Branford S et al (2006) Monitoring CML patients responding to treatment with tyrosine kinase inhibitors – review and recommendations for 'harmonizing' current methodology for detecting BCR-ABL transcripts and kinase domain mutations and for expressing results. Blood 108:28–37

3. Branford S, Fletcher L, Cross NCP et al (2008) Desirable performance characteristics for BCR-ABL measurement on an international reporting scale to allow consistent interpretation of individual patient response and comparison of response rates between clinical trials. Blood 112:3330–3338

4. National Institute for Biological Standards and Control. http://www.nibsc.ac.uk/science/diagnostics/genetic_reference_materials/bcr_abl_fusion_gene_quantitati.aspx

5. Nowell PC, Hungerford D (1960) A minute chromosome in human chronic granulocytic leukemia. Science 132:1497–1501

6. Rowley JD (1973) A new consistent chromosomal abnormality in chronic myelogenous leukaemia identified by quinacrine fluorescence and Giemsa staining. Nature 243:290–293

7. Davis RL, Konopka JB, Witte ON (1985) Activation of the c-abl oncogene by viral transduction or chromosomal translocation generates altered c-abl proteins with similar in vitro kinase properties. Mol Cell Biol 5:204–213

8. Daley GQ, Van Etten RA, Baltimore D (1990) Induction of chronic myelogenous leukemia in mice by the P2lObcr/abl gene of the Philadelphia chromosome. Science 247:824–830

9. Kelliher MA, McLaughlin J, Witte ON, Rosenberg N (1990) Induction of a chronic myelogenous leukemia-like syndrome in mice with v-abl and BCR-ABL (published erratum appears in Proc Natl Acad Sci USA 87:9072, 1990). Proc Natl Acad Sci USA 87:6649–6653

10. Westbrook CA, Hooberman AL, Spino C et al (1992) Clinical significance of the BCR-ABL fusion gene in adult acute lymphoblastic leukemia: a Cancer and Leukemia Group B study (8762). Blood 80:2983–2990

11. Russo C, Carroll A, Kohler S et al (1991) Philadelphia chromosome and monosomy 7 in childhood acute lymphoblastic leukemia: a Pediatric Oncology Group study. Blood 77:1050–1056

12. Suryanarayan K, Hunger SP, Kohler S et al (1991) Consistent involvement of the bcr gene by 9;22 breakpoints in pediatric acute leukemias. Blood 77:324–330

13. Goldman JM, Melo JV (2003) Chronic myeloid leukemia advances in biology and new approaches to treatment. N Engl J Med 349:1451–1464

14. Melo JV, Deininger MW (2004) Biology of chronic myelogenous leukemia-signaling pathways of initiation and transformation. Hematol Oncol Clin North Am 18:545–568

15. Verma D, Kantarjian HM, Jones D et al (2009) Chronic myeloid leukemia (CML) with P190 BCR-ABL: analysis of characteristics, outcomes, and prognostic significance. Blood 114:2232–2235

16. Pane F, Frigeri F, Sindona M et al (1996) Neutrophilic chronic myeloid leukemia: a distinct disease with specific molecular marker (BCR-ABL with C3/A2 junction). Blood 88:2410–2414

17. Van Rhee F, Hochhaus A, Lin F et al (1996) p190 BCR-ABL mRNA is expressed at low levels in p210-positive chronic myeloid and acute lymphoblastic leukemias. Blood 87:5213–5217

18. Arana-Trejo RM, Ruiz Sanchez E, Ignacio-Ibarra G et al (2002) BCR/ABL p210, p190 and p230 fusion genes in 250 Mexican patients with chronic myeloid leukaemia (CML). Clin Lab Haematol 24:145–150

19. Branford S, Hughes TP, Rudzki Z (2002) Dual transcription of b2a2 and b3a2 BCR–ABL transcripts in chronic myeloid leukaemia is confined to patients with a linked polymorphism within the BCR gene. Br J Haematol 117:875–877

20. O'Brien SG, Guilhot F, Larson RA et al (2003) Imatinib compared with interferon and low dose cytarabine for newly diagnosed chronic phase chronic myeloid leukemia. N Engl J Med 348:994–1004

21. Hughes TP, Kaeda J, Branford S et al (2003) Frequency of major molecular responses to imatinib or interferon alfa plus cytarabine in newly diagnosed chronic myeloid leukemia. N Engl J Med 349:1423–

1432

22. Hochhaus A, O'Brien SG, Guilhot F et al (2009) Six year follow up of patients receiving imatinib for the first line treatment of chronic myeloid leukemia. Leukemia 23: 1054–1061

23. Quintas-Cardama A, Kantarjian HM, Cortes JE (2009) Mechanisms of primary and secondary resistance to imatinib in chronic myeloid leukemia. Cancer Control 16: 122–131

24. Jabbour E, Hochhaus A, Cortes J et al (2010) Choosing the best treatment strategy for chronic myeloid leukemia patients resistant to imatinib: weighing the efficacy and safety of individual drugs with BCR-ABL mutations and patient history. Leukemia 24:6–12

25. National Comprehensive Cancer Network. NCCN clinical practice guidelines in oncology: chronic myelogenous leukemia. v.1. 2009. www.nccn.org

第16章　骨髓增殖性肿瘤

John A. Thorson, Huan-You Wang

临床背景

患者，女性，59 岁，因持续性红细胞增多就诊于血液科。两年前，患者出现间断性轻度夜间盗汗、频繁出现的潮热等血管舒张症状，右侧卧位时腹部胀痛，在社区医院进行的实验室检查显示：血细胞比容 0.58（参考值范围 0.39~0.49），血红蛋白 183g/L（参考值范围 132~169g/L），红细胞计数 7.0×10^{12}/L [参考值范围（4.5~5.1）$\times 10^{12}$/L]。患者接受了约 2 年的放血治疗，但红细胞增多的症状未见明显改善，本次就诊时血小板计数升高至 915×10^9/L [参考值范围（150~450）$\times 10^9$/L]。

血液科医师对患者进行了全面体检，触诊脾边缘达左肋缘下 13cm，叩诊右锁骨中线肝上下径 7cm。实验室检查显示外周血白细胞计数 85.4×10^9/L [参考值范围（40~110）$\times 10^9$/L]，红细胞计数 4.95×10^{12}/L，血红蛋白 183g/L，血细胞比容 0.52，血小板计数 700×10^9/L。骨髓活检显示，三系造血细胞增生活跃，粒细胞过度增生，原始细胞不足 5%，网织纤维染色提示为 Ⅱ 级骨髓纤维化（Ⅲ 级评判标准）。基于患者的临床表现和已有的实验室检测结果，考虑为真性红细胞增多症。

分子检测依据

真性红细胞增多症（Polycythemia vera，PV）属于一组称作骨髓增殖性肿瘤（myeloproliferative neoplasms，MPN）的造血系统疾病，是一种起源于造血干细胞的克隆性增生病变 [1]。PV 的特征是产生过多的红细胞，而且与正常的红细胞生成调控机制无关，同时常常伴有粒系和巨核系细胞的增多。

一直以来，PV 与 MPN 的另两位成员具有密切的相关性，它们分别是真性血小板增多（essential thrombocythemia，ET）和原发性骨髓纤维化（primary myelofibrosis，PMF）[2]。当几个小组各自同时发现在 95% 的 PV 病例和大约 50% 的 ET 和 PMF 病例中，Janus 激酶 2（JAK2）基因发生了一个特异性的、功能获得性体细胞突变后，这些疾病的实验室诊断在 2005 年发生了革命性的变化 [3-6]。这一突变的结果是 JAK2 激酶的第 617 位苯丙氨酸被缬氨酸代替（p.Val617Phe，c. 1849G>T），并导致激酶的持续激活。活化的激酶会刺激多种信号传导级联通路，导致细胞在没有正常细胞因子的生理性刺激下也可以发生增殖，从而增加细胞数量。

因为绝大多数的 PV 以及近一半的 PMF 和 ET 病例具有 JAK2 V617F 突变等位基因，JAK2 基因突变检测已被纳入 MPN 的世界卫生组织分类。在目前的世界卫生组织分类中，PV 的主要诊断标准包括：血红蛋白水平，男性超过 185g/L，女性超过 165g/L；有 JAK2 基因 V617F 突变或其他功能相似的 JAK2 基因突变 [7]。关于最后一点，有初步的观察证据表明，大约 5% 的 PV 患者没有 JAK2 V617F 突变，提示可能存在 V617F 以外的、导致激酶活化的突变位点。随后，对 JAK2 V617F 阴性病例的研究发现，在 JAK2 基因的第 12 外显子存在一系列的错义、缺失和插入突变，也属于 JAK2 基因的功能获得性突变。有趣的是，

JAK2 基因第 12 外显子突变只出现在 PV 患者，而不存在于 ET 或 PMF 患者，这一特征与 V617F 突变不同。

在表达 *JAK2* V617F 突变等位基因编码的蛋白质之后，不同细胞系可以表现出不依赖细胞因子的增殖现象 [3, 6]，提示 MPN 患者可能从针对 *JAK2* 的小分子抑制剂治疗中获益。对 MPN 患者使用特异性 JAK2 抑制剂的临床试验表明，这种靶向治疗可能有助于缓解 MPN 的多种症状，如脾大、盗汗、疲劳和瘙痒。然而，这些药物是否具有减少或消除肿瘤细胞的效果，目前尚不清楚 [8-11]。

在本章的病例中，为了进一步确定 PV 的诊断，要求对患者进行 *JAK2* V617F 突变的分子检测，并且如果患者存在该突变，则有可能被纳入 JAK2 靶向治疗的临床试验。

检测项目

JAK2 基因第 617 密码子点突变（V617F）。

实验室检测方案

导致 JAK2 蛋白 V617 突变的最常见基因变异是 *JAK2* 基因第 14 外显子的第 1849 位核苷酸的单碱基突变，即由鸟嘌呤变为胸腺嘧啶（1849G>T），使第 617 密码子由编码缬氨酸的 GTC 突变为编码苯丙氨酸的 TTC。检测这种突变的分子技术有很多种，其中使用较为广泛的有突变特异性检测如等位基因特异性 PCR 或实时 PCR、序列扩增结合酶切片段长度分析以及不仅仅检测单一点突变的 DNA 直接测序法 [12]。如今，大多数实验室能够根据现有仪器设备、技术操作熟练度和平台可行性选择适合本实验室的检测方法，但因不同检测平台的检测极限有所不同，难免影响 PV 的精确分类 [13]。另一个与技术相关的罕见难点是，第 617 密码子可能存在双突变，即同时出现第 1849 位核苷酸 G>T 突变和第 1851 位核苷酸 C>T 突变，则该密码子由 GTC 突变为 TTT，编码的氨基酸仍然是苯丙氨酸（V617F），但会导致突变特异性检测出现假阴性结果 [14]。

最后值得注意的是，许多研究报道可以通过实时定量 PCR 检测 *JAK2* V617F 突变等位基因的负荷量。这种定量检测有两个目的，一是在假设突变基因负荷量与疾病程度具有相关性的前体下，定量检测有助于评估疾病进展情况和治疗效果 [15]，另一个目的则是预后评估，因为 MPN 病程具有进展性，会出现血栓形成和心血管疾病等并发症 [16]。现在，对于 *JAK2* V617F 突变等位基因定量检测的意义和必要性，尚未达成一致性意见，还需要进一步的研究证实其预期作用 [13,17]。

对于本例患者，*JAK2* V617F 突变检测采用了限制性核酸内切酶消化扩增产物结合电泳分离的方法。以患者基因组 DNA 为模板扩增 *JAK2* 基因第 14 外显子及部分上下游内含子区域，扩增产物长 296bp，再使用特异识别限制性区域 5′-ACNNNNNCTCC-3′ 的核酸内切酶 BsaXI 进行酶切反应，因第 617 密码子所在的非编码链包含限制性区域，未突变的扩增产物经过酶切反应可以形成 3 条不同长度的电泳片段。因 BsaXI 属于 IIb 型限制性内切酶 [18]，可在 DNA 识别位点的上下游切断双链 DNA，释放一个包含识别位点的小片段（30bp 左右），另两条酶切产物分别为 165bp 和 101bp（图 16-1）。如果第 617 位氨基酸密码子出现了突变（1849G > T），则会破坏限制性酶的识别部位，扩增产物保持完整而不被 BsaXI 消化。

使用标准的核酸提取技术从 300μl 骨髓样本中提取基因组 DNA，使用与 *JAK2* 基因第 14 外显子两端互补的引物对分别扩增骨髓样本 DNA、已知 *JAK2* V617F 突变的阳性对照 DNA 以及已知无 *JAK2* V617F 突变的阴性对照 DNA，另外还需要设立一个以水代替 DNA 模板的空白对照反应，用于防止试剂被污染导致的假阳性。标准的 PCR 流程是 30 个扩增循环，94℃变性 30 秒，56℃退火 30 秒，72℃延伸 1 分钟，最后是一个 5 分钟的 72℃总延伸过程。利用硅胶膜柱（Qiaquick PCR Purification Kit, Qiagen, Inc., Valencia, CA）结合并洗脱扩增产物，这种纯化处理的目的是除去反应体系中未消耗掉的寡核苷酸引物、游离的 dNTP、聚合酶和无机离子。将 2μl BsaXI 酶和 25μl PCR 纯化产物混合后进行酶切反应，反应条件为 37℃消化 16 小时，最后通过含溴化乙锭的 3% 琼脂糖凝胶电泳和成像技术分析酶切产物的片段数量和大小。

检测结果分析要点

PCR 产物酶切反应的电泳分析结果如图 16-2 所示，各泳道分别为：第 1 和第 6 泳道为 DNA 长度片段标签（weight marker，WM），第 2 泳道为空白对照（no template control，NTC），第 3 泳道为阴性对照（negative control，NC）样本酶切结果，第

4 泳道为阳性对照（positive control，PC）样本酶切结果，第 5 泳道为患者样本的酶切结果（patient specimen，Pt），图中左侧箭头从上至下分别指示 434bp、267bp、184bp、124bp 和 80bp。

问题 1：对于该患者的检测结果，最适当的解读是什么？

结果解释

如图 16-2 所示，第 2 泳道的空白对照反应显示没有 PCR 产物或酶切产物，说明 PCR 反应试剂是合格的，没有 PCR 产物的污染。第 3 泳道的阴性对照

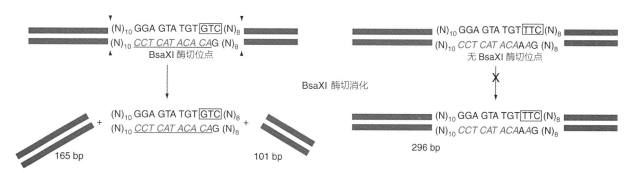

图 16-1　检测 *JAK2* V617F 突变的限制性核酸内切酶消化原理示意。在 *JAK2* 基因第 14 外显子上下游的内含子区域设计引物对，扩增产物长度为 296bp，第 617 密码子（矩形框）则位于扩增产物片段中间。当第 617 密码子为野生型（左图），可以形成 BsaXI 特异性酶切位点（下画线），酶切后得到分别为 165bp、101bp 和 30bp 长的酶切片段，当出现第 1847 位核苷酸 G>T 突变，是第 617 密码子由 GTC 突变为 TTC，BsaXI 特异性酶切位点被破坏（右图），扩增产物不能被酶切，长度仍为 296bp

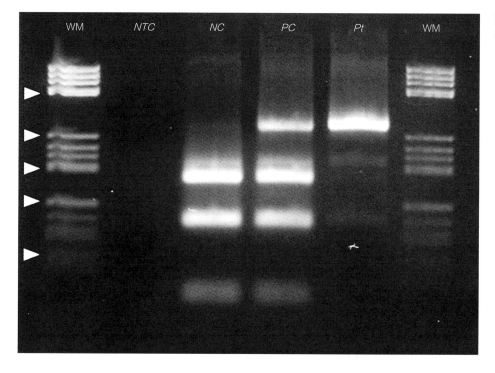

图 16-2　BsaXI 酶切消化产物的电泳分析结果

样本酶切结果显示了长度分别为165bp、101bp和30bp的酶切产物，而没有长度296bp的PCR产物，说明所有的PCR产物都已被酶切消化，这是不存在V617F突变时的预期结果，即BsaXI酶切位点是正常的，也说明限制性内切酶活性正常。第4泳道的阳性对照样本酶切结果既显示了一条长度296bp的条带，说明部分PCR产物因V617F突变而失去酶切位点，没有被BsaXI酶消化，另外该泳道同时显示长度165bp、101bp和30bp的3条酶切产物，说明部分PCR产物扩增自含有酶切位点的非突变模板，证实这个阳性对照样本属于V617F杂合突变。第5泳道为本例患者的骨髓样本，可以看到和阳性对照样本相同的4条产物带（296bp、165bp、101bp和30bp），尽管各条带的显色强度与阳性对照并不相同，但主要条带是296bp的PCR产物带，可以判断本例患者具有 *JAK2* V617F突变。

值得注意的是，较弱的条带电泳速度稍慢，会导致条带位置发生微小的偏移，比如患者样本每个条带都比阳性对照样本的相应条带有些滞后，尤其是从165bp及以下的酶切条带。如上所述，BsaXI酶可以在两个位置切割双链PCR产物，生成两个较大的片段和一个小片段。当第一次剪切发生后，释放一条较长的产物片段，另一条长片段上的酶切位点距离片段末端非常近，降低了BsaXI酶的再次剪切活性。因此，最短的30bp片段就无法与长片段分离，而形成比完全酶切产物（165bp和101bp）稍长的微弱条带。

综上所述，本例患者的酶切电泳图（图16-2的第5泳道）显示了酶切产物的3条电泳带，分别位于165bp、101bp和30bp处，但染色强度稍弱于阳性对照样本的相应电泳带，尤其是30bp处最为明显，条带几乎难以分辨。

问题2：影响样本酶切产物电泳带强度的因素有哪些？

有许多因素可以造成患者样本和阳性对照样本电泳条带强度的差异。首先，电泳条带染色强度与DNA产物数量并非绝对的正比关系，与DNA片段的分子量大小也不是一一对应的。比起短片段DNA，长片段DNA可以结合更多的溴化乙锭染料，条带显得更亮。另外，尽管每个PCR反应体系中加入相同数量的

DNA模板，但DNA定量的不精确和样本之间的固有差异，都会导致不同PCR反应和酶切反应的产物是不等量的。其次，当某个样本的酶切产物带强度较弱，而未被酶切的完整PCR产物带强度正常时，提示酶切反应不完全。最后，在任何一个 *JAK2* V617F突变克隆细胞群中，细胞异质性也有可能影响酶切产物的数量，导致电泳条带染色强度的差异。比如，一份全部细胞都携带有纯合型 *JAK2* V617F突变的样本，因不含有野生型模板，扩增和酶切反应后应仅有一条未被酶切的PCR产物带（296bp）。同理，如果一份样本中全部细胞都是 *JAK2* V617F杂合突变，或者50%为纯合型 *JAK2* V617F突变，50%为野生型 *JAK2*，则样本中含有50%的 *JAK2* V617F突变DNA和50%的野生型DNA，预期酶切反应的结果应该是50%为酶切产物（165bp、101bp和30bp），50%为未被酶切的完整PCR产物（296bp），可以预计，如果样本中杂合型细胞的百分比或者纯合型细胞与野生型细胞的比例有所变化，则酶切产物电泳条带的染色强度必然出现多种多样的结果。

问题3：上述电泳结果能否确定患者携带有 *JAK2* V617F突变型等位基因？

本例患者的酶切产物电泳图显示了非常明显的、未被酶切的PCR扩增产物带，高度提示患者具有 *JAK2* V617F突变型等位基因。但是值得注意的是，*JAK2* V617F野生型等位基因扩增产物未被完全酶切时，也会出现这样的电泳结果图，因此，在同批次实验室设置酶切反应的对照样本是至关重要的，可以用它判断酶切反应是否完全，避免假阳性结果。在本次检测中，酶切对照样本（即阴性对照NC）正常，说明酶切过程反应完全。尽管本例患者样本中也出现了一些酶切产物条带，进一步证实酶切反应的有效性，但单凭此点并不能证明酶切反应是完全的，必须依据阴性对照样本来判断酶切反应是否完全。另外，在限制性内切酶特异性识别位点序列中，如果其他碱基（非V617密码子）发生单碱基突变，无论是同义突变还是错义突变，都会导致PCR产物不能被酶切，也会被错误判读为V617F突变。因此，尽管这种酶切反应可以作为一种非常有用的筛查工具，但并不适合作为

JAK2 V617F 突变（1849G ＞ T）的确诊方法。

问题 4：为了确定患者是否携带有 1849G>T 突变，还应进行哪些检测？

进一步检测

限制性酶切反应虽然相对简单和经济，但仅仅依靠酶切反应受阻而反证酶切部位碱基序列变异的方法并不特异。进一步确认阳性结果有以下方法：使用同一技术重复检测，使用其他技术重复检测或对 PCR 产物进行直接测序。尽管使用相同或不同的技术对同一份样本重复检测可能会有帮助，但直接测序法是最可信的验证手段。此外，测序法能够识别突变部位周围其他已知或未知的核苷酸变异。因此，我们对本例患者的 PCR 产物进行测序，以确认 *JAK2* V617F 突变。

其他注意事项

本例患者被 *JAK2* 特异性抑制剂 TG101348（TargeGen）的 Ⅱ 期临床试验招募入组[19]。在治疗过程中，她接受了每 4 周一次的体检和全血细胞计数，每 6 个月一次的骨髓活检，以评估骨髓纤维化程度。在接受 TG101348 初始治疗之前，她的第一次骨髓活检显示为网状纤维化 Ⅱ 级，治疗 6 个月后骨髓纤维化达到 Ⅲ 级，但是在治疗后第 12 个月和第 18 个月的骨髓活检显示，骨髓纤维化已经消失（0 级）。TG101348 治疗对骨髓纤维化进程的逆转作用，已在 PV 动物模型中得到验证[19]。在这些反复的骨髓活检切片中，未发现髓性母细胞数量的增加。

分子病理学背景知识

真性红细胞增多症（PV）、真性血小板增多症（ET）、原发性骨髓纤维化（PMF）以及慢性髓细胞白血病（CML）属于一组被称作慢性骨髓增殖性肿瘤（myeloproliferative neoplasms，MPN）的造血系统疾病，具有彼此重叠和各自独特的临床特征。因为 CML 具有特征性的费城染色体，可以在分子特性方面

与其他 MPN 区分开来。在不具有费城染色体的 MPN 中，PV、PMF 和 ET 具有许多共同特点。PV 的显著特征是红细胞增多，但是 PV 的病程发展可分为 3 个独立的分期，一期是红细胞增多前期，仅有红细胞数量的轻微上升；二期为真性红细胞增生期，红细胞计数骤然升高；三期为 PV 后期或耗竭期，由于骨髓纤维化而出现全血细胞减少。反之，PMF 的特征是骨髓显著纤维化的背景上，出现大量异常的巨核细胞。ET 的特征则是骨髓中出现大量成熟的、分叶的巨核细胞，伴有外周血血小板升高，ET 最终进展为骨髓纤维化的病例较为罕见。因此，如果出现明显的骨髓纤维化，一般来说，不支持 ET 的诊断。因为 PV、PMF 和 ET 的临床特征和实验室检查有许多重叠的表现，这些疾病的确诊就变得极具挑战性，需要严格遵循诊断原则[7]。在某些情况下，特别是没有足够的分子检测或其他实验室检查数据的支持下，只能给出排除性的诊断意见。这 3 类疾病不仅在临床表现上有共同之处，在基因水平也有一定的重叠，比如 3 种疾病都有部分病例可以出现 *JAK2* 突变。

JAK2 是非受体酪氨酸激酶 Janus 家族的成员之一，参与了多条信号传导通路的生物学功能。特异性细胞表面受体与其同源配体结合后，招募非活化型 JAK 激酶，通过二聚体化使 JAK 转变为活化型，介导下游 STAT 转录因子家族的活化和信号通路的激活。JAK2 是 JAK 家族的主要成员，参与红细胞生成素 – 促血小板生成素受体信号通路的活化和功能，对红细胞生成至关重要[2, 20]。

在蛋白水平，JAK 激酶家族的每个成员都含有 7 个 JH（JAK 同源）结构域，催化活性位点位于羧基端 JH1 结构域，细胞因子受体结合域位于氨基端 JH7 结构域。V617 位于 *JAK2* 基因 JH2 结构域，该结构域属于非活性、假激酶结构域，参与 JH1 结构域激酶活性的调控，进而引起 JAK2 激酶活性的自我抑制。V617F 突变会扰乱 JH2 结构域的这种自我抑制功能，导致 JAK2 激酶持续性活化[1]。JAK2 第 12 外显子突变也具有类似的激酶活化功能，在少数 PV 病例中可以检测到这种特征性分子异常[21]。

在少数不具有 V617F 突变的 PV 患者中，可以检

测到 *JAK2* 基因第 12 外显子突变，但这种少见 *JAK2* 突变并不见于无 V617F 突变的 ET 和 PMF 患者。与 PV 不同的是，大约 10% 的无 *JAK2* V617F 突变的 PMF 病例和 2% 的无 *JAK2* V617F 突变的 ET 病例可以检测到促血小板生成素受体基因（*MPL*）第 515 密码子突变。这些突变导致 MPL 蛋白的第 515 位色氨酸被赖氨酸或亮氨酸替代（p.Trp515Leu，c.1544G > T 或 p.Trp515Lys，c.1543_1544delinsAA），这种异常 MPL 蛋白的表达可以持续激活 JAK2 蛋白[22]。因此，JAK2 活性在大多数 PV、PMF 和 ET 病例的发展过程中起到了非常关键的作用，其在特定疾病表型中的确切机制尚有待进一步阐明。

选择题

1. 关于 *JAK2* 基因和骨髓增殖性肿瘤的关系，下列哪些论述是正确的（   ）

   A. 具有 *JAK2* 基因第 12 外显子突变的 PMF 和 ET 患者比具有 *MPL* W515K 突变的患者表现出更具侵袭性的特征

   B. 对于 *JAK2* V617F 突变和 *JAK2* 第 12 外显子突变的 PV 患者，JAK2 蛋白持续活化的机制都是突变导致了 JAK2 激酶域的自我抑制调控功能被破坏

   C. *JAK2* 基因编码一种细胞表面受体酪氨酸激酶，在 PV 病例中经常发生突变，生成一种持续性活化的 JAK2 激酶

   D. *JAK2* V617F 突变和 *MPL* W515K 突变同时存在，提示 PMF 患者发生了疾病进展

   E. B 和 C 都正确

2. *JAK2* V617F 突变等位基因定量检测可用于确定受检样本中突变等位基因的负荷量，检测结果显示在所有 *JAK2* 基因拷贝中（包括突变型和野生型）*JAK2* V617F 突变拷贝大 75%，下列哪种说法是正确的（   ）

   A. 样本中所有的细胞均为 *JAK2* V617F 杂合突变

   B. 基于上述结果，无法预测样本中任何细胞的基因型

   C. 样本中同时存在 *JAK2* V617F 杂合突变细胞和野生型细胞

   D. 样本中同时存在 *JAK2* V617F 杂合突变细胞和 *JAK2* V617F 纯合突变细胞

   E. 样本中包含 *JAK2* V617F 纯合突变的细胞群

3. 考虑到骨髓增殖性肿瘤常常发生 *JAK2* 和 *MPL* 基因突变，对于一个疑似 ET 的患者，在未检出 *JAK2* V617F 突变之后，还可以做哪些进一步检测（   ）

   A. *JAK2* 基因第 14 外显子突变检测

   B. *JAK2* 基因第 12 外显子突变检测

   C. *MPL* 基因第 515 密码子突变检测

   D. B 和 C

   E. 以上均不是

4. 根据目前已知的分子特征和特异性靶向治疗方案，关于对 PV 患者在治疗起始和后续过程中定量监测 *JAK2* V617F 突变等位基因水平的意义，下列说法哪些是正确的（   ）

   A. 在患者接受 *JAK2* 特异性小分子抑制剂治疗时，*JAK2* V617F 突变等位基因负荷量的定量监测可以预测耐药性的出现

   B. *JAK2* V617F 突变等位基因的定量检测可以用于监测某些药物的治疗效果

   C. *JAK2* V617F 突变等位基因的定量监测是 PV、ET 和 PMF 患者预后的可靠指标

   D. 连续进行 6 个月一次的 *JAK2* V617F 突变等位基因负荷监测有助于指导 PV 患者的 *JAK2* 特异性抑制剂的用药方案和剂量

   E. A 和 D 都对

5. 骨髓纤维化常见于下列哪些疾病（   ）

   A. 急性全骨髓增生伴骨髓纤维化

   B. 真性血小板增生症

   C. 真性红细胞增多症，耗竭期

   D. 原发性骨髓纤维化

   E. A、C 和 D

选择题答案

1. 正确答案：B

JAK2 是非受体酪氨酸激酶家族的成员之一，正常情况下位于细胞质中，当细胞表面受体如促红细胞生成素受体，与同源配体结合后，*JAK2* 才被招募至细胞膜内表面。目前，仅有报道发现在 PV 患者中检测到 *JAK2* 第 12 外显子突变，而在 ET 或 PMF 病例中未见该类突变。尚无报道证实 *JAK2* 突变和 *MPL* 突变可出现在同一病例中，即两者是互斥的，*MPL* 突变仅出现在无 *JAK2* V617F 突变的 ET 或 PMF 病例中。*JAK2* V617F 突变和 *JAK2* 第 12 外显子突变导致 JAK2 激酶持续性活化的机制都是假激酶域的基因变异造成 JAK2 激酶自我抑制功能的削弱。

2. 正确答案：E

当不存在纯合型细胞的情况下，突变等位基因的最高比例是 50%，即样本中每个细胞都是杂合突变。因此，如果检出结果为 *JAK2* V617F 突变等位基因比例是 75%，说明该样本中含有纯合突变细胞。尽管纯合型细胞和杂合型细胞的混合样本（如 D 选项）也可以形成这样的检测结果，但仅有的数据并不足以做出这样的判断，因此正确答案是 E。

3. 正确答案：C

JAK2 V617F 突变位于 *JAK2* 基因第 14 外显子，发生于大约 50% 的 ET 病例中。到目前为止，尚无在 PV、ET 或 PMF 患者检出其他第 14 外显子突变的报道。*JAK2* 第 12 外显子突变仅见于少数 PV 病例，而不见于 ET 或 PMF 病例。反之，*MPL* W515L 和 W515K 突变见于少数不具有 *JAK2* V617F 突变的 ET 和 PMF 病例，而不见于 PV 病例。因此，目前对于无 *JAK2* V617F 突变的 ET 患者建议进一步检测 *MPL* 突变，而不是其他 *JAK2* 突变。

4. 正确答案：B

定量检测 *JAK2* V617F 突变等位基因负荷量可以监测疾病的进展和治疗反应性，并对特定病例具有预后价值，其中预后价值还未经过充分验证，尚不能作为确定性的临床目的和意义。对于 *JAK2* V617F 突变定量检测，更具有临床价值的是对疾病进展和治疗反应性的预测作用，类似于 BCR-ABL 定量分析对 CML 患者的临床预测意义。越来越多的证据表明，突变型等位基因负荷量能够精确地反映某些药物的治疗有效性，如干扰素 α[15]。但是，尚无证据表明它可以预测耐药性或特异性靶向药物的选择。

5. 正确答案：E

骨髓纤维化是一个用于描述骨髓网状蛋白或胶原蛋白纤维化的术语，是急性全骨髓增生伴骨髓纤维化和原发性骨髓纤维化的特征性表现。在 PV 患者的耗竭期，骨髓明显呈网状纤维化或胶原纤维化。ET 患者的骨髓样本常常显示正常或轻微的骨髓纤维化。事实上，显示的网状纤维化或胶原纤维化反而可以排除 ET 的诊断。

参考文献

1. Levine RL, Gilliland DG (2008) Myeloproliferative disorders. Blood 112:2190–2198

2. Spivak JL (2010) Narrative review: thrombosis, polycythemi vera, and JAK2 mutations: the phenotypic mimicry of chronic myeloproliferation. Ann Intern Med 152:300–306

3. James C, Ugo V, Le Couedic JP et al (2005) A unique clonal JAK2 mutation leading to constitutive signalling causes polycythaemia vera. Nature 434:1144–1148

4. Baxter EJ, Scott LM, Campbell PJ et al (2005) Acquired mutation of the tyrosine kinase JAK2 in human myeloproliferative disorders. Lancet 365:1054–1061

5. Kralovics R, Passamonti F, Buser AS et al (2005) A gainof-function mutation of JAK2 in myeloproliferative disorders. N Engl J Med 352:1779–1790

6. Levine RL, Wadleigh M, Cools J et al (2005) Activating mutation in the tyrosine kinase JAK2 in polycythemia vera, essential thrombocythemia, and myeloid metaplasia with myelofibrosis. Cancer Cell

7:387–397

7. Thiele J, Kvasnicka HM, Orazi A et al (2008) Polycythaemia vera. In: Swerdlow SH et al (eds) WHO classification of tumors of haematopoietic and lymphoid tissues, 4th edn. International Agency for Research on Cancer, Lyon

8. Scott LM, Tong W, Levine RL et al (2007) JAK2 exon 12 mutations in polycythemia vera and idiopathic erythrocytosis. N Engl J Med 356:459–468

9. Pietra D, Li S, Brisci A et al (2008) Somatic mutations of JAK2 exon 12 in patients with JAK2 (V617F)-negative myeloproliferative disorders. Blood 111:1686–1689

10. Williams DM, Kim AH, Rogers O et al (2007) Phenotypic variations and new mutations in JAK2 V617F-negative polycythemia vera, erythrocytosis, and idiopathic myelofibrosis. Exp Hematol 35:1641–1646

11. Verstovsek S (2009) Therapeutic potential of JAK2 inhibitors. Hematology Am Soc Hematol Educ Program 2009:636–642

12. Steensma DP (2006) JAK2 V617F in myeloid disorders: molecular diagnostic techniques and their clinical utility: a paper from the 2005 William Beaumont Hospital Symposium on Molecular Pathology. J Mol Diagn 8:397–411

13. Levine RL, Pardanani A, Tefferi A et al (2007) Role of JAK2 in the pathogenesis and therapy of myeloproliferative disorders. Nat Rev Cancer 7:673–683

14. Warshawsky I, Mularo F, Hren C et al (2010) Failure of the Ipsogen MutaScreen kit to detect the JAK2 617V > F mutation in samples with additional rare exon 14 mutations: implications for clinical testing and report of a novel 618C > F mutation in addition to 617V > F. Blood 115:3175–3176

15. Kiladjian JJ, Cassinatt B, Turlure P et al (2006) High molecular response rate of polycythemia vera patients treated with pegylated interferon alpha-2a. Blood 108:2037–2040

16. Vannucchi AM, Antonioli E, Guglielmelli P et al (2008) Clinical correlates of JAK2V617F presence or allele burden in myeloproliferative neoplasms: a critical reappraisal. Leukemia 22:1299–1307

17. Passamonti F, Rumi E (2009) Clinical relevance of JAK2 (V617F) mutant allele burden. Haematologica 94:7–10

18. Marshall JJ, Halford SE (2010) The type IIb restriction endonucleases. Biochem Soc Trans 38:410–416

19. Wernig G, Kharas MG, Okabe R et al (2008) Efficacy of TG101348, a selective JAK2 inhibitor, in treatment of a murine model of JAK2V617F-induced polycythemia vera. Cancer Cell 13:311–320

20. Parganas E, Wang D, Stravopodis D et al (1998) Jak2 is essential for signaling through a variety of cytokine receptors. Cell 93:385–395

21. Albiero E, Madeo D, Ruggeri M et al (2008) Loss of the JAK2 intramolecular auto-inhibition mechanism is predicted by structural modeling of a novel exon 12 insertion mutation in a case of idiopathic erythrocytosis. Br J Haematol 142:986–990

22. Pikman Y, Lee BH, Mercher T et al (2006) MPLW515L is a novel somatic activating mutation in myelofibrosis with myeloid metaplasia. PLoS Med 3:1140–1151

第 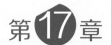章　急性髓细胞白血病：*FLT3/NPM1*

Ruan T. Ramjit, Charles E. Hill

临床背景

患者，男性，74岁，常规体检发现全血细胞减少伴维生素 B_{12} 缺乏。患者主诉近几个月来进行性疲乏，余无不适。询问患者家族史，父亲66岁因急性白血病去世，母亲78岁因心脏病去世，生前可疑患有慢性淋巴细胞性白血病但并未确诊。患者服用维生素 B_{12} 后症状无好转，血维生素 B_{12} 水平也未见回升。血液科医师为其申请了外周血和骨髓的实验室检查，外周血全血细胞计数显示为巨幼红细胞性贫血，白细胞计数显著降低，血小板减少。血涂片显示中度不均一性异型红细胞，罕见原始血细胞。骨髓穿刺物涂片中，原始血细胞数量增多，占有核细胞总量的30%，前体红细胞显著减少。骨髓粗针活检显示骨髓细胞减少10%，不规则的骨髓腔内原始血细胞增多，占有核细胞总量的20%，巨核细胞减少。骨髓穿刺的流式细胞分析显示有一群异常细胞，占样本中细胞总数的20%，表达 CD13、CD33、CD34、CD38、CD117、HLA-DR 和 CD45。

问题1：综合上述材料，患者最有可能患有哪种造血系统肿瘤？

问题2：还有哪些实验室检测可以辅助鉴别诊断？

流式细胞分析的数据显示异常的细胞群具有原始粒细胞的表型，符合急性髓细胞性白血病（acute myeloid leukemia，AML）。AML 的经典实验室检测流程包括骨髓的细胞遗传学检测和分子检测。细胞遗传学检测显示正常男性二倍体核型，使用髓细胞性肿瘤相关 DNA 探针组合进行荧光原位杂交检测，未发现 5q、7q 缺失、8 号染色体三体和 11q23（*MLL*

基因）异常。基于上述发现，患者被诊断为具有正常核型的急性髓细胞性白血病。

问题3：有助于诊断正常核型 AML 的分子检测项目有哪些？

分子检测依据

AML 是一类复杂的、高度异质性的血液系统疾病，以骨髓造血干细胞或原始血细胞失控性增生伴髓细胞成熟障碍为特征。这种异质性的特征最能体现在早期的 French-American-British（FAB）分类中，该分类根据形态学和分化程度将 AML 分为 M0~M7 8 个亚型，具有生物学、预后和治疗意义。为了将诊断及临床信息进一步整合，2001 年世界卫生组织分类将具有显著预后相关性的细胞遗传学和分子特征引入 AML 分类，2008 年再次将染色体异位和基因突变写入分类修订版中。因为 AML 分型具有多样性，AML 患者的预后也呈现多样性。预后、治疗药物选择和微小残留病灶（minimal residual disease，MRD）监测对于患者的生存获益至关重要，其中基因突变的意义远远超过经典的细胞遗传学分析。在大约 60% 的病例中，特异的、反复的染色体异常可以通过现代细胞遗传学技术检测，余下的 40% 病例则没有发现独特的细胞遗传学异常[1]。根据现有的文献，细胞遗传学信息是对初诊患者进行预后分组最重要的参考指标，根据这些信息可以将患者分为预后良好、中等和不良[1]。表 17-1 罗列了一些现在已知的、与正常核型 AML 预后相关的遗传学异常。

当时，具有平衡染色体易位，如 t（8；21）或 inv（16）的患者预后较好，一般仅接受同期化疗，如患者具有与预后不良相关的染色体异常，则应选择合适供体，及时接受同种异体干细胞移植。对于细胞遗传学变异不明的患者，治疗选择性就无从谈起，利用分子检测进行危险度分层和预后评估就显得尤为重要了。因为这种临床需求的迫切性，许多 AML 相关的基因变异被提出，现有大量证据表明 fms 样酪氨酸受体激酶 3（fms-like tyrosine receptor kinase 3，FLT3）基因突变提示不良预后，而具有核磷蛋白（nucleophosmin，NPM1）基因突变的患者则预后较好[2,3]。

检测项目

综合已有的实验室结果和临床资料，血液科医师为患者要求了 FLT3 和 NPM1 基因突变检测。FLT3 突变包括近膜结构域的内部串联重复（internal tandem duplications，ITD），或是酪氨酸激酶域（tyrosine kinase domain，TKD）的活化型点突变。ITD 可以通过检测额外的遗传物质和相应基因区域片段长度增加而发现，TKD 突变可通过基因序列分析检测到。NPM1 基因突变是典型的 6~9 个碱基的插入或缺失，也可通过 NPM1 基因羧基端遗传物质的增加或减少而检测到。

实验室检测方案

FLT3 和 NPM1 基因突变可以通过 PCR 检测。

表 17-1 正常核型 AML 患者预后相关的遗传学异常

预后意义	基因异常位点	表达
预后良好	NPM1	突变
	CEBPα	突变
预后不良	FLT3-ITD	突变
	BAALC	过表达
	MNI	过表达
	MLL-PTD	突变 / 过表达
	ERG-1	过表达
	AFIq	过表达
预后未知	FLT3-Asp835	突变

这种分子技术具有独特的分析灵敏度，已成为分子病理学的技术基础。PCR 可以检测到传统细胞遗传学或 FISH 分析无法检测或漏检的基因突变，特别是处于探针设计具有局限性、样本质量较差和细胞数量过少的情况时[4]。经过 30 个扩增循环，每一个 DNA 或 cDNA 目的基因序列可以被放大 230 倍，形成大约 10 亿个扩增片段，并能够通过实时 PCR 而进行定量评估。此外，扩增产物还可以通过其他方法如测序、熔解曲线分析和电泳进行深入分析。细胞数较少或核酸部分降解的临床样本均可以用于 PCR 检测。为了评价样本质量，检测时常常设置内参基因的同步扩增体系，以证实样本中含有可扩增的 DNA 模板。

用于突变检测的样本类型包括新鲜血、骨髓穿刺物、冷冻或石蜡包埋组织。几乎所有基于 PCR 的突变检测方法均适用于新鲜或冷冻样本，而福尔马林固定石蜡包埋样本因为存在蛋白 - 核酸交联，而不适用于杂交检测。EDTA 抗凝血适于 PCR 反应，肝素抗凝剂对 DNA 扩增具有干扰作用。

为了扩增内部串联重复（ITD）序列，引物常常设计在近膜结构域的第 14 和 15 号外显子上。正向和反向 ITD 引物分别被标记了荧光素 6-FAM 和 HEX，在毛细管电泳仪上分别显示为蓝色和绿色信号峰。为了确认检测结果，ITD 信号峰必须同时出现在蓝色和绿色荧光通道，以防止出现假阳性。一个长度为 330bp 的野生型产物峰可以作为扩增效率的内对照，出现长度超过 332bp 的产物峰则可以判定为 ITD 突变阳性。

TKD 突变检测使用的正向 PCR 引物能够与第 20 号外显子结合，在 5′ 端标记有 NED 荧光基团，在毛细管电泳图中显示为黑色信号峰。反向引物不带有荧光标记，能够与第 20 号外显子的反向链互补结合。一个 EcoRV 限制性酶切位点被引入反向 D835 引物。初始 PCR 扩增得到未被酶切的 150bp 产物，经限制性酶切反应后，没有 D835 突变的产物会生成 80bp 长的 NED 标记的产物片段，可经毛细管电泳检测显示为黑色产物峰。如果 DNA 模板携带有 D835 突变，EcoRV 酶切位点消失，形成较长（130bp）的 NED 标记产物，毛细管电泳检测也显示为黑色产物峰。

问题 4：为什么在反向引物中引入 EcoRV 酶切位点？

在反向引物中引入 EcoRV 酶切位点，是作为内对照监测酶切反应是否完全彻底。不完全或失败的酶切反应会导致反应体系中存在未被酶切的 PCR 初始扩增产物，在电泳图的 NED 通道出现 150bp 处的信号峰，无法区分是野生型产物还是突变型产物。酶切位点的引入可以通过酶切产物长度的不同分辨野生型还是突变型，野生型酶切产物长度为 80bp，突变型酶切产物长度为 130bp，因为反向引物没有标记荧光素，所以在 NED 荧光通道的电泳图中只能看到 130bp 或 80bp 的 5′ 端酶切产物峰，而不会出现剩余的 3′ 端酶切产物峰。

NPM1 突变是正常核型 AML 中另一种发生率较高的基因变异，典型突变包括第 12 外显子的缺失或插入 [1,2,5]。有两种突变类型已见于报道，其中最多见的是第 959 位核苷酸下游的 4bp 插入，其次是 9bp 插入，均可形成羧基端变异的突变蛋白 [5, 6]。利用 6-FAM 标记的探针和针对第 12 外显子序列的 PCR 扩增，可以通过电泳图显示扩增产物的长度，野生型产物峰位于 187bp 处。常见的 4bp 插入突变型会在 191bp 处出现电泳峰，如果插入的核苷酸更长，则形成的产物峰也会向更长片段的位置移动。

检测结果分析要点

从患者的白细胞提取 DNA，进行 PCR 扩增，再通过毛细管电泳判断产物片段大小。图 17-1a 显示了 *FLT3* ITD 分析结果，图 17-1b 显示了 *FLT3* D835 TKD 突变分析结果。每个电泳峰的片段长度大小估算值见表 17-2，结果判读标准见表 17-3。此外，*NPM1* 突变检测结果显示产物峰位于 187bp 处（图 17-1 中未显示）。

问题 5：根据患者 *FLT3* ITD、*FLT3* D835 TKD 和 *NPM1* 突变检测结果，该如何解释判读？

结果解释

图 17-1a 显示的是 *FLT3* 内部串联重复序列检测

结果。根据判读原则，野生型基因的 PCR 扩增产物在 330bp 处形成电泳峰（峰 1），在大于 330bp 区域（插入长度 3~400bp）出现任何产物峰都表明样本含有 *FLT3* ITD 突变。图 17-1a 的峰 2 出现在 360bp 处，说明本例样本突变方式为特异性插入了 30bp 长的重复序列，符合 ITD 突变。此外，在双向引物标记的双色（黑色和绿色）电泳通道均可以看到产物峰，证实检测结果十分可靠。图 17-1b 显示了 *FLT3* 基因 TKD 第 835 位天冬氨酸密码子（D835）点突变的限制性酶切分析结果。峰 3 位于 80bp 处，提示样本不含有 D835 突变。未经酶切的 PCR 产物也同时进行了电泳分析（图中未显示），以保证 PCR 扩增有效性。PCR 扩增后的电泳分析显示产物位于 187bp 处，说明患者没有 *NPM1* 基因突变，因为任何 *NPM1* 基因突变型都携带有 4bp 以上的插入序列，扩增产物的电泳峰图位置应大于正常序列长度（191bp），其他插入突变类型也会形成更长片段的突变峰。

进一步检测

除了已知的平衡易位和插入突变，AML 患者还可能发生其他的特异性基因突变。根据标准的细胞遗传学检查程序，正常核型 AML 是成人 AML 中发病率最

表17-2　患者 *FLT3* 突变检测结果

检测	电泳图颜色	产物长度（bp）
FLT3 ITD	黑色和绿色	峰 1：330bp（多克隆对照）
		峰 2：360bp（患者 DNA）
FLT3 D835	黑色	峰 3：80bp（患者 DNA+酶切）

表17-3　*FLT3* 突变检测结果分析原则

突变	检测目的	电泳图颜色	产物长度（bp）
FLT3 ITD	ITD	黑色和绿色	野生型：330bp
			ITD 突变：>330bp
FLT3 D835	TKD	黑色	未被酶切：150bp
			野生型 + 酶切：80bp
			突变型 + 酶切：130bp

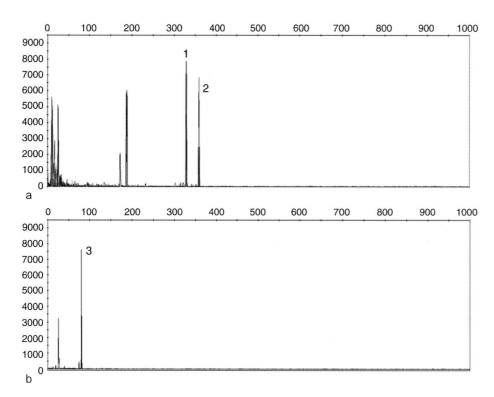

图 17-1 FLT3 检测结果。a. FLT3 ITD 突变检测电泳图，峰 1 为 330bp，峰 2 为 360bp。b. FLT3 TKD D835 突变检测电泳图，峰 3 为 80bp

高的一个细胞遗传学亚型[3]。在关于 AML 细胞遗传学的临床研究中，正常核型 AML 患者被划入中度危险组，5 年生存率仅为 24%~42%[3,7]。因其独特的临床和生物学特征，正常核型 AML 治愈率并非如人们预期的那么高。除了上述提及的 FLT3 和 NPM1 遗传，CEBPA（编码 CCAAT/ 增强子结合蛋白 α）、KIT、MLL、WT1、BAALC、NRAS 和 KRAS 等基因突变都曾见诸报道[8]。现已明确，AML 属于异质性疾病，在分子水平多出现杂合型基因变异，但这些突变的临床预后意义尚不明确。如何将遗传学基因变异整合到危险度分组对应的治疗方案中是目前面临的巨大挑战，因此对于正常核型 AML 患者，寻找 FLT3 和 NMP1 以外的分子标记物是 AML 临床治疗的迫切需求。

其他注意事项

单纯依靠形态学监测 AML 病情的缓解及控制具有相当的局限性，因为骨髓中残留的恶性细胞超过 5% 才能确定其具有预后价值[9]。随着对造血系统肿瘤生物学行为的深入认识，在患者接受治疗期间直至疗程结束，提高 MRD 监测力度是十分必要的。对于采取常规监测方法的 AML 缓解期患者而言，PCR 检测技术的应用提高了残留恶性细胞检测的灵敏度和特异性。如某些病例存在互斥的融合基因 t（15;17）/PML-RARA、inv（16）/CBFBMYH11 和 t（8;21）/AML1-ETO，使用定量 PCR 技术可以到达 10^{-6}~10^{-4} 的检测灵敏度[9-12]。在确诊时和巩固化疗后分别测定异常融合基因的表达量，两者的比值具有显著的预后意义[10]，融合基因转录子表达量与高复发风险之间具有相关性[9]，而且在出现临床复发表现之前的 3~6 个月，即可检测到融合基因转录子的异常增高[9]。基于上述证据，我们可以看出定量分子监测对治疗方案的修订具有非常重要的意义。目前定量监测 MRD 的分子流程仅限于某些特定的 AML 亚型，而且也没有商品化的 FLT3 转录子检测试剂盒。但是，通过突变的与正常的 FLT3 等位基因计算得出 FLT3 等位基因比值是非常有价值的预后指标。儿童 AML 的 FLT3 等位基因比值 ≥ 0.4 提示患者预后不良[13]，而成人 AML 的 FLT3 等位基因比值 ≥ 0.7 则预示对特定的酪氨酸激酶抑制剂反应性较好[14]。一些临床试验和治疗指南，特别是针对儿童 AML 患者，都要求监测 FLT3 等位基因比值，但 TKD 突变并无类似的预后或预测价值。

还应注意的是，在美国和其他一些国家，*FLT3* 突变与 AML 预后的相关性是受专利保护的（美国专利号 6846630，04-21-2010），开展临床检测应用之前必须经过行政许可并交纳专利权税，因此限制了该项检测的临床应用范围。另外，本例患者所使用的检测方法是目前使用最广泛的 *FLT3* 和 *NPM1* 基因突变检测流程，其他如等位基因特异性 PCR、实时 PCR、Sanger 测序、扩增子熔解曲线分析等也可用于检测这些突变[4]，这些方法学的分析性能能否满足患者治疗过程的分子监测目的，还需要进一步验证。

分子病理学背景知识

2008 年，世界卫生组织修订了 AML 的分类系统，增加了新类别"AML 伴基因突变"[8]。这类 AML 包括伴有核苷酸水平变异的正常核型 AML，本文讨论的是 *FLT3* 和 *NPM1* 基因突变。

FLT3，位于 13q12，属于酪氨酸激酶受体，参与造血干细胞 / 造血祖细胞（HSPCs）的生存和增生[15]，正常表达于 HSPCs 细胞，随着细胞分化成熟而逐渐失表达。但是，35%~45% 的 AML 患者表现有 *FLT3* 体细胞突变，是 AML 最常见的基因变异方式之一[9]，导致细胞过度增生和凋亡阻滞。*FLT3* 基因突变引起 RNA 和蛋白水平的过表达，导致 *FLT3* 基因自我磷酸化和持续性激活，引发下游信号级联放大效应，直接或间接激活多条下游通路如 PI-3-kinase/AKT、RAS/MAPK 和 JAK/STAT 通路。*FLT3* 基因有两种主要的突变类型，第一种是近膜结构域的内部串联重复（*FLT3*-ITD），插入的重复序列长度为 3~400bp 不等，突变位于读码框内但保持了蛋白的正常功能。第二种突变是激酶区第 835 位天冬氨酸密码子（D835）的点突变（*FLT3*-TKD），也会导致 *FLT3* 的持续性活化。携带有 *FLT3*-ITD 基因的患者具有更差的临床转归，而单纯 *FLT3*-TKD 基因突变的预后价值尚不确定，尽管有初步证据显示同时具有 *FLT3*-ITD 和 *FLT3*-TKD 基因突变的患者预后不佳，但相关的研究数据过少，尚不足以确定其临床价值[16]。

在正常核型 AML 患者中，另一个比较常见的是 *NPM1* 基因突变，发生率 45%~55%[5,9,17,18]。*NPM1* 基因位于 5p35，编码一种核质穿梭蛋白，未突变的蛋白定位于核仁。NPM1 蛋白在各类细胞中广泛表达，高度保守，在核糖体生物合成过程、中心体复制、基因组稳定性、细胞周期进程和细胞凋亡中发挥重要作用。野生型 *NPM1* 含有两个出核信号（nuclear export signals，NES）基序，一个位于第 94~102 位氨基酸残基，另一个位于氨基端。此外，还有一个核仁定位信号（nucleolar localization signal，NLS）位于羧基端，辅助 NPM1 蛋白从细胞质穿梭入核，再通过核仁结合域定位于核仁。经典的 *NPM1* 体细胞突变是第 12 外显子的 4bp 插入（有时可以增加至 11bp），大部分突变会导致第 288 位和（或）第 290 位色氨酸被其他氨基酸所替代，形成新的 NES 基序，或在羧基端插入一个基序导致正常 NLS 被破坏，两者均可以导致 NPM1 蛋白在细胞质内异常积聚。这种基因异常和 FLT3 检测结合分析，可以获得预后信息。具有突变型 *NPM1* 和野生型 *FLT3*-ITD 的患者具有较好预后，而同时存在 *NPM1* 基因突变和 *FLT3*-ITD 基因突变则仅具有中等预后价值。具有突变型 *NPM1* 和野生型 *FLT3*-ITD 的年轻患者具有较好预后，类似于伴有 t（8;21）或 inv（16）遗传学异常的 AML 患者，这些年轻患者有机会在首次治疗后获得完全缓解，而不必接受同种异体干细胞移植。目前还不清楚对于具有突变型 *NPM1* 和野生型 *FLT3*-ITD 的 AML 患者，染色体异常和多系造血细胞异型增生中哪一个可作为预后评估的辅助指标。

选择题

1. 关于 FLT3-ITD 突变检测，下列说法哪些是正确的（　　　）

　　A. 因受美国专利保护，临床不能开展

　　B. 总是使用限制性酶切反应进行检测

　　C. 经常使用 PCR 扩增产物的片段分析进行检测

　　D. 仅适用于伴 t（8;21）的 AML 病例

　　E. 经常用于监测疾病进展

2. *NPM1* 基因突变（　　　）

A. 改变了酪氨酸激酶域，导致蛋白持续活化

B. 改变了启动子区，导致表达增加

C. 改变了 DNA 结合位点

D. 改变了核定位信号，蛋白积聚在细胞质

E. 改变了蛋白结构，使之成为细胞外信号配体

3. 有 *NPM1* 基因突变而无 *FLT3*–ITD 基因突变的 AML 患者（　　）

A. 比 *FLT3*–ITD 基因突变 AML 患者预后更好

B. 比无 *NPM1* 基因突变 AML 患者预后更差

C. 增加了发生弥散性血管内凝血的危险性

D. 可以进行"观察等待"治疗

E. 确诊时就需要进行同种异体干细胞移植

4. 具有临床意义的典型 *FLT3* 基因突变是（　　）

A. 激活型突变

B. 获得新功能的突变

C. 导致功能丧失的突变

D. 沉默突变

E. 以上都不是

5. *NPM1* 基因突变检测（　　）

A. 如果患者具有正常核型，可以不检测

B. 包括对基因氨基端突变的检测

C. 因为属于大片段插入，仅能使用 Southern 杂交检测

D. 必须对有贫血的所有患者都进行检测

E. 应能够检测出最短片段 4bp 的序列插入或缺失

选择题答案

1. 正确答案：C

2. 正确答案：D

3. 正确答案：A

4. 正确答案：A

5. 正确答案：E

参考文献

1. Gregory T, Wald D, Chen Y et al (2009) Molecular prognostic markers for adult acute myeloid leukemia with normal cytogenetics. J Hematol Oncol 2:23–33

2. Schnittger S, Schoch C, Kern W et al (2005) Nucleophosmin gene mutations are predictors of favorable prognosis in acute myelogenous leukemia with a normal karyotype. Blood 106:3733–3739

3. Marcucci G, Mrozek K, Bloomfield C (2005) Molecular heterogeneity and prognostic biomarkers in adults with acute myeloid leukemia and normal cytogenetics. Curr Opin Hematol 12:68–75

4. Smith-Zagone M, Pulliam J, Farkas D (2006) Molecular pathology methods. In: Leonard D (ed) Molecular pathology in clinical practice. Springer, New York, pp 15–40

5. Chen W, Rassidakis G, Medeiros L (2006) Nucleophosmin gene mutations in acute myeloid leukemia. Arch Pathol Lab Med 130:1687–1692

6. Rau R, Brown P (2009) Nucleophosmin (NPM1) mutations in adult and childhood acute myeloid leukaemia: towards definition of a new leukaemia entity. Hematol Oncol 27:171–181

7. Mrozek K, Heerema N, Bloomfield C (2004) Cytogenetics in acute leukemia. Blood Rev 18:115–136

8. Arber D, Brunning R, Le Beau M et al (2008) Acute myeloid leukaemia with recurrent genetic abnormalities. In:Swerdlow SH, Campo E, Harris N, Swerdlow SH, Campo E, Harris N et al (eds) WHO classification of tumors of haematopoietic and lymphoid tissues, 4th edn. IARC, Lyon, pp 110–123

9. Bacher U, Schnittger S, Haferlach C et al (2009) Molecular diagnostics in acute leukemias. Clin Chem Lab Med 47:1333–1341

10. Leroy H, de Botton S, Grardel-Duflos N et al (2005) Prognostic value of real-time quantitative PCR (RQ-PCR) in AML with t(8;21). Leukemia 19:367–372

11. Krauter J, Gorlich K, Ottman O et al (2003) Prognostic value of minimal residual disease quantification by real-time reverse transcriptase polymerase chain reaction in patients with core

binding factor leukemias. J Clin Oncol 21:4413–4422

12. Schnittger S, Weisser M, Schoch C et al (2003) New score predicting for prognosis in PML-RARA+, AML1-ETO+, or CBFBMYH11+ acute myeloid leukemia based on quantification of fusion transcripts. Blood 102:2746–2755

13. Meshinchi S, Alonzo T, Stirewalt D et al (2006) Clinical implications of FLT3 mutations in pediatric AML. Blood 108:3654–3661

14. Pratz K, Sato T, Murphy K et al (2010) FLT3-mutant allelic burden and clinical status are predictive of response to FLT3 inhibitors in AML. Blood 115:1425–1432

15. Small D (2006) FLT3 mutations: biology and treatment. Hematology 2006:178–184

16. Bacher U, Haferlach C, Kern W et al (2008) Prognostic relevance of FLT3-TKD mutations in AML: the combination matters–an analysis of 3082 patients. Blood 111:2527–2537

17. Falini B, Sportoletti P, Martelli M (2009) Acute myeloid leukemia with mutated NPM1: diagnosis, prognosis and therapeutic perspectives. Curr Opin Oncol 21:573–581

18. Gulley M, Shea T, Fedoriw Y (2010) Genetic tests to evaluate prognosis and predict therapeutic response in acute myeloid leukemia. J Mol Diagn 12:3–16

第18章 急性髓细胞白血病：*CEBPA*

Matthew W. Anderson

临床背景

患者，男性，18 岁，急诊科就诊，主诉两周来疲乏、头晕、皮肤经常擦伤瘀青，急性发作的肉眼血尿。患者没有既往病史，其他家庭成员健康。体检发现，体瘦，皮肤有散在瘀斑和瘀点，无肝脾大和淋巴结肿大。全血细胞计数显示，白细胞 7.5×10^9/L，15% 为原始粒细胞，血红蛋白 96g/L，血小板 56×10^9/L。因疑似急性白血病，对患者进行骨髓穿刺和骨髓活组织检查。骨髓涂片形态学显示大量单核细胞样原始粒细胞，流式细胞分析显示原始粒细胞表达前体细胞免疫表型——细胞表面标志 CD34 和 CD117，以及髓细胞性标志 CD13、CD33 和髓过氧化物酶，部分表达单核细胞标志 CD11c 和 CD64。此外，原始粒细胞还异常表达 T 细胞抗原 CD7。骨髓穿刺物的细胞遗传学分析显示正常的男性二倍体核型，FISH 检测未发现 *MLL*、*RUNX1*（*AML1*）/*RUNX1T1*（*ETO*）或 *BCR*/*ABL1* 基因重排。从骨髓穿刺物中提取 DNA 进行突变检测，未发现 *FLT3* 和 *NPM1* 突变。

问题 1：对患者的骨髓样本还需要进行哪些分子检测？

分子检测依据

许多基因变异与正常核型急性髓细胞性白血病（acute myeloid leukemia，AML）的发病机制有关，如 fms 相关酪氨酸激酶 3（*FLT3*）、核磷蛋白 1（*NPM1*）和 CCAAT/ 增强子结合蛋白 α（*CEBPA*）。*CEBPA* 突变最先在 AML 患者的原始粒细胞中被发现[1]，随后的研究结果表明携带 *CEBPA* 基因突变的正常核型 AML 患者预后较好[2-7]。因此，应对本例患者进行 *CEBPA* 突变检测，有助于治疗方案的选择，如是否需要进行同种异体骨髓干细胞移植。

检测项目

从骨髓穿刺物中提取 DNA，进行 *CEBPA* 基因突变检测。

实验室检测方案

CEBPA 基因突变可以发生在整个编码区，包括缺失、重复和单核苷酸置换。因为 *CEBPA* 基因突变属于杂合突变，因此 Sanger 双脱氧核苷酸末端终止法，即 DNA 测序是检测突变的金标准。根据文献报道的检测流程[8]，4 对引物用于扩增 *CEBPA* 基因编码区，对每一个 PCR 产物进行单独测序。因为测序是最详尽、最全面的突变检测方法，所以耗费人力、成本较高。此外，Sanger 测序对突变的检测灵敏度相对较低，突变拷贝的比例高于 10%~20% 才能被检出。尽管世界卫生组织对急性白血病的定义是以骨髓中出现 20% 以上的原始白血病细胞为标准，但进行 *CEBPA* 基因突变检测的临床样本可能含有不足 20% 的原始细胞。因此，对于未经确认原始细胞比例的临床样本，Sanger 测序检测 *CEBPA* 基因突变可能出现假阴性结果。为了改进检测的灵敏度，许多研究小组开发了多重 PCR 片段长度分析的方法，为基因突

变检测提供了更快速、更灵敏、更低廉的分析平台[9,10]。但是，这些检测方法仅仅能够检测出插入或缺失导致的扩增子长度变化，而无法检测出单核苷酸置换。事实上，一项包含 33 例临床样本的对比研究表明，相对于 Sanger 测序，多重 PCR 片段长度分析法无法检测出 *CEBPA* 基因的单核苷酸置换，而这种突变类型占全部 CEBPA 突变类型的 40%[11]。高分辨率熔解曲线分析也被用于初步筛选出需要进一步接受编码区测序的样本，但这种检测方法还没有完全应用于常规临床检测和诊断流程[12]。

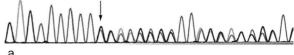

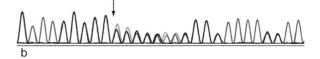

图 18-1　CEBPA 序列分析结果。两个独立的 PCR 扩增子分别显示了 *CEBPA* 基因序列中存在两个不同的突变（箭头处）。在 a 图和 b 图中，上方的核苷酸序列代表野生型 *CEBPA* 序列，下方的核苷酸序列是软件自动读出的产物序列

检测结果分析要点

本例患者样本的 DNA 序列分析结果显示在两个不同的扩增子中出现了杂合型序列变异（图 18-1）。图中仅显示了互补链序列，但双向测序结果证实了两个不同的基因突变。作为序列对照，野生型 *CEBPA* 序列也应包含在序列比对和结果解读中。

问题 2：利用 *CEBPA* 参比序列 NM_004364.3，如何从 DNA 和蛋白水平正确命名和描述本例样本的突变类型和对蛋白结构的影响？

结果解释

本例样本的检测结果显示，*CEBPA* 基因序列中出现了两个杂合突变，均为单核苷酸重复。图 18-1a 显示的第一种突变是从第 68 位核苷酸开始的胞嘧啶杂合型重复，结果导致第 24 位密码子组氨酸突变为丙氨酸，并引起读码框漂移和终止密码子提前出现在突变起始密码子下游第 84 密码子处。按照人类基因组变异协会（Human Genome Variation Society）的命名原则，在 DNA 水平对这个突变类型的正确描述应该是 c.68dup，形成的突变型 CEBPA 蛋白应该描述为 p.His24AlafsX84，书写格式应该是用下画线和斜体字代表核苷酸变异，用黑体字表示氨基酸改变。

密码子	20	21	22	23	24	25	26
野生型 DNA 序列	CAG	AGC	CCC	CCG	CAC	GCG	CCC
野生型氨基酸序列	Q	S	P	P	H	A	P
突变序列（重复的 C）	CAG	AGC	CCC	CCC	GCA	CGC	GCC
突变氨基酸序列	Q	S	P	P	A	R	A

图 18-1b 显示的第二种突变是从第 368 位核苷酸开始的尿嘧啶杂合型重复，导致第 124 位密码子由丙氨酸突变为丝氨酸，以及读码框漂移和终止密码子提前出现在突变起始密码子下游第 46 个密码子处。在 DNA 水平对这个突变类型的正确描述应该是 c.368dup，形成的突变型 CEBPA 蛋白应该描述为 p.Ala124SerfsX46，书写格式应该是用下画线和斜体字代表核苷酸变异，用黑体字表示氨基酸改变。

密码子	120	121	122	123	124	125
野生型 DNA 序列	ATG	CCC	GGG	GGA	GCG	CAC
野生型氨基酸序列	M	P	G	G	A	H
突变序列（重复的 C）	ATG	CCC	GGG	GGG	AGC	GCA
突变氨基酸序列	M	P	G	G	S	A

问题 3：准确预测终止密码子提前出现的位置，有何重要的临床意义？

问题 4：我们能否从这个分析结果确定两种突变是发生在同一条染色体还是不同的染色体？

进一步检测

本例患者无须进一步检测。

其他注意事项

多项研究表明，良好的预后仅仅与两个 CEBPA 等位基因的各自突变具有相关性[4-7]。但是分子病理实验室常规使用的序列分析方法很难区分两个同时检出的突变是属于同一条染色体（顺式）还是属于不同的两条染色体（反式）。在同一个扩增反应体系中检出两种突变提示它们属于反式关系，因为在大多数基因序列中，同一个等位基因上不会出现两个距离如此相近的突变。对于本例患者，因为两种突变分别在两个扩增子中被检出，所以很难预测它们之间是顺式关系还是反式关系。要区分它们的方法之一是将两个突变扩增产物克隆到细菌质粒中再进行测序。但是细菌克隆流程复杂费力，还有污染实验室的危险，难以被临床分子病理实验室接受。

另一个鉴别方法就是使用二代测序技术。大部分商品化的二代测序平台利用体外克隆扩增步骤形成单一 DNA 模板分子的大量的、相同的拷贝[13]，再对每一个模板 DNA 分子进行独立的扩增和测序，即可确定突变之间的顺式和反式关系，但前提是这些突变必

须位于同一个测序模板中，即两个突变点之间的距离不能超过二代测序平台的读长。焦磷酸测序可以提供目前所有二代测序平台中的最长读长（约 500bp），但这个长度仍然不能覆盖 CEBPA 基因的全部编码区（约 1000bp）。但是新的高通量测序技术正在以惊人的速度发展起来，在不久的将来，将会出现检测更长基因组区域的单分子测序仪，能够读取长度在 1000bp 以上的单分子 DNA 模板。

分子病理学背景知识

CEBPA 基因位于染色体 19q13.1，无内含子序列，编码基础区亮氨酸拉链家族的一个转录因子。CEBPA 蛋白包含 3 个功能结构域（图 18-2），其中两个是反式激活结构域（TAD1 和 TAD2），另一个是基础亮氨酸拉链 /DNA 结合域（bZIP）。CEBPA 蛋白有两种表达产物，一种为分子量 42kD 的全长蛋白，另一个是缺乏第一个反式激活结构域的小分子蛋白，分子量 30kD。全长的 42kD 蛋白结合于靶基因，抑制细胞增生，反之，30kD 蛋白通过抑制 42kD 蛋白功能，发挥主动负调控作用，抑制细胞分化[1]。因此，CEBPA 的生物学活性很大程度上依赖于两种 CEBPA 蛋白的比例。

在正常的造血细胞，CEBPA 促进粒系发育。条件性 CEBPA 基因缺失小鼠显示骨髓中原始造血细胞的增多，但不能形成成熟的中性粒细胞[14]。约 10% 的 AML 病例携带 CEBPA 基因突变，在正常核型 AML 中更为常见，发生率为 15%~18%[3]。生殖细胞 CEBPA 基因突变也与家族性 AML 具有相关性[15]，

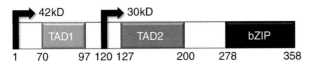

图18-2　CEBPA蛋白示意。CEBPA基因包含3个功能结构域，即两个反式激活结构域（TAD1和TAD2）和一个基础亮氨酸拉链/DNA结合域（bZIP）。位于CEBPA基因TAD2结构域上游的第二个翻译起始位点可以启动分子量30kD的CEBPA蛋白表达。图下方的数字为氨基酸序列的编号

表明CEBPA基因表达失调是AML发生机制中的早期启动事件。白血病细胞经常出现髓母细胞（FAB M1和M2）的形态学和免疫表型，表达CD34、HLA-DR、CD13和CD33。本例患者的原始粒细胞也异常表达CD7，这在伴有CEBPA基因突变的AML病例中并不少见[16]。

AML中的CEBPA基因突变常常是双等位基因的，一个突变位于一条染色体的氨基端，而另一个突变位于另一条染色体的羧基端。最常见的氨基端突变是插入或缺失突变，导致读码框漂移和在第二翻译起始点上游提前出现终止密码子，形成30kD的CEBPA蛋白而不能形成42kD的全长CEBPA蛋白。反之，羧基端突变常常是bZIP结构域的读码框内插入或缺失，导致42kD蛋白和30kD蛋白的DNA结合能力受损。CEBPA基因的氨基端和羧基端的双等位基因一致性突变强烈提示30kD蛋白的过表达，是CEBPA基因突变型AML发病机制中的关键性驱动分子[1]。

尽管30kD CEBPA蛋白的过表达为AML的发生提供了极具说服力的分子机制，但是双等位基因突变与良好预后之间的相关性尚无明确的机制。基因表达谱分析实验显示，HOX家族成员的表达与CEBPA基因双等位突变型原始粒细胞的减少具有一致性[7,17]。因此CEBPA双等位基因突变的预后提示意义并非30kD CEBPA蛋白活性的直接结果，而是HOX基因家族成员表达下调的间接效应。

CEBPA序列分析和结果解读是分子病理学家所面临的一项挑战。分子病理报告中对CEBPA基因突变的描述不仅包括DNA水平的准确突变描述，还应包括预测特定突变对蛋白一级结构的影响。特别在出现读码框漂移的情况下，新形成终止密码子所在的位置决定了是否会有两种CEBPA蛋白出现表达。在本例患者的样本中，第一个突变c.68dup形成读码框漂移和终止密码子提前出现在第二翻译起始点上游，导致30kD CEBPA蛋白的表达，因此这个CEBPA等位基因只能生产30kD CEBPA蛋白。另一个CEBPA基因突变c.368dup也形成读码框漂移和终止密码子提前出现在第二翻译起始点下游，则不形成30kD CEBPA蛋白和42kD CEBPA蛋白。

综上所述，患者样本的序列分析结果表明其原始粒细胞仅表达30kD CEBPA蛋白，导致细胞分化停滞和白血病的发生。

选择题

1. 下列哪些AML患者需要进行CEBPA序列分析（　　）

A. 18岁男性患者，急性早幼粒细胞白血病

B. 27岁女性患者，正常核型AML

C. 45岁女性患者，正常核型AML，伴FLT3 ITD基因突变

D. 68岁男性患者，慢性淋巴细胞性白血病

E. 72岁男性患者，复杂核型AML，前期患者骨髓增生异常综合征

2. 30kD CEBPA蛋白过表达导致（　　　）

A. 急性幼红细胞白血病

B. 42kD CEBPA蛋白表达下降

C. 主动性抑制42kD CEBPA蛋白的活性

D 粒细胞成熟

E. CEBPA启动子甲基化

3. 最常发生的CEBPA基因突变是（　　）

A. 羧基端读码框内突变

B. 氨基端读码框漂移突变

C. 氨基端错义突变

D. A和B

E. A和C

4. CEBPA基因突变对正常核型AML患者预后的影响是（　　）

　　A. *CEBPA* 双等位基因突变提示预后良好

　　B. *CEBPA* 单等位基因突变提示预后良好

　　C. *CEBPA* 双等位基因突变提示预后不良

　　D. *CEBPA* 单等位基因突变提示预后不良

　　E. A 和 B

5. CEBPA 功能障碍可出现在下列哪些肿瘤中（　　　）

　　A. 急性髓细胞性白血病

　　B. 肺癌

　　C. B 淋巴母细胞性白血病

　　D. 鳞状细胞癌

　　E. 以上都是

选择题答案

1. 正确答案：B

　　CEBPA 序列分析对正常核型 AML 患者具有预后提示意义。*CEBPA* 基因突变也曾出现在复杂核型的 AML 患者（选项 E）[16]，但 *CEBPA* 基因突变对这类患者的预后意义并不明确。*CEBPA* 基因突变对 *FLT3* 突变（选项 C）患者的预后影响也不清楚。一项研究表明 *CEBPA* 单等位基因突变的 AML 患者具有较高的 *FLT3* ITD 突变率，提示这些患者是激活了不同的白血病形成机制[7]。有证据表明伴有 t（15;17）染色体易位的 AML 患者（选项 A）可以形成 *PML-RARA* 基因融合蛋白，干扰 CEBPA 蛋白的功能[18]，但 *CEBPA* 基因突变并不出现在 t（15;17）AML 患者[1]。*CEBPA* 基因功能障碍在一种成熟 B 细胞性肿瘤——慢性淋巴细胞性白血病中并不常见。

2. 正确答案：C

　　30kD CEBPA 蛋白过表达可以主动抑制 42kD CEBPA 蛋白的活性。尽管确切的分子机制尚不明确，这种负调控作用是通过 30kD 蛋白与 DNA 结合，但不具有反式激活功能实现的[1]。尚无证据表明 30kD CEBPA 蛋白介导了 *CEBPA* 基因启动子甲基化（选项 E）或直接下调 42kD CEBPA 蛋白（选项 B）表达。多项研究表明 42kD CEBPA 蛋白可以促进粒细胞分化，而 30kD 蛋白无此功能（选项 D）[19]。30kD CEBPA 蛋白过表达被认为是髓性白血病的成因，

而与红系白血病无关（选项 A）。

3. 正确答案：D

　　最常见的 *CEBPA* 基因突变是位于氨基端读码框漂移突变（选项 A）和羧基端的读码框内突变（选项 B）。氨基端框内错义突变也可以出现于 *CEBPA* 基因（选项 C 和 E），但并不常见。

4. 正确答案：A

　　尽管最初的研究表明 *CEBPA* 双等位基因和单等位基因突变可能都与良好的预后相关（选项 B）[2,3]，更多的研究表明仅仅双等位基因 *CEBPA* 突变提示正常核型 AML 患者预后良好[4-7]。单等位基因或双等位基因 *CEBPA* 突变与预后不良无关（选项 C 和 D）。

5. 正确答案：E

　　作为肿瘤抑制基因，*CEBPA* 功能障碍可以表现在多种人类恶性肿瘤中[19]，除了 AML 之外，还包括肺癌（选项 B）、B 淋巴母细胞性白血病（选项 C）和鳞状细胞癌（选项 D）。

参考文献

1. Pabst T, Mueller B, Zhang P et al (2001) Dominant-negative mutations of CEBPA, encoding CCAAT/enhancer binding protein-alpha (C/EBPalpha), in acute myeloid leukemia. Nat Genet 27:263–270

2. Preudhomme C, Sagot C, Boissel N et al (2002) Favorable prognostic significance of CEBPA mutations in patients with de novo acute myeloid leukemia: a study from the Acute Leukemia French Association (ALFA). Blood 100:2717–2723

3. Frohling S, Schlenk R, Stolze I et al (2004) CEBPA mutations in younger adults with acute myeloid leukemia and normal cytogenetics: prognostic relevance and analysis of cooperating mutations. J Clin Oncol 22:624–633

4. van Waalwijk B, van Doorn-Khosrovani S, Erpelinck C et al (2003) Biallelic mutations in the CEBPA gene and low CEBPA expression levels

as prognostic markers in intermediate-risk AML. Hematol J 4:31–40

5. Pabst T, Eyholzer M, Fos J et al (2009) Heterogeneity within AML with CEBPA mutations; only CEBPA double mutations, but not single CEBPA mutations are associated with favourable prognosis. Br J Cancer 100:1343–1346

6. Wouters B, Lowenberg B, Erpelinck-Verschueren C et al (2009) Double CEBPA mutations, but not single CEBPA mutations, define a subgroup of acute myeloid leukemia with a distinctive gene expression profile that is uniquely associated with a favorable outcome. Blood 113:3088–3091

7. Dufour A, Schneider F, Metzeler K et al (2010) Acute myeloid leukemia with biallelic CEBPA gene mutations and normal karyotype represents a distinct genetic entity associated with a favorable clinical outcome. J Clin Oncol 28:570–577

8. Snaddon J, Smith M, Neat M et al (2003) Mutations of CEBPA in acute myeloid leukemia FAB types M1 and M2.Genes Chromosom Cancer 37:72–78

9. Lin L, Lin T, Chou W et al (2006) A novel fluorescencebased multiplex PCR assay for rapid simultaneous detection of CEBPA mutations and NPM mutations in patients with acute myeloid leukemias. Leukemia 20:1899–1903

10. Benthaus T, Schneider F, Mellert G et al (2008) Rapid and sensitive screening for CEBPA mutations in acute myeloid leukaemia. Br J Haematol 143:230–239

11. Ahn J, Seo K, Weinberg O et al (2009) A comparison of two methods for screening CEBPA mutations in patients with acute myeloid leukemia. J Mol Diagn 11:319–323

12. Razga F, Dvorakova D, Jurcek T et al (2009) CEBPA gene mutational status: a complete screening using high-resolution melt curve analysis. Mol Diagn Ther 13:195–200

13. Shendure J, Ji H (2008) Next-generation DNA sequencing. Nat Biotechnol 26:1135–1145

14. Zhang P, Iwasaki-Arai J, Iwasaki H et al (2004) Enhancement of hematopoietic stem cell repopulating capacity and selfrenewal in the absence of the transcription factor C/EBP alpha. Immunity 21:853–863

15. Smith M, Cavenagh J, Lister T et al (2004) Mutation of CEBPA in familial acute myeloid leukemia. N Engl J Med 351:2403–2407

16. Lin L, Chen C, Lin D et al (2005) Characterization of CEBPA mutations in acute myeloid leukemia: most patients with CEBPA mutations have biallelic mutations and show a distinct immunophenotype of the leukemic cells. Clin Cancer Res 11:1372–1379

17. Marcucci G, Maharry K, Radmacher M et al (2008) Prognostic significance of, and gene and microRNA expression signatures associated with, CEBPA mutations in cytogenetically normal acute myeloid leukemia with high-risk molecular features: a Cancer and Leukemia Group B Study. J Clin Oncol 26:5078–5087

18. Truong B, Lee Y, Lodie T et al (2003) CCAAT/ Enhancer binding proteins repress the leukemic phenotype of acute myeloid leukemia. Blood 101:1141–1148

19. Koschmieder S, Halmos B, Levantini E et al (2009) Dysregulation of the C/EBPalpha differentiation pathway in human cancer. J Clin Oncol 27:619–628

第19章　骨髓移植分析

Hanna Rennert, Debra G.B. Leonard, Tsiporah Shore

临床背景

患者，男性，66岁，因尿潴留需接受经尿道前列腺切除术，术前实验室检查发现全血细胞减少而转至血液科。患者3年前有嗜酸性蜂窝织炎病史，接受类固醇激素治疗1年后痊愈。患者还曾确诊为皮肤鳞状细胞癌，并接受外科手术切除。体检未见出血或瘀点，精神尚可，但常感疲乏，近期无感染病史。药物治疗包括针对前列腺肥大给予坦索罗辛，同时补充维生素D。患者是一名退休的采购人员，无化学品暴露史，有两个健康的女儿，其父母均因心脏病去世，兄弟健在，患有糖尿病。

骨髓穿刺和活检组织学诊断为骨髓增生异常综合征。数月后，患者再次就诊，体检无显著异常，仅有轻微的脐周红疹，无皮肤瘀点，无肝脾大和淋巴结肿大。外周血白细胞计数 2.8×10^9/L，血红蛋白 8.1g/L，血小板 18×10^9/L。再次进行骨髓穿刺和活检病理学检查，活检形态学显示骨髓细胞增生活跃，粒红比增高，髓系细胞核左移，中性粒细胞减少。原始粒细胞增多，形成间质浸润。嗜酸性粒细胞数量正常。红系成熟正常，巨核细胞可见，但数量减少。网织纤维染色显示网织纤维染色增多。骨髓穿刺提示骨髓细胞增生活跃，核左移和形态异常，原始粒细胞增多，中等偏大，染色质呈网状，可见突出的核仁，核扭曲，核膜有皱褶，部分胞质稀疏，部分胞质丰富，无颗粒，强嗜碱，可见明显的高尔基体。粒细胞生成异常，粒细胞障碍，可见异常的细胞分裂。髓性原始细胞占骨髓有核细胞总数的25%。免疫组织化学染色也提示原始细胞增多。

细胞遗传学检查显示，正常二倍体核型46，XY。巨红细胞偶见，巨核细胞减少，单核细胞增多。根据FAB分类，符合骨髓增生异常综合征转化为AML，FAB-M2型（世界卫生组织分类：AML非特指型）。

患者接受了为期7天的阿糖胞苷和3天的柔红霉素诱导化疗，缓解后又进行了5天的阿糖胞苷和2天的柔红霉素巩固治疗。

治疗结束时，患者已从正常遗传学继发性AML（中度风险）获得完全缓解，延长无病生存期的最佳途径是进行同种异体干细胞移植。但是，没有匹配的亲属为患者捐赠骨髓，只有一位50多岁、与患者没有亲缘关系的女性捐赠者可以提供骨髓，因为她有6次妊娠史，所以大大增加了发生移植物抗宿主疾病的危险。因此，医师决定为其进行双重脐带血干细胞移植。患者首先接受减低剂量预处理方案，术前第6天至术前第2天给予氟达拉滨 40mg/m²，术前第6天给予环磷酰胺 50mg/kg 和 200cGy 全身照射，然后进行双重脐带血移植。这个方案又称为非清髓性预处理方案，药物和照射剂量低于标准的移植前预处理方案，适用于年龄偏大（>50岁）的移植受体。为了预防移植物抗宿主疾病，术后使用了他克莫司和霉酚酸酯。

移植后并发症包括鼻病毒感染和与血、尿中BK病毒相关的出血性膀胱炎，可使用昔多呋韦治疗。移植后第27天外周血检查，白细胞计数 1.2×10^9/L，绝对中性粒细胞计数 >500，无移植物抗宿主性疾病的证据。移植后第56天进行骨髓活检，髓系和红系前体细胞均可完全成熟，巨核细胞数量和形态正常，未见到增多的原始细胞，细胞遗传学检测结果为正常二倍体核型。

分子检测依据

因为患者接受的是减量预处理方案，确认干细胞在移植受体骨髓内存活而不是残留的宿主造血细胞是非常重要的，评估方法可以采用外周血嵌合体检测。对于本例患者，因为正常细胞遗传学标志物不能用于识别残留的 AML，所以嵌合体检测就更为重要。移植后嵌合体评估能够确切了解移植干细胞的功能状态，特别是对于使用非清髓性预处理的移植受体。对于接受双重脐带血移植的受体患者，嵌合体研究还可以用于评价每份脐带血供体干细胞的功能，常常会发现某份脐带血干细胞"战胜"了其他的供体脐带血而成为受体骨髓中唯一存活的移植细胞[1]。

问题 1：选择骨髓移植成活率（Bone marrow engraftment, BME）/嵌合体检测的主要原因是什么？

检测项目

双重脐带血干细胞移植后进行骨髓移植成活率/嵌合体检测，有助于评估受体 CD3$^+$（T 细胞）和 CD33$^+$（粒细胞）细胞群中的供体细胞比例。

实验室检测方案

移植前，收集受体患者的外周血和供体脐带血样本，通过识别短串联重复序列（STR）标志来分析受体和供体之间的基因差异。移植后，在第 18、32、51 天分别抽取外周血检测嵌合体状态。基于免疫磁珠吸附的技术原理，使用 EasySep$^®$ 细胞标记试剂和全自动细胞分离器（RoboSep$^®$）分离 CD3$^+$ T 细胞和 CD33$^+$ 粒细胞。经流式细胞分析验证，通过这种方法富集的细胞群含有超过 90% 的 CD3$^+$ T 细胞和 CD33$^+$ 粒细胞。

移植前，用 QIAamp DNA MiniKit 从外周血白细胞中提取基因组 DNA。移植后提取外周血中 T 细胞和粒细胞的 DNA。使用标准的 260nm 紫外光吸收值评估 DNA 的浓度和质量，所有 DNA 样本用 Qiagen 洗脱液稀释为 2ng/μl。

检测 BME 或嵌合体状态的方法是一种多重荧光

PCR，扩增的目标片段是包含 13 个多态性微卫星位点（STR）的组合型参比序列（Promega, Madison, WI）。根据试剂盒说明书，检测流程大致如下：总扩增体积为 10μl，加入 DNA 模板 2ng 和 AmpliTaq Gold 聚合酶，使用 Veriti PCR 热循环仪（Applied Biosystems, Foster City, CA）和热启动反应循环条件。移植前，对移植受体和两份供体 DNA 分别进行 13 个 STR 位点的扩增反应，识别每个 STR 位点上受体和供体的特异性基因型，这些位点包括试剂盒 PowerPlex$^®$ 1.2System 中的 D16S539、D7S820、D13S317、D5S818、CSF1PO、THO1、TPOX、vWA 和用于识别性染色体的牙釉蛋白（amelogenin），以及试剂盒 FFFL GenePrint$^®$ Fluorescent STR System 中的 F13A01A、FESFPS、F13B 和 LPL 位点（表 19-1）。在移植后的检测中，PowerPlex$^®$ 1.2System 可以用另外两个 4 位点检测试剂盒代替，如表 19-1 所示的 CTTv 和 GSTR GenePrint$^®$ Fluorescent STR Systems。移植后，先使用 CTTv GenePrint$^®$ Fluorescent STR Systems 检测 CD3$^+$ 和 CD33$^+$ 细胞的 DNA 样本，可以获得 CSF1PO 等 4 个位点的基因型信息。这种方法的优势是尽管只检测少数代表性位点，但灵敏度大大提高，很大程度上简化了实验室检测步骤。扩增后，

表 19-1　移植前和移植后 STR 位点的多重分析试验

移植前		移植后	
PPLEX	D16S539	*GSTR*	D16S539
	D7S820		D7S820
	D13S317		D13S317
	D5S818		D5S818
	CSF1PO	*CTTv*	CSF1PO
	THO1		THO1
	TPOX		TPOX
	vWA		vWA
	Amelogenin		
FFFL	F13A01	*FFFL*	F13A01
	FESFPS		FESFPS
	F13B		F13B
	LPL		LPL

可以使用 ABI 3130 PRISM 基因分析仪（Applied Biosystems）进行毛细管电泳来分离产物片段，并利用软件 GeneMapper 4.0（Applied Biosystems）分析产物片段的长度大小。在每个代表性位点，受体和供体扩增产物峰的比值可以用于半定量估算嵌合体中供体细胞的比例，该方法的分析性灵敏度可以达到1%，能够分别报告出嵌合体中受体和供体细胞的百分比。

问题 2：为何说 STR-PCR 方法检测 BME/ 嵌合体的评估是半定量结果？

检测局限性

1. CD3$^+$/CD33$^+$ 分选流程需要离体时间不超过 24 小时的 EDTA 抗凝全血，以保证细胞存活。

2. CD3$^+$/CD33$^+$ 富集过程至少需要 200 万个细胞，2000 万个细胞最为理想。DNA 浓度过低会导致 PCR 扩增效率下降或扩增失败。

3. 移植后嵌合体检测必须包括在受体和供体中具有不同基因型的代表性位点。一些位点的多态性大于其他位点，特别是要在一个受体和两个脐带血供体的构成的三重基因组嵌合体识别每个基因座，是相当富于挑战性的。

4. 分析灵敏度可以介于 1%~10%，其影响因素包括扩增位点的数量和模板 DNA 的质量和浓度，扩增效率也会因基因位点和基因型的变化而变化[2]。

5. 尽管比较少见，在肿瘤进展过程中，肿瘤细胞出现染色体缺失会导致相应 STR 位点的丢失，这是解读骨髓移植分析时出现错误的潜在原因，特别是如果仅使用一个代表性位点监测骨髓移植成活率时[3]。

检测结果分析要点

移植前检测时，STR 片段分析结果显示在 12 个不同的 STR 基因座对应出现每个供体和受体的等位基因特异性扩增峰。每个等位基因的 PCR 片段大小可以通过与已知长度的等位基因条带进行比对估算而得（图 19-1）。理想的代表性位点应该具有独特的供体和受体等位基因，而不会出现影子峰，后者大多

是由于 PCR 扩增过程中 Taq 聚合酶发生链滑而在特异性 STR 峰两侧形成的非特异性产物[2]。尽管使用两个位点就可以从两种供者基因型中识别出受体的基因型，如 D16S539（等位基因 9、10、11、13）和 CSF1PO（等位基因 10、11、12、13），对于本例患者，CSF1PO 位点更为适用，因为受体等位基因片段位于供体等位基因的上游，而且两个供体脐带血样本的等位基因片段也能彼此分开（表 19-2）。因此，这种具有独特基因型的位点可以同时从两份脐带血供体 DNA 中区别受体 DNA 并提供定量信息，如脐带血 A 位于等位基因 12，而脐带血 B 位于等位基因 10。综上所述，CSF1PO 位点即可用于本例患者移植后 CD3$^+$ 和 CD33$^+$ 细胞群的移植存活率评估，受体和供体 DNA 所共有的等位基因 11 可以在计算时被忽略。

选择代表性等位基因的原则

1. 考虑到 PCR 非特异性扩增（影子峰）常常出现在真正的等位基因峰前后一个重复序列的位置，一般选择受体特异性等位基因峰大于或小于供体等位基因两个重复序列以上的位点作为代表性位点。

表 19-2　代表性位点的判定

位点	受体等位基因	脐带血供体 A 等位基因	脐带血供体 B 等位基因
D5S818	11, 12	12	11
D13S317	12, 13	12, 13	11
D7S820	9, 10	10, 12	9, 10
D16S539	10, 11	9, 12	12, 13
vWA	16, 17	15, 18	17, 18
THO1	7	9, 10	7, 9
TPOX	10, 11	8, 12	8
^{a}CSF1PO	11, 13	11, 12	10, 11
LPL	12	10	10, 12
F13B	8, 10	8, 10	10
FESFPS	10, 11	10, 12	10, 11
F13A01	7	5, 6	7
Amelogenin	X, Y	X, Y	X

注：a 用于区别受体、脐带血供体 A 和脐带血供体 B 基因型的代表性 STR 位点，单等位基因假定为纯合型。

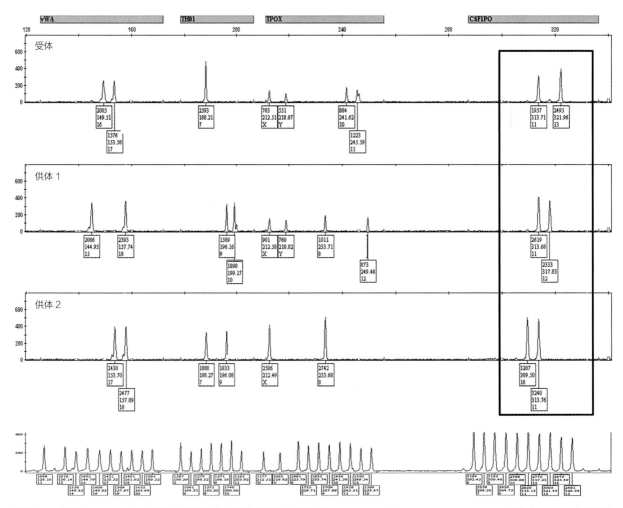

图 19-1　使用 STR-PCR 和毛细管电泳识别代表性位点的等位基因型。PowerPlex 和 FFFL Fluorescent STR 系统（Promega）试剂盒可用于扩增 12 个 STR 等位基因和牙釉蛋白基因。PCR 产物和等位基因对照品可通过 ABI 3130 基因分析仪进行毛细管电泳进行分离和检测。对两个供体（donor1 和 donor2）脐带血样本和受体样本进行每个等位基因重复序列数量的比较，在 3 份样本中都含有独特等位基因型的位点可以作为最理想的代表性位点。为了区分受体和供体脐带血样本，CSF1PO 位点符合 3 份样本均具有独特等位基因的要求，而且在该位点处受体等位基因型比两个供体多一个重复序列

2. 如果可能，尽量选择能扩增出较长 PCR 产物的位点，可以最大限度减少非特异性背景基线噪声。

3. 优先选择能为供体和受体等位基因提供信息的位点。

4. 优先选择扩增多重位点的引物对，可以提供不同位点的相互验证。

移植后分析

从全血样本中分离 CD3⁺ 和 CD33⁺ 细胞进行分析，移植后第 18 天的样本显示为包含所有细胞群的嵌合体（chimerism，MC）基因型，第 32 天显示完的供体基因型，第 51 天继续保持完全的供体基因型（图

19-2）。表 19-3 显示了受体和供体细胞的百分比，移植存活率分析显示第 51 天患者样本中仅可检出脐带血供体 A 的等位基因。

结果解释

移植后第 18 天 BME 分析结果显示为高水平混合嵌合体（88% 的供体 T 细胞和 80% 的供体髓细胞），而第 32 天和第 51 天都显示为完全性移植存活。这些结果与患者移植后第 27 天的表型完全吻合，外周血白细胞计数 $1.2 \times 10^9/L$，中性粒细胞绝对计数 >500，移植后第 56 天显示髓细胞和前体红细胞完全成熟。

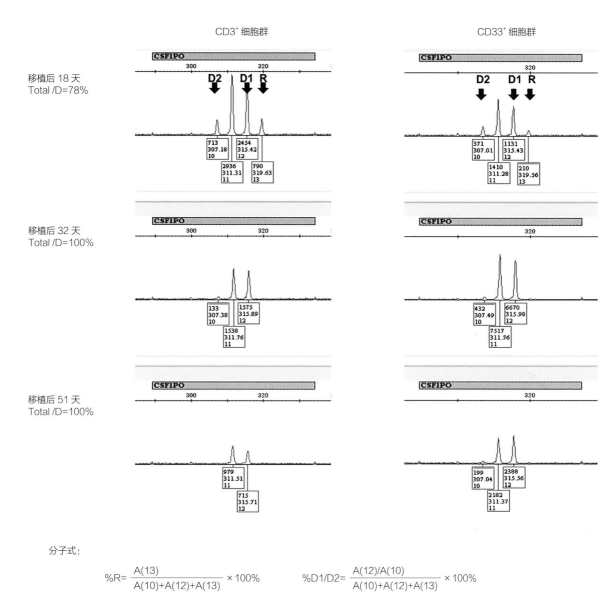

分子式：

$$\%R= \frac{A(13)}{A(10)+A(12)+A(13)} \times 100\%$$

$$\%D1/D2= \frac{A(12)/A(10)}{A(10)+A(12)+A(13)} \times 100\%$$

图 19-2　嵌合体中受体和脐带血供体细胞群的定量百分比评估。移植后 CD3⁺ 和 CD33⁺ 细胞群中供体和受体细胞比例可以通过在 3 个时间点检测代表性标志位点 CSF1PO（CTTv Fluorescent STR System，Promega）进行估算。受体和脐带血供体 A、B（分别以 D1 和 D2 表示）都各自显示出一个独特的等位基因，可用于细胞比例的定量计算，另一个含有 11 个重复序列的等位基因在 3 个样本中都有出现，因此不被用于定量计算。图下方显示的是用于计算受体（R）和供体 A、B 细胞（D1/D2）百分比的公式，"A"代表等位基因所在峰的面积

表 19-3　移植后 BME 分析结果

样本号	细胞类型	移植后天数	受体 %（合计）	供体 %（合计）	供体 %（脐带血 A）	供体 %（脐带血 B）
#1	CD3⁺	18	12	88	66	22
#2	CD3⁺	32	0	100	94	6
#3	CD3⁺	51	0	100	100	0
#1	CD33⁺	18	20	80	62	18
#2	CD33⁺	32	0	100	96	4
#3	CD33⁺	51	0	100	100	0

此外，脐带血供体 A 移植存活，供体 B 来源的细胞已消失，嵌合体检测中供体等位基因完全为脐带血供体 A 的基因型。

进一步检测

可增加监测移植后治疗效果的其他分子检查，有助于移植排斥反应、移植物抗宿主疾病（GVHD）的临床预防和应对，以及白血病复发的早期诊断。

其他注意事项

根据基础疾病和移植类型，大部分接受标准清髓性脐带血干细胞移植（hematopoietic stem cell transplant，HSCT）的患者会很快达到完全性嵌合体状态，即受体细胞完全被供体移植细胞代替。随后，出现少量混合嵌合体可能预示着疾病复发，是治疗失败的最常见原因。但是，混合嵌合体在非清髓性 HSCT 中的重要性并不明确，与临床转归的相关性也不明显 [4-6]。这种相关性缺乏的主要原因包括不同监测方法、样本类型、BME 监测频率和基础性疾病之间的分析性变异。然而，一般来说，混合嵌合体水平的升高（受体等位基因增多）预示着复发的风险性随之升高 [7]。而且，当无法确定疾病特异性标志时，BME 分析能够作为监测疾病复发的替代方法。与清髓性移植相反，非清髓性治疗的最初结果是混合嵌合体，移植后向受体患者输注供体淋巴细胞可以促进尽快达到完全嵌合体，因此需要用 BME 分析连续、规律的监测供体细胞百分比。

问题 3：BME 分析 / 嵌合体检测是一种基因检测吗？是否需要患者的知情同意？

分子病理学背景知识

HSCT 被用于治疗造血系统恶性肿瘤、先天性血液疾病和再生障碍性贫血。造血细胞嵌合体（或称为宿主和供体细胞持续共存）和最终的疾病复发之间具有非常明确的相关性 [8,9]。对于老年患者及前期已接受大剂量放疗的患者，可以通过骨髓移植预处理或更温和的非清髓性预处理使其适于 HSCT 治疗，扩大该疗法的获益人群。清髓性移植可以是自体移植（使用患者本人的干细胞），也可以是同种异体移植（供体与受体可以有血缘关系，也可以无血缘关系）。清髓性移植治疗需要患者接受强度较大的化疗和（或）放疗，有效杀死肿瘤细胞，但加强治疗也会破坏患者骨髓中的祖细胞，需要输注干细胞拯救造血功能。而非清髓性移植治疗是一种简化强度的移植，患者仅接受低剂量化疗和免疫抑制疗法，提高供体干细胞的移植存活率，目标是建立供体为基础的细胞免疫反应，拮抗肿瘤效应。

骨髓是移植干细胞的最初来源。然而在过去的数十年里，利用白细胞去除法收集的外周血 CD34$^+$ 干细胞已经成为骨髓干细胞的重要替代者 [10]。目前，外周血干细胞（peripheral blood stem cells，PBSC）已经超过骨髓，被广泛用于成人移植 [1]。最近，脐带血也开始成为干细胞移植的又一选择。但是，该方法的主要缺点是脐带血中干细胞数量过少 [11]。为了克服这一缺点，许多医学中心研制出使用双份供体脐带血混合输注的方法，命名为双重脐带血干细胞移植（double cord blood transplant，DCBT）[12]。

脐带血移植：优点和缺点

大约 30% 的移植申请者可以遇到组织相容性供体。剩余 70% 的申请者有 50%~80% 的概率可以通过国家登记系统找到相容性供体。此外，寻找到合适的供体大约需要 3.7 个月 [1]。基于上述原因，许多符合条件的患者没有能够得到移植治疗的机会，因此，临床迫切需要资源丰富、容易获得的干细胞来源，如脐带血 [13]。

脐带血干细胞移植的主要优点之一是提高了 HLA 配型程度的灵活性。典型的移植用脐带血干细胞应达到 HLA-A 和 HLA-B 位点的血清学匹配和 HLA-DR 位点的高分辨率检测匹配 [11,12,14]。因为每个基因座有两个等位基因，所以最佳匹配度为 6/6。如进行 PBSC 或 BM 移植，至少达到 5/6 的匹配度才能避免发生严重的 GVHD。反之，CB 移植可以在匹配度低至 3/6 的病例获得成功[11,15]。此外，HLA-C 或 HLC-DQ 匹配度和所有 HLA 等位基因座的高分辨率分型结果不影响 CB 移植的两年生存率[16]，而且脐带血干细胞的收集也不影响供体母婴的健康，还可以显著缩短获得供体干细胞的中位时间。最后，从纽约血液中心获得的统计数据表明，对于一个成年移植申请者，至少需要筛选 150000 份供体脐带血，才有 80% 的机会找到 HLA 匹配度达到 5/6~6/6 的合适供体[17]。

单份脐带血干细胞移植的主要缺点是细胞数量较少，还不到 BM 或 PBSC 收集获得的有核细胞和 CD34$^+$ 细胞数量的 1/10[11]，导致移植存活率下降，低于 BM 移植[18]。最初认为，双重脐带血干细胞输注可能会引起两个供体之间的相互排斥，反而降低移植成功率，但是后来的研究证据表明，两份脐带血干细胞供体中仅有一份供体干细胞可以获得持续造血能力，最早可以在移植后第 21 天即可检测到单一供体干细胞造血[12]。

细胞谱系特异性嵌合体检测

同种异体 HSCT 移植后，对造血细胞供体基因嵌合体的随访监测是确认供体髓系和淋巴系造血功能稳定性的有效方法[7,10]。但在某些研究中，混合嵌合体与移植排斥、疾病复发之间缺乏相关性，可能是由于被检测的细胞群并不能反映移植排斥或疾病复发[10]。针对特异性细胞谱系进行嵌合体检测对于具有移植排斥和白血病复发的高危人群来说更为重要，因为这些患者接受的是经过 CD34$^+$ 筛选的、T 细胞耗竭的外周血干细胞移植或者非清髓性 HSCT[19,20]。如检测到髓系或淋巴系宿主细胞的升高，则提示有必要进行早期的治疗性干预，如供体淋巴细胞输注（donor lymphocyte infusion，DLI）[19]。此外，供体 T 细胞在 GVHD 等移植并发症、促进供体造血细胞移植成活和移植干细胞抗白血病反应（graft-versus-leukemia effect，GVL）中也发挥了重要作用[20]。移植后第 14 天，嵌合体检测中供体 T 细胞减少，与移植排斥发生率升高具有相关性，是提示 BME 成功或失败的早期预测因子[19,21]。如果同种异体移植后嵌合体中供体 T 细胞超过 90%，表明供体 T 细胞完全成活，也提示供体髓

细胞移植成功和白血病的消退[19]。同理，对髓性白血病患者连续监测宿主髓细胞的嵌合体比例也有助于预测白血病的消退[22]。

CD3 抗体表达于所有 T 细胞表面，与 T 细胞受体具有相关性。70%~80% 的人类外周血淋巴细胞（peripheral blood lymphocytes，PBL）和 65%~85% 的胸腺细胞表达 CD3 抗原。CD33 抗原在单核细胞呈强表达，在粒细胞和树突状细胞呈弱表达。CD33 抗原也表达于髓系祖细胞，但不表达在淋巴细胞、血小板、红细胞和原始造血干细胞。使用包被抗 CD3 和抗 CD33 抗体的磁珠吸附相应的 T 淋巴细胞和髓细胞是标准的细胞分离程序，可以分别获得几近纯粹的 T 细胞和髓系细胞群。流式细胞分析是经典的细胞群纯度鉴定方法，从这些鉴定成功的分离细胞群中提取 DNA，可用于移植后 BME/ 嵌合体检测。

BME/ 嵌合体检测

移植后 BME/ 嵌合体状态评估的基础是对嵌合体中受体和供体细胞的有效识别。许多方法可以用于该检测[2]，但是这些方法大都已被更灵敏、更快捷和重复性更好的 PCR 法所取代。最常用的是对含有核心序列（长度为 1~8 个核苷酸）的 STR 等位基因座进行 PCR 扩增，这些 STR 等位基因通常含有 5~20 个重复出现的核心序列[23]，在人类基因组中具有高度的多态性。四核苷酸 STR 等位基因的 PCR 扩增反应常用于以 DNA 识别为基础的个体鉴定[24,25]。

选择题

1. BME/ 嵌合体分析能用于下列所有 HSCT，除了（ ）

    A. 同种异体供体淋巴细胞输注

    B. 自体造血细胞移植

    C. 双重脐带血移植

    D. HLA 匹配的血缘关系供体

    E. HLA 匹配的非血缘关系供体

2. STR 分析有以下应用，除了（ ）

    A. 产前诊断中的母体细胞污染

B. 微生物个体鉴定

C. 法医检测

D. 亲子鉴定

E. 对组织中异源性漂浮碎片的个体鉴定

3. STR-PCR 分析中出现影子峰主要是由于（　　）

A. 多等位基因扩增

B. 非特异性背景信号

C. PCR 扩增是的核苷酸编辑

D. PCR 扩增 STR 位点时，Taq 聚合酶发生链滑

E. STR 位点不稳定性

4. 下列技术可以用于 BME/ 嵌合体检测，除了（　　）

A. HLA 分型

B. Northern 杂交

C. SNP 分析

D. Southern 杂交

E. Y 染色体分析

5. 假设本例患者为脐带血供体 A 干细胞移植完全存活，随后的 BME/ 嵌合体研究使用的最佳 STR 位点是（　　）

A. Amelogenin

B. CSF1PO

C. D13S317

D. THO1

E. vWA

文中所列问题答案

问题 1：选择 BME/ 嵌合体检测的主要原因是什么？

　　主要原因有以下几点：① HSCT 术后的初始植入确认；②供体来源细胞造血功能重建的监测；③细胞亚群嵌合体监测可以预测移植排斥、GVHD 和疾病的早期复发；④监测移植后治疗的有效性。BME/ 嵌合体监测还能够用于揭示双重脐带血干细胞移植中某一供体如何获得生存优势机制的研究，这些信息有助于为以后的患者选择更合适的移植供体。

问题 2：为何说 STR-PCR 方法检测 BME/ 嵌合体的评估是半定量结果？

在 PCR 扩增过程中有限的几个循环，通常是第 15~20 个循环，扩增子数量呈指数级递增，随后扩增效率进入平台期。平台期到扩增结束阶段，PCR 产物的定量水平与目的基因的初始量并无特定的比例关系，BME/ 嵌合体检测没有在扩增指数期内定量，而是在扩增结束后进行定量，因此，只是一种半定量的分析结果。平台期内影响 PCR 扩增效率的因素包括酶作用底物饱和、产物链相互退火以及不完整产物链分离。扩增准确性还会受到扩增目的 DNA 数量的影响，单位点扩增准确性由于多重 PCR 扩增。相比之下，定量 PCR 是以扩增动力学为基础，仅在扩增效率接近 100% 的指数期进行产物定量，每个循环扩增子数量增加一倍，更好地反映了每个扩增反应中目的基因的相对丰度。临床检测中实时 PCR 的应用能够更加精确和灵敏的定量分析混合嵌合体比例[9]。

问题 3：BME 分析 / 嵌合体检测是一种基因检测吗？是否需要患者的知情同意？

　　尽管 BME/ 嵌合体检测可以评估患者的生殖细胞基因序列，但因为这些序列并不与特定的疾病相关，所以本质上并不属于遗传学检测，无须签订遗传学知情同意书。

选择题答案

1. 正确答案：B

　　BME/ 嵌合体检测可以用于同种异体 HSCT，但不用于自体造血细胞移植或同卵双生供体移植，同卵双胞胎被认为具有完全的遗传学匹配性，适于 HSCT，但不能使用 DNA 标志物进行供体和受体细胞的识别和区分。

2. 正确答案：B

　　基于 STR 分析的个体识别被用于人类基因型分析的应用性检测，但不适用于微生物的鉴定，后者应使用核糖体 RNA 16S 基因测序进行识别。

3. 正确答案：D

　　影子峰是 STR PCR 扩增的一种人工假象，是

由于 PCR 过程中重复序列处发生的"链滑"所致。四核苷酸 STR 的影子峰比主峰所在的片段长度小 4 个碱基，影子峰面积接近主峰面积的 5%[2]。

4. 正确答案：B

除了检测 RNA 的 Northern 杂交，其他检测 DNA 水平基因变异的方法都可以用于个体识别，这些方法通过识别特异的 DNA 序列来区分不同的个体。尽管 Northern 杂交可以检出物种特异性或组织特异性基因表达，但其分辨率远远不能达到个体识别的需要。

5. 正确答案：D

假设脐带血供体 A 获得了完全性移植存活，用于后续的 BME/ 嵌合体研究的最佳位点是 THO1。THO1 基因座的 7 个重复等位基因是受体独有的，距离它最近的供体基因型在下游两个重复序列长度。D13S217 无法提供可用于鉴别的信息。移植受体的 vWA 等位基因位于两个供体等位基因下游一个重复序列处。CSF1PO 是一个含有 13 个重复序列的等位基因位点，可用于受体和供体细胞的识别，但是它并不是最好的位点，因为受体位点与最近的供体位点仅相隔一个重复序列的距离。Amelogenin 位点的主要局限性是它位于性染色体，仅适用于性别不匹配的移植供体和受体识别，而本病例中供体和受体均为男性，该位点并不适用。

参考文献

1. Haspel RL, Ballen KK (2006) Double cord blood transplants: filling a niche? Stem Cell Rev 2:81–86

2. Van Deerlin VM, Williams E (2007) Assessment of chimerism in the setting of allogeneic hematopoietic cell transplantation. In: Leonard DGB (ed) Molecular pathology clinical practice, 1st edn. Springer, New York, pp 517–531

3. Schichman SA, Lin P, Gilbrech LJ et al (2002) Bone marrow transplant engraftment analysis with loss of an informative allele. J Mol Diagn 4:230–232

4. Khan F, Agarwal A, Agrawal S (2004) Significance of chimerism in hematopoietic stem cell transplantation: new variations on an old theme. Bone Marrow Transplant 34:1–12

5. McCann SR, Crampe M, Molloy K et al (2005) Hemopoietic chimerism following stem cell transplantation. Transfus Apher Sci 32:55–61

6. Thiede C (2004) Diagnostic chimerism analysis after allogeneic stem cell transplantation: new methods and markers. Am J Pharmacogenomics 4:177–187

7. Briones J, Urbano-Ispizua A, Lawler M et al (1998) High frequency of donor chimerism after allogeneic transplantation of CD34[+]−selected peripheral blood cells. Exp Hematol 26:415–420

8. Bader P, Willasch A, Klingebiel T (2008) Monitoring of post-transplant remission of childhood malignancies: is there a standard? Bone Marrow Transplant 42:S31–S34

9. Antin JH, Childs R, Filipovich AH et al (2001) Establishment of complete and mixed donor chimerism after allogeneic lymphohematopoietic transplantation: recommendations from a workshop at the 2001 Tandem Meetings of the International Bone Marrow Transplant Registry and the American Society of Blood and Marrow Transplantation. Biol Blood Marrow Transplant 7:473–485

10. Fernandez-Aviles F, Urbano-Ispizua A, Aymerich M et al (2003) Serial quantification of lymphoid and myeloid mixed chimerism using multiplex PCR amplification of short tandem repeat-markers predicts graft rejection and relapse, respectively, after allogeneic transplantation of CD34[+]selected cells from peripheral blood. Leukemia 17:613–620

11. Gluckman E, Rocha V (2004) Cord blood transplant: strategy of alternative donor search. Springer Semin Immunopathol 26:143–154

12. Barker JN, Scaradavou A, Stevens CE (2010) Combined effect of total nucleated cell dose and

HLA match on transplantation outcome in 1061 cord blood recipients with hematologic malignancies. Blood 115:1843–1849

13. Gluckman E (2009) Ten years of cord blood transplantation: from bench to bedside. Br J Haematol 147:192–199

14. Takahashi S (2007) Leukemia: Cord blood for allogeneic stem cell transplantation. Curr Opin Oncol 19:667–672

15. Barker JN, Weisdorf DJ, Wagner JE (2001) Creation of a double chimera after the transplantation of umbilical-cord blood from two partially matched unrelated donors. N Engl J Med 344:1870–1871

16. Kogler G, Enczman J, Rocha V et al (2005) High-resolution HLA typing by sequencing for HLA-A,-B, -C, -DR, -DQ in 122 unrelated cord blood/patient pair transplants hardly improves long-term clinical outcome. Bone Marrow Transplant 36:1033–1041

17. Barker JN, Scaradavou A, Stevens CE (2010) Combined effect of total nucleated cell dose and HLA match on transplantation outcome in 1061 cord blood recipients with hematologic malignancies. Blood 115:1843–1849

18. Rocha V, Cornish J, Sievers EL et al (2001) Comparison of outcomes of unrelated bone marrow and umbilical cord blood transplants in children with acute leukemia. Blood 97:2962–2971

19. Childs R, Clave E, Contentin N et al (1999) Engraftment kinetics after nonmyeloablative allogeneic peripheral blood stem cell transplantation: full donor T-cell chimerism precedes alloimmune responses. Blood 94:3234–3241

20. Urbano-Ispizua A, Rozman C, Pimentel P et al (2001) Spanish Group for Allogenic Peripheral Blood Transplantation. The number of donor CD3(+) cells is the most important factor for graft failure after allogeneic transplantation of CD34(+) selected cells from peripheral blood from HLAidentical siblings. Blood 97:383–387

21. Baron F, Baker JE, Storb R, Gooley TA, Sandmaier BM, Maris MB, Maloney DG, Heimfeld S, Oparin D, Zellmer E, Radich JP, Grumet FC, Blume KG, Chauncey TR, Little MT (2004) Kinetics of engraftment in patients with hematologic malignancies given allogeneic hematopoietic cell transplantation after nonmyeloablative conditioning. Blood 104:2254–2262

22. Lion T, Daxberger H, Dobovsky J, Filipcik P, Fritsch G, Printz D, Peters C, Matthes-Martin S, Lawitschka A, Gadner H (2001) Analysis of chimerism within specific leukocyte subsets for detection of residual or recurrent leukemia in pediatric patients after allogeneic stem cell transplantation. Leukemia 15:307–310

23. Luhm RA, Bellissimo DB, Uzgiris AJ, Drobyski WR, Hessner MJ (2000) Quantitative evaluation of post-bone marrow transplant engraftment status using fluorescent-labeled variable number of tandem repeats. Mol Diagn 5:129–138

24. Lins AM, Sprecher CJ, Puers C, Schumm JW (1996) Multiplex sets for the amplification of polymorphic short tandem repeat loci–silver stain and fluorescence detection. Biotechniques 20:882–889

25. Scharf SJ, Smith AG, Hansen JA, McFarland C, Erlich HA (1995) Quantitative determination of bone marrow transplant engraftment using fluorescent polymerase chain reaction primers for human identity markers. Blood 85:1954–1963

第20章　混合表型急性白血病

John A. Thorson, Huan-You Wang

临床背景

患者，女性，45岁，主诉右耳后区疼痛。1年前患者曾被确诊为乳腺癌，并接受了乳腺癌切除术和术后一疗程的环磷酰胺和抗雌激素（他莫昔芬）化疗及序贯放疗。体检发现患者右侧颈淋巴结肿大。初始实验室检查显示血红蛋白98g/L（参考值120~160g/L）、血细胞比容0.29（参考值0.36~0.46）、白细胞6.0×10⁹/L［参考值（4~11）×10⁹/L］、血小板128×10⁹/L［参考值（100~300）×10⁹/L］，外周血白细胞分类计数显示原始细胞67%、中心粒细胞13%、淋巴细胞18%、单核细胞2%。外周血和骨髓中未发现嗜酸性粒细胞或嗜碱性粒细胞的前体细胞，骨髓中未见肥大细胞。

骨髓穿刺物的流式细胞分析显示，81%的原始细胞表达CD4、CD11c（部分）、CD13、CD19（部分）、胞质CD22、CD34、CD36、CD45、胞质CD79a、CD117（部分）、HLA-DR和TdT，不表达CD1a、CD2、胞质CD3、CD5、CD7、CD10、CD14、CD15、CD20、CD33、CD42b、CD64、血型糖蛋白A（Glycophorin A）和髓过氧化物酶。细胞遗传学核型分析结果为46，XX，t（4;22）（q12;q11.2）/46XX。FISH检测未发现 MLL 基因重排或 BCR-ABL 易位融合，但有趣的是，85%（170/200）的细胞核中出现了第三个BCR荧光信号，与22q11.2易位的核型分析结果一致。

综上所述，患者符合混合表型急性白血病（mixed phenotype acute leukemia, MPAL），原始细胞同时表达髓系抗原标记（CD4，CD13，CD36，CD117）和B淋巴细胞抗原标记（CD19，胞质CD22）[1]。因此，按照目前的世界卫生组织分类和命名原则，该患者应诊断为 M/B-MPAL 非特指型（not otherwise specified, NOS）。

分子检测依据

最初的细胞遗传学检测没有发现费城染色体，即t（9;22）（q34;q11）染色体重排和 BCR-ABL 基因易位及融合，也没有发现染色体11q23和混合细胞白血病 MLL 基因易位，因此本例患者可归入 M/B-MPAL 非特指型，排除了 BCR-ABL 或 MLL 易位相关的白血病类型[2,3]。但是在患者的原始细胞中发现了第4号染色体和第22号染色体易位重排，并且 FISH 检测证实该易位与 BCR 基因有关，可能具有潜在的临床意义，应引起临床医师的重视。对于本例患者，应格外注意编码血小板源性生长因子受体 α 链的 PDGFRA 基因有无异常，该基因位于染色体4q12区，曾有报道少数白血病患者可出现 BCR-PDGFRA 易位融合[4,5]。

问题1：PDGFRA 基因易位的临床意义是什么？

所谓第Ⅲ类受体酪氨酸激酶家族成员，PDGFRA 及其相关蛋白，如 ABL、KIT 酪氨酸激酶，与多种造血系统及非造血系统肿瘤的发生有关[6]。在以 PDGFRA 为致病因子的肿瘤组织中，PDGFRA 基因扩增可导致 PDGFRA 蛋白过表达，或者活化型 PDGFRA 基因突变也可导致 PDGFRA 蛋白的生物学功能持续性增强[7]，另一种功能获得性基因异常是 *PDGFRA* 与其他基因发生融合，产生的融合蛋白通过二聚体化激活 PDGFRA 的激酶功能，比较典型的例子就是发生于高嗜酸性粒细胞综合征患者的 *FIP1L1-PDGFRA* 易位融合[8]。

值得注意的是，小分子酪氨酸激酶抑制剂甲磺酸伊马替尼，最初被用于慢性髓细胞性白血病的靶向治疗，现证实它对 *PDGFRA* 活性也具有抑制作用[9]。伊马替尼对携带 *PDGFRA* 基因突变的胃肠道间质瘤的治疗已获成功[7]，使人们开始尝试利用伊马替尼治疗其他具有活化型酪氨酸激酶的恶性肿瘤[10]，因此，检测本例患者是否具有 *PDGFRA* 基因融合，可以为其是否加入伊马替尼临床试验提供依据。

考虑到 *PDGFRA* 易位融合的潜在临床意义，对本例患者进行了针对 *FIP1L1-PDGFRA* 融合（即 *CHIC2* 缺失）的 FISH 检测[11]。该检测使用了特异性识别染色体 4q12 区三个相邻基因（*FIP1L1*、*CHIC2* 和 *PDGFRA*）的三色探针，*CHIC2* 特异性探针标记红色荧光，*FIP1L1* 和 *PDGFRA* 基因均标记绿色探针。在正常细胞中，探针彼此靠近，形成黄色荧光信号。如果发生了某个基因的易位，该基因远离其他两个基因，探针也随之分离，形成分离信号。本例患者96.5%（193/200）的细胞核中出现了分离信号。综合上述核型分析、*BCR-ABL* 融合和 *FIP1L1-PDGFRA* 融合 FISH 检测结果，高度提示患者可能具有 *BCR-PDGFRA* 融合基因，但是还缺乏决定性证据，需要进一步特异识别融合伴侣基因的检测。

检测项目

对于本例患者，尚无特异性检测可以利用，进一步检测的目的是证实 *BCR-PDGFRA* 融合基因的存在。尽管本实验室和其他第三方参比实验室均无此项检测，我们在综合现有检测结果和参考文献基础上，确定使用针对两个基因的特异性寡核苷酸引物，利用 RT-PCR 扩增融合位点处的特异基因序列可以证实基因融合是否存在。这种检测和分析方法曾在一例慢性髓细胞性白血病患者的类似基因融合

检测中使用过[4]。

实验室检测方案

BCR-PDGFRA 融合基因的 RT-PCR 检测

为了利用 RT-PCR 确认 *BCR-PDGFRA* 融合基因的存在，应事先考虑到引物设计、扩增反应和结果判读过程中各种各样的可变因素。最先考虑的是基因序列中 PCR 引物的位置，因为扩增的是 RNA 序列，引物必须设计在外显子区域，但需根据不同的断裂点确定不同的外显子区域进行引物设计。比如，如果 *BCR* 基因断裂点位于第 13 内含子，*PDGFRA* 基因断裂点位于第 10 内含子，预期的嵌合转录子将有 *BCR* 基因第 1~13 外显子和 *PDGFRA* 基因第 11~24 外显子构成，在 *BCR* 基因第 15 外显子设计的引物则不会扩增成功，因为第 15 外显子并不出现在嵌合转录子中。考虑到这一点，Baxter 等描述了一种方法[4]，在 *BCR* 基因上每一个可能断裂点上游的外显子设计一系列正向引物（图 20-1），反向引物位于 *PDGFRA* 基因第 12 外显子处，紧邻激酶结构域编码区的 5′ 端[12]，扩增产物的出现即可以证实出现了 *PDGFRA* 融合基因，而且融合蛋白包含激酶区，属于伊马替尼靶向治疗。

另一个与引物位置相关的问题是预期 PCR 产物的片段大小。在无法确定断裂点位置的情况下，精确预计产物片段的大小是不可能的。此外，正向引物与反向引物距离过远，会超出 PCR 扩增能力允许的长度范围，无法得到融合产物。这种情况可能发生在两个引物之间囊括了过多的外显子，或者由于基因易位造成 mRNA 的选择性剪接，将大段的内含子序列保留在 mRNA 之中，增加了扩增子的长度。

最后，基于前述的几点，融合转录子的检测缺乏经过验证的阳性对照材料，无论是组织样本、细胞系还是构建的特异性融合子克隆。没有阳性对照，就无法评估整个检测流程的可靠性，检测灵敏度也就无从谈起。

按照标准操作流程，从残余的骨髓穿刺物样本中

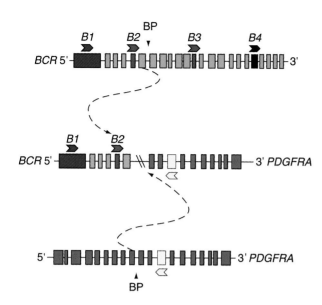

图 20-1　检测 *BCR-PDGFRA* 融合转录子的 RT-PCR 设计示意。正向引物分别位于 *BCR* 基因第 1 外显子（*B1*）、第 5 外显子（*B2*）、第 13 外显子（*B3*）、第 19 外显子（*B4*），反向引物位于 *PDGFRA* 基因第 12 外显子。在断裂点（BP）处发生基因断裂，形成的融合基因可以通过 *BCR* 断裂点上游距离最近的正向引物（如图中的 *B2*）和 *PDGFRA* 反向引物扩增得到 PCR 产物

提取 RNA，使用随机引物将 RNA 逆转录为 cDNA，利用 4 个 *BCR* 正向引物与一个 *PDGFRA* 反向引物分别扩增 cDNA。为了验证 RNA 完整性，通过另一个 PCR 反应扩增 cDNA 样本的内参基因 *GAPDH*。另外设置阴性对照，使用非白血病患者的 RNA 样本与患者样本同时进行提取、逆转录和所有的 PCR 反应。因为融合转录子的表达水平是未知的，PCR 扩增条件采用 40 个扩增循环，而不是 30~35 个循环，增加低水平扩增子的检出率。PCR 结束后，使用 1% 的琼脂糖凝胶电泳和溴化乙锭染色观察融合产物。

检测结果分析要点

　　图 20-2 显示了 RT-PCR 产物的电泳结果，图 A 显示 *GAPDH* 内参基因的扩增产物，第 1 泳道为 DNA 分子量对照（WM），第 2 泳道为对照 RNA 的 *GAPDH* 扩增产物，第 3 泳道为患者 RNA 的 *GAPDH* 扩增产物。图 b 和 c 分别显示对照 RNA 和患者 RNA 的 *BCR-PDGFRA* 融合子扩增产物，每个图中 WM

为分子量对照，*B1~B4* 为不同的 *BCR* 基因正向引物，*B1* 为第 1 外显子引物，*B2* 为第 5 外显子引物，*B3* 为第 13 外显子引物，*B4* 为第 19 外显子引物，图 a 左侧箭头指示的分子量大小分别为 603bp（上）、310bp（中）和 271bp（下）。

问题 2：对于上述检测结果，最恰当的解读是什么？

结果解释

　　如图 20-2a 所示，对照 RNA 和患者 RNA 均显示了清晰的 *GAPDH* 基因扩增条带，片段大小 176bp，证实 RNA 样本完整性较好。和预期结果一致，阴性对照 RNA 在 *BCR-PDGFRA* 扩增反应中没有任何扩增产物（图 20-2b），而患者 RNA 样本在 *BCR* 正向引物 B4 和反向 *PDGFRA* 引物的扩增反应中得到了清晰明显的产物条带，长度约 400bp，提示患者 RNA 中含有 *BCR-PDGFRA* 融合转录子（图 20-2c）。

问题 3：这样的检测结果能否确定 *BCR-PDGFRA* 融合基因的存在？

　　将核型分析、FISH 检测和 RT-PCR 检测结果综合分析，高度提示 *BCR-PDGFRA* 融合基因的存在，但是仍需要更加确凿有力的证据。如上所述，仅仅依靠产物片段的大小和引物位置，我们仍然无法确定 *BCR* 基因的断裂位置和融合转录子中的外显子构成，还难以对分析结果做出精确的解读。尽管通过对照样本的结果可以确定扩增产物并不是非特异性扩增或其他 PCR 人工假象，但仍不能就此认定产物的特异性。

问题 4：为了确认融合基因的存在，还应进行哪些进一步检测和分析？

进一步检测

　　对于本例患者，尽管存在 *BCR-PDGFRA* 融合基因的证据非常有力，最终确定融合基因有无和融合方式的最佳方法是对 RT-PCR 的扩增产物进行 DNA 测序。假设融合子扩增产物中可以发现明确的 *BCR* 基因和 *PDGFRA* 基因序列，证实其扩增的是融合位点所在的基因交界区，就可以最终确认基因融合的存在。

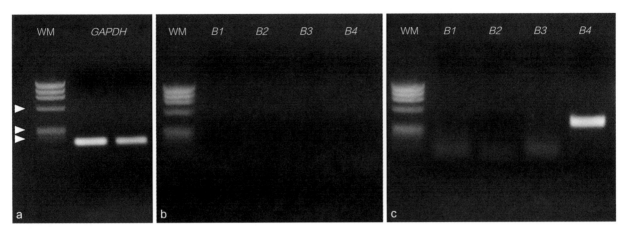

图 20-2　RT-PCR 产物电泳分析结果

本例患者的测序结果显示扩增产物为基因融合交界区，融合方式是 *BCR* 基因第 20 外显子和 *PDGFRA* 基因第 12 外显子。

其他注意事项

本例患者代表了一类罕见的急性白血病，如果没有 *BCR-PDGFRA* 基因融合则预后不良[2]。现有的治疗方案对细胞谱系模糊的急性白血病治疗效果并不好，额外的基因突变检测可以为患者获得其他治疗策略提供额外的信息，比如本例患者就可以根据 *BCR-PDGFRA* 融合基因的基因学特征，考虑接受小分子抑制剂伊马替尼的治疗。但应当指出的是，尽管患者检出 *BCR-PDGFRA* 融合基因，但酪氨酸激酶抑制剂对该类患者的治疗效果还是个未知数，因为迄今为止携带此种 *BCR-PDGFRA* 融合基因的白血病病例仅有 3 例，其中只有一例接受了伊马替尼治疗[4,5]。因为我们对于使用伊马替尼治疗 *BCR-PDGFRA* 融合性 MPAL 的效果远不如急性髓细胞性白血病和胃肠道间质瘤那样肯定，从伦理学角度而言，在患者进入临床试验性用药之前，必须充分衡量患者在这项治疗中的获益和风险。

分子病理学背景知识

急性白血病的分类有多个模型和方法，包括临床表现、外周血和骨髓的形态学和免疫表型以及细胞遗传学和分子检查。基于这些研究结果，恶性肿瘤细胞被归入某一特定的细胞谱系（如髓系、淋巴系）和不同的分化阶段。更重要的是，治疗选择性、临床转归和预后均受上述因素的影响，并与遗传学特征和特异性分子事件密切相关。一个经典的例子就是急性早幼粒细胞白血病，*PML-RARA* 融合基因的遗传学或分子证据提示患者可以维 A 酸（ATRA）治疗中获益[13]。

尽管急性白血病的分类在不断进步，4%~5% 的急性白血病患者仍然难以归于某一特定的细胞谱系，被视为细胞谱系不明的急性白血病[14]，包括急性未分化型白血病和 MPAL。MPAL 是一类表达两种及两种以上细胞谱系抗原标志的原始细胞白血病，以前称为双系表型急性白血病。目前世界卫生组织分类中的 MPAL 包括伴有 t（9;22）（q34;q11.2）重排和 BCR-ABL1 融合的 MPAL、伴有 t（v;11q23）重排和 MLL 易位的 MPAL、B/M-MPAL 非特指型、T/M-MPAL 非特指型以及 MPAL 非特指型。一旦排除了 *BCR-ABL1* 融合和 *MLL* 易位，其余的 MPAL 没有特定的细胞遗传学遗传或分子特征[1]。总体来说，MPAL 患者预后不良[1]。

选择题

1. 在 *BCR-ABL* 易位的 FISH 检测中，85%（170/200）的有核细胞出现第三个 BCR 信号，最有可能的解释是（　　）

A. *BCR* 基因发生断裂，两个等位基因中至少有

一个断为两段

B. 隐秘的 *BCR-ABL* 易位，只含有一小段 *ABL* 基因

C. *BCR* 基因发生了易位

D. 两个细胞核重叠造成的人工假象

E. A 和 C

2. 在 PDGFRA 功能持续性增强的恶性肿瘤中，*PDGFRA* 基因异常活化的机制是（　　　）

A. 基因扩增导致蛋白过表达

B. 基因组重排，导致 PDGFRA 蛋白全部或部分与细胞内其他蛋白发生融合

C. A 和 B

D. 基因发生活化型突变，如插入、缺失或点突变

E. 以上所有

3. RT-PCR 检测被设计为可以扩增 *BCR* 基因不同外显子和 *PDGFRA* 基因激酶区的融合转录子，易位导致 mRNA 的选择性剪接对该检测的灵敏度有何影响（　　　）

A. 剪接位点的消失对融合转录子结构没有影响，也不会影响 RT-PCR 的灵敏度

B. 它可以阻碍内含子 - 外显子交界处的正常剪接过程，导致所有或部分内含子的掺入，形成比预期产物更长的转录子，超出 PCR 的扩增能力，导致检测出现假阴性

C. 改变引物退火结合区的序列，阻碍引物退火

D. 阻碍融合转录子的形成，没有模板可以扩增

E. 以上都不是

4. 在解读 RT-PCR 检测结果时，设置 *GAPDH* 基因扩增反应的目的是（　　　）

A. 可以替代阴性对照

B. 证实 RNA 样本的完整性

C. 证实 PCR 扩增过程中不会产生人工假象

D. A 和 B

E. 以上都是

5. 根据患者的临床表现、免疫表型和分子特征，下列哪种肿瘤应当作为本例患者的鉴别诊断（　　　）

A. 急性髓细胞性白血病伴 *PDGFRA* 基因异常

B. 慢性嗜酸细胞性白血病

C. 慢性嗜酸细胞性白血病，非特指型

D. 慢性髓细胞性白血病，原始细胞危象

E. 以上所有

选择题答案

1. 正确答案：E

在本例患者的 FISH 检测中，*ABL* 基因标记红色荧光信号，*BCR* 基因标记绿色荧光信号（雅培 Vysis LSI BCR/ABL 双色融合探针）。在正常细胞中，这两个基因位于不同的染色体，基因特异性探针相互远离，在荧光显微镜下可以分别观察到彼此不靠近的红色信号和绿色信号。因为正常细胞为二倍体，每条染色体有两个拷贝，所以正常细胞中可以见到两个 *ABL* 基因红色信号和两个 *BCR* 基因绿色信号。如果出现了第三个 *BCR* 特异性绿色信号，可能有许多原因：第一个原因是技术操作不规范导致的人工假象，两个或多个细胞核重叠可能导致在同一个细胞核范围内出现多个同色信号，但是本例样本中有85%有核细胞出现第三个 *BCR* 基因信号，应该可以排除人工假象的可能；第二个原因可能是由于出现了非整倍体导致 *BCR* 拷贝数的增加，但本例患者核型分析是二倍体细胞，也排除了此种可能；第三个原因可能是 *BCR* 基因的一个拷贝发生了内部断裂，导致一个 *BCR* 基因拷贝出现了分离的两个荧光信号。值得注意的是，本例样本中并没有出现 *BCR-ABL* 基因融合的黄色荧光信号，说明断裂的 *BCR* 基因并不是与 *ABL* 基因发生融合。结合核型分析结果，本例患者存在 t（4；22）染色体易位，提示 *BCR* 基因可能与染色体 4q12 区的一个未知基因发生了易位融合。

2. 正确答案：E

每个选项都是恶性肿瘤细胞中 *PDGFRA* 活性增强的机制之一，详细的机制描述请参考 Blume-Jensen 和 Hunter 的相关研究 [6]。

3. 正确答案：B

剪接位点位于内含子的 5′ 端和 3′ 端，是细胞内剪接复合体的识别位点，剪接过程将 RNA 中的

内含子去除，并将外显子连接起来。剪接位点消失会导致内含子序列继续保留在 RNA 中，在预期的 PCR 扩增目的片段中增加了较长的序列，使扩增产物大大延长，甚至超过 1kb，超出 PCR 扩增长度的能力范围。因此这种情况下，由于没有出现扩增产物而将样本判读为阴性是错误的，因为样本中是含有融合转录子的。

4. 正确答案：B

GAPDH 扩增反应的主要目的是检测 RNA 模板的完整性，扩增产物的出现说明样本 RNA 的长度至少可以达到内参基因扩增子的长度。因为 RNA 是一种不稳定的分子，经常在提取过程中因不规范操作而被降解。因此，在实验室日常工作中，内参基因或看家基因扩增子的出现提示样本 RNA 保存较好，最好的质控方法是设计一段与目的扩增子长度相等或更长的内参基因扩增子，用于检测 RNA 的完整性。

5. 正确答案：E

各个选项中列出的肿瘤都是本例患者的鉴别诊断，但是慢性髓细胞性白血病，母细胞危象可以通过 *BCR-ABL* 融合基因阴性而轻松排除。同理，慢性嗜酸细胞性白血病也可以排除，因为该肿瘤不应有 *PDGFRA* 基因重排。此外，患者外周血和骨髓中都未见嗜酸性粒细胞。当慢性嗜酸细胞性白血病和急性髓细胞性白血病伴有 *PDGFRA* 基因异常，根据第四版世界卫生组织分类可以归入髓细胞性和淋巴细胞性肿瘤伴 *PDGFRA* 基因异常[15]，可以作为本例患者的鉴别诊断。MPAL 是更适合的诊断，因为原始细胞表达多种髓系和 B 系抗原，而不表达嗜酸性粒细胞抗原标志，对此类肿瘤的更准确命名有赖于对其更深入的研究。

参考文献

1. Borowitz MJ, Bene MC, Harris NL et al (2008) Acute leukemias of ambiguous lineage. In: Swerdlow SH et al (eds) WHO classification of tumors of haematopoietic and lymphoid tissues, 4th edn. International Agency for Research on Cancer, Lyon

2. Score J, Curtis C, Waghorn K et al (2006) Identification of a novel Imatinib responsive KIF5B-PDGFRA fusion gene following screening for PDGFRA overexpression in patients with hypereosinophilia. Leukemia 20:827–832

3. Owaidah TM, Beihany AI, Iqbal MA et al (2006) Cytogenetics, molecular and ultrastructural characteristics of biphenotypic acute leukemia identified by the EGIL scoring system. Leukemia 20:620–626

4. Baxter EJ, Hochhaus A, Bolufer P et al (2002) The t(4;22) (q12;q11) in atypical chronic myeloid leukaemia fuses BCR to PDGFRA. Hum Mol Genet 11:1391–1397

5. Trempat P, Villalva C, Laurent G et al (2003) Chronic myeloproliferative disorders with rearrangement of the platelet-derived growth factor a receptor: a new clinical target for STI571/Glivec. Oncogene 22:5702–5706

6. Blume-Jensen P, Hunter T (2001) Oncogenic kinase signalling. Nature 411:355–365

7. Corless CL, Heinrich MC (2008) Molecular pathobiology of gastrointestinal stromal sarcomas. Annu Rev Pathol Mech Dis 3:557–586

8. Gotlib J, Cools J, Malone JM III et al (2004) The FIP1L1- PDGFRa fusion tyrosine kinase in hypereosinophilic syndrome and chronic eosinophilic leukemia: implication for diagnosis, classification, and management. Blood 103:2879–2889

9. Buchdunger E, Cioffi CL, Law N et al (2000) Abl proteintyrosine kinase inhibitor STI571 inhibits in vitro signal transduction mediated by c-Kit and platelet derived growth factor receptors. J Pharmacol Exp Ther 295:139–145

10. Pardanani A, Tefferi A (2004) Imatinib targets other

than bcr/abl and their clinical relevance in myeloid disorders. Blood 104:1931–1939

11. Pardanani A, Ketterling RP, Brockman SR et al (2003) CHIC2 deletion, a surrogate for FIP1L1-PDGFRA fusion, occurs in systemic mastocytosis associated with eosinophilia and predicts response to imatinib mesylate therapy. Blood 102:3093–3096

12. Kawagishis J, Kumabe T, Yoshimoto T et al (1995) Structure, organization, and transcription units of the human a-plateletderived growth factor receptor gene, PDGFRA. Genomics 30:224–232

13. Melnick A, Licht JD (1999) Deconstructing a disease: RARalpha, its fusion partners, and their roles in the pathogenesis of acute promyelocytic leukemia. Blood 93:3167–3215

14. Vardiman JW, Thiele J, Arber DA et al (2009) The 2008 revision of the World Health Organization (WHO) classification of myeloid neoplasms and acute leukemia: rationale and important changes. Blood 114:937–951

15. Bain BJ, Gilliland DG, Horny HP et al (2008) Myeloid and lymphoid neoplasms with eosinophilia and abnormalities of PDGFRA, PDGFRB or FGFR1. In: Swerdlow SH et al (eds) WHO classification of tumors of haematopoietic and lymphoid tissues, 4th edn. International Agency for Research on Cancer, Lyon

第三篇

实体瘤

第21章 乳腺癌

Jennifer Laudadio

临床背景

患者，白种人女性，58岁，就诊于乳腺护理中心，乳腺X线扫描成像显示：右乳外上象限发现直径为10mm的阴影，内有大小、密度不一的钙化灶。患者自诉双侧乳房间歇性疼痛，但未触及包块，无乳头溢液。患者无肿瘤病史，5年前左乳活检为良性病变。患者母亲65岁时诊断为乳腺癌，一位姨母和两位姨祖母也在60岁左右确诊为乳腺癌。体检未触及明确的乳腺肿块和肿大淋巴结，乳房皮肤和乳头无异常。建议患者行超声引导下乳腺组织活检。

右乳活检组织学诊断为浸润性导管癌，2级，伴实体型和粉刺型导管原位癌（DCIS）。瘤组织内可见微小钙化灶。免疫组织化学染色显示，浸润性肿瘤细胞雌激素受体（ER）阳性（99%），孕激素受体（PR）阳性（60%），HER2评分2+，FISH结果为HER2与17号染色体着丝粒信号比值为1.92（灰区范围1.8~2.2），判读为可疑的HER2扩增。患者转入肿瘤外科，进行保留皮肤的双侧乳腺切除术及右侧前哨淋巴结探查。

病理学检查显示，右侧乳腺组织内可见直径为3.5cm的活检腔，肉眼未见明确的肿瘤或其他病变。组织学光镜下，活检腔边缘可见直径为0.6cm的残留的中等级别浸润性导管癌，浸润性病变周围可见延伸的DCIS病变，组织切缘未见肿瘤组织，未见脉管腔浸润。左侧乳腺内可见直径为0.5cm的中等级别DCIS。共检出淋巴结5枚，均未见转移癌。最终的病理TNM分期（pTNM）以肿瘤大小（T）、淋巴结转移（N）和远处转移（M）为依据，该患者的肿瘤介于5mm和11mm之间，属于pT1b期；淋巴结未发现转移，属于pN0期；因无法确定有无远处转移，病理医师无法确定M分期（可报告为pMx期）。乳腺切除样本也进行了HER2免疫组织化学染色，评分为2+，FISH检测结果HER2与17号染色体信号比值仍为1.9，可能存在HER2基因扩增。

患者术后恢复良好，进入肿瘤科门诊继续随访。因其肿瘤为激素受体（ER和PR）阳性，肿瘤学家建议使用芳香化酶抑制剂进行激素治疗。期间，由于该患者具有乳腺癌家族史和双侧发病的特征，她的血液样本被送到委托实验室进行BRCA1和BRCA2全基因突变检测。

分子检测依据

根据肿瘤分期较低、肿瘤分级为中度、患者年龄、激素受体阳性、无淋巴结转移等临床病理指标的评估，该患者发生局部或远处乳腺癌复发的危险度较低。然而，需要进一步的基因表达谱分析以进一步明确患者预后以及是否需要辅助性化疗。

问题1：目前，已广泛用于评估乳腺癌复发风险的商业化基因表达谱检测平台是什么？

检测项目

Oncotype DX（Genomic Health Inc., Redwood City, CA）可用于肿瘤基因表达谱分析。

问题 2：为何选择 Oncotype DX，而不是其他基因表达谱
　　　分析技术？

实验室检测方案

为了选择适于 Oncotype DX 分析的组织蜡块，病理医师对患者乳腺切除样本的 HE 染色切片进行显微镜下观察，选取一块浸润性肿瘤细胞约占 60%、不包含坏死或活检后反应性改变的组织进行检测。按照选取的 HE 切片找出福尔马林固定石蜡包埋的组织块，包装运送至临床实验室改进修正案（CLIA）认证的实验室进行 Oncotype DX 分析。

收到组织蜡块后，就可以开始 Oncotype DX 检测分析流程[1]。简言之，使用无菌刀片刮去非肿瘤性区域，特别是当非肿瘤区域超过 50% 时，预先刮除可以防止假阳性或假阴性结果。从肿瘤蜡块上切片用于提取 RNA，如使用显微切割则需要 $10\mu m$ 切片 6 张，如无须显微切割则仅需 $10\mu m$ 切片 3 张[1]。基于水解探针化学原理的定量逆转录 PCR（RQ-PCR）用于检测 21 个基因的表达水平，其中 5 个基因为参比基因（ACTB、GAPDH、RPLPO、GUS、TFRC），其余 16 个基因为 Oncotype DX 分析提供生物学信息，这些信息基因包括增生相关基因（Ki67、STK15、Survivin、CCNB1、MYBL2）、组织侵袭性基因（MMP11、CTSL2）、HER2 相关基因（HER2、GRB7）、雌激素相关基因（ER、PGR、BCL2、SCUBE2）以及 GSTM1、CD68、BAG1 基因[1]。使用参比基因对信息基因的定量结果进行校正，并将其表达水平量化为数字 0~15，这个数字每升高 1 则相当于 RNA 表达量增长一倍。每个基因表达水平都用于计算复发风险评分（Recurrence Score，RS）[1]。其中"有利"基因（雌激素受体相关基因和 BAG1）的高表达将导致一个较低的 RS 值，而其余"不利"基因的高表达会导致一个较高的 RS 值。

另一种商业化的乳腺癌基因表达谱分析方法是 MammaPrint（Agendia，Amsterdam，The Netherlands）。与 Oncotype DX 不同的是，MammaPrint 仅可用于新鲜或冷冻组织，而不能用于

石蜡包埋组织。对于本例患者，因其仅有石蜡包埋组织可以用于检测，所以只能选择 Oncotype DX 平台。据报道，MammaPrint 检测需要从 $30\mu m$ 厚的组织片中提取 RNA，利用 T7 RNA 聚合酶合成互补 RNA（cRNA）[2]，经与氯化锌混合、60℃孵育形成长度为 50~100 核苷酸片段。将 RNA 片段加入缓冲液，与专门设计的寡核苷酸芯片杂交[2]，杂交后将芯片进行扫描，检测荧光信号强度，经对照基因表达水平的校正后得到目的基因的定量数据。与 Oncotype DX 相同的是，MammaPrint 同样需要对待测样本进行病理质控，限制非肿瘤成分的比例。

MammaPrint 使用的是寡核苷酸芯片技术，可以在单次分析中检测数量庞大的基因种类，并已经通过 FDA 认证，用于乳腺癌的预后监测。Oncotype DX 利用的是水解探针化学为基础的定量逆转录 PCR 技术，探针的 5′ 端标记荧光报告基团，3′ 端连接淬灭基团，探针处于游离状态时，淬灭基团靠近报告基团而有效阻断其荧光信号。PCR 退火时，探针与靶序列结合，延伸时 DNA 聚合酶发挥 5′ 核酸外切酶活性，使探针 5′ 端的荧光基团脱离淬灭基团，从而释放荧光信号。Oncotype DX 和 MammaPrint 都使用了常规临床检测使用的技术方法，但每个实验室一般仅使用两种方法的其中之一，其数据分析平台也属于各自的专利保护范畴，不能共享。

检测结果分析要点

本例患者 Oncotype DX 报告结果为"乳腺癌 RS 为 13，ER 评分为 10.6，PR 评分为 6.1，HER2 评分为 10.6"。

RS 值可以解释为：RS<18 时为低度复发风险；$18 \leqslant RS<31$ 时为中度复发风险；$RS \geqslant 31$ 时，为高度复发风险。ER 和 PR 评分的定性阈值分别为 6.5 和 5.5，即评分高于此值则判为阳性。HER2 评分 $\geqslant 11.5$ 为阳性，<10.7 为阴性，10.7~11.4 为可疑。

问题 3：Oncotype DX 结果与临床病理风险度的相关性是
　　　什么？

问题 4：Oncotype DX 结果与 ER、PR、HER2 免疫组织化

学染色结果的相关性是什么?

结果解释

本例患者的检测结果表明她的乳腺癌具有低度复发风险。需要特别指出的是,她的 RS 值 13 预示着他莫昔芬治疗 5 年后,未来 10 年发生远处转移的平均概率约 9%(95% 可信区间为 6%~11%)。正如本例患者的情况,低 RS 值不仅与较高的 ER 组评分、较低的增生组评分以及较低的侵袭组评分相关,还与上述的低风险度临床病理特征相关,并预示患者将不会从激素治疗之外的辅助性化疗中获益。

根据 Oncotype DX 结果,肿瘤为 ER 和 PR 阳性,与免疫组织化学染色结果一致。本例的 ER mRNA 表达水平比定性阈值高出 4.1 个表达分值,PR mRNA 表达水平比定性阈值高出 0.6 个表达分值,免疫组织化学染色则显示 ER 和 PR 阳性细胞百分比分别为 99% 和 60%。Oncotype DX 分析显示 HER2 为阴性,但其表达水平仅低于灰区阈值 0.1 个表达分值,同时免疫组织化学染色和 FISH 结果也仅得到可疑阳性的结果。

进一步检测

因为本例患者具有乳腺癌家族史,并且此次发病为双侧乳腺受累,因此,遗传学咨询师建议她进行遗传性乳腺癌 – 卵巢癌综合征的基因学检测。患者的血液样本被送至委托实验室进行 BRCA1 和 BRCA2 全基因突变分析。因为没有已知的家族突变位点,实验室只能对 BRCA1 和 BRCA2 全序列进行分析。此外,大片段的缺失或插入有可能被测序分析遗漏,比如一对引物扩增的目标区域发生了全部缺失,但相应的野生型等位基因并没有缺失,就可以扩增出正常序列而被测序认定为基因结构正常,所以除测序之外,对 BRCA1 基因的检测还包括 5 种常见的基因重排。本例患者的 BRCA1 和 BRCA2 基因均未检出突变。

考虑到患者年龄、临床特征和家族史等因素,未检出基因突变并不令人意外。遗传性乳腺癌 – 卵巢癌

综合征的特征包括乳腺癌患者及患癌亲属的确诊年龄均低于 50 岁、本人曾患卵巢癌或家族中有卵巢癌患者、双侧发病和德系犹太人血统。本例患者确诊时 58 岁,有 4 个亲属患乳腺癌,但无一人在 60 岁之前确诊,患者非德系犹太人,其家族中没有卵巢癌或男性乳腺癌患者。但由于患者存在双侧乳腺发病(左侧为 DCIS,右侧为浸润性导管癌),因此进行 BRCA1 和 BRCA2 基因突变检测是合理的。

其他注意事项

为了正确解释 Oncotype DX 结果,需考虑分析前影响因素的存在和重要性。固定剂种类和固定时间、蜡块的存档时间、保存和运输条件等难以控制的因素,从理论上推测,都会影响检测结果的准确性。此外,受检患者是否属于检验项目的受益人群也是应当予以考虑的。比如,本例患者使用的治疗药物是芳香化酶抑制剂,而在 Oncotype DX 相关研究的起始阶段,大部分的入选病例接受的是他莫昔芬治疗,但近年来,关于接受芳香化酶抑制剂的患者使用 Oncotype DX 的报道已经越来越多 [3]。

分子病理学背景知识

与乳腺癌预后相关的临床病理因素包括肿瘤分期(主要取决于肿瘤大小)、肿瘤分级、组织学类型、淋巴结转移与否、激素受体状态和患者的年龄。虽然现有的检测方法多种多样,但上述两种商业化的基因表达谱芯片已被广泛应用于进一步判断患者复发风险(表 21-1)。这些遗传学特征还被用来预测患者对辅助性化疗的反应。Oncotype DX 是一种可以用于福尔马林固定石蜡包埋组织样本的实时逆转录荧光 PCR(RQ-PCR)检测,目的基因有 21 种,其中 5 种为参照基因,16 种为信息基因,筛选自 250 种乳腺癌相关基因。尽管从石蜡包埋组织中提取 RNA 极具挑战性,但该方法能够从 95%~99% 的 RNA 样本中定量检测目的基因的表达水平 [1,3–5]。Oncotype DX 结果以 RS 值(0~100)表示,并根据 RS 值高低将肿瘤患

表 21-1　评估乳腺癌复发风险的基因表达谱分析平台比较

	Oncotype DX	MammaPrint
方法学	实时逆转录 PCR	微阵列芯片
检测基因数量	21	70
检测样本类型	福尔马林固定石蜡包埋组织	新鲜或冷冻组织
检测地点	中心实验室或委托实验室	中心实验室或委托实验室
适用范围	任何年龄、无淋巴结转移、ER 阳性或绝经后、已有淋巴结转移、ER 和（或）PR 阳性	1 期或 2 期肿瘤，直径小于 5cm，无淋巴结转移，ER 阳性或阴性
报告方式	RS 值（0~100），值越高则复发风险越高，根据 RS 值将患者分为低风险、中风险或高风险	两分法：低风险或高风险
其他	同时报告 ER、PR、HER2 评分	FDA 认证

者分为低复发风险、中等复发风险或高复发风险 3 类，值越高则复发风险越大。分子检测所获得的预后提示意义与特定的临床病理特征是也一致的。低分化（高级别或组织学 3 级）肿瘤的 RS 也比较高，而小的肿瘤则趋于得到低度风险评分[4,6]。但是，超过 1/3 的小肿瘤（直径小于 2cm）被划入中度或高度复发风险的范畴[4,6]。RS 结果具有可重复性，同一组织块的重复检测评分标准差为 0.72，同一患者不同组织块的评分标准差为 2.2[1]。

Oncotype DX 初期研究对象是 ER 阳性、无淋巴结转移并使用他莫昔芬治疗的乳腺癌患者，被归入低复发风险、中复发风险和高复发风险的比例分别为 51%、22% 和 27%[1]，后续研究也得到了类似的风险度分布比例[4,6]。在这组研究人群中，RS 值和预后分组与临床随访结果一致的，即低复发风险组患者的生存期优于中和高复发风险组患者（表 21-2）。若将风险评分作为连续变量分析，患者发生肿瘤复发的比例随风险评分升高而升高。近年来，随着研究人群扩展至伴有淋巴结转移的绝经后女性以及使用芳香化酶抑制剂的患者，Oncotype DX 分析评分的预后价值进一步得到证实（表 21-2）。无论使用哪种类型的激素治疗方案，RS 值均可作为复发的预后评估因子。

Oncotype DX 不仅可以作为肿瘤预后标志，还可以预测肿瘤对化疗的反应性。甄别难以从化疗获益的患者人群，可以使她们免于遭受化疗的毒性作用、潜在的并发症以及昂贵的医疗费用。在激素治疗基础上合并使用辅助性化疗，可增加高风险评分组的无病生存率，但对低风险评分组生存率并无改善[4]。随风险评分的升高，化疗获益的各项量化指标也随之升高[4]。Oncotype DX 不仅对无淋巴结转移、ER 阳性的乳腺癌患者人群具有化疗反应性预测功能，对伴有淋巴结转移的绝经后患者人群也有预测作用[4,5]，且化疗获益与否与淋巴结转移的数量并无相关性。

Oncotype DX 还分别提供 ER、PR 和 HER2 评分的结果。对于 HER2 表达检测，实时逆转录 PCR（RQ-PCR）与 FISH 具有相同的可信度，两者总体（阳性和阴性）一致率为 97%[7]。对于 ER 和 PR 定性分析，RQ-PCR 与免疫组织化学染色结果也具有相关性，一致率达 88%~100%[8,9]。导致结果不一致的因素有很多，在分析 RQ-PCR 结果时需格外注意。RQ-PCR 检测 mRNA 表达水平，而免疫组织化学染色检测蛋白表达水平，其灵敏度因抗体而异。免疫组织化学的判读包括组织形态学的分析，优点是可以单独计数和评估肿瘤细胞，排除非肿瘤细胞的干扰，缺点是分析结果不可避免地带有人为因素和主观性。RQ-PCR 的优势在于消除了人为主观因素，但样本中非肿瘤细胞比例对结果准确性会有一定影响。

检测乳腺癌基因表达水平的方法还有 MammaPrint 基因芯片。它从最初研究的 25000 个基因中筛选出

表 21-2　Oncotype DX 复发风险评分与生存率评估的相关性研究

参考文献	临床特征	10 年无病生存率 /%			10 年乳腺癌特定生存率 /%			10 年总生存率 /%		
		低风险	中度风险	高风险	低风险	中度风险	高风险	低风险	中度风险	高风险
Paik et al. [1]	ER 阳性 无淋巴结转移 他莫昔芬治疗	93.2	85.7	68.5	—	—	—	—	—	—
Albain et al. [5]	绝经后 ER 阳性 无淋巴结转移 他莫昔芬治疗	60	49	43	—	—	—	77	68	51
Habel et al. [6]	ER 阳性 无淋巴结转移 他莫昔芬治疗	—	—	—	97.2	89.3	84.5	—	—	—
Dowssettet al. [3]a	绝经后 ER 阳性和（或）PR 阳性 无淋巴结转移 他莫昔芬或芳香化酶抑制剂治疗	96	88	75	—	—	—	88	8	73
Dowsett et al. [3]a	绝经后 ER 阳性和（或）PR 阳性 淋巴结转移 他莫昔芬或芳香化酶抑制剂治疗	83	72	51	—	—	—	74	69	54

注：a 为 9 年生存率分析。

70 个基因，利用寡核苷酸微阵列芯片检测这些基因的表达水平[2]。这些基因与细胞周期信号、血管生成、侵袭和转移等细胞功能密切相关。有趣的是，因为最初设计时并未特意筛选乳腺癌相关基因，前期研究遴选的乳腺癌转归相关基因，如 ER、HER2、CCND1 均未包含在芯片中。MammaPrint 已在 2007 年通过 FDA 认证，用于新鲜或冷冻组织样本。使用离体后 1 小时内迅速冷冻的组织，81% 的样本可以获得足够质量和数量的 RNA[10, 11]。该技术可以得到两分法的结果，将乳腺癌患者分为低复发风险和高复发风险两组。低风险组与临床病理特征密切相关，如小肿瘤、低分级或 ER 阳性等[12]。

MammaPrint 有效性研究对象是 ER 阳性或年龄不超过 61 岁的 ER 阴性乳腺癌患者[2, 11, 13, 14]。在不同的研究人群，37%~54% 的乳腺癌患者被划分为低复发风险组[10, 11, 14]，低复发风险组的总生存率、乳腺癌特定生存率和无病生存率均明显优于高复发风险组

（表 21-3）[10, 11, 13, 14]。在一个绝经后老年女性患者为主体的研究中，MammaPrint 检测的阴性预测值为 100%，由此 MammaPrint 的预后价值得到了进一步证实，27 名低风险组患者均未发生肿瘤复发[12]。但是高风险组和低风险组的无病生存率并未见统计学差异，其阳性预测值仅为 12%[12]。

最近，MammaPrint 检测显示出在化疗效果预测方面的重要性。高风险组患者接受内分泌治疗和化疗后，无远处转移生存期和乳腺癌特定生存期均获得显著提升[14]。对于单一接受内分泌治疗的高风险组患者，5 年乳腺癌特定生存率仅为 81%，而在内分泌治疗基础上辅助化疗的高风险组患者，5 年乳腺癌特定生存率提高至 94%。两组患者的无远处转移生存率分别为 76% 和 88%[14]。在低风险组，辅助性化疗并未显著增加患者的生存时间。

总之，Oncotype DX 已具备较为充分的研究数据，获得了分子诊断的业内认可，广泛用于任何年

表 21-3　MammaPrint 风险分类及生存期评估

参考文献	临床特征	5 年无病生存率 /%		5 年无乳腺癌生存率 /%		5 年总生存率 /%	
		低危	高危	低危	高危	低危	高危
van der Vijver [13]a	≤ 52 岁 LN– or LN+ ER– or ER+	85	51	—	—	95	55
Knauer et al. [14]	LN– or LN+ ER– or ER+ 内分泌治疗或内分泌治疗 + 化疗	95	82	97	87	—	—
Mook et al. [10]	LN– or LN+ ER– or ER+ 肿瘤大小 ≤ 2.0 cm	95	80	99	88	—	—
Mook et al. [10]	LN– or LN+ ER– or ER+ 肿瘤大小 ≤ 1.0 cm	98	86	100	90	—	—

注：LN 为淋巴结转移，a 为 10 年生存期评估。

龄、无淋巴结转移、ER 阳性的乳腺癌患者。已出现淋巴结转移、激素受体阳性的绝经后乳腺癌患者也应考虑进行该项检测，Oncotype DX 可作为一个有效的预后和预测分析方法。MammaPrint 已经过 FDA 认证，适用于任何年龄、无淋巴结转移、激素受体状态不限的乳腺癌患者，并且对淋巴结转移的患者具有预后提示意义，对化疗的预测作用也日益凸显。由于 MammaPrint 的检测对象不受激素受体状态的限制，适用于大样本人群，而 Oncotype DX 的优势则是适用于福尔马林固定的石蜡包埋组织样本。在美国，这种样本远比新鲜和冷冻组织样本更容易获得。因对比研究中化疗方案的差异，上述两种检测平台的预测价值还是有限的。而且，Oncotype DX 研究中接受芳香化酶抑制剂治疗的病例较少，MammaPrint 的多项研究也未能明确说明内分泌治疗的用药方案。两种检测同样需要在指定的中心实验室完成，因此限制了外部能力验证和室间质评的监督效果。

基因表达谱分析可以提供临床病理风险因素之外的补充信息，有助于指导确定治疗方案，但也可能出现与临床病理风险分析截然不同的检测结论，使临床肿瘤医师为患者解释病情、制定治疗方案时面临巨大的挑战。医师应依据疾病状态、患者年龄、种族等个性特征以及其与研究人群的匹配程度对检测结果进行综合分析。比如，Oncotype DX 的有效性验证是

以美国白种人为主要研究对象，而 MammaPrint 的验证对象则是欧洲人。2009 年基因组应用实践和预防评估（Evaluation of Genomic Applications in Practice and Prevention，EGAPP）工作组发现，目前还没有足够的证据表明，可以做出支持或反对使用基因表达谱检测改进乳腺癌患者预后转归的建议 [15]。工作组专家认为，虽然已有证据支持 Oncotype DX 风险评分与复发或化疗反应性之间的相关性，以及 MammaPrint 结果与转移风险的相关性，但前瞻性的有效性研究会更有价值 [15]。

选择题

1. Oncotype DX 检测包括多少种信息基因（　　　）

　　A. 5

　　B. 16

　　C. 21

　　D. 70

　　E. 250

2. 福尔马林固定石蜡包埋组织可以进行 MammaPrint 检测（　　　）

　　A. 对

　　B. 错

3. 下列哪类患者是 Oncotype DX 的适用人群（　　　）

A. 绝经后，ER 阴性，无淋巴结转移

B. 绝经后，ER 阳性，无淋巴结转移

C. 绝经前，ER 阴性，无淋巴结转移

D. 绝经前，ER 阴性，两枚淋巴结转移

E. 绝经前，ER 阳性，两枚淋巴结转移

4. Oncotype DX 检测结果为高复发评分，下列哪组基因呈低水平表达（　　　）

A. *ER*

B. *GRB7*

C. *HER2*

D. 侵袭

E. 增生

5. 与 Oncotype DX 相比，MammaPrint（　　　）

A. 数据分析时，*HER2* 所占比重较大

B. 包括中度危险分组

C. 通过 FDA 认证

D. 仅通过 ER 阳性肿瘤的有效性验证

E. 应用实时定量逆转录 PCR 技术

选择题答案

1. 正确答案：B

Oncotype DX 应用实时定量逆转录 PCR 技术，检测的 21 种基因包括 5 种参照基因和 16 种信息基因。这些基因选自 250 种与肿瘤发生密切相关的候选基因。MammaPrint 使用的是覆盖 70 种基因的微阵列芯片技术。

2. 正确答案：B

MammaPrint 仅可用于新鲜和冷冻组织，Oncotype DX 可用于福尔马林固定石蜡包埋组织。

3. 正确答案：B

Oncotype DX 适用人群为任何年龄、ER 阳性、无淋巴结转移的乳腺癌患者，ER 阳性、淋巴结转移的绝经后患者也可接受 Oncotype DX 检测。MammaPrint 适用人群为无淋巴结转移、1 期或 2 期肿瘤分期、肿瘤直径小于 5cm 的乳腺癌患者，激素受体状态不限。在美国之外的国家，淋巴结转移个数不超过 3 枚的乳腺癌患者可接受 MammaPrint 检测。

4. 正确答案：A

高复发评分与 ER 低表达相关，*HER2*、*GRB7*、增生和侵袭高表达都会导致 RS 风险评分的升高。

5. 正确答案：C

MammaPrint 是已经通过 FDA 认证的预后评估方法，不包括 *HER2* 基因表达的检测和中度危险度分组。Oncotype DX 有效性验证的检测对象为 ER 阳性肿瘤，方法学是实时定量逆转录 PCR；而 MammaPrint 可用于 ER 阳性和 ER 阴性乳腺癌，方法是微阵列芯片技术。

参考文献

1. Paik S, Shak S, Tang G et al (2004) A multigene assay to predict recurrence of tamoxifen-treated, node-negative breast cancer. N Engl J Med 351:2817–2826

2. van't Veer LJ, Dai H, van de Vijver MJ et al (2002) Gene expression profiling predicts clinical outcome of breast cancer. Nature 415:530–536

3. Dowsett M, Cuzick J, Wale C et al (2010) Prediction of risk of distant recurrence using the 21-gene recurrence score in node-negative and node-positive postmenopausal patients with breast cancer treated with anastrozole or tamoxifen: a TransATAC study. J Clin Oncol 28:1829–1834

4. Paik S, Tang G, Shak S et al (2006) Gene expression and benefit of chemotherapy in women with node-negative, estrogen receptor-positive breast cancer. J Clin Oncol 24:3726–3734

5. Albain KS, Barlow WE, Shak S et al (2010) Prognostic and predictive value of the 21-gene recurrence score assay in postmenopausal women with node-positive, oestrogen-receptor-positive breast cancer on chemotherapy: a retrospective analysis of a randomised trial. Lancet Oncol 11:55–65

6. Habel LA, Shak S, Jacobs MK et al (2006) A populationbased study of tumor gene expression and risk of breast cancer death among lymph node-negative patients. Breast Cancer Res 8:R25

7. Baehner FL, Achacoso NS, Maddala T et al (2008) HER2 assessment in a large Kaiser Permanente case-control study: comparison of fluorescence in situ hybridization and quantitative reverse transcription polymerase chain reaction performed by central laboratories. Paper presented at the ASCO breast cancer symposium abstracts, Washington, D.C. http://www.asco.org/ASCOv2/Meetings/Abstracts?&vmview=abst_detail_view&confID=58&abstractID=40409. Accessed 10 June 2010

8. O'Connor SM, Beriwal S, Dabbs DJ et al (2010) Concordance between semiquantitative immuno-histochemical assay and Oncotype DX RT-PCR assay for estrogen and progesterone receptors. Appl Immunohistochem Mol Morphol 18:268–272

9. Badve SS, Baehner FL, Gray RP et al (2008) Estrogen- and progesterone-receptor status in ECOG 2197: comparison of immunohistochemistry by local and central laboratories and quantitative reverse transcription polymerase chain reaction by central laboratory. J Clin Oncol 26:2473–2481

10. Mook S, Knauer M, Bueno-de-Mesquita JM et al (2010) Metastatic potential of T1 breast cancer can be predicted by the 70-gene MammaPrint signature. Ann Surg Oncol 17: 1406–1413

11. Buyse M, Loi S, van't Veer LJ et al (2006) Validation and clinical utility of a 70-gene prognostic signature for women with node-negative breast cancer. J Natl Cancer Inst 98:1183–1192

12. Wittner BS, Sgroi DC, Ryan PD et al (2008) Analysis of the MammaPrint breast cancer assay in a predominantly postmenopausal cohort. Clin Cancer Res 14:2988–2993

13. van de Vijver MJ, He YD, van't Veer LJ et al (2002) A geneexpression signature as a predictor of survival in breast. N Engl J Med 347:1999–2009

14. Knauer M, Mook S, Rutgers EJ et al (2010) The predictive value of the 70-gene signature for adjuvant chemotherapy in early breast cancer. Breast Cancer Res Treat 120:655–661

15. Berg AO, Armstrong K, Botkin J et al (2009) Recommendations from the EGAPP Working Group: can tumor gene expression profiling improve outcomes in patients with breast cancer? Genet Med 11:66–73

第22章　肺腺癌

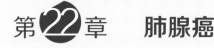

Lynette M. Sholl, Neal I. Lindeman

临床背景

患者，女性，45岁，不吸烟，自诉干咳、胸痛及头痛。胸部X线片可见左肺下叶阴影，胸部CT扫描显示左肺下叶肿物（直径为3.7cm），伴纵隔淋巴结肿大。脑颅MRI显示枕叶肿物（直径为6.5cm），伴小脑微小病灶。脑组织活检病理诊断为肺腺癌脑转移，免疫组织化学染色TTF-1阳性。患者接受了以铂类＋紫杉醇为基础的化疗，但影像学检查获得疾病进展的证据。随后，患者转诊至三级医疗中心接受进一步的治疗。

问题1：在本例患者的诊治过程中，分子检测的作用是什么？

分子检测依据

在临床靶向治疗中，分子检测有助于指导选择用药，特别是对于厄洛替尼等EGFR酪氨酸激酶抑制剂（EGFR-TKI）的使用。

检测项目

福尔马林固定石蜡包埋肿瘤组织样本可用于检测EGFR基因第18~21外显子的激活型突变，该区域编码表皮生长因子受体EGFR的胞内区，具有酪氨酸激酶活性，可发生单核苷酸错义突变和读码框内的小片段缺失或插入重复。

实验室检测方案

有多种方法可用于EGFR突变检测，起始环节均为提取、纯化核酸和PCR扩增，但因对扩增产物中基因变异的检测手段不同，由此衍生了多种多样的突变检测方法。

问题2：对于本例患者，哪些方法可用于突变分析？

问题3：目前常用基因突变检测方法的优点和局限性是什么？

测序法最先应用于基因突变的检测，并成为确证新发突变的"金标准"。测序法可以检测到任何的常见突变，以及耐药性突变和罕见的新发突变。但是测序法的缺点是程序复杂、耗费人力和检测周期长，根据不同的实验室流程，一次检测可以耗时几天至两周。更重要的是，对于异质性样本，测序法的灵敏度有待提高。来自样本中混杂的良性成分如炎症细胞、间质细胞的正常DNA会降低测序法检出突变序列的能力。当突变拷贝低于总体DNA的25%时，大部分Sanger测序法就难以识别出正常序列背景中的突变序列，因为多数情况下，肿瘤细胞仅含有一个突变的等位基因，从肿瘤细胞比例低于50%的样本中判读序列是否突变就变得极具挑战性。不幸的是，对于活检样本特别是取自于转移部位的样本中，良性成分的比例通常比肿瘤细胞多。尽管由于肿瘤细胞常常存在多倍体，部分弥补了突变等位基因的不足，但多数情况下，仍然需要病理学家或经专业训练的技师在石蜡白片上手工切割肿瘤密集区，使待检样本中的肿瘤细胞比例不低于 50%，获得足够的突变序列模板用于测序。这种分析前处理进一步增加了测序法的检测流程时间和人力、物力成本，并使得许多样本（如细胞学样本和体积极小的组织活检）难以满足检测，常导致患者不得不进行二次取材以获得满足检测需要的组织样本量。

可以替代测序的突变序列检测方法有靶点特异性扩增、杂交或酶消化等，这些方法对于突变拷贝较低的样本具有更高的灵敏度，而且无须人工刮片等分析前处理。但是，这些方法仅能针对已知的突变方式定制引物和探针（如第 19 外显子缺失和第 21 外显子的点突变 L858R），而不能检测少见的第 18 外显子 G719 突变、任何新发突变或第 20 外显子的耐药性突变，这些漏检的突变种类之和可以达到总体突变的 19%。

许多用于筛选突变病例的方法如异源双链核酸分子分析、熔解曲线或变性高效液相色谱等，能够快速识别样本中是否存在突变拷贝，缩小需要进一步测序验证的样本范围。为了更加有效地筛选突变体，这些方法应该能够区分良性的单核苷酸多态性（SNP）和有意义的点突变。许多 SNP 在检测的目的基因片段中非常常见，特别是第 21 外显子，在使用上述方法检测该突变时应格外注意。此外，如果根据临床病理特征对待检患者进行初步筛选分析（如非吸烟者），可以极大地提高突变检出率，而无须耗时的初筛过程。

有许多研究小组提出，*EGFR* 基因拷贝数增加与 EGFR-TKIs 疗效具有相关性[1]。其中大多数使用的是 FISH 或显色原位杂交（CISH），技术简单，比测序法易于开展。但是，Ⅲ期临床试验结果表明，拷贝数分析与突变分析不同，并不具有预测价值[2]。关于文献报道的 FISH/CISH 预测价值的差异，可能由于方法学及结果解释判读标准难以统一。大多数的 FISH/CISH 阳性病例表现为 7 号染色体的高度多体性，而并非 *EGFR* 基因特异性扩增。这与乳腺癌的 *HER2/ERBB2* 位点特异性扩增的情况恰恰相反。如 *EGFR* 基因出现位点特异性扩增，常与 *EGFR* 突变发生在同一个等位基因上，肿瘤表现为组织级别高和临床分期高的特征，并对 TKI 治疗极为敏感[3, 4]，表明真正的 *EGFR* 基因扩增是肿瘤形成过程中的重要步骤，能够预测靶向治疗的反应性。但是，多倍体的意义不甚明了，7 号染色体多体性能够赋予肿瘤细胞生长优势，EGFR-TKIs 在一定程度上可以抑制肿瘤生长，但 7 号染色体上其他的癌基因（如 7q 的 *MET* 基因）仍然保持活化状态，因此 EGFR-TKIs 的靶向治疗作用难以充分发挥。

检测结果分析要点

利用荧光标记的核苷酸和双脱氧末端终止法（Sanger 测序法）可以获得目的基因片段的核苷酸序列图，图 22-1 即显示了测序所得的正向（F 链）和反向（R 链）核苷酸序列图。正向和反向的参比序列分别显示于检测样本正向链的上方和反向链的下方。在同一个核苷酸位置出现了叠加的两个信号峰则提示该处发生了单核苷酸错义突变，每一个信号峰的高度均低于旁边的正常信号峰，两个重叠峰的高度差异大致可以代表含突变序列肿瘤细胞的百分比。缺失和（或）插入突变的序列图更加复杂，从突变的起始部位开始，其后的核苷酸信号峰均出现突变碱基和正常碱基的峰图重叠，正反双向峰图的综合分析可以判读缺失或插入的基因序列范围。

结果解释

该序列图显示了第 21 外显子的错义突变，导致第 858 密码子的亮氨酸被精氨酸替代［c.2573T>G（p.Leu858Arg）］。在携带有 *EGFR* 基因突变的肺癌患者中，大约 20% 可以检出第 858 密码子的错义突变。携带该种突变预示肺癌患者对厄洛替尼治疗反应良好，因此，本例患者接受了厄洛替尼治疗。

问题 4：什么样的检测结果是不适合厄洛替尼治疗的？

进一步检测

肺癌患者的 *KRAS* 突变主要发生于第 12 密码子

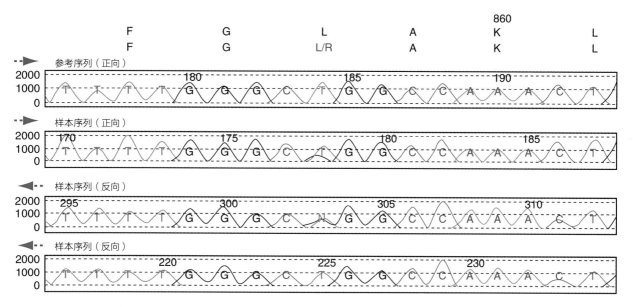

图 22-1　EGFR 基因第 21 外显子测序图（Sanger 法）。显示了第 2573 位核苷酸发生了碱基 T → G 的交换，导致第 858 位氨基酸密码子由亮氨酸突变为精氨酸（Leu858Arg），携带有该突变的患者可以从 EGFR 酪氨酸激酶抑制剂治疗获益

（91.7%）、第 13 密码子（5.7%）和第 61 密码子（2.2%），与其他肿瘤常见的 KRAS 突变位点相同（如大肠癌和和胰腺癌）[5]。KRAS 是 EGFR 通路下游的一个癌基因，其突变蛋白导致增生信号的持续活化，并且不能被 EGFR 抑制剂阻断。循证医学研究证实，KRAS 突变的肺癌患者对 EGFR 抑制剂治疗无反应 [6]。

实验室自主研发 EGFR 突变分析方法会受到知识产权保护相关法律的限制，而 KRAS 突变分析并不存在这种困扰，因此成为 EGFR 检测的一种替代途径，用于筛选对 TKI 治疗无反应者。但实际应用时应注意，已有少量证据表明，无论 KRAS 是否有突变，EGFR 野生型患者使用 EGFR-TKI 治疗可能出现更坏的结果 [7]。尽管针对 KRAS 下游基因（如 MEK、BRAF）特异性抑制剂的临床试验研究正在进行，但目前尚无针对 KRAS 激活型突变肿瘤的靶向治疗药物。

此外，许多携带 EGFR 敏感型突变的患者使用靶向药物一年左右，仍然出现了肿瘤复发。大约 50% 的复发患者可以检出 EGFR 的二次突变，即第 20 外显子的 T790M 突变 [c.2369C>T（p.Thr790Met）]。第二代 EGFR 抑制剂已进入临床试验，以评估其是否对 T790M 突变的肺癌患者有效，因此 T790M 检测有助于该项临床研究的患者入组筛选。另外一项临床研究对复发肺癌患者进行 7 号染色体 MET 基因位点的 FISH 检测结果表明，大约 20% 的复发患者具有 MET 基因位点的多体性 [8]，对于这部分患者进行 MET 抑制剂治疗的临床试验正在进行。

其他注意事项

如同血液病理学家对淋巴瘤进行了基因型分类，肺癌的分子分型也即将完成。将肺癌简单地分为非小细胞肺癌（non-small cell lung carcinomas，NSCLC）和小细胞肺癌已不能满足需要。非小细胞肺癌，特别是腺癌，已经建立了几种分子亚型，针对每一亚型的靶向药物已经或正在进入临床试验。作为 NSCLC 的分子靶标之一，对 EGFR 的机制研究已然日益明晰，但针对更多靶标分子的治疗药物会越来越多。染色体倒位导致 EML4-ALK 融合基因形成和活化，成为肺癌患者中一个独立组别，并且与 EGFR 或 KRAS 基因突变互斥，对 ALK 激酶抑制剂治疗有良好反应 [9]。可以预想，类似于 EGFR 突变检测已经整合入肺腺癌的诊断流程，ALK 分析（免疫组织化学染色或 FISH）也将进入临床诊断流程，其他癌基因（BRAF、PIK3CA 和 HER2）则可作为潜在的药物研发靶点或诊断分类标志物。随着技术的发展，针对大范围的分子变异进行肿瘤基因扫描即将成为现实。这些进步必将推动肺癌及其他二线肿瘤的个体化治疗。在不久的将来，尽管组织病理学仍然是肿瘤诊断的主干，但分子分型势必将在肿瘤分类和治疗中发挥越来越重要的作用。

分子病理学背景知识

根据 2010 年美国癌症学会统计[10]，肺癌是病死率最高的恶性肿瘤，其死亡率超过结肠癌、乳腺癌、胰腺癌和前列腺癌死亡率之和。最初，治疗方案是依据肿瘤形态学类型和临床分期而定。肿瘤的转归非常糟糕，特别是进展期的非小细胞肺癌，中位生存期只有 4~9 个月，18 个月生存率仅仅为 5%[11]。已有报道，2003 年 EGFR 酪氨酸激酶抑制剂（厄洛替尼或吉非替尼治）开始应用，大约 20% 接受靶向治疗的肺腺癌患者生存预后明显改善。随后的多个研究表明，EGFR 基因酪氨酸激酶区的体细胞突变与肿瘤对靶向治疗的敏感性之间具有相关性，EGFR 的分子检测从此列入肺腺癌患者的常规医疗诊断流程[12-14]。

EGFR（ERBB1，HER1）是一类跨膜生长因子受体，与乳腺癌诊断和靶向治疗中相关的 ERBB2（HER2/neu）同属 ErbB 受体家族[15]。所有的 ErbB 家族成员均含有胞外配体结合区、二聚体活化区和胞内酪氨酸激酶区（ERBB3 不含激酶区）。与配体结合后，ErbB 家族的受体成员之间形成同源或异源二聚体，激活酪氨酸激酶活性，启动下游多个促进细胞生长的信号传导通路，如 PI3K/AKT/mTOR 和 RAS/RAF/MAPK 通路[16]。

EGFR 在多种肿瘤组织中表达升高，如 60% 的肺癌可以检测到 EGFR 高表达，而且 EGFR 具有促进细胞生长的活性，长久以来被人们认为是一个癌基因[17]。此外，EGFR 定位于细胞膜，与配体结合后激活胞内的激酶活性区发挥生物学功能，因此成为引人注目的抗肿瘤治疗靶点。有两种靶向抑制 EGFR 通路的策略：阻断配体结合区的单克隆抗体和占据酪氨酸激酶区 ATP 结合沟的小分子抑制剂。与曲妥珠单抗成功治疗 Her2/ERBB2 扩增型乳腺癌的结局相反，应

用 EGFR 抗体治疗肺癌的结果令人失望，而小分子酪氨酸激酶抑制剂吉非替尼和厄洛替尼的 Ⅰ 期和 Ⅱ 期临床试验让患者看到了新希望[18]，但对未经筛选的晚期难治性非小细胞肺癌患者进行 Ⅲ 期临床试验时，使用小分子抑制剂却未能显示显著的生存获益，而其中一部分患者，例如本例患者，显示了明确的肿瘤缓解和治疗反应。这部分患者倾向于女性、亚裔、非吸烟者、腺癌，特别是细支气管肺泡癌患者[19]。仅仅依靠上述临床特征并不足以预测小分子抑制剂的治疗反应性，比如部分男性和吸烟者也会表现出治疗有效[19]。免疫组织化学染色证实的 EGFR 蛋白过表达也难以用于预测 EGFR-TKI 的疗效。

预测吉非替尼和厄洛替尼治疗反应性的最佳指标是发生于 EGFR 基因第 18~21 外显子的体细胞功能获得性突变。大约 90% 的 EGFR 激活型突变是包含保守序列"LREA 指"的第 19 外显子读码框内短片段缺失和第 21 外显子的错义点突变（Leu858Arg）。此外，还有一些低频错义突变发生在第 18 外显子第 719 密码子（Gly719）和第 21 外显子第 861 密码子（Leu861Gln）。随之而来的多项大规模临床试验进一步证实了 EGFR 突变与 TKI 治疗反应性之间的相关性[20, 21]。

这些激酶区突变可以不依赖配体结合或受体蛋白过表达就激活 EGFR 的酪氨酸激酶活性，导致促增生和凋亡抑制信号通路的活化，肿瘤细胞过分依赖这种癌基因激活引发的生长信号，因此对 EGFR 通路的抑制效应极为敏感[22]。与野生型 EGFR 相比，这些激活型突变除了增加突变细胞对 EGFR 信号的依赖，还可以稳定药物分子与激酶的化学交互作用，因此 EGFR-TKI 对突变型 EGFR 的抑制作用比对野生型 EGFR 更为有效，既可增加药效又可以降低药物毒性。

在关于药物敏感性突变的最初报道之后，在 EGFR 基因第 20 外显子发现了一类重要的突变类型，包括相对少见的插入或重复突变和较为常见的错义点突变 T790M。与第 18、19、21 外显子突变相同的是，这些突变也可以预测 EGFR-TKI 疗效。第 20 外显子突变不仅可以触发 EGFR 活化，还介导了对吉非替尼和厄洛替尼的耐药性。在初步治疗反应后再次复发的

患者中，50% 出现了二次突变 T790M，而从治疗开始就无效的患者则更常见第 20 外显子的插入或重复突变 [23, 24]。

选择题

1. 下列哪种分子诊断方法最适于检测胸腔积液细胞血样本的 *EGFR* 突变（　　）

    A. 等位基因特异性 PCR

    B. FISH

    C. 免疫组织化学染色

    D. 实时定量逆转录 PCR

    E. Sanger 双脱氧核苷酸测序

2. 如果不能进行 *EGFR* 突变分析，下列哪些信息最有助于决定肺腺癌患者是否应当接受厄洛替尼治疗（　　）

    A. 亚裔，女性，无吸烟史

    B. FISH 显示 *EGFR* 基因呈二体型

    C. FISH 显示 *EGFR* 基因呈多体型

    D. *KRAS* 基因第 12 密码子突变（G12A）

    E. EGFR 免疫组织化学染色强阳性

3. 应用针对第 19 外显子和第 21 外显子的等位基因特异性 PCR 检出 *EGFR* 基因出现第 19 外显子缺失突变，患者使用厄洛替尼治疗 16 个月，肿瘤部分消退后继而出现复发，现在可建议患者进行下列哪项分子检测（　　）

    A. *EML4-ALK* 易位的 FISH 检测

    B. 检测 *EGFR* 拷贝数的 FISH 检测

    C. *KRAS* 基因突变检测

    D. 重复等位基因特异性 PCR 检测 *EGFR* 基因第 19 外显子缺失

    E. Sanger 双脱氧核苷酸测序检测 *EGFR* 第 20 外显子突变

4. 意大利裔美国男性，62 岁，吸烟史 21 年（2 包 / 天），现诊断为肺腺癌转移，如何治疗该患者（　　）

    A. 告知患者如果戒烟，则预后良好

    B. 检测 *EGFR* 基因，预测厄洛替尼治疗反应性

    C. 给予厄洛替尼经验性治疗，4~6 周后进行 *EGFR* 检测

    D. 以铂类为基础的化疗

    E. 加入实验性药物的临床试验

5. EGFR 抑制剂在 Ⅲ 期临床试验中表现不佳，其原因是（　　）

    A. 试验中未经入组筛选，仅部分患者出现治疗有效

    B. 肺癌不能从 EGFR 抑制剂治疗显著获益

    C. 入组筛选原则为 EGFR 免疫组织化学染色强阳性，而大部分治疗有效的患者为 EGFR 免疫组织化学染色阴性

    D. 临床试验在美国进行，而治疗有效者是亚裔

    E. 临床试验集中于吸烟的患者

选择题答案

1. 正确答案：A

    胸腔积液中通常含大量反应性间皮细胞，与肿瘤细胞混杂分布，难以使用微切割的方法富集肿瘤细胞，因此，对于此类样本，使用突变特异性检测方法，如等位基因特异性 PCR，优于 Sanger 测序法。

2. 正确答案：D

    EGFR 和 *KRAS* 突变是互不共存的。如果检出了 *KRAS* 突变，该患者应不具有 *EGFR* 突变，也就难以从厄洛替尼治疗获益。FISH 和临床特征也许提示治疗反应良好，但不能预测 *EGFR* 或 *KRAS* 突变与否。

3. 正确答案：E

    大约 50% 的初次治疗有效后再复发患者具有第 20 外显子的二次突变，该突变难以被等位基因特异性检出，是由于检测靶点不包括该突变位点。

4. 正确答案：B

    尽管具有上述临床特征的患者携带 *EGFR* 突变的概率较低，但并不能排除带有突变的可能，因此应进行 *EGFR* 突变检测，如检出灵敏度突变，应给予厄洛替尼治疗。

5. 正确答案：A

    在明确 *EGFR* 突变与药物疗效的相关性之前，

临床试验初期的实验对象为所有的非小细胞肺癌患者。尽管携带 *EGFR* 突变的肺癌患者对治疗反应明显，但他们仅占全部研究对象的 10%，并不足以改变总生存率无显著差异的试验结果。

参考文献

1. Cappuzzo F, Hirsch FR, Rossi E et al (2005) Epidermal growth factor receptor gene and protein and gefitinib sensitivity in non-small-cell lung cancer. J Natl Cancer Inst 97: 643–655

2. Bell DW, Lynch TJ, Haserlat SM et al (2005) Epidermal growth factor receptor mutations and gene amplification in non-small-cell lung cancer: molecular analysis of the IDEAL/INTACT gefitinib trials. J Clin Oncol 23:8081–8092

3. Miller VA, Riely GJ, Zakowski MF et al (2008) Molecular characteristics of bronchioloalveolar carcinoma and adenocarcinoma, bronchioloalveolar carcinoma subtype, predict response to erlotinib. J Clin Oncol 26:1472–1478

4. Sholl LM, Yeap BY, Iafrate AJ et al (2009) Lung adenocarcinoma with EGFR amplification has distinct clinicopathologic and molecular features in never-smokers. Cancer Res 69:8341–8348

5. Catalogue of somatic mutations in cancer. http://www.sanger.ac.uk/genetics/CGP/cosmic/. Accessed 16 Aug, 2010

6. Zhu CQ, da Cunha Santos G, Ding K et al (2008) Role of KRAS and EGFR as biomarkers of response to erlotinib in National Cancer Institute of Canada Clinical Trials Group Study BR21. J Clin Oncol 26:4268–4275

7. Jackman DM, Miller VA, Cioffredi LA et al (2009) Impact of epidermal growth factor receptor and KRAS mutations on clinical outcomes in previously untreated non-small cell lung cancer patients: results of an online tumor registry of clinical trials. Clin Cancer Res 15:5267–5273

8. Cappuzzo F, Janne PA, Skokan M et al (2009) MET increased gene copy number and primary resistance to gefitinib therapy in non-small-cell lung cancer patients. Ann Oncol 20:298–304

9. Koivunen JP, Mermel C, Zejnullahu K et al (2008) EML4- ALK fusion gene and efficacy of an ALK kinase inhibitor in lung cancer. Clin Cancer Res 14:4275–4283

10. Lung cancer (non-small cell). http://www.cancer.org/Cancer/LungCancer-Non-SmallCell/ DetailedGuide/non-small-celllung-cancer-key-statistics. Accessed 16 Aug 2010

11. Edge SB, Byrd DR, Compton CC et al (eds) (2009) AJCC cancer staging manual, 7th edn. Springer, New York, pp 253–270

12. Lynch TJ, Bell DW, Sordella R et al (2004) Activating mutations in the epidermal growth factor receptor underlying responsiveness of non-small-cell lung cancer to gefitinib. N Engl J Med 350:2129–2139

13. Paez JG, Janne PA, Lee JC et al (2004) EGFR mutations in lung cancer: correlation with clinical response to gefitinib therapy. Science 304:1497–1500

14. Pao W, Miller V, Zakowski M et al (2004) EGF receptor gene mutations are common in lung cancers from "never smokers" and are associated with sensitivity of tumors to gefitinib and erlotinib. Proc Natl Acad Sci USA 101:13306–13311

15. Slamon DJ, Leyland-Jones B, Shak S et al (2001) Use of chemotherapy plus a monoclonal antibody against HER2 for metastatic breast cancer that overexpresses HER2. N Engl J Med 344:783–792

16. Sharma SV, Settleman J (2009) ErbBs in lung cancer. Exp Cell Res 315:557–571

17. Tateishi M, Ishida T, Mitsudomi T et al (1990) Immunohistochemical evidence of autocrine growth

factors in adenocarcinoma of the human lung. Cancer Res 50:7077–7080

18. Fukuoka M, Yano S, Giaccone G et al (2003) Multi-institutional randomized phase II trial of gefitinib for previously treated patients with advanced non-small-cell lung cancer (The IDEAL 1 Trial) [corrected]. J Clin Oncol 21:2237–2246

19. Kim KS, Jeong JY, Kim YC et al (2005) Predictors of the response to gefitinib in refractory non-small cell lung cancer. Clin Cancer Res 11:2244–2251

20. Cortes-Funes H, Gomez C, Rosell R et al (2005) Epidermal growth factor receptor activating mutations in Spanish gefitinib-treated non-small-cell lung cancer patients. Ann Oncol 16:1081–1086

21. Han SW, Kim TY, Hwang PG et al (2005) Predictive and prognostic impact of epidermal growth factor receptor mutation in non-small-cell lung cancer patients treated with gefitinib. J Clin Oncol 23:2493–2501

22. Sharma SV, Bell DW, Settleman J et al (2007) Epidermal growth factor receptor mutations in lung cancer. Nat Rev Cancer 7:169–181

23. Pao W, Miller VA, Politi KA et al (2005) Acquired resistance of lung adenocarcinomas to gefitinib or erlotinib is associated with a second mutation in the EGFR kinase domain. PLoS Med 2:e73

24. Wu JY, Wu SG, Yang CH et al (2008) Lung cancer with epidermal growth factor receptor exon 20 mutations is associated with poor gefitinib treatment response. Clin Cancer Res 14:4877–4882

第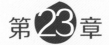章　黑色素瘤

Martin P. Powers

临床背景

61 岁老年患者，曾确诊临床 Ⅲ 期黑色素瘤，现发现皮下多发结节，PET 成像提示为多发性肿瘤。皮下结节细针穿刺组织活检显示，恶性肿瘤细胞呈片状生长，核仁明显，可见核内包涵体，符合转移性黑色素瘤的诊断。

问题 1：适合本例患者的分子检测项目是什么？

分子检测依据

针对癌基因 BRAF V600E(c.1799T>A 或 p.Val600Glu) 突变的特异性 BRAF 抑制剂已经批准上市。为了确定本例患者是否适于 BRAF 抑制剂治疗，应对其肿瘤样本进行 BRAF 突变检测。

检测项目

应用实时 PCR 和熔解曲线分析检测 BRAF V600E 突变。

问题 2：还有哪些检测方法可以用于检测 BRAF V600E 突变，其优缺点是什么？

实验室检测方案

熔解温度分析是识别点突变的一种常用方法，其他检测方法还包括 DNA 测序和等位基因特异性检测如等位基因特异性 PCR、使用等位基因特异性水解探针的实时 PCR、等位基因特异性杂交以及等位基因特异性引物延伸反应等。DNA 测序的优点是可以分析目的片段的所有核苷酸变异，但需要野生型 DNA 背景中的突变拷贝比例不低于 10%~20%。等位基因特异性检测方法更灵敏，但需要研制针对每个突变类型的特异性探针或引物。对本例患者的肿瘤样本采用的是熔解曲线分析的检测方法。

在 BRAF 第 15 外显子 V600E 突变位点的上下游设计 PCR 引物，扩增产生长度约 250 个碱基的产物分子，并使用位置相邻的荧光共振能量转移（FRET）双杂交探针与之杂交[1]。信号探针长度为 24 个核苷酸，与野生型 BRAF 序列的第 1791~1814 位核苷酸完全互补，并在 3′ 末端标记 FAM 荧光基团。锚定探针长度为 29 个核苷酸，与野生型 BRAF 序列的第 1816~1844 位核苷酸完全互补，并在 5′ 末端标记 LC-Red640 荧光基团（图 23-1a）。信号探针与野生型序列互补退火形成的荧光信号峰位于 64.5℃，但因为信号探针与 c.1799T>A 突变型序列有不匹配的核苷酸，退火杂交形成的荧光信号峰则降至 59.5℃。将提取的 DNA 模板与引物、探针混合，放入 Roche LightCycler 480 荧光 PCR 仪进行扩增，在每个 PCR 循环的退火阶段实时收集扩增产物发出的荧光信号。FRET 是距离很近的两个荧光基团间产生的一种能量转移现象，当锚定探针所带荧光基团的发射光谱与信号探针所带荧光基团的吸收光谱重叠，并且两个分子的距离在 10nm 范围以内时，就会发生一种非放射性的能量转移，信号探针的荧光基团吸收能量而发出荧光。根据 FRET 原理[2]，只有信号探针和锚定探针同

时按正确的方向与扩增产物上的靶序列互补结合时，两个探针相互靠近，信号探针才能发出可被检测到的荧光（图 23-1a）。

扩增后的熔解曲线分析过程是先将样本冷却至 45℃，再以每秒钟 0.1℃的速度缓慢升温至 95℃，同时收集荧光。随着温度的升高，信号探针最终不能再与靶序列杂交结合，荧光信号也随之消失。荧光信号消失过半的温度即为熔解温度，对熔解曲线进行负性求导便可以得到熔解温度的峰图（图 23-1b），这种方法用识别熔解发生最快时的温度值代替在荧光信号变化图中寻找荧光信号消耗过半的时间点，还可以在含有不同产物（如野生型和突变型产物）的混合模板中获得每个单一产物的熔解温度，因此，通过识别不同的熔解温度峰即可以从野生型产物中辨别出突变拷贝。将提取好的肿瘤 DNA 模板与 PCR 反应液、引物、探针混合后放入荧光 PCR 仪，扩增、收集荧光、熔解曲线分析的过程均在仪器内的封闭反应系统内自动完成，最终的数据分析和展示可在计算机上进行。

检测结果分析要点

本次检测反应包括两个阴性对照（野生型 *BRAF*）反应，一个 V600E 阳性对照反应，一个罕见突变 c.1799_1800TG>AA 的对照反应，一个不加入 DNA 模板的空白对照反应和本例患者肿瘤 DNA 为模板的扩增反应。检测所得的各反应熔解温度见表 23-1。在验证性研究中，野生型等位基因的熔解温度为（64.5±0.5）℃，V600E 突变的熔解温度为（59.5±0.5）℃，在不同实验室、不同荧光 PCR 仪上所得的熔解温度范围可略有差异。

问题 3：如何解释在阳性对照反应的熔解曲线中出现野生型熔解温度峰，而在本例患者的样本熔解曲线中却没有野生型熔解温度峰？

结果解释

本例患者熔解曲线显示，扩增产物的熔解温度峰与 *BRAF* V600E 突变的熔解温度峰位置一致。

BRAF V600E 突变阳性对照模板来自另一例存档的患者，可能混有一些正常细胞，尽管使用了手工切割的方法对福尔马林固定石蜡包埋（FFPE）组织切片进行了肿瘤细胞富集，仍然难以完全去除肿瘤内部的内皮细胞和其他的间质细胞成分。此外，*BRAF* V600E 突变是一种显性活化型癌基因突变，等位基因的单拷贝突变即可促进肿瘤形成，因此，肿瘤细胞中可能存在另一个野生型 *BRAF* 等位基因。

问题 4：本例使用的检测方法是否为 *BRAF* V600E 特异性检测？能否确认本例患者仅携带 V600E 突变而无其他突变类型？

进一步检测

根据癌症体细胞突变数据库（COSMIC）[3, 4]，c.1799T>A（V600E）是黑色素瘤患者 *BRAF* 基因突变的最常见类型，但其他突变类型也有报道。本例检测的信号探针可以覆盖 *BRAF* 基因第 1791~1814 位核苷酸之间的区域，c.1799T>A（V600E）占所有突变类型的 94% 和单核苷酸点突变的 98% 以上。其他的突变方式更为复杂，而且不会产生与 V600E 相同的熔解曲线，其中较为常见是 3 种双核苷酸突变：c.1798_1799GT>AA、c.1798_1799GT>AG 和 c.1799_1800TG>AA，这些突变序列含有两个与探针序列不匹配的错配核苷酸，熔解温度将明显低于（59.5±0.5）℃。本例检测中加入了一个 c.1799_1800TG>AA（p.V600E）对照反应（表 23-1，图 23-1b），其熔解温度峰较野生型温度峰降低了 10℃左右。在数据库中，黑色素瘤患者发生的第 5 位常见 *BRAF* 突变是 c.1801A>G（p.K601E）

表 23-1　使用野生型探针获得的熔解温度列表

样本	熔解峰 1	熔解峰 2
阳性对照	59.15℃	64.08℃
本例患者	59.02℃	—
阴性对照	64.20℃	—
空白对照	—	—
c.1799_1800TG>AA	54.72℃	64.15℃

单核苷酸突变，共报道了 8 例，占所有突变的 0.4%，突变碱基毗邻第 1799 位核苷酸，熔解温度可能类似 c.1799T>A（V600E）突变，因此，本例检测使用的探针对于 V600E 突变可能难以达到 100% 的特异性。对本例患者的 PCR 扩增产物进行 Sanger 双脱氧末端终止法测序分析，发现该患者携带 c.1801A>G（p.K601E）突变，而未检测到野生型 BRAF 序列，因此患者的检测结果为 BRAF 基因纯合型 K601E 突变。

问题 5：如何解释本例患者的熔解曲线缺少野生型信号？

事实上，如果仔细观察本例患者的熔解曲线图（图 23-1b），你会发现在野生型等位基因熔解温度对应的位置上有一个低矮的峰，但由于峰值过低而易被观察者或分析软件忽略（图 23-1c）。出现这个信号较弱的野生峰，可能有如下解释：首先，因为患者提供的是细针穿刺样本，混杂的正常细胞极少，但几乎不可避免地混有少量血细胞，可以粗略估算为肿瘤细胞与白细胞数量之比为 100∶1，这些白细胞可能是少量野生型 BRAF 基因拷贝的来源。但肿瘤细胞应保有另一个野生型 BRAF 基因拷贝，而野生型 BRAF 基因信号的缺失可能由于突变型 BRAF 基因具有较高的扩增效率或者另一个 BRAF 野生型拷贝的缺失，这两种情形均有可能发生于黑色素瘤患者。检测基因组获得和缺失的方法，如传统的比较基因组杂交（CGH）或芯片化的比较基因组杂交（aCGH），已经在许多黑色素瘤病例中检出 BRAF 突变型等位基因所在基因座（7q34）的获得或扩增[5-7]。因此，BRAF 基因突变型拷贝数可能远远多于野生型拷贝。此外，对黑色素瘤细胞系进行的全基因组单核苷酸多态性（SNP）分析显示，7 号染色体长臂可发生杂合性缺失，甚至是整个长臂的缺失，也提示黑色素瘤患者极有可能出现野生型 BRAF 的丢失[8]。

问题 6：本例患者适宜使用抗 BRAF 药物 PLX4032 吗？

其他注意事项

正如上文中提到，由野生型探针得到异常的熔解曲线，并不能完全解答突变相关的所有问题，熔解温度的变化也仅仅代表探针杂交区域出现了核苷

酸的变异，因此该方法可能更适用于突变初筛。既然 V600E 是最常见的 BRAF 基因突变类型，是否有必要强调熔解曲线检测的特异性？根据癌症体细胞突变数据库（COSMIC）[3]，在 BRAF 基因第 1791~1814 位核苷酸之间的区域，98.3% 的单核苷酸点突变为 c.1799T>A（V600E），所以对于黑色素瘤患者，当待测样本熔解曲线峰图与 V600E 突变图形一致时，单核苷酸突变类型为 V600E 的概率是 98.3%。实际的特异性可能比 98.3% 更高一些，因为数据库受到罕见突变偏移的影响。如果对黑色素瘤 BRAF 点突变进行更加公正的统计估算，V600E 突变的比例会更高。因此，该方法对于 V600E 突变的检测特异性已接近 100%。另外需要注意的是，因肿瘤类型不同，检测特异性也随之改变。根据 COSMIC 数据库[3]，对于同样需要检测 BRAF 基因突变的甲状腺癌，在探针覆盖的第 1791~1814 位核苷酸之间，超过 99.7% 的单核苷酸点突变为 c.1799T>A（V600E）。

测序法是目前公认的突变确证方法，另一个验证方法是应用突变特异性探针和野生型特异性对照探针的实时荧光 PCR（图 23-2a，23-2b）。如果探针特异性识别 c.1799T>A（V600E）突变，则突变模板的熔解温度高于野生型模板，提高了识别 V600E 突变的特异性，并可以区分第 1799 位核苷酸之外的点突变和双核苷酸突变。正如本例患者所示，第 1799 位核苷酸为野生型，第 1801 位核苷酸发生了 A>G 突变（图 23-2，表 23-2）。使用突变特异性探针，发生在 1799 位核苷酸的其他类型点突变会显示与野生型相似的熔解温度，因此限制了发现少见突变的可能性（如罕见的 T>G 和 T>C）。黑色素瘤中并不罕见的双突变，如 c.1798_1799GT>AA 和 c.1799_1800TG>AA 也会出现与野生型类似的熔解温度峰，这是因为双突变中的一个突变核苷酸与 V600E 突变探针匹配，另一个与探针不匹配，总体来说它与探针只存在一个核苷酸的错配，很容易产生与野生型（与 V600E 突变探针只存在第 1799 位核苷酸错配）相似的熔解曲线（图 23-2a）。在本次检测的熔解曲线图中，c.1799_1800TG>AA 熔解温度峰与野生型主峰位置相似（59℃），但峰形更宽，好似探针与野生型与突变

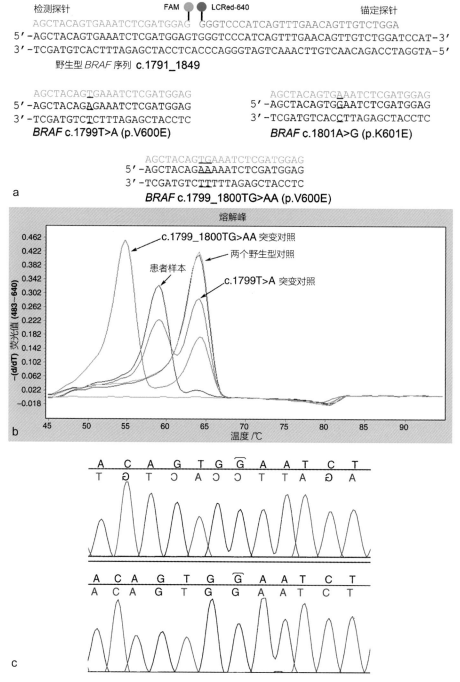

图 23-1　a. 分别与野生型 *BRAF* 序列和突变型 *BRAF* 序列互补的信号探针和锚定探针示意。图中显示了 *BRAF* 序列的正义链和反义链，探针序列与正义链同向。杂交时探针仅与反义链杂交退火，下画线处为错配的核苷酸。b. 应用 *BRAF* 野生型双杂交 FRET 探针进行熔解曲线分析时的负导数曲线图。c. 本例患者的 DNA 测序峰图（上：正向，下：反向）

型序列杂交体的熔解温度峰相互邻近而融合为一个峰（图 23-2b，表 23-2）。因为打开 G-C 间氢键比 A-T 间氢键需要更多的能量，所以突变峰应比野生峰出现得更早一些，但因熔解曲线分析的分辨率有限，两者之间微弱的熔解温度差异不能形成两个独立的峰，而是融合为一个较宽的峰（图 23-2a）。总之，熔解曲线分析的特异性由探针特异性决定，只有与探针完全匹配的等位基因检测特异性可以接近 100%，其他突变有可能被漏掉或被错误识别，尤其是探针靶序列范围内那些发生频率未知的突变。

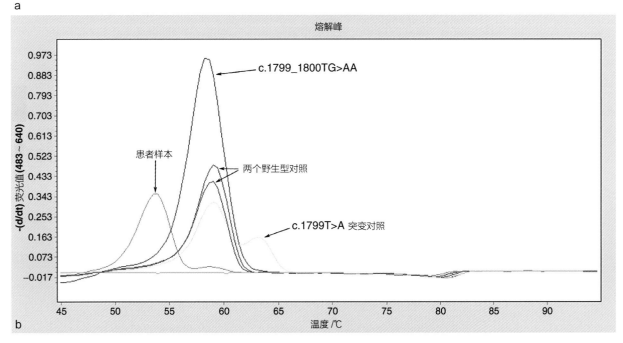

c.1799T>A

AGCTACAGAGAAATCTCGATGGAG
5′-AGCTACAGTGAAATCTCGATGGAG
3′-TCGATGTCACTTTAGAGCTACCTC

AGCTACAGAGAAATCTCGATGGAG
5′-AGCTACAGAGAAATCTCGATGGAG
3′-TCGATGTCTCTTTAGAGCTACCTC
BRAF c.1799T>A (p.V600E)

AGCTACAGAGAAATCTCGATGGAG
5′-AGCTACAGTGGAATCTCGATGGAG
3′-TCGATGTCACCTTAGAGCTACCTC
BRAF c.1801A>G (p.K601E)

AGCTACAGAGAAATCTCGATGGAG
5′-AGCTACAGAAAAATCTCGATGGAG
3′-TCGATGTCTTTTTAGAGCTACCTC
BRAF c.1799_1800TG>AA (p.V600E)

a

图 23-2　a. 应用 c.1799T>A（V600E）特异性探针检测野生型和突变型 *BRAF* 序列（下画线显示错配的核苷酸）。b. 本例患者及其他模板得到的负导数熔解曲线

分子病理学背景知识

　　黑色素瘤是一类由黑色素细胞发生的恶性肿瘤，如未能早期确诊治疗，患者的死亡率极高。黑色素瘤可以慢性起病，发生于长期暴露于日光照射部位的皮肤，包括肢端（手掌、足底、甲床）、黏膜表面和眼。黑色素瘤具有许多遗传学和基因组学变化特征，与黑色素瘤的不同特殊亚型具有相关性[9]，可用于黑色素瘤的鉴别诊断[10]。黑色素瘤常常显示出 RTK-RAS-RAF-MAPK 通路的活化，最常见的活化型突变就是 *BRAF* 基因突变。*BRAF* 突变并非黑色素瘤的特异性突变，在黑色素痣中也可以检出 *BRAF* 基因突变，因此不能用于黑色素瘤的鉴别诊断。但是，*BRAF* 基因突变检测对于预测黑色素瘤患者对 BRAF 抑制剂的反应性至关重要。携带 *BRAF* V600E 突变的黑色素瘤患者使用 BRAF 抑制剂 PLX4032 治疗，反应率高

表 23-2　应用 c.1799T>A（V600E）特异性探针所得的熔解温度列表

样本	熔解峰 1	熔解峰 2
阳性对照	59.05℃（野生型）	64.15℃（V600E）
本例患者	53.27℃ c.1801A>G	—
阴性对照	59.26℃	
空白对照	—	
c.1799_1800TG>AA	58.44℃	—

达 80%[11]。PLX4032 仅对 V600E 突变型 *BRAF* 基因具有特异性抑制作用，而对野生型 *BRAF* 基因的抑制活性很小[12]，目前进行的临床试验只接受 *BRAF* V600E 突变的患者。*BRAF* 基因突变检测对 BRAF 抑制剂 PLX4032 使用的重要性已在体外研究中得到了进一步证实，PLX4032 能够促进野生型 *BRAF* 基因黑色素瘤细胞系的体外生长，机制可能是激活了 RAF 家族的另一个成员 CRAF[13-16]。因此，对无 *BRAF* V600E 突变的患者使用该药反而是有百害而无一利的[13-16]。BRAF 抑制剂对其他 *BRAF* 基因突变类型（如本例的 K601E 突变）是否有治疗效果，目前尚无研究数据。

选择题

1. 应用 FRET 探针的实时荧光 PCR 和熔解曲线分析可在下列情况下用于检测突变，除了（　　）

    A. 3 个分布在多个不同外显子的多个核苷酸的特异性缺失

    B. 两个核苷酸的插入

    C. 在小片段区域（如 1~2 个密码子）的多发突变

    D. 分散在许多不同外显子的多发突变

    E. 常见的单个核苷酸点突变

2. 下列哪种检测方法不能识别 *BRAF* 基因 c.1799T>A（p.V600E）突变（　　）

    A. 等位基因特异性 PCR

    B. 等位基因特异性引物延伸

    C. DNA 测序

    D. 荧光原位杂交（FISH）

    E. 熔解曲线分析

3. 下列哪种肿瘤的 *BRAF* 基因突变只有 V600E 一种形式（　　）

    A. 结直肠癌

    B. 黑色素瘤

    C. 甲状腺癌

    D. 以上所有

    E. 以上均不是

4. *BRAF* V600E 突变具有下列临床用途，除了（　　）

    A. 诊断黑色素瘤

    B. 预测更具侵袭性的甲状腺癌

    C. 预测 BRAF 抑制剂的治疗反应性

    D. 预测结直肠癌对抗 EGFR 治疗的耐药性

    E. 为结直肠癌患者排除 Lynch 综合征

5. 如需检测 *BRAF* 基因第 1785~1803 位核苷酸可能发生的所有点突变，下列哪种方法最具特异性（　　）

    A. 等位基因特异性探针杂交（如反向斑点杂交）

    B. DNA 测序

    C. FRET 双杂交熔解曲线分析

    D. 高分辨率熔解曲线

    E. 等位基因特异性 PCR

选择题答案

1. 正确答案：D

    如果探针与结合的靶序列有单核苷酸或小片段的错配，FRET 双杂交会显示熔解温度的漂移，因而可用于单个核苷酸特异性点突变或小片段插入或缺失的筛查和识别。较大片段的变异会因过多的核苷酸错配而阻碍探针与靶序列的杂交。如果 FRET 探针用于筛查不同外显子的多发突变，就需要针对每一个可能发生突变的区域研发多个不同的探针，这对于一个长片段或者突变位点分散的目的基因来说是难以实现的。

2. 正确答案：D

    熔解曲线分析并不是鉴别点突变的唯一方法。DNA 测序法和其他等位基因特异性检测如等位基因特异性 PCR、水解探针实时荧光 PCR 或等位基因特异性引物延伸等也可以用于检测点突变。FISH 使用的是长片段荧光探针，与分裂中期或间期细胞核基因组杂交，不能区分单核苷酸变异。DNA 测序法的优势是能够检出目的片段区域内所有可能的基因变异，检出结果特异而且直观。但是，测序法的灵敏度有限，不能在过量的野生型等位基因背景中检出少量的突变拷贝。其他等位基因特异性方法具有较高的分析灵敏度，但必须针对每一种可能的突变类型设计相应的特异性探针或引物。

3. 正确答案：E

对于上述肿瘤，*BRAF* V600E 突变均占所有单碱基点突变的 98% 以上，但其他的 *BRAF* 基因突变也曾有报道，目前其临床意义尚未可知。尽管本文中没有特别讨论，*BRAF* 基因突变可见于约 11% 的结直肠癌，其中大部分是 V600E 突变，但一些其他罕见突变也曾有报道[3]。

4. 正确答案：A

BRAF 基因突变既可见于黑色素瘤，也可见于黑色素痣，因此不能作为黑色素瘤的诊断依据，但可以预测 BRAF 抑制剂治疗的效果。*BRAF* 基因突变不仅可以预测结直肠癌对 EGFR 治疗的耐药性，还可以预测乳头状甲状腺癌的进展[17,18]。再比如第 27 章提及的 Lynch 综合征，*BRAF* 基因突变可以用于在散发性结直肠癌患者中排除 Lynch 综合征。

5. 正确答案：B

根据 COSMIC 数据库，目前有 13 种点突变和 14 种不同组合突变可能发生在目的基因区域[3]。如肿瘤细胞百分比满足测序法的要求，在目的区域的上下游设计引物，DNA 测序法可以检出全部可能发生的突变类型。等位基因特异性方法也可以检测这些突变，但是需要针对每一种可能发生的突变设计引物和探针，因此容易漏掉未知的突变。熔解曲线分析只能检测是否存在突变，而不能给出特异性的突变方式，只能利用已知特异性突变的阳性对照提示待检样本的突变类型。

参考文献

1. Rowe LR, Bentz BG, Bentz JS (2007) Detection of BRAF V600E activating mutation in papillary thyroid carcinoma using PCR with allele-specific fluorescent probe melting curve analysis. J Clin Pathol 60:1211–1215

2. Santangelo PJ, Nix B, Tsourkas A et al (2004) Dual FRET molecular beacons for mRNA detection in living cells. Nucleic Acids Res 32:e57

3. The Catalogue of Somatic Mutations in Cancer (COSMIC). http://www.sanger.ac.uk/genetics/CGP/cosmic/ Accessed 14 April 2010

4. Forbes SA, Bhamra G, Bamford S et al (2008) The Catalogue of Somatic Mutations in Cancer (COSMIC). Curr Protoc Hum Genet, Chapter 10:Unit 10.11

5. Balazs M, Adam Z, Treszl A et al (2001) Chromosomal imbalances in primary and metastatic melanomas revealed by comparative genomic hybridization. Cytometry 46:222–232

6. Bastian BC, LeBoit PE, Hamm H et al (1998) Chromosomal gains and losses in primary cutaneous melanomas detected by comparative genomic hybridization. Cancer Res 58: 2170–2175

7. Wiltshire RN, Duray P, Bittner ML et al (1995) Direct visualization of the clonal progression of primary cutaneous melanoma: application of tissue microdissection and comparative genomic hybridization. Cancer Res 55:3954–3957

8. Stark M, Hayward N (2007) Genome-wide loss of heterozygosity and copy number analysis in melanoma using highdensity single-nucleotide polymorphism arrays. Cancer Res 67:2632–2642

9. Curtin JA, Fridlyand J, Kageshita T et al (2005) Distinct sets of genetic alterations in melanoma. N Engl J Med 353:2135–2147

10. Gerami P, Jewell SS, Morrison LE et al (2009) Fluorescence in situ hybridization (FISH) as an ancillary diagnostic tool in the diagnosis of melanoma. Am J Surg Pathol 33:1146–1156

11. Wellbrock C, Hurlstone A (2010) BRAF as therapeutic target in melanoma. Biochem Pharmacol 80:561–567

12. Tsai J, Lee JT, Wang W et al (2008) Discovery of a selective inhibitor of oncogenic B-Raf kinase with potent antimelanoma activity. Proc Natl Acad Sci USA 105:3041–3046

13. Halaban R, Zhang W, Bacchiocchi A et al (2010)

PLX4032, a selective BRAF(V600E) kinase inhibitor, activates the ERK pathway and enhances cell migration and proliferation of BRAF melanoma cells. Pigment Cell Melanoma Res 23:190–200

14. Hatzivassiliou G, Song K, Yen I et al (2010) RAF inhibitors prime wild-type RAF to activate the MAPK pathway and enhance growth. Nature 464:431–435

15. Heidorn SJ, Milagre C, Whittaker S et al (2010) Kinase dead BRAF and oncogenic RAS cooperate to drive tumor progression through CRAF. Cell 140:209–221

16. Poulikakos PI, Zhang C, Bollag G et al (2010) RAF inhibitors transactivate RAF dimers and ERK signalling in cells with wild-type BRAF. Nature 464:427–430

17. De Roock W, Claes B, Bernasconi D et al (2010) Effects of KRAS, BRAF, NRAS, and PIK3CA mutations on the efficacy of cetuximab plus chemotherapy in chemotherapyrefractory metastatic colorectal cancer: a retrospective consortium analysis. Lancet Oncol 11:753–762

18. Elisei R, Ugolini C, Viola D et al (2008) BRAF(V600E) mutation and outcome of patients with papillary thyroid carcinoma: a 15-year median follow-up study. J Clin Endocrinol Metab 93:3943–3949

第24章 甲状腺癌

Matija Snuderl, Jennifer L. Hunt

临床背景

患者，男性，75岁，主诉呼吸困难3周，左颈后部可触及小肿物。两年前患者因冠心病接受冠状动脉搭桥手术。25年前曾确诊甲状腺乳头状癌（papillary thyroid carcinoma，PTC）并行甲状腺全切手术，后发现甲状腺癌肺转移且逐渐增大，10年前接受部分肺叶切除。15年前患者被确诊为前列腺癌，行前列腺切除手术并接受了局部放疗，术后随访监测血清前列腺特异性抗原（prostate-specific antigen，PSA）水平，近几年呈缓慢升高趋势。患者曾有吸烟史，量少不详，近20年已戒烟。CT和PET扫描显示，后颈部出现高吸收病灶，左肺门部、左侧盆腔、腹主动脉旁淋巴结也发现了高代谢摄取区。诊断性支气管镜活检可见左肺中叶支气管内肿物，压迫中间段支气管。

问题1：本例患者的鉴别诊断是什么？哪些临床检验项目有助于鉴别诊断？

分子检测依据

对肺内和颈部病变的组织活检病理检查，提示为中、低分化的鳞状细胞癌，免疫组织化学染色呈CK7强阳性，CK20、PSA和甲状腺球蛋白阴性，有散在的部分细胞表达p63和TTF-1。根据形态学特征和免疫组织化学染色结果可排除转移性前列腺癌，对比患者以前的甲状腺癌和本次肿瘤的切片，两者形态学相似度也不高，结合形态和免疫组化结果更倾向于原发性肺鳞癌的诊断。鉴别诊断包括转移性甲状腺乳头状癌伴鳞状上皮化生或去分化（图24-1）。如何区分原发性肺癌和甲状腺癌广泛转移对于确诊和制定治疗方案至关重要。

检测项目

BRAF、*EGFR*、*KRAS*、*NRAS*基因的基因型分析。

问题2：以上检测项目是否适合本例患者？

实验室检测方案

很多技术可用于检测肿瘤DNA体细胞突变，如等位基因特异性PCR、传统的基因测序、焦磷酸测序和单碱基延伸序列分析突变检测等方法。等位基因特异性实验，可应用多重PCR同时检测常见突变基因的多种突变类型。此外，使用外显子上下游的正向和反向引物进行PCR扩增，可以发现肿瘤相关基因的读码框内活化型缺失。

检测结果分析要点

本例患者的*BRAF*基因检测结果见图24-1。

形态学和免疫组织化学染色结果分析：肺内转移癌的HE染色见图24-1a，患者既往甲状腺乳头状癌的HE染色见图24-1b，免疫组织化学染色结果为CK7阳性（图24-1c）、p63阴性（图24-1d）、TTF-1阴性（图24-1e）、甲状腺球蛋白阴性（图24-1f）。

PCR和毛细管电泳分析：正常基因组DNA模板

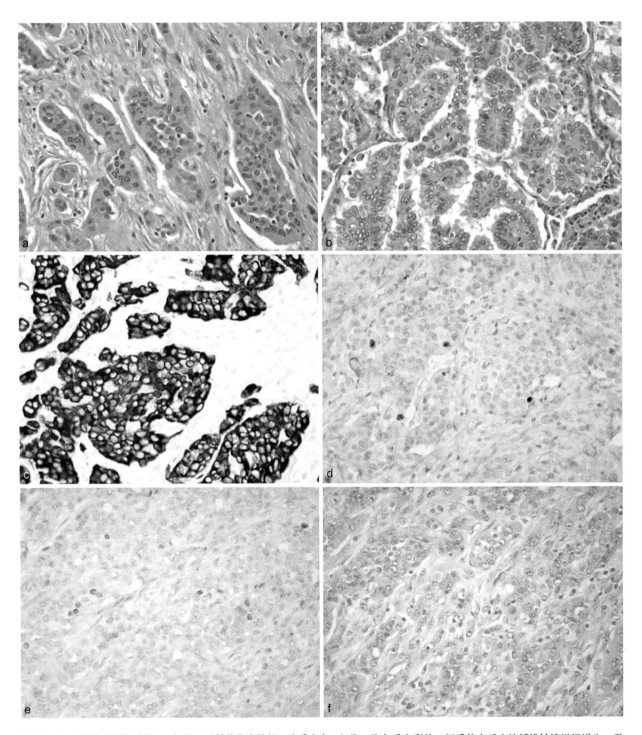

图 24-1　本例患者颈部结节 HE 切片显示低分化癌特征，胞质丰富、红染，染色质点彩状，间质伴有反应性纤维结缔组织增生，无甲状腺乳头状癌的典型特征（a，400×）。患者的原发性甲状腺癌 HE 切片显示了乳头状结构、毛玻璃样核以及核沟等甲状腺乳头状癌的经典组织学特征（b，400×）。免疫组织化学染色（c~f，均为 400×），肿瘤细胞呈 CK7 阳性（c），散在细胞表达鳞状上皮细胞分化的标志物 p63（d），甲状腺球蛋白阴性（f）

作为对照（g 为正向，h 为反向），肿瘤 DNA（i 为正向，j 为反向）与对照 DNA 相比，可见 *BRAF* 基因第 1799 位单核苷酸改变导致的点突变。

结果解释

　　患者此次因颈部的肿瘤结节就诊，其形态学特征

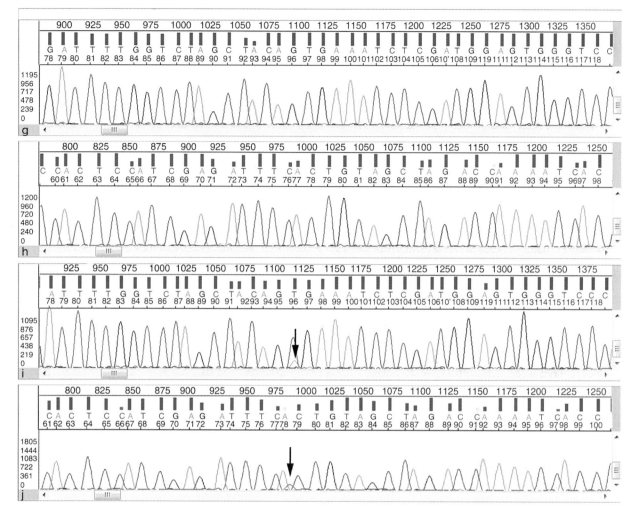

图24-1　毛细管电泳结果显示正常基因组 DNA（g 为正向，h 为反向）和肿瘤 DNA（i 为正向，j 为反向）的序列图谱，箭头指示了 *BRAF* 基因发生点突变的位置

为低分化癌，并无甲状腺乳头状癌的典型表现。免疫组织化学染色显示，肿瘤细胞 CK7 阳性，散在细胞表达鳞状上皮分化标志物 p63，极个别细胞微弱表达甲状腺转录因子 TTF-1，甲状腺球蛋白为阴性。因此，形态学和免疫组织化学染色结果均不支持转移性甲状腺乳头状癌的诊断，但需除外原发甲状腺癌发生了去分化。

　　毛细管电泳测序结果见图 24-1，在 *BRAF* 基因的双向测序峰图的同一位置发现了点突变（箭头所指处），正常的第 1799 位核苷酸 G 峰下出现了一个很小的 A 峰（正向），证实取自肺内转移癌和颈部淋巴结的肿瘤 DNA 携有 *BRAF* 基因第 15 外显子第 600 密码子的点突变（c.1799T > A，p.V600E）。*KRAS*、*NRAS* 和 *EGFR* 基因均未检出突变。

　　BRAF 基因突变常见于甲状腺乳头状癌和间变型癌，而罕见于肺癌。*RAS* 基因突变在甲状腺乳头状癌中并不常见，而多见于吸烟相关的肺癌。*EGFR* 基因突变可发生于肺腺癌患者，且集中在肺腺癌和特殊的人群（年轻、非吸烟者、女性）。本例患者的肿瘤组织分子检测结果是 *BRAF* 基因突变，结合形态学和临床特征，考虑为转移性甲状腺癌，伴鳞状细胞化生或间变型转化。

问题 3：仅仅依据分子检测结果，能否为本例患者得出最终诊断？

进一步检测

　　在确定最终诊断之前，对甲状腺癌的原发瘤进行基因突变检测是十分重要的。如原发瘤携带与转移灶相同的 *BRAF* 基因 V600E 突变，则基本可以排除原发性肺鳞癌的可能。将患者 25 年前的甲状腺切除手术和 10 年前肺转移癌切除手术的存档肿瘤样本进行 *BRAF* 基因测序分析，结果均发现了相同的 *BRAF* 基因第 15 外显子突变（c.1799T > A，p.V600E）。

分子病理学背景知识

乳头状癌是甲状腺恶性肿瘤中最常见的组织学类型，占所有甲状腺恶性肿瘤的 80%。女性发病率高于男性，多因无痛性甲状腺肿物就诊。确诊时，乳头状癌常常已发生转移，但大多局限于颈部中央区淋巴结，远处转移并不多见。临床治疗以甲状腺全切为主，治愈率可达 95%[1]。

甲状腺乳头状癌的诊断依据肿瘤的组织学和细胞学特征，经典型乳头状癌的细胞学特征包括核增大伸长、毛玻璃样、核重叠排列、核沟以及胞质内陷形成的核内包涵体。由于生长方式和细胞学形态的差异，乳头状癌还包括了若干种变异型，最常见的是滤泡亚型和高细胞亚型，少见的亚型为弥漫硬化型、柱状细胞型和筛状变异型。

在过去的几年中，甲状腺乳头状癌的分子变异已获得广泛关注和研究。与 PTC 发生关系最为密切的分子异常事件是 *RET/PTC* 基因重排和 *RAS*、*BRAF* 基因的体细胞点突变。

尽管 *RAS* 基因突变在滤泡性肿瘤（滤泡性腺瘤和滤泡癌）中较为常见，PTC 的 *RAS* 基因突变率并不高，因此 *RAS* 基因突变对于 PTC 并不具有诊断价值或预后意义。

RET/PTC 基因重排发生于约 30% 的 PTC 患者[2]，这个比例因地区而异。重排的形式多种多样，最常见的是位于染色体 10q21 的 *RET* 基因与不同的伴侣基因发生了重排，这些伴侣基因被统称为"PTC"基因[3,4]。到目前为止，已发行超过 10 种的 *RET* 重排伴侣基因，最多见的是 *H4* 基因（*PTC1*）和 *ELE1* 基因（*PTC3*），与 *RET* 基因均位于 10 号染色体[5]。*RET/PTC1* 基因

重排常发生在散发性 PTC，RET/PTC3 则多见于辐射诱发的 PTC[2,6]。放射性因素与 PTC 常见的遗传学不稳定性相关，是导致复杂性染色体异常的原因之一[7,8]。现在，逆转录聚合酶链反应（RT-PCR）和 FISH 技术可用于检测 *RET/PTC1* 重排。对于常规石蜡包埋样本，由于样本大小和 RNA 质量的限制，两种方法的可行性并不高。由于大部分重排类型是 10 号染色体内部的倒位所致，分离探针的双色信号距离较近，给 FISH 结果的判读也带来极大的困扰，因此大部分实验室并不提供 *RET/PTC* 基因重排的临床检测服务。

BRAF 基因突变在 PTC 中最为常见（>50%），但不见于甲状腺滤泡性肿瘤（滤泡性腺瘤和滤泡癌）。突变常位于 *BRAF* 基因第 15 外显子第 1799 位核苷酸（T>A），导致第 600 密码子由缬氨酸（V）变为谷氨酸（E）[9-11]。有趣的是，*BRAF* 基因突变率在不同的 PTC 亚型是有差异的，高细胞亚型的突变率较高，而滤泡亚型的突变非常低[9,12]。*BRAF* 基因突变与放射性因素无关，且不与 *RET/PTC* 基因重排同时出现[13]。其他可发生 *BRAF* 基因突变的肿瘤包括黑色素瘤、毛细胞型星形细胞瘤和部分结直肠癌（特别是伴有微卫星不稳定的非遗传性肿瘤）。

BRAF 基因突变检测相对简单，有多种方法可供选择，如测序和实时荧光 PCR 等。最常用的方法是 DNA 测序法，包括对第 15 外显子进行 PCR 扩增，对扩增产物进行测序，分析是否存在突变等一系列检测流程。该方法技术成熟，易于判读，但灵敏度受到肿瘤组织中正常细胞和间质细胞的影响。另一种常见方法是等位基因特异性 PCR，灵敏度有所提高。其他方法还有单碱基延伸测序、焦磷酸测序、探针熔解曲线分析和一些商品化的检测试剂盒。

尽管 *RET/PTC* 基因重排和 *RAS* 基因突变不具有公认的预后价值，但 *BRAF* 基因突变与肿瘤更具侵袭性的生物学特征（甲状腺外浸润和淋巴结转移）具有相关性[14,15]。许多靶向 *BRAF* 基因的药物已经进入临床试验，用于治疗同样携带 *BRAF* 基因突变的黑色素瘤[16]。此类靶向药物对于治疗进展期 PTC 具有极大的潜力，尤其是放射性碘治疗无反应的 PTC 患者。

选择题

1. *BRAF* 基因突变异常见于下列哪些肿瘤（　　）

　　A. 黑色素瘤

　　B. 甲状腺乳头状癌

　　C. 毛细胞型星形细胞瘤

　　D. 以上均不是

　　E. 以上均是

2. 甲状腺肿瘤的 *RAS* 基因突变与 *BRAF* 基因突变检测相比（　　）

　　A. 两种突变在左右甲状腺疾病的发生率相同

　　B. *BRAF* 基因突变常见于乳头状病变，*RAS* 基因突变更常见于滤泡性病变

　　C. *RAS* 基因突变分析有助于于区分良恶性滤泡性肿瘤

　　D. 区分甲状腺滤泡癌和乳头状癌依赖于 *RAS* 和 *BRAF* 基因检测

　　E. *RAS* 基因突变与 *BRAF* 基因突变检测具有诊断价值，而非预后意义

3. 甲状腺肿瘤的 *RET/PTC* 基因重排（　　）

　　A. 在乳头状癌和滤泡癌都很常见

　　B. 与放射性暴露因素无关

　　C. 是由两个已知基因发生的单一类型重排

　　D. 是甲状腺乳头状癌最常见的分子异常

　　E. 提示甲状腺乳头状癌预后不良

4. 甲状腺乳头状癌（　　）

　　A. 是一类不常见的恶性肿瘤，分子生物学机制不明

　　B. 与预后不良有关

　　C. 与放射性暴露无关

　　D. 仅需手术治疗

　　E. 以上均不是

5. 对肿瘤进行多重 PCR 检测的优势是（　　）

　　A. 辅助诊断，因为大部分肿瘤存在个体差异

　　B. 有助于完善实验室运行流程，便于在单个反应管中同时检测多个基因的变异

　　C. 多重反应的质控较好

　　D. 多重检测无须显微镜下的肿瘤富集过程

　　E. 以上都是

文中所列问题答案

问题 1：本例患者的鉴别诊断是什么？哪些临床检测项目有助于鉴别诊断？

　　患者病史复杂，前列腺癌极少发生肺转移，而且 PSA 缓慢升高与广泛转移的症状不符，但是对于判断前列腺癌是否发生转移，PSA 这一指标既不特异也不灵敏。患者曾确诊甲状腺乳头状癌和肺转移，提示患者已进入肿瘤进展期。尽管患者的吸烟史已很久远，基于影像学资料，另一种原发性肿瘤——肺癌仍应纳入鉴别诊断。建议进行颈部表面结节的细针穿刺和快速细胞学诊断，对肺部病变的处理可采用支气管镜活检和组织病理学诊断。

问题 2：以上检测项目是否适合本例患者？

　　颈部结节活检的组织形态学特征与患者既往所患肿瘤（甲状腺癌和前列腺癌）并不相似，结合影像学资料更倾向于原发性肺鳞癌的诊断。但是鉴于患者具有进展期甲状腺乳头状癌的病史，而且甲状腺乳头状癌也可以发生鳞状上皮化生和去分化，转移性甲状腺癌的诊断也不能排除。免疫组织化学染色有助于两者的鉴别，但不幸的是，结果并不特异，也未能最终确诊，只能继续进行分子检测。*EGFR* 基因突变常见于肺癌，与肺腺癌、女性、年轻、非吸烟者等临床特征密切相关，典型的吸烟相关肺癌则常常具有 *KRAS* 基因突变。*BRAF* 基因和 *RAS* 基因异常多见于甲状腺癌，肺癌则很少发生 *BRAF* 基因突变，突变者以微乳头型肺腺癌居多，肺鳞癌几乎不发生 *BRAF* 基因突变。

问题 3：仅仅依据分子检测结果，能否为本例患者得出最终诊断？

　　BRAF 基因突变基本排除了原发性肺鳞癌的可能，但为了进一步确认转移性甲状腺癌的诊断，对原发性甲状腺癌和既往肺转移癌同时进行 *BRAF* 基

因检测是十分必要的。尽管此次颈部和肺内转移癌以低分化和鳞状上皮特征为主，与原发癌的形态学差异很大，但原发癌、早期肺内转移癌和现在的颈部、肺内转移癌均含有相同的 *BRAF* 基因突变，是证实三者为同一肿瘤进展而来的最有利证据。仅仅依据分子检测并不能建立最终诊断，与临床病史、影像学资料、形态学和免疫组织化学染色结果综合判断才是确诊的有效途径。

选择题答案

1. 正确答案：E

　　BRAF 基因突变常见于黑色素瘤、甲状腺乳头状癌、毛细胞型星形细胞瘤、部分结直肠癌以及少数的头颈部肿瘤。点突变是激活 *BRAF* 基因功能的最常见方式，但是其他途径如染色体 7q34 串联重复导致的 *KIAA1549* 基因和 *BRAF* 基因融合、*BRAF* 基因第 598 密码子三核苷酸（TAC）插入导致突变热点 V600 附近额外插入一个苏氨酸残基（p.A598_T599insT）等也曾有报道，这些突变方式多见于毛细胞型星形细胞瘤 [17,18]。

2. 正确答案：B

　　RAS 基因突变可见于甲状腺滤泡性肿瘤和乳头状癌，因此不能作为两者鉴别诊断的指标，但是 RAS 基因突变在滤泡性肿瘤中更为常见，仅在一小部分乳头状癌中可以检出。*RAS* 基因突变还出现在良性滤泡性病变，也限制了它在恶性肿瘤鉴别中的应用。*BRAF* 基因突变在乳头状癌中更为常见。

3. 正确答案：D

　　RET/PTC 基因重排是甲状腺乳头状癌最常见的分子异常事件，在滤泡癌中并非如此。PTC 代表"甲状腺乳头状癌"，包括 10 种以上与 10 号染色体 *RET* 基因发生重排的一组伴侣基因。*RET/PTC* 基因重排没有明确的预后意义，可以发生在散发性肿瘤，也与早期接受放射性暴露（如放射性治疗或核泄漏事故，特别是儿童时期接触了放射性物质）具有相关性。

4. 正确答案：E

　　以上答案均不正确，乳头状癌是最常见的甲状腺恶性肿瘤，其深层次的分子变异相关研究相对充分，已证实放射性暴露史与乳头状癌的发生具有因果关系，这类肿瘤大多呈结节状，即使经过甲状腺全切手术治疗，大部分患者仍需要后续的放射性碘治疗。乳头状癌，尤其是无疾病进展证据的患者，预后相对较好。

5. 正确答案：B

　　多重 PCR 的优点是使得多基因多位点突变检测的实验操作简便而快捷，而且降低了人力和试剂成本。许多肿瘤具有特征性和常见的突变基因和突变位点，但肿瘤形成过程常常是多基因协同作用所致，其机制尚未完全清晰。任何肿瘤的诊断不能仅依据突变检测的结果，分子诊断只是病理诊断的辅助和验证手段，并不能完全替代病理形态学。所有的检测试验必须经过充分的质量控制，严格设立外部和内部对照，才能正确判读目的基因突变与否。

参考文献

1. Mazzaferri EL, Kloos RT (2001) Clinical review 128: current approaches to primary therapy for papillary and follicular thyroid cancer. J Clin Endocrinol Metab 86:1447–1463

2. Nikiforova MN, Nikiforov YE (2008) Molecular genetics of thyroid cancer: implications for diagnosis, treatment and prognosis. Expert Rev Mol Diagn 8:83–95

3. Grieco M, Santoro M, Berlingieri MT et al (1990) PTC is a novel rearranged form of the ret proto-oncogene and is frequently detected in vivo in human thyroid papillary carcinomas. Cell 60:557–563

4. Jhiang SM, Caruso DR, Gilmore E et al (1992) Detection of the PTC/retTPC oncogene in human thyroid cancers. Oncogene 7:1331–1337

5. Smanik PA, Furminger TL, Mazzaferri EL et al (1995) Breakpoint characterization of the ret/PTC

oncogene in human papillary thyroid carcinoma. Hum Mol Genet 4:2313–2318

6. Sadetzki S, Calderon-Margalit R, Modan B et al (2004) Ret/PTC activation in benign and malignant thyroid tumors arising in a population exposed to low-dose external-beam irradiation in childhood. J Clin Endocrinol Metab 89: 2281–2289

7. Finn SP, Smyth P, O'Regan E et al (2004) Array comparative genomic hybridisation analysis of gamma-irradiated human thyrocytes. Virchows Arch 445:396–404

8. Assaad A, Voeghtly L, Hunt JL et al (2008) Thyroidectomies from patients with history of therapeutic radiation during childhood and adolescence have a unique mutational profile. Mod Pathol 21:1176–1182

9. Frasca F, Nucera C, Pellegriti G et al (2008) BRAF (V600E) mutation and the biology of papillary thyroid cancer. Endocr Relat Cancer 15:191–205

10. Kebebew E, Weng J, Bauer J et al (2007) The prevalence and prognostic value of BRAF mutation in thyroid cancer. Ann Surg 246:466–470

11. Lee JH, Lee ES, Kim YS et al (2007) Clinicopathologic significance of BRAF V600E mutation in papillary carcinomas of the thyroid: a meta-analysis. Cancer 110:38–46

12. Trovisco V, Vieira de Castro I, Soares P et al (2004) BRAF mutations are associated with some histological types of papillary thyroid carcinoma. J Pathol 202:247–251

13. Nikiforova MN, Ciampi R, Salvatore G et al (2004) Low prevalence of BRAF mutations in radiation-induced thyroid tumors in contrast to sporadic papillary carcinomas. Cancer Lett 209:1–6

14. Costa AM, Herrero A, Fresno MF et al (2008) BRAF mutation associated with other genetic events identifies a subset of aggressive papillary thyroid carcinoma. Clin Endocrinol (Oxf) 68:618–634

15. Lupi C, Giannini R, Ugolini C et al (2007) Association of BRAF V600E mutation with poor clinicopathological outcomes in 500 consecutive cases of papillary thyroid carcinoma. J Clin Endocrinol Metab 92:4085–4090

16. Mitsiades CS, Negri J, McMullan C et al (2007) Targeting BRAF V600E in thyroid carcinoma: therapeutic implications. Mol Cancer Ther 6:1070–1078

17. Jones DTW, Kocialkowski S, Liu L et al (2008) Tandem duplication producing a novel oncogenic BRAF fusion gene defines the majority of pilocytic astrocytomas. Cancer Res 68:8673–8677

18. Jones DT, Kocialkowski S, Liu L et al (2009) Oncogenic RAF1 rearrangement and a novel BRAF mutation as alternatives to KIAA1549: BRAF fusion in activating the MAPK pathway in pilocytic astrocytoma. Oncogene 28:2119–2123

第 25 章 肾细胞癌

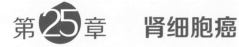

Federico A. Monzon

Federico A. Monzon

临床背景

患者，男性，50 多岁时确诊前列腺癌，手术切除后随访 1 年。CT 扫描显示左侧肾区可见一实性密度增强影。临床怀疑为肾源性恶性肿瘤，行机器人辅助的左肾部分切除术。大体观察切除标本，肿瘤局限于肾内，最大径 4.0cm，切面呈棕黄色、质脆，可见坏死。光镜可见肿瘤细胞排列呈密集的小管状，局灶呈乳头状结构（图 25-1a）。肿瘤细胞形态一致，核圆形或卵圆形（Fuhrman 核分级 2 级），胞质稀少，嗜酸性，伴有明显的泡沫样巨噬细胞和少量的细胞外黏液（图 25-1b），未见淋巴管或血管侵犯，病理诊断为肾细胞癌，非特指型。

问题 1：本例的鉴别诊断有哪些？

分子检测依据

基于本例肿瘤的组织形态学特征，鉴别诊断应考虑乳头状肾细胞癌（pRCC），Ⅰ 型，实体亚型和肾黏液小管梭形细胞肾癌（mucinous tubular and spindle cell carcinoma, MTSCC），两者均可出现伴有黏液的管状和乳头状结构[1]。MTSCC 通常包含梭形细胞区域，但并非诊断所必须。两种肾癌的免疫组织化学染色（IHC）标志物类似，难以用于本例肿瘤的鉴别诊断[2]。但是它们的染色体分析具有明显的差异：pRCC 常常发生 7 号染色体和 17 号染色体的三体，而 MTSCC 的特征却是多条染色体的缺失（图 25-2）[3]。鉴于 pRCC 是侵袭性仅次于透明细胞癌的

肾细胞癌类型，具有很强的转移能力，而 MTSCC 属于低度恶性潜能的肾肿瘤，明确诊断对于确定后续的治疗方案至关重要。

检测项目

对于组织形态学上难以鉴别的肾肿瘤，除免疫组织化学和传统细胞遗传学检测之外，评估染色体异常的分子检测成为可靠的辅助鉴别方法[4, 5]。最近，芯片技术为评估肿瘤基因组，揭示染色体拷贝数变异提供了高通量、全基因组覆盖的检测平台。这些基于微阵列芯片的拷贝数分析平台（如 a.k.a 虚拟核型或芯片核型）可以用于检测肾细胞肿瘤的染色体不平衡[5]。鉴于本例患者难以确诊，将采用 Affymetrix 10K Xba SNP 微阵列芯片（Affymetrix, Santa Clara, CA）对其肿瘤组织进行虚拟核型分析。

问题 2：全基因组分析的优势是什么？

问题 3：用芯片方法分析染色体拷贝数变异，有哪些优点和局限性？

实验室检测方案

许多技术可用于识别肾肿瘤染色体不平衡的全基因组扫描，如比较基因组杂交（comparative genomic hybridization, CGH）、微阵列比较基因组杂交和 SNP 芯片。基于特异的遗传学变异，微阵列比较基因组杂交（Array CGH）已经用于组织学诊断疑难的肾细胞癌病例的辅助分型[6]。但是微阵列

CGH 的局限性是不能识别拷贝数平衡的杂合性缺失以及获得性单亲二倍体（aUPD），后者占人类肿瘤杂合性缺失的 50%~80%[7]。微阵列 CGH 用于福尔马林固定石蜡包埋样本（FFPE）的分析结果也不尽如人意[8]。SNP 微阵列芯片与微阵列 CGH 类似，同样采用先将基因组 DNA 扩增、标记、芯片杂交的检测流程，固定于芯片的寡核苷酸探针可以识别基因组中特异性 SNP 位点上的等位基因。同所有的微阵列技术相同，基因组信息可以用不同的 SNP 分辨率来表示，从 10000~1000000 个 SNP 探针不等。SNP 微阵列的优点是除了可以获得拷贝数信息，还可以通过分析每个 SNP 位点的基因型识别 LOH/aUPD 区域。最新的 SNP 微阵列芯片整合了 SNP 探针和拷贝数特异性探针，增强了 SNP 稀疏区的拷贝数变异识别能力。SNP 微阵列芯片的另一个优点则是既适于新鲜组织，也适于 FFPE 组织[9]，已成功用于检测肾细胞癌等多种肿瘤的染色体拷贝数变异[5]，有大约 90% 的组织分型困难的 RCC 病例，经 CGH 和虚拟核型分析，最终得到了准确的诊断[3, 10]。

在进行微阵列核型分析的过程中，需要时刻牢记的一个重要参数就是选择检测区域，必须选择肿瘤成分最多的区域进行 DNA 提取。混有非肿瘤性成分，如炎症细胞或间质细胞，会稀释肿瘤克隆性染色体异常的信号。当使用肿瘤切除或粗针穿刺活检样本时，获得足够的肿瘤 DNA 进行 SNP 微阵列芯片检测和虚拟核型分析是比较容易的。

检测结果分析要点

微阵列虚拟核型分析得到的数据常常是芯片上每个探针的信号强度，需要转化为拷贝数和等位基因数据格式。通过针对 Affymetrix GeneChip 开发的公用数据分析软件 Copy Number Analyzer for Affymetrix GeneChip arrays（CNAG 3.0），可根据这些原始数据计算出杂合性缺失和基因拷贝数（经参比样本校正后，求 $\log_2$ 的对数比）[11]。这个软件允许使用非配对参照，无须同一患者的正常组织样本做对照。每次运行实验都需要评估质控参数，判断实验结果是否可信，这些参数包括信号检出率 >95%（芯片可读取到足够的信号强度）、SNP 读取率 >85%（成功识别等位基因的概率）和对数似然比的标准差低于 0.6[12]。

虚拟核型分析显示本例患者出现了 7 号、16 号和 17 号染色体的增多（图 25-1c），pRCC 和 MTSCC 染色体增多、缺失类型以及基因组常见变异类型见图 25-2[3]。通过微阵列核型分析观察到的最常见染色体不平衡类型可以在科学文献和一些在线的数据库中检索到（表 25-1）。尽管有些数据库已包括临床相关性，但是将这些遗传学信息与临床意义相联系的综合性资源却难以寻觅。图 25-1c 中可见 X 染色体出现了明显的一个拷贝的丢失，证实该例样本来自于男性患者（XY），这是一种以 X 染色体倍型为对照的测算方式。大多数 SNP 微阵列不包含 Y 染色体，而且因为在大部分肿瘤中 Y 染色体常常是缺失的，所以不推荐使用

表 25-1　用于肿瘤染色体变异分析的常用数据库

数据库	创立者	URL 地址
ACTuDB: 肿瘤微阵列 CGH 与临床数据整合分析数据库	居里研究院，法国巴黎	http://bioinfo-out.curie.fr/actudb/index.php
肿瘤和血液病遗传学与细胞遗传学图谱	普瓦捷大学医院，法国	http://atlasgeneticsoncology.org/index.html
Mitelman 肿瘤染色体异常和基因融合数据库	美国国立癌症研究院，美国贝塞斯达	http://cgap.nci.nih.gov/Chromosomes/Mitelman
在线 CGH 肿瘤数据库	夏洛特大学医院病理研究所，德国柏林	http://amba.charite.de/~ksch/cghdatabase/index.htm
Progenetix 肿瘤基因组概览	苏黎世大学，瑞士苏黎世	http://www.progenetix.net/index.shtml

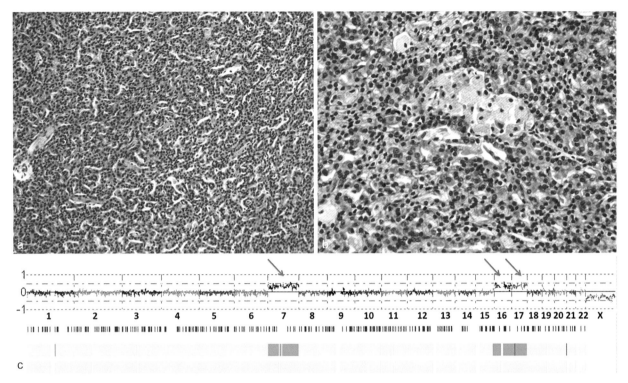

图 25-1　肾肿瘤的组织形态学特征和染色体分析。a. 肿瘤细胞排列呈密集分布的小管状（10×）。b. 肿瘤细胞胞质稀少，嗜酸性，可见泡沫样巨噬细胞和细胞外黏液（20×）。c. 本例肿瘤经全基因组分析所得的虚拟核型图，最上方的曲线是用 30 个 SNP 信号平均之后获得的对数似然比（log$_2$ratio）估算出染色体拷贝数，绿色条码代表杂合子信号，第三行的条形图是用颜色表示拷贝数的 Hidden Markov 模型（HMM）（黄色表示拷贝数等于 2，粉色表示拷贝数等于 3，浅绿色表示拷贝数等于 1），最下方的条形图示用颜色表示杂合性缺失的 HMM 模型（黄色表示无杂合性缺失，蓝色表示有杂合性缺失），本例样本的 7 号、16 号和 17 号染色体呈三体型（箭头所示）

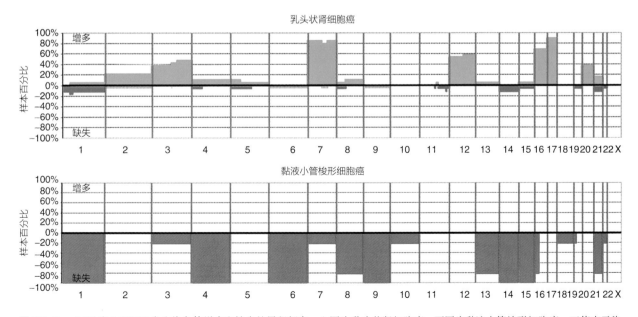

图 25-2　pRCC 和 MTSCC 发生染色体增多和缺失的累积频率。上图为乳头状肾细胞癌，下图为黏液小管梭形细胞癌，正值表示染色体增多（绿色），负值表示染色体缺失（红色）

Y 染色体作为性别染色体的对照。

对肿瘤虚拟核型分析进行解读的分子病理医师，不仅需要考虑样本中肿瘤比例，掌握预期的染色体不平衡类型和特异性染色体异常的临床意义，还需深入了解以微阵列为基础的拷贝数分析的技术特点，有解读相关技术数据的经验和对相关疾病的整体认识。

结果解释

本例患者的 *CGH* 分析结果为第 7、16、17 号染色体的增多，符合 pRCC 的遗传学特征，应诊断为乳头状肾细胞癌。结合形态学特点，应属于世界卫生组织肾肿瘤组织学分类中的"未分类 RCC"[13]。但是，这种"未分类 RCC"的术语含有重要的预后提示意义，并非形态学所指的"未分类 RCC"[14]。因此，对该类肿瘤的精确分型对患者的临床治疗和随访方案非常重要。比如依据形态学和免疫组织化学染色结果，对本例患者的鉴别诊断局限于 pRCC 和 MTSCC，这两种肿瘤的临床意义截然不同，前者是公认具有转移潜能的恶性肿瘤，后者仅具有低度恶性潜能。两种肿瘤的染色体异常也各有不同，pRCC 常呈三体型，易于与 MTSCC 区分。1 号染色体长臂的增多与 pRCC 的高死亡率相关[15]，因此本例患者没有检出 1 号染色体增多，可作为预后良好的标志。尽管有报道称，透明细胞和嫌色细胞肾细胞癌进展为肉瘤样肿瘤时常常伴有额外的染色体异常[16,17]，但对于 pRCC 并没有观察到此类现象。肾肿瘤的进展常常依靠影像学技术的评估，转移性肿瘤组织很难获得。

进一步检测

此时，尚无须其他辅助分子检测。但是 pRCC 可发生于遗传性乳头状肾细胞癌（HPRC）和遗传性平滑肌瘤病性肾细胞癌（HLRCC）综合征[18]。HPRC 以多发、双侧 pRCC 为特征，由肝细胞生长因子受体 *MET* 癌基因突变所导致。*MET* 基因突变激活了非配体依赖性的酪氨酸激酶活性，引发下游肝细胞生长因子（HGF）通路的活化。HLRCC 是一个综合征，表现为皮肤和（或）子宫平滑肌瘤及 pRCC，病因是 1 号染色体上延胡索酸水化酶（Fumarate hydrateae, *FH*）基因的胚系突变。因此，如果本例患者出现了第二次 pRCC 或是其他家族成员，特别是年轻人也发生 pRCC 和（或）多发性皮肤或子宫平滑肌瘤，则应考虑家族性 pRCC 的可能，建议患者接受遗传学咨询和 *MET* 和（或）*FH* 基因突变检测。

分子病理学背景知识

肾细胞癌的各种组织学亚型均常发生染色体异常[19]。透明细胞 RCC 常表现为 3 号染色体短臂缺失；乳头状 RCC 常显示 7 号和（或）17 号染色体增多，伴或不伴有 Y 染色体缺失；嫌色细胞 RCC 好发生亚二倍体，1、2、6、10、13、17 和 21 号染色体为单体型；嗜酸细胞腺瘤（OC）可表现为正常二倍体核型或 1 号染色体和 Y 染色体的异常，并伴有 11q13 易位。这些遗传学变异可以用于辅助肾肿瘤的精确分型[4,5]。

对于具有经典组织形态学特征的肾肿瘤，免疫组织化学染色足以辅助其鉴别诊断，但对于形态学复杂、难于确诊的病例常常束手无策。譬如本例患者，免疫组织化学标志物无法区分和鉴别 pRCC 和 MTSCC[1, 2]。近年来，能够评估染色体异常的分子生物学技术已逐渐替代免疫组织化学染色和传统细胞遗传学检测。FISH 技术已成功用于特殊类型肾细胞癌的鉴别诊断[4]。但是坏死和（或）核切分限制了间期核 FISH 在福尔马林固定石蜡包埋组织（FFPE）的应用[20]。此外，与整体核型分析相比，应用厚度 5μm 的 FFPE 切片进行 FISH 检测常常漏诊可能存在的染色体异常，如果细胞核的大小不能被正确估算，上述几种人工假象极易造成三倍体的漏诊和单倍体的误诊[20]。FISH 的另一个局限性是基因组覆盖率较低，在大多数病例中，需要使用多种探针鉴别不同的肾肿瘤亚型，极大地增加了检测成本。

近年来，由微阵列衍生的肿瘤全基因组染色体拷贝数分析技术为此提供了高通量的检测方法，如基于微阵列的比较基因组杂交（aCGH）或 SNP 微阵列芯片，能够用于检测肾细胞肿瘤的染色体不平衡。SNP 微阵列芯片不仅可以提供染色体拷贝数数据，还能够检测 aCGH 和 FISH 无法提供的杂合性缺失区域识别和等位基因分型。尽管拷贝数平衡的杂合性缺失的临床意义不明，17p 的拷贝数平衡杂合性缺失与 TP53 基因的纯合突变相关，预示着胶质母细胞瘤患者生存期的缩短[21]。了解微阵列技术的优点和缺点也是非常重要的：尽管 SNP 微阵列芯片可以通过特定的虚拟核型特征提示四倍体的存在，但 aCGH 和 SNP 微阵列确实不能检出四倍体核型，也不能检出同一条染色体出现的内部倒位或平衡易位，因此虚拟核型分析不能用于检测 Xp11.或 t（6；11）（p21；q12）基因易位的肾肿瘤。这种易位定义了一种新的肾细胞亚型，特征是包含小眼转录因子（microphthalmia transcription factor，MiTF）和转录因子 E（transcription factor E，TFE）基因的染色体易位，尤其好发于儿童和青少年患者[22]。

　　肾肿瘤的正确分型对精准诊断至关重要，可以为患者的预后和治疗方案提供了有价值的信息，如判断患者是否可以进入新靶向药物的临床试验。肾细胞肿瘤亚型可以依据它们独特的染色体增多和（或）缺失予以鉴别。现已证实，利用 SNP 微阵列芯片进行虚拟核型分析，有助于辅助鉴别组织形态学诊断困难的肾细胞癌。全基因组染色体分析的另一个优点是能够观察到额外的染色体不平衡。在透明细胞肾细胞癌，"14q 缺失"预示高级别、肿瘤进展和预后不良[23]。9p 缺失也与透明细胞肾细胞癌的高分级和高分期有关，在多因素生存分析中可作为独立的预后因子[24,25]。在乳头状 RCC 中，1p 增多则与高致死率密切相关[15]。

选择题

1. 下列关于肾细胞肿瘤的论述，正确的是（　　　）

　　A. 透明细胞肾细胞癌以 3、9、14 号染色体增多为特征

　　B. 肾肿瘤的每种亚型具有特异性的染色体异常

　　C. 黏液小管梭形细胞癌不出现染色体不平衡

　　D. 乳头状肾细胞癌与 7 号和 17 号染色体缺失相关

　　E. 未分类肾细胞癌具有相对良好的预后

2. 荧光原位杂交（FISH）的局限是（　　　）

　　A. 有限的基因组覆盖率

　　B. 因为核切分导致 FFPE 组织中基因组变异漏诊

　　C. 全基因组覆盖率

　　D. 以上所有选项均是

　　E. A 和 B

3. 下列哪一项不是基于微阵列技术的虚拟核型分析的特点（　　　）

　　A. 可以用于新鲜和 FFPE 组织

　　B. 检测平衡性基因组易位

　　C. 检测染色体增多或缺失

　　D. 用 SNP 微阵列检测 LOH/UPD

　　E. 全基因组覆盖率

4. 组织形态学有疑问的肾肿瘤分类是（　　　）

　　A. 一项学术实践

　　B. 分子病理学家取代外科病理学家的尝试

　　C. 对诊断和治疗非常重要

　　D. 对诊断重要，对治疗无帮助

　　E. 不重要的

5. 基于微阵列的虚拟核型分析可用于确定下列肾肿瘤的诊断，除了（　　　）

　　A. 嗜酸细胞肾细胞肿瘤（透明细胞和嫌色细胞 RCC）

　　B. 嗜酸细胞肾细胞肿瘤（嗜酸细胞性腺瘤和嫌色细胞 RCC）

　　C. 乳头状肿瘤（乳头状 RCC，透明细胞 RCC 和 MTSCC）

　　D. 梭形细胞肿瘤（乳头状 RCC 和 MTSCC）

　　E. Xp11.2 易位肾癌

选择题答案

1. 正确答案：B

　　肾细胞肿瘤的各个组织学亚型都有特异的染色体异常。透明细胞 RCC 常表现为 3 号染色体短臂缺失；乳头状 RCC 常显示 7 号和（或）17 号染色体增多，伴或不伴有 Y 染色体缺失；嫌色细胞 RCC 常发生亚二倍体，1、2、6、10、13、17 和 21

号染色体为单体型；嗜酸细胞瘤（OC）可表现为正常二倍体核型或1号染色体和Y染色体的异常，并伴有11q13易位。

2. 正确答案：E

FISH的局限性是FFPE组织切片导致的核切分现象，有限的基因组覆盖率和对基因组变异的低估。FISH的优势是可以检测基因易位。

3. 正确答案：B

基于微阵列的虚拟核型分析不能检出平衡性染色体易位。

4. 正确答案：C

肾肿瘤的正确分型对精准诊断至关重要，可以为患者的预后和治疗方案提供了有价值的信息，如判断患者是否可以进入新靶向药物的临床试验。

5. 正确答案：E

基于微阵列的虚拟核型分析可用于大部分肾肿瘤的精确诊断，除了那些以平衡性染色体易位为特征的肿瘤类型。这种类型的基因变异尚且不能被现有的微阵列技术检测到，今后新研发的识别特异性基因易位的微阵列芯片将能够填补这一缺陷。

参考文献

1. Argani P, Netto G, Parwani AV (2008) Papillary renal cell carcinoma with low-grade spindle cell foci: a mimic of mucinous tubular and spindle cell carcinoma. Am J Surg Pathol 32:1353–1359

2. Shen SS, Ro JY, Tamboli P et al (2007) Mucinous tubular and spindle cell carcinoma of kidney is probably a variant of papillary renal cell carcinoma with spindle cell features. Ann Diagn Pathol 11:13–21

3. Kim HJ, Shen SS, Ayala AG et al (2009) Virtual-karyotyping with SNP microarrays in morphologically challenging renal cell neoplasms: a practical and useful diagnostic modality. Am J Surg Pathol 33:1276–1286

4. Brunelli M, Eble JN, Zhang S et al (2005) Eosinophilic and classic chromophobe renal cell carcinomas have similar frequent losses of multiple chromosomes from among chromosomes 1, 2, 6, 10, and 17, and this pattern of genetic abnormality is not present in renal oncocytoma. Mod Pathol 18:161–169

5. Monzon FA, Hagenkord J, Lyons-Weiler M et al (2008) Whole genome SNP arrays as a potential diagnostic tool for the detection of characteristic chromosomal aberrations in renal epithelial tumors. Mod Pathol 21:1–10

6. Wilhelm M, Veltman JA, Olshen AB et al (2002) Arraybased comparative genomic hybridization for the differential diagnosis of renal cell cancer. Cancer Res 62:957–960

7. Beroukhim R, Lin M, Park Y et al (2006) Inferring loss-ofheterozygosity from unpaired tumors using high-density oligonucleotide SNP arrays. PLoS Comput Biol 2:e41

8. Mc Sherry E, Mc Goldrick A, Kay E et al (2007) Formalinfixed paraffin-embedded clinical tissues show spurious copy number changes in array-CGH profiles. Clin Genet 72: 441–447

9. Alvarez K, Kash SF, Lyons-Weiler MA et al (2010) Reproducibility and performance of virtual karyotyping with SNP microarrays for the detection of chromosomal imbalances in formalin-fixed paraffin embedded tissues. Diagn Mol Patho 19:127–134

10. Hagenkord JM, Parwani AV, Lyons-Weiler MA et al (2008) Virtual karyotyping with SNP microarrays reduces uncertainty in the diagnosis of renal epithelial tumors. Diagn Pathol 3:44

11. Yamamoto G, Nannya Y, Kato M et al (2007) Highly sensitive method for genomewide detection of allelic composition in nonpaired, primary tumor specimens by use of affymetrix single-nucleotide-polymorphism genotyping microarrays. Am J Hum

Genet 81:114–126

12. Alvarez K, Kash SF, Lyons-Weiler MA et al (2010) Reproducibility and performance of virtual karyotyping with SNP microarrays for the detection of chromosomal imbalances in formalin-fixed paraffin-embedded tissues. Diagn Mol Pathol 19:127–134

13. Eble JN, World Health Organization, International Agency for Research on Cancer, International Academy of Pathology (2004) Pathology and genetics of tumours of the urinary system and male genital organs. IARC Press; Oxford University Press (distributor), Lyon; Oxford

14. Zisman A, Chao DH, Pantuck AJ et al (2002) Unclassified renal cell carcinoma: clinical features and prognostic impact of a new histological subtype. J Urol 168:950–955

15. Szponar A, Zubakov D, Pawlak J et al (2009) Three genetic developmental stages of papillary renal cell tumors: duplication of chromosome 1q marks fatal progression. Int J Cancer 124:2071–2076

16. Brunelli M, Gobbo S, Cossu-Rocca P et al (2007) Chromosomal gains in the sarcomatoid transformation of chromophobe renal cell carcinoma. Mod Pathol 20:303–309

17. Jones TD, Eble JN, Wang M et al (2005) Clonal divergence and genetic heterogeneity in clear cell renal cell carcinomas with sarcomatoid transformation. Cancer 104:1195–1203

18. Coleman JA, Russo P (2009) Hereditary and familial kidney cancer. Curr Opin Urol 19:478–485

19. van den Berg E, Storkelvan S (2003) Kidney: Renal Cell Carcinoma. http://AtlasGeneticsOncology.org/Tumors/RenalCellCarcinID5021.html. Published 06-2003

20. Lam JS, Shvarts O, Leppert JT et al (2005) Renal cell carcinoma 2005: new frontiers in staging, prognostication and targeted molecular therapy. J Urol 173:1853–1862

21. Yin D, Ogawa S, Kawamata N et al (2009) High-resolution genomic copy number profiling of glioblastoma multiforme by single nucleotide polymorphism DNA microarray. Mol Cancer Res 7:665–677

22. Argani P, Ladanyi M (2005) Translocation carcinomas of the kidney. Clin Lab Med 25:363–378

23. Alimov A, Sundelin B, Wang N et al (2004) Loss of 14q31-q32. 2 in renal cell carcinoma is associated with high malignancy grade and poor survival. Int J Oncol 25:179–185

24. Klatte T, Rao PN, de Martino M et al (2009) Cytogenetic profile predicts prognosis of patients with clear cell renal cell carcinoma. J Clin Oncol 27:746–753

25. Brunelli M, Eccher A, Gobbo S et al (2008) Loss of chromosome 9p is an independent prognostic factor in patients with clear cell renal cell carcinoma. Mod Pathol 21:1–6

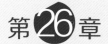

第26章　胃肠道间质肿瘤

Jennifer Laudadio

临床背景

患者，女性，60岁，因腹痛就诊于当地急救中心。CT扫描显示来源不明的上腹部巨大肿块。患者被转诊至当地专业医疗中心，以进行手术治疗。术前问诊，患者自诉近2~3个月以来上腹饱胀、恶心、间断性腹痛，有高血压和高脂血症病史。患者母亲曾于62岁时诊断为乳腺癌，家族内无其他肿瘤患者。体检，左上腹部可轻易触及巨大肿块。复查影像学资料，确认上腹部肿块大小为20cm×17cm，具有异质性。肿瘤的来源难以确定，可能来自于胰腺或腹膜后。实验室检查显示CA19-9、癌胚抗原CEA、甲胎蛋白（AFP）均正常。经皮穿刺活检病理学检查提示，梭形肿瘤细胞排列密集，核异型不明显，可见散在核分裂（图26-1a）免疫组织化学染色波形蛋白、CD34、CD99均呈阳性，CD117（KIT）呈弥漫强阳性（图26-1b），结蛋白、平滑肌肌动蛋白（SMA）、S100、广谱角蛋白、上皮膜抗原（EMA）、CD45和黑色素瘤标记均为阴性。

问题1：基于上述患者信息，你的诊断是什么？

本例患者考虑为胃肠道间质肿瘤（gastrointestinal stromal tumor，GIST），手术方案为肿物切除术，需要时行胰尾、肾、部分结肠和（或）部分胃切除。术中未见腹腔内有肿瘤转移的证据，肿瘤生长于胃后壁，与脾和胰尾相邻，最终选择将肿瘤连同部分胃壁、远端胰腺和脾全部切除，肉眼未见肿瘤残余。

大体检查，肿瘤大小28cm×21cm×14cm，与胃壁、胰腺和脾脏粘连。肿瘤切面呈囊实性，边界清楚，连续剖开可见出血和坏死。肿瘤累及胃壁黏膜下层，未侵及黏膜层。光镜下，形态符合典型的胃GIST特征，胰腺和脾脏未见明确的组织学侵袭。肿瘤细胞呈梭形，富含黏液样基质（图26-1），中度核多形性，分裂象10/50HPF，切缘阴性。

患者术后恢复良好，7天后出院。因为肿瘤大小和核分裂数量，本例患者属于高恶性潜能GIST，故将患者转入肿瘤科进行临床随访。

分子检测依据

本例患者的肿瘤具有较高的复发和转移的风险。在一项募集了千余例GIST的大样本研究中，86%的瘤体直径大于10cm、核分裂象超过5/50HPF的患者最终出现了疾病进展[1]。但是，在肿瘤切除术后使用甲磺酸伊马替尼辅助治疗，大大提高了GIST的无进展生存期[2]。鉴于本例患者的临床病理特征，肿瘤科医师建议患者接受伊马替尼治疗，他通知了病理医师，要求对患者的肿瘤组织进行突变分析，以指导治疗和进一步了解预后情况。

问题2：肿瘤科医师会对哪些基因的突变感兴趣，这些基因的检测结果对治疗有哪些影响？

问题3：免疫组织化学染色结果是否可以替代突变检测？

检测项目

针对KIT基因第9、11、13、17外显子的突变检测，如果未检出KIT基因突变，还需进行血小板衍生生长因子受体α（PDGFRA）基因第12、18外显子突变。

问题4：上述检测申请是否适合本例患者的需要，是否无论 KIT 基因有无突变，应同时检测 PDGFRA 基因是否突变？

实验室检测方案

KIT 基因突变检测流程是先使用变性高效液相色谱（dHPLC）筛选出突变病例，再利用 Sanger 测序确定突变位点和突变类型。首先，选取最具代表性的 FFPE 蜡块制备白片，并对比 HE 染色切片在白片上勾勒出肿瘤区域，使用灭菌刀片将肿瘤组织刮取下来，置于微量离心管。这样的手工切割步骤能够避免过多的非肿瘤组织混入 DNA 提取而导致的假阴性结果。经过脱蜡等 DNA 提取流程，得到的 DNA 模板需经过分光光度计测量在波长 260nm 处的吸光度值并推算出 DNA 浓度，根据 260nm/280nm 比值判断 DNA 的纯度。

使用文献报道的引物扩增患者基因组 DNA 中 KIT 基因的第9、11、13、17外显子[3]。每个外显子分别在不同的反应管中扩增，每个反应的模板 DNA 使用量为 100ng，每个外显子均设立空白对照和野生型对照。扩增完成后用琼脂糖凝胶电泳检测扩增产物的程度和丰度。将部分 PCR 产物放入 Transgenomic WAVE dHPLC 系统（Transgenomic Inc，Omaha NE），以两种不同的变性温度进行色谱分析，筛选扩增子中有无与野生型不同的突变拷贝。异常色谱峰的出现提示存在基因突变，再对同一份扩增产物进行测序以检测有无突变。在判断样本具有基因突变之前，需将变异核苷酸与已知的单核苷酸多态性（single nucleotide polymorphisms，SNPs）区分开，必要时可查询国家生物技术中心（NCBI）的遗传学变异数据库。

WAVE dHPLC 系统是一种离子对、反向、高效液相色谱技术，能够通过比较异源杂交双链分子和同源杂交双链分子迁移速度的差异，判读有无基因突变。当有杂合突变存在时，将 PCR 产物加热后再退火导致突变链与野生链发生互补，形成异源杂交双链分子，

同时还有突变链的同源杂交双链分子和野生链的同源杂交双链分子。在部分变性温度时，异源双链和同源双链与 WAVE dHPLC 色谱固定相的结合能力有所不同，异源双链仅需 5~6 分钟即可被洗脱下来。应用 dHPLC 技术进行突变扫描，无须对所有的目的外显子测序，仅在 dHPLC 提示有突变时再对该扩增子进行测序即可。

当然，也可以不经过 dHPLC 而直接对每个目的外显子进行测序分析，但 dHPLC 具有快速、省力、低成本和灵敏度高的优点[3, 4]。与传统的测序法相比，dHPLC 的灵敏度可高达 100%[4]。但是，由于一些变异类型的信号可能非常微弱，判读结果易受主观因素的影响，所以任何细微但可疑的发现均应进行测序予以确认。使用两个或两个以上的部分变性温度也是非常重要的，因为有些突变仅仅能在多个变性温度中的某一个温度被检测到[4]。使用 dHPLC 的另一个缺点是无法检测出纯合突变，会导致假阴性的判读结果，尽管这种突变比较罕见但仍然有可能出现。

检测 KIT 和 PDGFRα 基因的另一种方法是对 PCR 扩增产物进行高分辨率熔解温度分析。与 dHPLC 方法类似，高分辨率熔解温度分析也可以区分异源杂合双链和同源纯合双链。杂合双链含有错配的碱基，因此出现与纯合双链完全不同的熔解曲线。与测序法相比，高分辨率熔解温度分析与 dHPLC 的灵敏度均可高达 100%[5]。因为运行时间仅需 2 分钟，高分辨率熔解温度分析具有检测用时少的优势，且 PCR 扩增和熔解温度分析都在同一反应管中先后完成，显著降低了 PCR 污染的可能性，但高分辨率熔解温度分析与 dHPLC 都需要专有的仪器设备完成。

检测结果分析要点

图 26-1d 显示了在同一温度下 KIT 基因第9、11、13、17外显子的色谱分析图，每图中上方曲线为野生型对照样本，下方曲线为患者样本。第二个温度的色谱图没有在此显示，但两个温度的结果是一致的。

问题5：该图是否提示 KIT 基因突变？如果是，突变可能发生在哪个外显子？

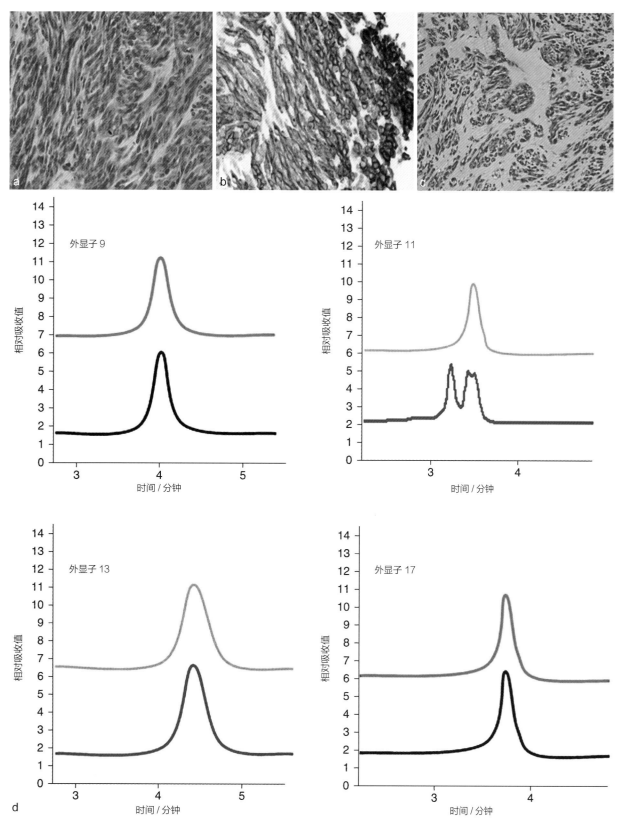

图 26-1　梭形细胞 GIST 病例的 *KIT* 基因第 9、11、13、17 外显子的 dHPLC 色谱分析。a. 梭形细胞肿瘤伴核分裂。b. 免疫组织化学染色 CD117（KIT）弥漫强阳性。c. 低倍镜下可见黏液样基质背景。d. *KIT* 基因第 9、11、13、17 外显子 dHPLC 色谱分析结果，每图下方曲线为患者样本结果，上方曲线为野生型对照

结果解释

色谱分析结果显示 *KIT* 基因第 11 外显子突变，其余 3 个外显子未发现突变。在 GIST 病例中，*KIT* 基因第 11 外显子最常见的突变位点，与胃的发生部位和梭形细胞为主的形态学特征相关。

进一步检测

随后进行 *KIT* 基因第 11 外显子测序进一步确认突变类型。经与 Genbank 参比序列 X06182 比对，本例患者的测序结果证实发生了第 11 外显子的缺失突变，缺失了第 1687~1701 位核苷酸(c.1687_1701del)，导致对应的第 556~560 密码子的缺失（ p.Gln556_Val560del ）。

其他注意事项

KIT 基因突变与 *PDGFRA* 基因突变是彼此互斥的，因此，*KIT* 基因野生型的病例应再进行 *PDGFRA* 基因突变检测。本例患者已经检出 *KIT* 基因突变，因此不必再检测 *PDGFRA* 基因第 12 和 18 外显子。

分子病理学背景知识

胃肠道间质肿瘤起源于 Cajal 间质细胞，是胃肠道最常见的间质肿瘤。GIST 最多发生于胃和小肠，也可见于食管、直肠、肠系膜及大网膜。*KIT* 和 *PDGFRA* 基因读码框内突变有助于 GIST 的鉴别诊断，两者均编码Ⅲ型跨膜受体酪氨酸激酶，其配体分别是干细胞因子和 PDGF。配体与受体的结合导致受体激酶域的酪氨酸磷酸化，激活下游信号通路，而基因突变会导致受体呈持续性激活状态，不再受配体结合的调控。

大多数（60%~85%）的 GIST 与 *KIT* 基因突变有关[4, 6-8]，且与 GIST 相关的 *KIT* 基因突变集中发生在第 9、11、13、17 外显子，分别编码 KIT 蛋白的胞外区、近膜区、酪氨酸激酶 1 区和酪氨酸激酶 2 区。第 11 外显子突变率最高，其中又以第 1690~1695 位

核苷酸缺失（ c.1690_1695delTGGAAG ）导致的第 557~558 密码子缺失（ p.Trp557_Lys558del ）最为常见[9, 10]。目前已报道了 90 余种第 11 外显子的突变类型，包括插入、缺失和点突变，但缺失突变最为常见。有趣的是，缺失突变集中在 *KIT* 基因第 11 外显子的 5′端，而插入重复突变则多见于 3′端[9]。有文献报道，第 557、559、560 和 576 密码子可发生单核苷酸点突变[9]。*KIT* 基因第 9 外显子突变并不常见，大约发生于 8% 的 CD117 阳性 GIST 病例[8]，其中大多为第 1525~1530 位 6 个核苷酸的插入重复（ c.1525_1530dupGCCTAT ），即第 502~503 密码子重复一次（ p.Ala502_Tyr503dup ）[4, 8, 9]。*KIT* 基因第 13 和 17 密码子非常少见，仅见于 1%~2% 的 GIST 病例[8, 11]。最常见的原发性第 13 外显子突变是第 1945 位核苷酸的 A>G 点突变（ c.1945A>G ），形成第 642 密码子赖氨酸变为谷氨酸（ p.Lys642Glu ）[11]。第 822 密码子点突变是第 17 外显子的最常见突变，其他少见突变发生在第 816、820 和 823 密码子[11]。无 *KIT* 基因突变的 GIST 病例，应检测 *PDGFRA* 基因，3%~7% 的 GIST 患者携带 *PDGFRA* 基因突变[6-8]，突变发生在第 12 或 18 外显子，对应于 PDGFRα 蛋白的近膜区和活化环[4, 9]，其中大多数突变定位于第 18 外显子。10%~15% 的 GIST 患者不能检出 *KIT* 基因或 *PDGFRA* 基因突变，被称为野生型 GIST。

特定的基因突变类型与 GIST 的发生部位、组织形态学特点等临床病理特征具有相关性（表 26-1）。目前比较明确的是，*KIT* 基因第 9 外显子突变更多见于小肠 GIST，*PDGFRA* 基因突变则多发生在胃 GIST[4]。此外，胃 GIST 最常发生的是 *KIT* 基因第 11 外显子突变，但仅限于部分突变类型[6]，如第 557~558 密码子缺失（ p.Trp557_Lys558del ），而第 568 或 570 密码子的单核苷酸缺失（ p.Tyr568del 或 p.Tyr570del ）更多见于小肠 GIST。尽管发生部位有所差别，这两种突变类型都具有梭形细胞为主的形态特征、类似的复发风险和对伊马替尼治疗的客观反应性[10]。第 13 和 17 外显子突变常见于非胃发生的梭形细胞 GIST[11]。上皮样细胞为主的 GIST 主要发生 *PDGFRA* 基因突变[6]。GIST 最特异的免疫组

表 26-1　GIST 基因突变型与临床病理特征的相关性

突变位点	常见肿瘤部位	常见组织学	对伊马替尼反应性	对舒尼替尼反应性
KIT 第 9 外显子	小肠	—	高剂量伊马替尼能促进肿瘤反应性，提高无进展生存期（PFS）	较第 11 外显子突变和野生型患者具有更好的肿瘤治疗反应性、无进展生存期和总生存期
KIT 第 11 外显子	Trp557_Lys558del：胃			
Tyr568del/ Tyr570del：小肠	梭形细胞为主	比第 9 外显子突变和野生型患者具有更好的无进展生存期、总生存期和肿瘤反应性，但发生二次突变的概率较高	—	
KIT 第 13 外显子	胃以外	梭形细胞为主	—	—
KIT 第 17 外显子	胃以外	梭形细胞为主	—	—
PDGFRA	胃	上皮样细胞为主		

注：PFS 为无进展生存期；OS 为总生存期。

织化学标志物就是 KIT 蛋白（CD117），但其表达与 *KIT* 基因突变并无相关性[6, 9]，进一步说明突变并不影响 KIT 蛋白表达，而是增强其酪氨酸激酶活性。大约 5% 的 GIST 患者表现为 KIT 免疫组织化学染色阴性，*KIT* 基因突变检测对 GIST 的鉴别诊断就显得格外重要。在一项研究中，13 例 KIT 蛋白染色阴性或弱阳性的病例，经过基因突变检测，发现了 9 例有 *PDGFRA* 基因突变，3 例有 *KIT* 基因突变，只有 1 例是野生型，而 9 例没有 *KIT* 或 *PDGFRA* 基因突变的野生型 GIST 病例中，有 8 例显示了 KIT 蛋白免疫组织化学染色阳性[5]。

家族性 GIST 常常含有多种多样的 *KIT* 基因突变，这些家族有多名 GIST 患者、皮肤色素过度沉着和 Cajal 间质细胞的异型增生。某些非家族性 GIST 患者，可能是 Carney 三联征的表现之一，常伴有副神经节瘤和肺错构瘤。Carney 三联征常见于年轻患者，但与 *KIT* 或 *PDGFRA* 基因突变无关。少部分的多发性神经纤维瘤病 I 型患者可以发生 GIST，也不具有 *KIT* 或 *PDGFRA* 基因突变。

对于确诊的 GIST，肿瘤大小、部位和分裂象是生存率的最佳预后因子，但基因型对预后和酪氨酸激酶抑制剂疗效预测都有提示意义。两个大样本临床试验证实，基因型与预后具有显著相关性，*KIT* 基因第

11 外显子突变的患者的无进展生存期和总生存期比第 9 外显子突变或野生型患者更长[8, 12]，但哪些特定的第 11 外显子突变型影响了预后尚无定论。

GIST 对放化疗不敏感，其一线治疗方案是外科手术切除。甲磺酸伊马替尼是一种针对 *KIT* 和 *PDGFRA* 的选择性抑制剂，已用于转移性 GIST 或不能耐受手术治疗的 GIST 患者。酪氨酸激酶抑制剂伊马替尼和舒尼替尼也可用于治疗手术切除后具有高度复发风险的 GIST 患者。对于接受伊马替尼治疗的进展期 GIST 患者，*KIT* 基因第 11 外显子突变是肿瘤对治疗产生客观反应（无论是部分反应还是完全反应）、肿瘤进展时间和总生存期的正性预测因子[8]。具有第 11 外显子突变的 GIST 患者比第 9 外显子突变或野生型患者更有可能出现完全或部分治疗反应[8]。另一项研究发现，对具有第 9 外显子突变的 GIST 患者使用高于标准剂量的伊马替尼治疗，可以提高肿瘤对药物的治疗反应性，延长患者的无进展生存期[8, 12]。因此，建议对检出第 9 外显子突变的 GIST 患者给予每天 800mg 的大剂量伊马替尼治疗。

部分患者可能因为发生 *KIT* 基因第 13、14、17 外显子的二次突变而对伊马替尼产生耐药性，这些耐药性相关突变常常是单核苷酸置换突变。在伊马替尼治疗有效之后，原先携带有第 11 外显子突变的

GIST 患者比携有第 9 外显子突变的患者更易发生二次突变[7]。舒尼替尼是第二代酪氨酸激酶抑制剂，已被批准用于伊马替尼治疗失败的 GIST，尤其是原先携有第 9 外显子突变的患者，会更有机会获益于舒尼替尼[7]。与伊马替尼的情况截然相反，原有第 11 外显子突变的患者比第 9 外显子突变或野生型患者具有显著降低的舒尼替尼治疗反应性、无进展生存期和总生存期。有趣的是，PDGFRA 基因的一种突变类型 c.2664A>T（p.Asp842Val）提示患者对伊马替尼和舒尼替尼均不敏感[7]。

综上所述，基因型分析对 GIST 患者预后和治疗反应性具有预测意义，因此对原发肿瘤进行突变检测是非常必要的，特别是具有高度复发和转移风险的 GIST 患者。大部分 GIST 与 KIT 或 PDGFRA 基因突变相关，PDGFRA 基因突变相对少见，两者可以激活同一信号传导通路，在肿瘤诱发的过程中能够相互替代而执行相同的生物学功能，进一步从生物学角度解释了为何两个基因的突变是相互排斥的。此外，发生两个外显子同时突变仅见于接受酪氨酸激酶抑制剂治疗后的 GIST 患者，因此当 KIT 基因为野生型时再检测 PDGFRA 基因是否突变是经济有效的实验室流程。因为第 13 和 17 外显子突变比较少见，另一个可被接受的检测策略是最初只检测 KIT 基因的第 9 和第 11 外显子。

选择题

1. 与传统的测序法相比，应用 dHPLC 检测 KIT 和 PDGFRA 基因突变（　　）

   A. 更快捷

   B. 准确性差

   C. 灵敏度差

   D. 更昂贵

   E. 更耗费人工

2. GIST 患者最常见的基因突变是（　　）

   A. KIT 基因第 9 外显子

   B. KIT 基因第 11 外显子

   C. KIT 基因第 17 外显子

   D. PDGFRA 基因第 12 外显子

   E. PDGFRA 基因第 18 外显子

3. KIT 基因第 11 外显子最常见的突变类型是（　　）

   A. 第 557~558 位色氨酸和赖氨酸缺失（p.Trp557_Lys558del）

   B. 第 568 位酪氨酸缺失（p.Tyr568del）

   C. 第 502~503 位丙氨酸和酪氨酸缺失（p.Ala502_Tyr503dup）

   D. 第 557~558 位色氨酸和赖氨酸插入重复（p.Trp557_Lys558dup）

   E. 第 642 位单核苷酸置换（c.1945A>G，p.Lys642Glu）

4. KIT 蛋白免疫组织化学表达能否预测 KIT 基因突变状态（　　）

   A. 能

   B. 不能

5. 下列哪种基因突变与标准剂量伊马替尼的良好反应性相关（　　）

   A. 基因突变类型与伊马替尼反应性无关

   B. KIT 基因第 9 外显子突变

   C. KIT 基因第 11 外显子突变

   D. PDGFRA 基因突变

   E. 野生型

选择题答案

1. 正确答案：A

   dHPLC 对比传统的测序法，具有更快捷、低成本、准确和节省人力的优点。此外，dHPLC 可以检出低至 10% 的突变型等位基因，传统测序法仅可检出 20%。

2. 正确答案：B

   GIST 最常见的基因突变发生于 KIT 基因第 11 外显子，第 9 外显子突变率相对少见，第 17 外显子突变更加罕见。PDGFRA 基因突变不如 KIT 基因第 11 外显子突变常见，大多发生于第 18 外显子。

3. 正确答案：A

   KIT 基因第 11 外显子突变最多见的类型是第

557~558 密码子缺失，其次常见的是第 568 或 570 位酪氨酸的缺失。第 502 和 503 密码子的插入重复是 *KIT* 基因第 9 外显子最常见的突变类型，目前尚无第 557~558 密码子出现插入重复突变的报道。大多数第 11 外显子插入重复发生在该外显子 3' 末端的第 571~591 密码子。第 642 密码子的单核苷酸置换是 *KIT* 基因第 13 外显子最常见的突变类型。

4. 正确答案：B

KIT 蛋白的免疫组织化学表达与基因突变之间并无相关性，KIT 蛋白阴性的患者可以携带 *KIT* 或 *PDGFRA* 基因突变，而野生型 GIST 也可以表达 KIT 蛋白。

5. 正确答案：C

对于标准量的伊马替尼治疗，*KIT* 基因第 11 外显子突变是疗效预测的正性因子，这些 GIST 患者的治疗效果优于第 9 外显子突变或野生型患者。但是，第 11 外显子突变的患者更易于发生 *KIT* 基因的二次突变，从而对伊马替尼产生耐药性。*KIT* 基因第 9 外显子突变的患者可以从高剂量的伊马替尼治疗中获益。

参考文献

1. Miettinen M, Sobin LH, Lasota J (2005) Gastrointestinal stromal tumors (GISTs) of the stomach – a clinicopathologic, immunohistochemical and molecular genetic study of 1756 cases with long-term follow-up. Am J Surg Pathol 29:52–68

2. Dematteo RP, Ballman KV, Antonescu CR et al (2009) Adjuvant imatinib mesylate after resection of localised, primary gastrointestinal stromal tumour: a randomised, doubleblind, placebo-controlled study. Lancet 373:1097–1104

3. Corless CL, McGreevey L, Haley A et al (2002) KIT mutations are common in incidental gastrointestinal stromal tumors one centimeter or less in size. Am J Pathol 160:1567–1572

4. Battochio A, Mohammed S, Winthrop D et al (2010) Detection of c-KIT and PDGFRA gene mutations in gastrointestinal stromal tumors – comparison of DHPLC and DNA sequencing methods using a single population-based cohort. Am J Clin Pathol 133:149–155

5. Holden JA, Willmore-Payne C, Coppola D et al (2007) High-resolution melting amplicon analysis as a method to detect c-KIT and platelet derived growth factor receptor a activating mutations in gastrointestinal stromal tumors. Am J Clin Pathol 128:230–238

6. Sciot R, Debiec-Rychter M, Daugaard S et al (2008) Distribution and prognostic value of histopathologic data and immunohistochemical markers in gastrointestinal stromal tumours (GISTs): an analysis of the EORTC phase III trial of treatment of metastatic GISTs with imatinib mesylate. Eur J Cancer 44:1855–1860

7. Heinrich MC, Maki RG, Corless CL et al (2008) Primary and secondary kinase genotypes correlate with the biological and clinical activity of sunitinib in imatinib-resistant gastrointestinal stromal tumor. J Clin Oncol 26:5352–5359

8. Heinrich MC, Owzar K, Corless CL et al (2008) Correlation of kinase genotype and clinical outcome in the North American intergroup phase III trial of imatinib mesylate for treatment of advanced gastrointestinal stromal tumor: CALBG 150105 study by cancer and leukemia group B and southwest oncology group. J Clin Oncol 26:5360–5367

9. Lasota J, Miettinen M (2008) Clinical significance of oncogenic KIT and PDGFRA mutations in gastrointestinal stromal tumours. Histopathology 53:245–266

10. Bachet J, Hostein I, Le Cesne A et al (2009) Prognosis and predictive value of KIT exon 11 deletion in GISTs. Br J Cancer 101:7–11

11. Lasota J, Corless CL, Heinrich MC et al (2008) Clinicopathologic profile of gastrointestinal stromal tumors (GISTs) with primary KIT exon 13 or exon 17 mutations: a multicenter study on 54 cases. Mod Pathol 21:476–484

12. Debiec-Rychter M, Sciot R, Le Cesne A et al (2006) KIT mutations and dose selection for imatinib in patients with advanced gastrointestinal stromal tumors. Eur J Cancer 42: 1093–1103

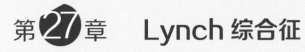

第27章 Lynch 综合征

Martin P. Powers, James P. Grenert

临床背景

患者，女性，42 岁，因功能失调性子宫出血而接受子宫内膜活检。病理组织学诊断为 FIGO 2 级子宫内膜样腺癌。患者进一步接受经腹全子宫切除术及双侧输卵管、卵巢切除术（TAH-BSO），证实为子宫表浅浸润型子宫内膜样腺癌，FIGO 2 级，伴有明显的癌周淋巴细胞浸润，无淋巴结转移（0/25）。

问题 1：本例患者是否符合接受 Lynch 综合征筛查的条件?

问题 2：如果她还患有结直肠癌，是否符合 Lynch 综合征筛查条件?

分子检测依据

因本例子宫内膜癌患者年龄不满 50 岁，符合

Lynch 综合征筛查原则，故应进行微卫星不稳定性（microsatellite instability, MSI）检测。对子宫内膜癌和结直肠癌患者进行 Lynch 综合征筛查的原则是类似的（表 27-1，27-2）。但是，特定的组织形态学特征与高度微卫星不稳定性结直肠癌具有良好的相关性，与子宫内膜癌的相关性却并不明显（详见本章节的分子病理学背景知识）。

检测项目

微卫星检测应用的是多重 PCR 和毛细管电泳技术，检测位点包括 5 个近似单型的单核苷酸重复序列（BAT-25，BAT-26，MONO-27,NR-21，NR-24）和两个高度多态的五核苷酸重复序列（Penta C 和 Penta D），可供使用的商品化检测试剂盒是 MSI Analysis System v1.2（Promega, Madison, WI,

表 27-1 结直肠癌微卫星不稳定性筛查 Bethesda 指南（修订版）

符合下列条件的肿瘤应考虑进行 MSI 检测
1.50 岁之前确诊的结直肠癌患者
2. 发现同时性或异时性的多发性结直肠癌或其他与 HNPCC 相关的肿瘤 [a] 患者
3. 在小于 60 岁的结直肠癌患者癌组织病理检测中观察到高度 MSI 表型 [b]
4. 一级亲属中有 1 人或更多诊断为 HNPCC 相关肿瘤（其中 1 人确诊时年龄小于 50 岁）的结直肠癌患者
5. 一级亲属中有 2 人或更多诊断为 HNPCC 相关肿瘤（无论确诊年龄）的结直肠癌患者

注：本表引用自 Umar et al.。a. 遗传性非息肉病性结直肠癌（hereditary non-polyposis colorectal cancer, HNPCC）相关性肿瘤包括结直肠、子宫内膜、胃、卵巢、胰腺、肾与输尿管、胆道和脑（常见胶质细胞瘤）发生的肿瘤，Muir-Torre 综合征的皮脂腺腺癌和角化棘皮瘤，小肠癌。b. 肿瘤间质淋巴细胞浸润，克罗恩病样淋巴细胞反应，黏液分化或印戒细胞，髓样生长方式。

表 27-2　妇科肿瘤协会教育委员会关于遗传性妇科肿瘤易患性风险评估的声明

1.	推荐子宫内膜癌、结直肠癌或相关肿瘤遗传倾向高于 20%~25% 的患者进行遗传风险分析
a	满足已修订后的阿姆斯特丹标准的子宫内膜癌或结直肠癌患者，标准如下。 i 在同一家系内，至少有 3 位亲属患有 Lynch/HNPCC 相关癌症（结直肠癌、子宫内膜癌、小肠癌、输尿管癌或肾盂癌）。 ii 其中 1 人必须为其他 2 个的一级亲属。 iii 必须累计连续 2 代人。 iv 至少有 1 人结直肠癌发病早于 50 岁
b	同时或异时诊断为子宫内膜癌或结直肠癌的患者，且第一例肿瘤在 50 岁前确诊
c	同时或异时诊断为卵巢癌或结直肠癌的患者，且第一例肿瘤在 50 岁前确诊
d	有证据说明有错配修复基因证据存在的结直肠癌或子宫内膜癌患者（如：MSI 或免疫组化证实 MLH1，MSH2，MSH6 或 PMS2 蛋白表达缺失）
e	第一级或第二级亲属有已知错配修复基因突变的患者
2.	子宫内膜癌、结直肠癌或相关肿瘤遗传倾向高于 20%~25% 的患者进行遗传风险分析是有帮助的
a	早于 50 岁确诊为子宫内膜癌或结直肠癌
b	任何年龄确诊的子宫内膜癌或卵巢癌患者，伴同时性或异时性结直肠癌或其他 HNPCC 相关性肿瘤
c	子宫内膜癌或结直肠癌患者，至少一位一级亲属早于 50 岁被确诊为 HNPCC 相关性肿瘤
d	任何年龄诊断的结直肠癌或子宫内膜癌患者，有两位或两位以上的一级或二级亲属在任何年龄被确诊为 HNPCC 相关性肿瘤 [a]
e	有一个一级或二级亲属 [b] 满足上述原则

注：本表引自 Lancaster et al.。a. 遗传性非息肉病性结直肠癌（hereditary non-polyposis colorectal cancer，HNPCC）相关性肿瘤包括结直肠、子宫内膜、胃、卵巢、胰腺、肾与输尿管、胆道和脑（常见胶质细胞瘤）发生的肿瘤，Muir-Torre 综合征的皮脂腺腺癌和角化棘皮瘤，小肠癌。b. 一级和二级亲属包括父母子女、祖父母和外祖父母、孙子女和外孙子女、兄弟姐妹、父母的兄弟姐妹、兄弟姐妹的子女。

USA）。

问题 3：是否有其他分子或非分子检测技术，可以用于 Lynch 综合征表型分析的筛查？

问题 4：还有哪些微卫星位点可以通过 PCR 方法检测，与上述的单核苷酸重复序列相比有何优缺点？

实验室检测方案

从患者 TAH-BSO 切除的肿瘤组织石蜡切片中选取侵袭性子宫内膜腺癌和正常的子宫肌层区域，对照 HE 染色切片手工切割白片中的对应区域，分别提取得到肿瘤 DNA 和正常 DNA。每份 DNA 均进行多重 PCR 扩增反应，得到 7 种不同的 PCR 扩增产物，分别对应上述的 7 个微卫星位点（BAT-25，BAT-26，MONO-27，NR-21，NR-24，PentaC 和 PentaD）。扩增 NR-24 和 PentaC 位点的引物均标记荧光素四甲基罗丹明，扩增 BAT-26 和 PentaD 位点的引物均标记荧光素 BODIPY（氟化硼络合二吡咯甲川），扩增 BAT-25、MONO-27 和 NR-21 位点的引物均标记荧光素 JOE，这样可以在单个 PCR 反应管中对 DNA 模板同时扩增 7 个微卫星位点。使用 ABI 3130xl 基因分析仪对 PCR 扩增产物进行毛细管电泳，配套试剂耗材是 50cm 长的毛细管、POP7 聚合凝胶和 600bp 的 DNA 片段标准品。尽管 POP7 胶会增加 PCR 产物在 GeneMapper 软件中读取的长度大小，但并不影响检出微卫星不稳定性的灵敏度和特异性。与免疫组织化学检测错配修复基因（mismatch repair，*MMR*）蛋白缺失或 *MMR* 基因突变检测不同，MSI 检测可以根据微卫星不稳定性表型判断肿瘤是否具有错配修复机制的遗传学缺陷。应明确的是，微卫星检测所识别的 MSI 表型，可见于几乎 100% 的 Lynch 综合征相关性肿瘤，但也可见于一部分散发性（非遗传性）结直肠癌或子宫内膜癌。因为散发性结直肠癌或子宫内膜癌发生率远高于 Lynch 综合征，所以 MSI

表型反而更多见于这些散发性肿瘤。还需指出的是，*MMR* 基因的特定突变，也可引起 Lynch 综合征，却不会导致上述检测位点的高度微卫星不稳定性。微卫星不稳定性肿瘤常常在多数而非所有的微卫星位点呈现不稳定状态，因此微卫星不稳定性的判断可能受到检测位点选择的影响。本实验中选择的单核苷酸重复序列是最灵敏、最特异的位点 [1]，很少发生漏诊。

问题 5：在 MSI 检测中，正常 DNA 的用途是什么？

检测结果分析要点

图 27-1 显示了本例患者的 MSI 检测结果。上图为正常非肿瘤组织 DNA 的扩增产物电泳图，这份 DNA 提取自肿瘤组织所在切片的子宫平滑肌组织，距离侵袭性腺癌成分的距离大于 5mm。下图为肿瘤 DNA 的 PCR 扩增产物电泳图，肿瘤内可见明显的淋巴细胞浸润，因此这份 DNA 其实属于肿瘤和非肿瘤混合模板。对这两份 DNA 的扩增产物电泳图进行对比，就可以判断肿瘤是否属于微卫星不稳定性表型。5 个单核苷酸位点通常用于不稳定性判读，2 个五核苷酸位点则作为对照用于组织鉴别。下列原则用于定义高度 MSI、低度 MSI 或微卫星稳定（microsatellite stable，MSS）[2]：超过 40% 的位点呈不稳定性，判

为高度 MSI；低于 30% 的位点呈不稳定性，判为低度 MSI；所有位点都是稳定的则判为 MSS。对于本例样本而言，5 个单核苷酸位点中有 2 个或 2 个以上的位点呈不稳定应视为高度 MSI，1 个位点出现不稳定者为低度 MSI，5 个位点均稳定者为 MSS。

问题 6：本例患者的电泳图中，为什么每个单核苷酸位点只有一个等位基因的产物峰？

问题 7：如何解释肿瘤组织的 Penta C 位点有 3 个峰？是不是肿瘤 DNA 样本被污染了？

结果解释

将肿瘤和正常组织的电泳图进行对比，NR-24、BAT-26 和 MONO-27 位点的主峰差异十分明显，是微卫星位点不稳定的典型表现。肿瘤组织在 NR-21 位点的主峰较正常组织左移了 2bp，但不如其他 PCR 产物明显。因为已有 3 个位点是明确的微卫星不稳定状态，本例患者判读为高度 MSI 是毋庸置疑的。但是，BAT-25 位点处肿瘤主峰也出现了细微变化，可能是因微卫星不稳定性所导致，对结果的判读并无影响。正常 DNA 的最高峰在 125bp 处，肿瘤 DNA 在 124bp 和 125bp 出现 2 个主峰，但 125bp 处的峰较为突出，而且主峰之外的邻近诸峰宽度和相对高度均

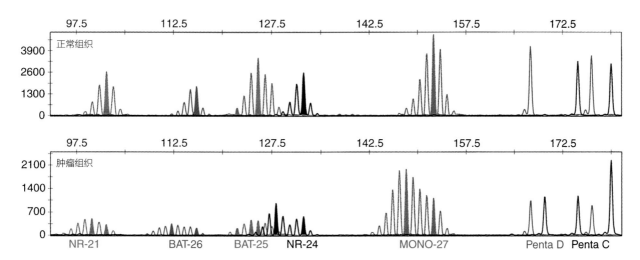

图 27-1　MSI 检测结果：正常（上图）和肿瘤（下图）组织 DNA 在 7 个微卫星位点的 PCR 扩增产物电泳。检测微卫星位点从左至右依次为 NR-21（绿），BAT-26（蓝），BAT-25（绿），NR-24（黑），MONO-27（绿），Penta D（蓝）和 Penta C（黑）。肿瘤组织的电泳图中可见 Penta C 位点出现了 3 个峰，而 BAT-25 位点主峰左边又出现另一个高耸的峰（绿色），其高度与主峰相近

有所增加，这种细微的变化不能确定为微卫星不稳定状态。

经过以正常 DNA 作为对比参照，判读微卫星不稳定并不困难。在大多数情况下，肿瘤样本的电泳图常常显示 2 个或 2 个以上的主峰或不规则增宽的 PCR 产物分布，如本例的 NR-24 或 MONO-27 位点。BAT-26 位点也显示了增宽分布的峰图，符合微卫星不稳定，但是仅见 1 个主峰（112bp），与该位点常见的 116bp 主峰位置不同。正如以上所述，POP7 聚合凝胶和 50cm 的毛细管导致实际为 113bp 的 BAT-26 位点漂移到 116bp 的位置。因为确切的等位基因大小对于微卫星稳定性的判断并不重要，所以经过正常 DNA 的对比和校正，个别位点的短距离漂移对于区别 MSI 和 MSS 毫无影响。

正常 DNA 还有助于从微卫星位点 PCR 扩增体系的固有背景中识别 MSI，导致每个位点出现多个信号峰的原因是 PCR 过程本身。微卫星不稳定性是由于 DNA 聚合酶在何处重复序列时发生 DNA 链滑所致，这种错误可由体内的 DNA 错配修复机制（MMR）纠正。这就意味着在患者的正常细胞 DNA 中，只有一到两个等位基因可被实际检测到。因为 PCR 本身也是一种体外 DNA 扩增过程，但并不伴随 DNA 的修复机制，与体内相同的 DNA 链滑效应同样可以发生却无法被纠正。因此，等位基因的丛状分布反映了链滑和偶然扩增所得的、比真正的等位基因多或少一两个碱基的 PCR 产物。对纯合子正确的解释是患者在 116bp 处的 BAT-26 单一等位位点处实为纯合型，而 PCR 过程中的 DNA 复制错误导致位点群峰的增宽。由于微卫星位点 PCR 扩增的固有噪声背景，所以对同一患者的肿瘤和非肿瘤 DNA 扩增产物进行对比分析，判断是否为 MSI 就相对简单了。

使用同一患者的正常 DNA 的另一个原因是患者可能具有遗传学的罕见微卫星等位基因。极少数情况下，患者的某个微卫星重复序列位点呈杂合型，一个等位基因的长度明显短于另一个等位基因。以 BAT-26 为例，90% 以上的等位基因位于 112~114bp，更小的等位基因非常少见，但高达 10% 的非洲裔美国人具有 103bp 或 106bp 的等位基因[3, 4]。如果没有正常组织的 DNA 做对照，拥有杂合型位点的患者（如同时存在 113bp 和 106bp 的 BAT-26 等位基因）可能会被误诊为该位点属于不稳定性，而不是真正的罕见杂合型等位基因。

五核苷酸标志位点 Penta C 和 Penta D 具有高度多态性，在 Promega MSI 分析系统中最初用于样本的识别[1, 3]，避免不同患者的样本被混淆。如果正常 DNA 和肿瘤 DNA 不是来自于同一个患者，则在这两个位点可以看到位置不同的电泳峰。Penta C 和 Penta D 也是微卫星重复序列，重复单位是 5 个核苷酸长度，比单核苷酸重复序列更为稳定，很少因为链滑而出现单核苷酸重复序列扩增后的丛状峰。但是它的稳定性仅是相对单核苷酸而言，少数情况下也会出现漂移的多余峰，如本例患者 Penta C 位点就出现了一个多余的峰，漂移的距离大于 5bp（175~170bp），野生型峰依然可见。Penta 位点的变化还可以出现在 MSS 肿瘤，因为 MSS 肿瘤常常具有染色体不稳定性的分子表型，表现为染色体或染色体特定区域的增多或缺失。Penta C 位于 9 号染色体断臂，Penta D 位于 21 号染色体长臂。高达 50% 的 MSS 肿瘤常常发生这两个染色体区域的杂合性缺失[5]，则正常组织的 Penta C 和 Penta D 可见两个等位基因峰，而肿瘤组织因杂合性缺失仅剩一个等位基因峰，这种情况不应认为是该 Penta 位点的纯合基因型，因为正常组织的该位点是杂合型的。

问题 8：哪些进一步检测有助于判断本例患者是 Lynch 综合征还是散发性高度 MSI 肿瘤？如果她还有结直肠癌，应再进行哪些检测？

进一步检测

对肿瘤组织进行免疫组织化学染色可以提供更多的鉴别诊断信息，如 MMR 蛋白 MLH1、PMS2、MSH2 和 MSH6。染色结果显示 MLH1 和 PMS2 表达为阴性，MSH2 和 MSH6 表达阳性，提示 *MLH1* 基因出现了功能缺陷，可能伴有 *PMS2* 功能缺陷。大多数 Lynch 综合征病例是由于 *MLH1* 或 *MSH2* 基因发生了功能失活型突变，少部分病例则起因于 *MSH6*

或 *PMS2* 基因突变。此外，不属于 Lynch 综合征的散发性高度 MSI 肿瘤是因 *MLH1* 基因启动子高甲基化导致基因表达沉默和功能失活所致。错配修复机制是以蛋白二聚体形式发挥作用，如 MLH1 和 PMS2，MSH2 和 MSH6，二聚体中某个蛋白的丢失常导致另一个配对蛋白的降解。因此 *MLH1* 基因突变或沉默常导致 MLH1 和 PMS2 蛋白表达的同时缺失，同理 *MSH2* 基因突变也会造成 MSH2 和 MSH6 的同时缺失。但是，反之并非如此。*PMS2* 基因突变和缺失并不一定伴随 MLH1 缺失，*MSH6* 基因突变也不一定导致 MSH2 表达丢失。虽然 *MLH1* 基因缺失是本例患者肿瘤细胞的主要遗传缺陷，但目前仍然难以判断患者属于 Lynch 综合征还是散发性高 MSI 肿瘤。*MLH1* 基因甲基化检测有助于两者的鉴别，甲基化阳性支持散发性高度 MSI 肿瘤的诊断，甲基化阴性则支持 Lynch 综合征的诊断，但本例患者没有进行甲基化检测。寻找 *MLH1* 基因和 *PMS2* 基因致病性突变也可以用于鉴别诊断，发现突变即可以诊断为 Lynch 综合征。但是，如果免疫组织化学染色显示 MSH2 和（或）MSH6 蛋白表达缺失，则高度提示为 *MSH2* 或 *MHS6* 基因突变所致的 Lynch 综合征。*BRAF* 基因突变检测有助于鉴别散发性高度 MSI 肿瘤和 Lynch 综合征，但仅限于结直肠癌患者。Lynch 综合征相关结直肠癌极少具有 *BRAF* 基因突变，而 40%~60% 的散发性高度 MSI 结直肠癌可检出 *BRAF* 基因突变[6-8]。因此，如果高度 MSI 结直肠癌患者检出 *BRAF* 基因突变，则基本可以排除 Lynch 综合征，但无 *BRAF* 基因突变并不意味着一定是 Lynch 综合征。

其他注意事项

如患者甲基化检测阴性或 MSH2 和（或）MSH6 免疫组织化学染色阴性，应对患者的家庭成员，如子女的样本进行 MMR 遗传性基因突变检测。本例患者因诊断肿瘤而接受 Lynch 综合征筛查，如果她的 MLH1 甲基化检测结果为阴性，则极有可能属于 Lynch 综合征。因为常染色体显性遗传的规律，她的子女有 50% 的概率也是 Lynch 综合征。此外，如果本例患者的 MSH2 和（或）MSH6 免疫组织化学染色阴性，则也极有可能是 Lynch 综合征，她的子女还是有 50% 的概率罹患这种肿瘤综合征。

分子病理学背景知识

Lynch 综合征，又名遗传性非息肉病性结直肠癌（hereditary non-polyposis colorectal cancer，HNPCC），可以发生多种恶性肿瘤，其中最常见的是结直肠癌和子宫内膜癌[9]，还可发生胃癌、卵巢癌、胰腺癌、肾癌和输尿管癌、胆管癌、小肠癌、脑瘤（常见胶质细胞瘤）以及皮脂腺腺癌、角化棘皮瘤。Lynch 综合征的发病机制是 DNA 错配修复蛋白的遗传性缺陷[10]，错配修复机制的执行者是蛋白二聚体 MLH1-PMS2 和 MSH2-MSH6，能够修复 DNA 合成过程中出现的单碱基对错配和复制过程中形成的环状和泡状双链。在原先的研究中，Lynch 综合征的临床标准非常清晰，但在筛查 Lynch 综合征患者的实践中却并不适用[11]。这些标准要求患者至少有 3 个亲属被诊断为结直肠癌或其他 HNPCC 相关性肿瘤（如子宫内膜癌或卵巢癌），且 3 个亲属中至少有一个一级亲属，肿瘤至少发生于连续两代亲属，至少一人确诊时年龄不足 50 岁，并已排除家族性腺瘤性息肉病（familial adenomatous polyposis，FAP）。为了在临床实践中更好地辨认 Lynch 综合征，诊断标准被适当放宽，形成新的 Lynch 综合征筛查指南，目的是选择出疑似患者，接受 Lynch 综合征相关的筛查，如 MSI 检测和（或）MMR 蛋白的免疫组织化学染色。Lynch 综合征最常见的恶性肿瘤是结直肠癌和子宫内膜癌，因此，筛查指南的主要部分是这两类肿瘤的筛查原则（表 27-1，27-2）[12, 13]。对于肿瘤确诊时年龄不足 50 岁的患者、有家族史的患者或确诊年龄不足 60 岁但病理形态提示高度 MSI 组织学特征的患者应进行 Lynch 综合征筛查。但是这些筛查原则有可能会漏掉一些真正的 Lynch 综合征患者，最近一项研究表明，无论年龄、家族史或病理形态学特征如何，对所有结直肠癌患者都进行 Lynch 综合征筛查是更加经济有效的办法[14]。

具有高度 MSI 表型（包括 Lynch 综合征）的肿瘤都表现为特征性的病理组织形态学。高度 MSI 结直肠癌常常（并不都是）显示以下一项或几项特征：黏液分化，肿瘤内淋巴细胞浸润，低分化或髓样生长，肿瘤周围淋巴滤泡形成（也称为 Crohn 病样淋巴细胞反应）[12]。高度 MSI 子宫内膜癌的病理特征尚未完全建立，可能包括肿瘤周围致密的淋巴细胞、肿瘤内部淋巴细胞浸润和肿瘤异质性 [15]。高度 MSI 肿瘤还可以具有独特的临床特征，比如高度 MSI 结直肠癌比同等分期的 MSS 结直肠癌的预后更好，但缺乏对 5- 氟尿嘧啶（5-FU）化疗的反应性 [16]。对于子宫内膜癌，高度 MSI 表型与临床转归之间的相关性还存在争议，预后更好、预后不良和预后无差别的结论均可见于文献报道 [17]。

筛查 Lynch 综合征和高度 MSI 肿瘤的方法有很多，最常用的是 MMR 蛋白（MSH2、MSH6、MLH1、PMS2）免疫组织化学染色和检测错配修复机制缺陷导致的微卫星不稳定性（MSI）表型。缺乏 MMR 蛋白表达的肿瘤可能携带 MMR 基因不同类型的突变，特别是单碱基置换，同时还会导致 MSI 检测出现微卫星位点的漂移。但是微卫星位点的漂移仅仅是一种简单的、评价 MMR 机制缺陷的表型分析。微卫星是含有 1~7 个核苷酸的短串联重复序列（如单核苷酸 AAAAA……，双核苷酸 CACACACA……），DNA 复制过程中，有时候含有短串联重复序列的 DNA 链会发生链滑，形成泡状或环状 DNA 链，负责识别单碱基错配的 MMR 蛋白也能够识别这种异常的泡状或环状 DNA 复制链，并切掉错误复制的 DNA 链，再重新合成正确匹配的新 DNA 互补链。

1998 年，NCI 研讨会建立了一套包括单核苷酸和双核苷酸微卫星位点的组合标志物和判断高度 MSI、低度 MSI 和 MSS 的标准指南 [2]。后来的研究表明，MMR 缺陷性肿瘤组织中，单核苷酸微卫星比双核苷酸微卫星更加不稳定，因此，仅使用单核苷酸微卫星位点的组合标志物比原有的 NCI 组合更加灵敏，使得越来越少的 MMR 缺陷性肿瘤被划入低度 MSI，大部分则被准确归入高度 MSI 类型 [1, 3, 4]。此外，大多数单核苷酸微卫星位点为纯合型，比杂合型的双核苷酸微卫星更易分析判读。另一个筛查 Lynch 综合征的方法是应用免疫组织化学染色观察 MMR 蛋白的表达。一种或多种 MMR 蛋白的缺失与高度 MSI 表型高度相关，特定蛋白的丢失还可以提示导致高度 MSI 肿瘤和 Lynch 综合征的候选缺陷基因。但是，任何一种方法都并非完美无缺，比如固定条件不佳或使用不同克隆号的抗体都会导致免疫组织化学染色出现假阳性或假阴性，有些 MSH6 突变的肿瘤则不表现为高度 MSI 表型 [18]。另一种快速筛查方法是 BRAF 基因 V600E 单核苷酸突变（c.1799T>A，p.Val600Glu）检测，如果出现了 BRAF V600E 突变，则基本可以排除 Lynch 综合征 [7]。

多数高度 MSI 或 MMR 蛋白缺陷性肿瘤并非真正的 Lynch 综合征，只有至多 20% 的高度 MSI 肿瘤发生于 Lynch 综合征患者。尽管 MSH2 和（或）MSH6 蛋白缺失的肿瘤最有可能属于 Lynch 综合征，但实际工作中最常见的免疫组织化学异常其实是散发性 MLH1 基因高甲基化所导致的 MLH1 和 PMS2 蛋白表达丢失。MLH1 甲基化检测有助于区分散发性和遗传性肿瘤，但少数 Lynch 综合征患者也会表现为 MLH1 高甲基化，这是 Lynch 综合征肿瘤发生过程中的二次打击导致。此外，BRAF 基因突变的结直肠癌在 Lynch 综合征中非常罕见，所以对于结直肠癌，有 BRAF 基因突变可以非常有效地排除 Lynch 综合征。但是除了 Lynch 综合征，有 50% 的散发性高度 MSI 结直肠癌也不具有 BRAF 基因突变，所以野生型 BRAF 基因对散发性高度 MSI 结直肠癌和 Lynch 综合征的鉴别并无帮助 [6]。

选择题

1. 子宫内膜癌患者经过下列辅助检测，即可做出是否为 Lynch 综合征的诊断，除了（   ）

    A. 详细的家族史

    B. BRAF 基因突变检测

    C. MMR 蛋白免疫组织化学染色

    D. 微卫星不稳定性（MSI）检测

    E. 编码 MMR 蛋白的基因测序检测

2. 下列组织学特征符合高度 MSI 结直肠癌,除了(　　)

　　A. 低分化合体细胞的生长方式

　　B. 坏死

　　C. 肿瘤内淋巴细胞浸润

　　D. 黏液分化和印戒细胞

　　E. 肿瘤周围淋巴滤泡形成

3. 下列患者可以获益于筛查 Lynch 综合征的 MSI 检测,除了(　　)

　　A. 27 岁,男性,结直肠癌

　　B. 53 岁,女性,子宫内膜癌,无异常组织学特征、个人史或家族史

　　C. 59 岁,女性,结直肠癌,伴肿瘤内淋巴细胞浸润

　　D. 65 岁,女性,子宫内膜癌,3 年前曾确诊结直肠癌

　　E. 71 岁,男性,结直肠癌,父亲 69 岁时确诊为小肠癌,姨母 63 岁时确诊子宫内膜癌

4. Promega MSI 分析系统包括 5 个单核苷酸微卫星标志和 2 个五核苷酸微卫星标志,下列哪种说法是错误的(　　)

　　A. 单核苷酸微卫星标志呈单体型的概率大于 90%

　　B. 这些标志物比最初的 Bethesda 组合更易于识别高度 MSI 或 MSS 肿瘤,低度 MSI 肿瘤的比例有所减少

　　C. 因为扩增产物片段很小,可以使用 FFPE 样本扩增上述微卫星位点

　　D. 五核苷酸微卫星标志相对稳定,可作为识别组织来源的可靠标志

　　E. PCR 产物电泳图中丛状峰的出现是由于 PCR 过程 DNA 合成的不稳定性造成的

5. 下列肿瘤符合 Lynch 综合征,除了(　　)

　　A. 结直肠癌,高度 MSI,*BRAF* 基因突变阴性,MLH1 甲基化阴性

　　B. 结直肠癌,MLH1 免疫组织化学染色阴性,*BRAF* 基因突变

　　C. 子宫内膜癌,MSH2 和 MSH6 免疫组织化学染色阴性

　　D. 子宫内膜癌,高度 MSI,MLH1 甲基化阴性

　　E. 子宫内膜癌,高度 MSI,MLH1 免疫组织化学染色阴性,3 个一级亲属在 50 岁之前确诊为结直肠癌或子宫内膜癌

选择题答案

1. 正确答案:B

　　BRAF 基因突变检测仅仅有助于 Lynch 综合征相关结直肠癌的鉴别诊断。大约 50% 的散发性高度 MSI 结直肠癌具有 *BRAF* 基因突变,而 Lynch 综合征相关的高度 MSI 结直肠癌无此突变。在子宫内膜癌,无论 Lynch 综合征还是散发性肿瘤均为 *BRAF* 野生型。详细的家族史有助于判断患者是否符合 Lynch 综合征的阿姆斯特丹标准,免疫组织化学染色检测 MMR 蛋白是否缺失,以及缺失蛋白的种类有助于判断是否倾向诊断 Lynch 综合征。如 MSI 检测证实肿瘤为 MSS,则可以排除 Lynch 综合征;如肿瘤为高度 MSI,则可能为 Lynch 综合征,也可能是散发性高度 MSI 肿瘤。如患者有非常典型的 Lynch 综合征家族史和(或)有亲属携有已知的 *MMR* 基因突变,则应考虑对患者进行 *MMR* 基因测序分析。

2. 正确答案:B

　　坏死是大多数 MSS 结直肠癌特征,其他的几个选项是与高度 MSI 结直肠癌相关的特征,但并不是完全可靠的诊断指标。印戒细胞是黏液分化的特征之一。

3. 正确答案:B

　　表 27-1 和表 27-2 给出了结直肠癌和子宫内膜癌的筛查指南,本题中不符合该指南标准的是 B 选项。但是一些研究显示筛查指南有可能漏掉一些 Lynch 综合征病例,而应对所有的结直肠癌患者进行 Lynch 综合征筛查[14]。A 选项的患者不满 50 岁,C 选项的患者不足 60 岁但有高度 MSI 肿瘤的形态学特征,D 选项的患者有两种异时性 Lynch 综合征相关肿瘤,E 选项患者有一个一级亲属和一个二级亲属被确诊为 Lynch 综合征相关肿瘤。

4. 正确答案：D

正如本例所示，Penta 微卫星标志也可以出现不稳定性，所以可以解释某些组织样本不同一性的情况。此外，这些微卫星位点还可以出现杂合性缺失（LOH）。选项 A、B、E 的内容已在文中讨论过。选项 C 虽然未曾单独说明，但在本例患者 MSI 检测电泳图中可以看出，扩增子长度在 95~180bp 之间，MSI 分析系统报告的扩增子长度范围是 94~201bp。FFPE 组织中 DNA 常常被降解和片段化，片段小于 200bp 的扩增反应是可以用于 FFPE 组织的，大于 400bp 的扩增则难以在 FFPE 组织实现。

5. 正确答案：B

结直肠癌 BRAF 基因突变可以有效地排除 Lynch 综合征的诊断 [7]。如果结直肠癌或子宫内膜癌是高度 MSI 和 MLH1 甲基化阴性，则患者极有可能是 Lynch 综合征（如选项 A 和 D）。任何具有 MSH2 和（或）MSH6 表达缺失的肿瘤也有可能来自 Lynch 综合征的患者（如选项 C）。选项 E 的患者具有高度 MSI 肿瘤，符合阿姆斯特丹标准，因此她有可能具有 Lynch 综合征相关的基因突变。

参考文献

1. Murphy KM, Zhang S, Geiger T et al (2006) Comparison of the microsatellite instability analysis system and the Bethesda panel for the determination of microsatellite instability in colorectal cancers. J Mol Diagn 8:305–311

2. Boland CR, Thibodeau SN, Hamilton SR et al (1998) A National Cancer Institute Workshop on Microsatellite Instability for cancer detection and familial predisposition: development of international criteria for the determination of microsatellite instability in colorectal cancer. Cancer Res 58:5248–5257

3. Bacher JW, Flanagan LA, Smalley RL et al (2004) Development of a fluorescent multiplex assay for detection of MSI-High tumors. Dis Markers 20:237–250

4. Suraweera N, Duval A, Reperant M et al (2002) Evaluation of tumor microsatellite instability using five quasimonomorphic mononucleotide repeats and pentaplex PCR. Gastroenterology 123:1804–1811

5. Jones AM, Douglas EJ, Halford SE et al (2005) Array-CGH analysis of microsatellite-stable, near-diploid bowel cancers and comparison with other types of colorectal carcinoma. Oncogene 24:118–129

6. Deng G, Bell I, Crawley S et al (2004) BRAF mutation is frequently present in sporadic colorectal cancer with methylated hMLH1, but not in hereditary nonpolyposis colorectal cancer. Clin Cancer Res 10:191–195

7. Domingo E, Laiho P, Ollikainen M et al (2004) BRAF screening as a low-cost effective strategy for simplifying HNPCC genetic testing. J Med Genet 41:664–668

8. Ogino S, Nosho K, Kirkner GJ et al (2009) CpG island methylator phenotype, microsatellite instability, BRAF mutation and clinical outcome in colon cancer. Gut 58: 90–96

9. Frayling IM (2005) Hereditary non-polyposis colorectal cancer (HNPCC). In: Firth VH, Hirst JA, Hall JG (eds) Oxford desk reference – clinical genetics. Oxford University, Oxford, pp 454–459

10. Lagerstedt RK, Liu T, Vandrovcova J et al (2007) Lynch syndrome (hereditary nonpolyposis colorectal cancer) diagnostics. J Natl Cancer Inst 99:291–299

11. Vasen HF, Watson P, Mecklin JP et al (1999) New clinical criteria for hereditary nonpolyposis colorectal cancer (HNPCC, Lynch syndrome) proposed by the International Collaborative group on HNPCC. Gastroenterology 116: 1453–1456

12. Umar A, Boland CR, Terdiman JP et al (2004) Revised Bethesda Guidelines for hereditary nonpolyposis colorectal cancer (Lynch syndrome)

and microsatellite instability. J Natl Cancer Inst 96:261–268

13. Lancaster JM, Powell CB, Kauff ND et al (2007) Society of Gynecologic Oncologists Education Committee statement on risk assessment for inherited gynecologic cancer predispositions. Gynecol Oncol 107:159–162

14. Mvundura M, Grosse SD, Hampel H et al (2010) The cost effectiveness of genetic testing strategies for Lynch syndrome among newly diagnosed patients with colorectal cancer. Genet Med 12:93–104

15. Shia J, Black D, Hummer AJ et al (2008) Routinely assessed morphological features correlate with

microsatellite instability status in endometrial cancer. Hum Pathol 39:116–125

16. Ribic CM, Sargent DJ, Moore MJ et al (2003) Tumor microsatellite-instability status as a predictor of benefit from fluorouracil-based adjuvant chemotherapy for colon cancer. N Engl J Med 349:247–257

17. Meyer LA, Broaddus RR, Lu KH (2009) Endometrial cancer and Lynch syndrome: clinical and pathologic considerations. Cancer Control 16:14–22

18. Laghi L, Bianchi P, Malesci A (2008) Differences and evolution of the methods for the assessment of microsatellite instability. Oncogene 27:6313–6321

第 **28** 章　少突神经胶质瘤

Matija Snuderl, Jennifer L. Hunt

临床背景

患者，40 岁，男性，持续 4 周的右额及右颈部疼痛，疼痛时伴间歇发作的右眼视物模糊，有 3 次晨起后呕吐，无恶心。患者也无眩晕、发热、复视、听力下降、耳鸣、虚弱、麻痹、语言障碍、吞咽困难、艰难步态等症状。患者否认近期出游或接触传染病患者。头部 CT 扫描显示右额叶可见一囊性病变区，部分钙化，周围可见血管性水肿，右侧脑室可见明显肿物，致中线左移和大脑镰下疝形成。

问题 1：本例患者的鉴别诊断有哪些？

分子检测依据

患者接受开颅探查手术，冷冻组织学诊断为高级别胶质细胞瘤，因此行肿瘤部分切除术，最终的病理诊断为间变型少突胶质细胞瘤（图 28-1）。进一步的候选治疗方案包括进行二次手术将肿瘤全部切除、化疗和（或）放疗。

检测项目

染色体 1p/19q 缺失检测。

问题 2：这项检测是否适合本例患者？

实验室检测方案

检测 1p 和 19q 微缺失的方法包括基于 PCR 技术的杂合性缺失分析和 FISH。微阵列比较基因组杂交（array comparative genomic hybridization，aCGH）也能够检测染色体缺失，但在临床实践中很少应用。由于少突神经胶质瘤培养困难，也不推荐使用细胞遗传学的方法检测 1p/19q 缺失。

FISH 和 PCR-LOH 各有优缺点。PCR-LOH 分析技术简单明确，通过对毛细管电泳图的简单解释即可判读结果，还能得到半定量的分析数据。但是在应用这项技术时，最好将患者的正常组织 DNA 作为对照，与肿瘤 DNA 的结果进行对比分析。对于成分不纯的肿瘤组织，尤其是肿瘤细胞稀疏、浸润性生长或伴有坏死时，杂合性缺失分析解释就更为复杂了，常用显微切割的方法来富集肿瘤细胞。杂合性缺失仅仅检测等位基因的不平衡，对检出等位基因缺失比较灵敏，但不能区分单纯的 1p/19q 缺失和多倍体背景下所谓的相对性缺失。FISH 方法也比较简单，有商品化的试剂盒可供选择。观察杂交信号和计分比较耗时，而且需要经过培训的、有经验的医师完成。与杂合性缺失分析相似，对于肿瘤细胞密度较低的混杂性样本，结果解读极具挑战性。除了检测 1p 和 19q 的缺失，FISH 还可以检出 1 号染色体和 19 号染色体的拷贝数异常（如多体型），为患者预后提供更多的信息。与具有单纯 1p/19q 缺失的间变型少突神经胶质瘤相比，同时伴有 1p/19q 缺失和多倍体（即 1p/19q 的相对缺失）的间变型少突神经胶质瘤复发率更高，无进展生存期缩短[1]。

检测结果分析要点

　　检测结果见图 28-1。

　　● FISH 结果判读指南：红色信号代表目的区域的探针（1p 或 19q），绿色信号代表对照探针（1q

或 19p）。

　　● PCR 和毛细管电泳结果判读指南：最高峰代表每个等位基因，正常情况下应有两个高峰，将肿瘤 DNA 的扩增产物电泳图与正常 DNA 对比分析。

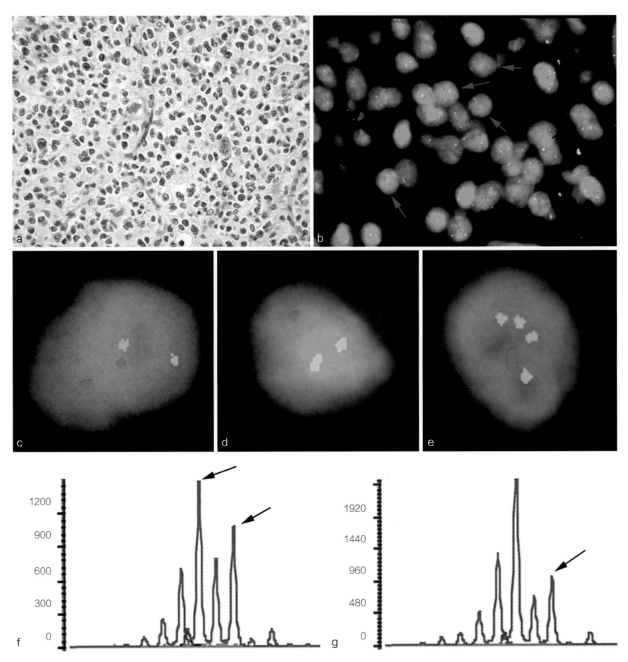

图 28-1　a.本例患者肿瘤组织的 HE 切片，显示少突神经胶质瘤的经典形态学特征，核圆，核周有空晕，毛细血管增生（400×）。b.肿瘤组织的 FISH 检测结果显示，染色体 1p 缺失（1p: 红色探针信号，1q: 绿色探针信号）和 19q 缺失（图中未示），蓝色区为细胞核（DAPI 染色），核内可见两个绿色 1q 信号和一个红色 1p 信号。图 c、d、e 分别是 1p 或 19q 正常（c）、缺失（d）和相对缺失伴多倍体（e）的例图。PCR 产物的毛细管电泳图显示 1p 的双核苷酸重复序列多态性，f.箭头所指的两个最高峰是正常组织中 1p 部位保有的两个等位基因，g.箭头所指的第二峰比第一峰的高度明显降低，提示 1p 部位发生了杂合性缺失，但这种 PCR 结合毛细管电泳的方法无法区分单纯的 1p/19q 缺失和同时伴有多倍体的 1p/19q 缺失（相对缺失）

结果解释

在患者肿瘤组织中同时检出 1p 和 19q 的缺失。染色体 1p 和 19q 的缺失与少突神经胶质瘤的经典形态学特征具有显著相关性 [2, 3]。患者随后接受了辅助性化疗，随访 CT 扫描显示肿瘤体积明显缩小。

问题 3：本例患者的分子检测结果与化疗反应性之间是否有相关性？

进一步检测

如同所有的浸润性胶质瘤，即使经手术切除和辅助性化疗，少突神经胶质瘤仍然具有较高的复发率，而且复发瘤往往显示更高的组织学分级，从世界卫生组织 Ⅱ 级少突神经胶质瘤进展到世界卫生组织 Ⅲ 级的间变型少突胶质瘤的时间为 6~7 年。复发性少突神经胶质瘤是否需要进行 1p/19q 缺失检测，目前尚无一致意见 [1, 4]。一般来说，复发的少突神经胶质瘤保持原发瘤的 1p/19q 状态，但某些实验室仍然对复发瘤进行 1p/19q 检测，理由是 1p/19q 缺失与放化疗反应性之间具有高度相关性。对复发瘤重复检测的另一个理由是有可能发现与肿瘤进展相关的 1p 和 19q 的拷贝数增加。其他遗传学变化，如 10q23 区的 PTEN 基因突变、9p21 区的 CDKN2A 基因缺失或 7p12 区的 EGFR 基因扩增也与少突神经胶质瘤的肿瘤进展和预后不良相关 [5, 6]。

其他注意事项

1p/19q 缺失检测还可以用于鉴别诊断，因为它与少突神经胶质瘤成分的出现密切相关 [2, 3]，特别是在高级别胶质瘤中，潜在的少突神经胶质瘤成分往往并不具备典型的形态学表现。当胶质瘤含有小圆细胞成分，难以鉴别少突神经胶质瘤和小细胞胶质母细胞瘤时，因为 EGFR 基因扩增和 1p/19q 很少在同一种肿瘤中共存，同时检测胶质母细胞瘤常见的 EGFR 基因扩增和少突胶质瘤特征性的 1p/19q 缺失，有助于两者的鉴别。即使未检出 1p/19q 缺失，

多倍体的出现也能够在组织学变化轻微的病例中，协助判断肿瘤性区域。

1p/19q 缺失检测的重要性还体现在对治疗反应性的预测功能。1p 和 19q 的共缺失与肿瘤对传统放化疗的敏感性密切相关 [2, 3, 7]。单纯 1p 缺失也与辅助性化疗的良好反应性相关，而 19q 缺失也可见于星形胶质细胞瘤，与治疗反应性无关。1p 和 19q 的异倍体或多倍体也具有预后作用，常见于早期复发的高级别胶质瘤中 [1]。

分子病理学背景知识

根据与正常胶质细胞的形态学相似度，胶质瘤可分为星形细胞神经胶质瘤、少突神经胶质瘤和室管膜瘤。混合性胶质瘤常同时含有星形细胞瘤成分和少突胶质细胞瘤成分，也称为少突星形胶质细胞瘤。少突神经胶质瘤占所有胶质瘤的 7%~10% 和成人原发性中枢神经（CNS）肿瘤的 2%~3%。低级别少突神经胶质瘤（世界卫生组织 Ⅱ 级）预后良好，具有较长的无进展生存期和总生存期。相反，间变型少突神经胶质瘤（世界卫生组织 Ⅲ 级）具有侵袭性生物学行为，早期即可发生转移和进展，生存期较短。染色体 1p 和 19q 的缺失常见于 80% 的少突神经胶质瘤、50%~60% 的间变型少突神经胶质瘤、30%~50% 的少突星形细胞瘤和间变型少突星形细胞瘤 [3]。具有 1p/19q 共缺失的肿瘤对放化疗的反应性较好 [2, 3]，无进展生存期和总生存期较长。因此，1p/19q 是预测少突神经胶质瘤生物学行为和治疗反应性的可靠指标之一。有趣的是，1p/19q 缺失还与肿瘤发生部位有关，少突神经胶质瘤常发生于额叶，少见于颞叶和顶叶，罕见于枕叶，几乎 90% 的额叶少突神经胶质瘤具有 1p/19q 共缺失，而只有小于 10% 的颞叶少突神经胶质瘤具有 1p/19q 共缺失 [1-3]。

10 多年来，1p/19q 缺失与治疗反应之间的相关性已尽人皆知，但与肿瘤发生、发展以及治疗敏感性相关的基因一直未被人们发现 [5,6]，1p/19q 缺失的机制也未能完全阐明。最近的证据表明，1p/19q 缺失可能是因为 1 号染色体和 19 号染色体发生染色体整

臂的平衡性易位,伴随其中一条衍生染色体der(1;19)
(p10;q10)的缺失,仅在细胞核内保留了另一条衍
生染色体der(1;19)(q10;p10)[8,9]。

选择题

1. 哪一种脑肿瘤是以染色体 1p/19q 缺失为特征的
（　　）

　　A. 室管膜瘤

　　B. 胶质母细胞瘤

　　C. 脑膜瘤

　　D. 转移癌

　　E. 少突神经胶质瘤

2. 比较 PCR 和 FISH 两种检测 1p/19q 缺失的方法时,
FISH 方法最突出的优势是（　　）

　　A. 计数细胞和结果解释简单

　　B. 可检测石蜡包埋样本

　　C. 不需要正常组织做对照

　　D. 对识别 1p/19q 缺失比较敏感

　　E. 技术简单,易于操作

3. 检测 1p/19q 缺失的主要作用是（　　）

　　A. 1p/19q 缺失与遗传性脑瘤综合征相关

　　B. 1p/19q 缺失是原发性脑瘤的特征

　　C. 1p/19q 缺失者可诊断胶质母细胞瘤

　　D. 1p/19q 缺失不会发生在低级别脑瘤中

　　E. 1p/19q 缺失可以预测辅助性化疗的反应性

4. FISH 检测样本中出现异倍体,提示（　　）

　　A. 被检样本是肿瘤

　　B. 被检样本不是脑瘤

　　C. 检测失败,需要重复

　　D. 组织固定过度,DNA 已经被破坏

　　E. 无特殊意义

5. 下列哪种肿瘤最可能发生 1p/19q 缺失（　　）

　　A. 额叶间变型少突星形胶质细胞瘤,世界卫生组
织Ⅲ级

　　B. 额叶少突神经胶质瘤,世界卫生组织Ⅱ级

　　C. 颞叶间变型少突神经胶质瘤,世界卫生组织Ⅲ级

　　D. 颞叶少突星形胶质细胞瘤,世界卫生组织Ⅱ级

　　E. 颞叶少突神经胶质瘤,世界卫生组织Ⅱ级

文中所列问题答案

问题 1：本例患者的鉴别诊断有哪些?

　　单纯依据影像学和临床表现,鉴别诊断考虑原
发性脑肿瘤、传染病如囊尾蚴虫病或棘球绦虫,也
可能考虑转移性肿瘤。

问题 2：这项检测是否适合本例患者?

　　所有含有少突胶质细胞瘤成分的肿瘤都应该进
行 1p/19q 缺失检测。

问题 3：本例患者的分子检测结果与化疗反应性之间是否
有相关性?

　　具有 1p 缺失,特别是伴有 19q 缺失的肿瘤对
化疗具有良好的反应性。本例患者即为 1p/19q 同时
缺失,对传统化疗的反应良好。

选择题答案

1. 正确答案：E

　　1p/19q 缺失是少突神经胶质瘤的特征性改变。
此外,具有少突胶质瘤成分的混合型胶质瘤,如
少突星形胶质细胞瘤和胶质母细胞瘤也可能发生
1p/19q 缺失。而有些脑膜瘤和室管膜瘤显示染色体
臂 1q 增多,但 1p/19q 缺失一般不会出现。上皮性
恶性肿瘤发生 1p/19q 缺失的比例不详。

2. 正确答案：C

　　1p/19q 缺失的 FISH 检测是一种原位检测方法,
不需要正常组织做对照。FISH 和 PCR 方法都比较
简单,易于操作,也都可以用于石蜡包埋样本,两
者对 1p/19q 缺失的检测灵敏度相似。但 FISH 检测
技术比较复杂、耗时。

3. 正确答案：E

　　1p/19q 缺失检测的主要作用是预测肿瘤对辅助
性化疗的反应性。具有少突胶质细胞瘤成分的原发
性脑瘤常发生 1p/19q 缺失,但并非见于所有的原发

性脑瘤。尽管混有少突胶质细胞瘤的胶质母细胞瘤可能发生 1p/19q 缺失，但不是胶质母细胞瘤的诊断特征。少突神经胶质瘤与 1p/19q 缺失并不是任何遗传学脑瘤综合征的一部分。

4. 正确答案：A

异倍体是指样本组织中染色体的数目异常，结合病理形态学等资料综合分析可确认为肿瘤组织。FISH 检测中出现的异倍体并不是由于组织固定过度或 DNA 被破坏。如果检测失败，在被检样本的任何细胞中都无法见到杂交信号。异倍体既可以在原发性脑瘤中出现，也可出现在其他肿瘤。

5. 正确答案：B

额叶发生的少突神经胶质瘤最有可能出现 1p/19q 缺失，低级别肿瘤比高级别肿瘤或混合性肿瘤发生 1p/19q 共缺失的概率更高。颞叶发生的肿瘤发生 1p/19q 缺失可能性较小，少突神经胶质瘤在其他部位比较少见。

参考文献

1. Snuderl M, Eichler AF, Ligon KL et al (2009) Polysomy for chromosomes 1 and 19 predicts earlier recurrence in anaplastic oligodendrogliomas with concurrent 1p/19q loss. Clin Cancer Res 15:6430–6437

2. Cairncross JG, Ueki K, Zlatescu MC et al (1998) Specific genetic predictors of chemotherapeutic response and survival in patients with anaplastic oligodendrogliomas. J Natl Cancer Inst 90:1473–1479

3. Smith JS, Perry A, Borell TJ et al (2000) Alterations of chromosome arms 1p and 19q as predictors of survival in oligodendrogliomas, astrocytomas, and mixed oligoastrocytomas. J Clin Oncol 18:636–645

4. Fallon KB, Palmer CA, Roth KA et al (2004) Prognostic value of 1p, 19q, 9p, 10q, and EGFR-FISH analyses in recurrent oligodendrogliomas. J Neuropathol Exp Neurol 63:314–322

5. Yip S, Iafrate AJ, Louis DN (2008) Molecular diagnostic testing in malignant gliomas: a practical update on predictive markers. J Neuropathol Exp Neurol 67:1–15

6. Reifenberger G, Louis DN (2003) Oligodendroglioma: toward molecular definitions in diagnostic neuro-oncology. J Neuropathol Exp Neurol 62:111–126

7. Jaeckle KA, Ballman KV, Rao RD et al (2006) Current strategies in treatment of oligodendroglioma: evolution of molecular signatures of response. J Clin Oncol 24:1246–1252

8. Jenkins RB, Blair H, Ballman KV et al (2006) A t(1;19) (q10;p10) mediates the combined deletions of 1p and 19q and predicts a better prognosis of patients with oligodendroglioma. Cancer Res 66:9852–9861

9. Griffin CA, Burger P, Morsberger L et al (2006) Identification of der(1;19)(q10;p10) in five oligodendrogliomas suggests mechanism of concurrent 1p and 19q loss. J Neuropathol Exp Neurol 65:988–994

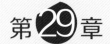

第29章　多形性胶质母细胞瘤

Li Chen, Neal L. Lindeman

临床背景

患者，男性，62岁，头痛、恶心、呕吐伴癫痫发作2个月余。神经系统检测显示左半身中度偏瘫，伴上肢感觉缺失。磁共振成像（MRI）提示右侧额叶皮质下可见2.4cm×2.5cm×2.6cm信号增强区，毗邻初级运动皮质区。患者家族中一位祖父和一位叔叔均死于脑瘤，但确切的病理诊断并不明确。患者的大部分脑部肿瘤被切除，组织学检查可见肿瘤细胞呈密集、浸润性生长，以多形性星形细胞为主，背景见多量神经纤维，核分裂易见，坏死周围的肿瘤细胞常呈栅栏状排列，血管增生明显，形态符合多形性胶质母细胞瘤（GBM），世界卫生组织Ⅳ级。患者术后将接受联合放化疗及替莫唑胺辅助性化疗。

问题1：哪种分子检测有助于指导患者的术后治疗？

分子检测依据

替莫唑胺属于米托唑胺类似物，是20世纪80年代开始合成的一类咪唑四嗪类抗肿瘤药。欧洲癌症研究和治疗组织（EORTC）与加拿大国家癌症研究所联合开展的Ⅲ期临床试验证实，放疗联合使用替莫唑胺比单独放疗具有更加显著的疗效[1]，放疗组中位生存期是12个月，而联合放化疗组的中位生存期是14.6个月，更重要的是，患者的两年生存率从10%提高到26%。替莫唑胺的主要作用机制是将鸟嘌呤上的O^6位点甲基化，形成甲基鸟嘌呤加合物，可以与胸苷互补配对[2]。

当DNA错配修复酶试图切除O^6-甲基鸟嘌呤，该处会形成单链或双链缺口，激活细胞的凋亡通路。DNA修复酶O^6-甲基鸟嘌呤$-$DNA甲基转移酶（MGMT）可以将甲基鸟嘌呤上的甲基转移到MGMT的半胱氨酸残基上，使鸟嘌呤结构恢复正常，因此MGMT可通过这种类似自杀的方式拮抗替莫唑胺对肿瘤细胞的杀伤。但是，在神经胶质瘤和某些其他肿瘤中可以观察到 *MGMT* 基因的失活，使之对DNA的修复功能下降，从而增强烷化剂（如替莫唑胺）的疗效。*MGMT* 基因的功能失活的主要原因是一种表观遗传学沉默机制，即 *MGMT* 启动子区高甲基化导致 *MGMT* 基因转录受到抑制。2005年的临床试验证实，无论何种治疗方案，*MGMT* 甲基化状态与患者的总生存期密切相关[3]。对于存在 *MGMT* 启动子高甲基化的肿瘤患者来说，联合使用放疗和替莫唑胺组的中位生存期是21.7个月，相比之下，单纯放疗组的中位生存期仅为15.3个月。但是，目前 *MGMT* 基因甲基化检测还不是GBM临床诊疗流程中的常规检查项目，无论 *MGMT* 启动子甲基化与否，替莫唑胺均可用于新确诊的GBM患者。此外，*MGMT* 启动子甲基化状态还具有预后和预测价值，在今后更精确的临床试验中应作为入组条件或分组依据进行深入研究。

检测项目

MGMT 启动子甲基化状态检测。

实验室检测方案

检测 GBM 的 *MGMT* 甲基化状态可以使用多种不同的方法和流程，到目前为止，哪种特定的方法学最适于临床常规检测尚未达成一致。理想的 MGMT 评估方法应该是易于建立、成本低廉，在不同实验室之间具有可重复性，具有已知的临床检测最低限，以及不依赖于操作者主观性的可供判读阴性或阳性结果的检测阈值。

目前，最常使用的 *MGMT* 检测材料是经福尔马林固定石蜡包埋（FFPE）的神经外科手术切除的肿瘤组织，对 *MGMT* 检测方法的选择有很大的局限。另一个难点是 GBM 组织中常常伴有广泛的坏死，是可用于检测的肿瘤组织非常有限。胶质瘤的浸润性生长方式导致肿瘤细胞间存在大量的非肿瘤成分（如星形细胞、少突胶质细胞、小胶质细胞、血细胞等），增加了分子检测的复杂性。但是，进行短片段扩增可以提供检测的可靠性和成功率。

MGMT 蛋白检测

因为启动子甲基化的结果是蛋白表达的丢失，以蛋白水平检测评估 *MGMT* 甲基化状态是合理可行的。此方法相对便宜，对大多数临床诊断实验室来说易于实现。但是应注意的是，*MGMT* 启动子甲基化状态和 MGMT 蛋白表达不一致已见诸报道[4]，因为 *MGMT* 基因转录还受到甲基化程度和 *MGMT* 基因其他区域的甲基化状态的调控和影响。

MGMT 酶活性检测

通过定量检测细胞提取物中从鸟嘌呤 O^6 转移到蛋白质上的 ^{3}H- 甲基，可以间接反映 MGMT 的酶活性[5]，但这种方法更多用于科学研究，而不是临床分子诊断。只有很少的文献报道，将这种 MGMT 酶活性检测应用于胶质瘤组织，未经治疗 GBM 的 MGMT 平均酶活性是（37±45）fmol/mg（范围为 0~205fmol/mg）。治疗前 MGMT 活性低于 30fmol/mg 的患者比活性高于该水平的患者对替莫唑胺的治疗反应性更好。除了技术操作有难度，这种方法的另一个缺点是必须使用新鲜或冷冻的组织样本，极大限制了酶活性检测法在临床分子诊断中的应用。

蛋白印迹法（Western Blotting）

非常少的研究使用蛋白印迹法检测脑瘤组织中 *MGMT* 甲基化状态。我们的一项研究中，用蛋白印迹法检测了 19 例肿瘤样本的 MGMT 表达[6]，MGMT 蛋白低表达患者的无进展生存期和中位生存期均显著提高。蛋白印迹法需要的组织量仅为酶活性检测的 1/10，但比酶活性检测的灵敏度更高，但是同样仅限于未经固定的新鲜或冷冻组织样本。

问题 2：免疫组织化学染色检测 MGMT 表达的意义是什么？

免疫组织化学染色

使用商品化的抗 MGMT 抗体进行免疫组织化学染色（IHC），可直接检测 MGMT 蛋白的表达量，还能够与其他检测 FFPE 样本的可靠方法进行对比。不幸的是，不同观察者之间的判读结果可能出现显著的差异，即使专科神经病理学家之间，判读结果的重复性也并不高[7]。出现这种差异的原因最有可能是肿瘤内部 MGMT 免疫反应性的异质性，导致每个观察者对免疫组织化学染色强度的判定阈值有所不同。此外，每个观察者鉴别肿瘤组织内非肿瘤成分（血管内皮细胞、反应性星形细胞、小胶质细胞、巨噬细胞和肿瘤间浸润的淋巴细胞等）的准确性也是影响观察者一致性的因素之一。但有一些小样本的回顾性研究证实，MGMT 表达与胶质瘤患者预后显著相关[4]，但这种相关性并未被其他研究证实[7]。

RNA 检测

对于新鲜或冷冻的外科手术切除样本，利用 RT-PCR 可以成功检测到 MGMT mRNA 的表达水平[8]。如果是固定后的组织样本，则可以通过原位杂交或原位 RT-PCR 的方法检测 MGMT mRNA[9]。但是使用 10% 中性福尔马林等固定剂，会导致蛋白质之间或蛋白质与 RNA 之间发生交联，阻碍 cDNA 探针与目标 mRNA 相互识别和退火、杂交。此外，如何防止 RNA 降解，获得准确、一致的检测结果，是优化原位 RNA 检测过程中面临的技术挑战，这些因素也限制了 MGMT mRNA 检测在临床实践中的广泛应用。

DNA 检测

与直接检测 MGMT 蛋白或 mRNA 表达水平不同，基于 DNA 的 MGMT 检测方法是通过探寻启动子区一部分 CpG 岛的甲基化状态来预测 *MGMT* 全部启动子的甲基化状态，高甲基化与 *MGMT* 基因沉默具有相关性。

问题 3：哪些技术最常用于评价 *MGMT* 甲基化状态？

（1）甲基化特异性 PCR。甲基化特异性 PCR（Methylation-specific PCR，MSP）是目前应用最为广泛的 *MGMT* 启动子甲基化状态检测方法，也适用于本例患者。该方法的基本原理是利用亚硫酸氢钠对 DNA 的化学修饰作用来区分甲基化序列和非甲基化序列（图 29-1a）[10]。MSP 反应时，先将 DNA 双链加热变性为单链，再经过亚硫酸氢钠处理，将未被甲基化的胞嘧啶氧化脱氨基生成尿嘧啶，而 5- 甲基胞嘧啶则不发生变化，最终 DNA 序列中只有未被甲基化的胞嘧啶被转换为尿嘧啶，再利用 PCR 扩增的方法检测甲基化和非甲基化 DNA 序列的差异。例如，针对未被化学修饰转换的 5- 甲基胞嘧啶设计互补的"甲基化特异性"引物，同时针对非甲基化胞嘧啶转换的尿嘧啶设计互补的"非甲基化特异性"引物（图 29-1b）。类似于等位基因特异性 PCR，通过观察两对特异性引物扩增与否即可判断目的基因的甲基化状态。

亚硫酸氢盐处理是 MSP 检测的关键步骤，非甲基化胞嘧啶的化学修饰转换是否充分至关重要，否则会导致甲基化状态被估计过高。值得注意的是，发生这种不充分的化学修饰转换的概率可达 10%，特别是 DNA 数量较少或质量较差的时候更易发生。因为临床检测样本以 FFPE 肿瘤组织居多，所以这种情况并不少见。在 50℃条件下，用 pH 5.0、终浓度 2.5~3M 的亚硫酸氢钠处理单链 DNA 样本 16 小时，可以达到最理想的胞嘧啶 – 尿嘧啶转换效率。但是长时间的高温、高浓度亚硫酸氢钠处理以及 pH 的急剧变化可能导致多达 80% 的 DNA 降解和片段化[11]。为了进一步减少非甲基化 DNA 不充分修饰的影响，引物应设计在含有多个不属于 CpG 岛的胞嘧啶的区域。同时为了最大限度发挥对甲基化和非甲基化 DNA 的识别能力，增加引物退火的特异性，引物 3′ 端序列应包含至少一个 CpG 岛[12]。如果引物含有多个 CpG 岛，能够比仅包含单个 CpG 岛更加提高引物特异性，但如果这些位点并非同时发生甲基化，引物还能否与 DNA 互补结合就难以预知了[13]。

（2）定量 MSP。定量 MSP（Quantitative MSP，qMSP）将 MSP 的灵敏度和普适型（可用于检测任何 CpG 岛甲基化）与实时 PCR 的快速、适于微量模板的优势相结合，其检测结果与传统的 MSP 具有高度的一致性[14]。与传统的 MSP 相比，定量 MSP 可以利用 Ct 值和内参基因校正，得到 MGMT 启动子甲基化的定量拷贝数。

（3）亚硫酸氢钠修饰后测序。亚硫酸氢钠修饰后测序是目前分析 DNA 甲基化状态的金标准，能够提供精确至单碱基对的定量甲基化信息。经亚硫酸氢钠处理和 PCR 扩增后，PCR 产物被拼接入克隆载体，筛选单克隆后进行测序分析[13]。这种方法被广泛应用于生物医学的基础性研究，对临床检测来说过于昂贵和复杂。

（4）多重连接探针扩增（MLPA）技术。MLPA 与 MSP 相比，不需要复杂费时的亚硫酸氢钠修饰转换，可同时判断多个 CpG 岛的甲基化状态。甲基化特异性 MLPA 是一种衍生的 MLPA 技术，需要使用含有甲基化敏感性酶切位点的甲基化特异性探针[15]。杂交后，将样本 DNA 平分成两份，一份仅用于连接反应，另一份则进行连接和甲基化敏感性消化反应。杂交探针与非甲基化 DNA 形成的双链会被限制性内切酶切割，而甲基化 DNA 与探针形成的杂交双链则不会被酶降解。随后的 PCR 反应可将总 DNA 或仅剩的甲基化片段进行指数级扩增。MS-MLPA 技术与传统 MSP 的一致性很高，半定量结果可显示为非甲基化细胞与甲基化细胞的比值，已被证实对烷化剂治疗效果具有预测价值[16]。

（5）其他DNA检测方法。其他基于DNA的MGMT分析方法还有：①甲基化特异性焦磷酸测序，也可同时分析多个CpG岛的甲基化状态[13]；②亚硫酸氢盐和限制性内切酶组合分析法（combined bisulfate restriction analysis，COBRA），利用限制性内切酶区分甲基化和非甲基化序列[13]；③甲基化敏感性高分辨率熔解曲线，利用的是甲基化和非甲基化来源的扩增子具有不同的熔解温度[17]；④微阵列衍生技术[18]。到目前为止，这些方法都具有各自的局限性，如用于临床检测还需要更进一步的研究和完善。

总之，基于DNA检测的MGMT甲基化分析方法，比RNA和蛋白检测更适用于临床开展。迄今为止，MSP是唯一重复性较高的方法，对临床预后和疗效预测具有提示意义。但是，有文献报道GBM的MGMT甲基化变异率高达30%~60%，需要系统对比各种MGMT分析的临床表现，增加室内和室间可重复性，最终确定适合临床应用的最佳方法，制定标准化的操作流程。

检测结果分析要点

将待检DNA经亚硫酸氢盐修饰后进行MSP扩增，利用毛细管电泳分析判断扩增产物来自于甲基化DNA还是非甲基化DNA（图29-1c~29-1f）。MGMT启动子序列甲基化状态常常是"全或无"的，同时观察到甲基化和非甲基化产物的情况并不常见，可能是因为肿瘤由高甲基化和非甲基化的异质性成分组成，或者是因为肿瘤内混有淋巴细胞、血管内皮细胞、巨噬细胞、小胶质细胞等非肿瘤成分。

结果解释

图29-1e显示了本例患者的检测结果。使用针对MGMT启动子甲基化的特异性引物扩增，可以得到与甲基化对照样本（图29-1c）相同大小的扩增产物，而使用针对MGMT启动子非甲基化特异性引物得到的扩增产物则与非甲基化对照产物（图29-1d）

的大小一致。对检测结果的正确解读应是"MGMT启动子区甲基化"。另一个患者的样本（图29-1f）清楚地显示了甲基化特异性引物扩增产物的位置没有出现相应的产物电泳峰，说明该样本是一个不存在MGMT启动子高甲基化的例证。

进一步检测

表皮生长因子受体（EGFR）及其下游信号传导通路促进了多种人类上皮性肿瘤的发生和进展。40%的GBM可以检测到EGFR基因扩增，而且多见于EGFR基因的特殊结构亚型，如EGFR变异型Ⅲ，这种变异型表现为EGFR基因读码框内第2~7号外显子的缺失，是胶质母细胞瘤最常见的EGFR基因突变形式。EGFR扩增的胶质母细胞瘤患者总生存期下降，易出现化疗耐药和放疗不敏感[19]。随着EGFR靶向药物单克隆抗体和小分子酪氨酸激酶抑制剂的广泛使用，EGFR扩增状态检测也备受关注。FISH是检测EGFR扩增的标准方法，另一种替代方法CISH也越来越多的使用在临床EGFR扩增检测中，两种方法的一致性可以达到90%[20]。CISH法是使用地高辛标记的EGFR探针杂交和过氧化物酶显色反应，比FISH法的检测成本低，而且不需要使用荧光显微镜。因为可以在普通的光学显微镜下观测结果，大多数常规开展免疫组织化学染色的病理实验室都可以开展CISH技术，无须增添额外的仪器和设备。因为使用明视场观察杂交信号，医师还可以同时观察切片中肿瘤组织的形态学细节。CISH的另一个优点是杂交切片可以长久保存，显色杂交信号不会像FISH中的荧光信号那样逐渐衰减。

其他注意事项

大约1/3的原发性胶质母细胞瘤还可出现血小板衍生生长因子受体α亚基（alpha subtype receptor sequences of platelet-derived growth factor，PDGFRA）和血管内皮生长因子受体（vascular endothelial growth factor receptor，VEGFR）基因

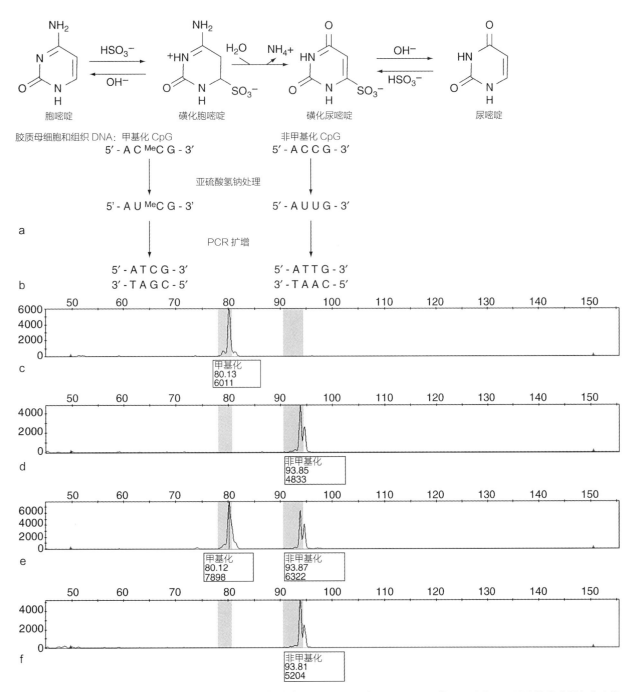

图 29-1 *MGMT* 甲基化特异性 PCR 检测。a. 亚硫酸氢钠转换。b. 甲基化特异性 PCR。c. 使用过量的 SssI 甲基转移酶制备的晚期甲基化 DNA 作为阳性对照，经 MSP 扩增反应，在毛细管电泳图中 80bp 处出现甲基化产物峰。d. CpGenomeTM 通用非甲基化 DNA（Millipore, Billerica, MA）作为阴性对照，经 MSP 扩增反应，在毛细管电泳图中 94bp 处出现非甲基化产物峰。e. 从 62 岁 GBM 患者肿瘤组织中提取的 DNA，经 MSP 扩增反应后的毛细管电泳图，显示为部分甲基化。f. 从另一例原发性 GBM 患者提取的 DNA，经 MSP 扩增反应后的毛细管电泳图，显示为非甲基化

的扩增[21]。与 EGFR 活化通路类似，PDGFRA 与配体结合也会导致受体二聚体形成，活化下游的 Src、PI3K、磷脂酶 C-γ 和丝裂原活化蛋白激酶 MAPK 等多条信号传导通路。血管增生或血管新生，是 GBM 的独特组织形态学特征，并且与患者预后具有相关性。

VEGF 是血管形成过程中的关键调控因子，能够诱发内皮细胞增生、细胞外基质降解和细胞迁移，促进血管新生因子的表达。PI3K 是一类被 EGFR 和 PDGFR 激活的细胞内第二信使，能够催化磷脂酰肌醇 -4,5- 二磷酸（PIP2）转化为磷脂酰肌醇（3,4,5）- 三磷

酸（PIP3）。约 11% 的 GBM 病例可检测到 PI3K 催化亚基 PIK3CA 的功能获得性突变，这种突变会导致 PI3K 激酶的持续激活[22]。PIP3 的主要负性调控因子是 PTEN 蛋白，15%~40% 的 GBM 病例出现 *PTEN* 基因的失活型突变，也可能导致 PI3K 通路活性的增高[23]。

许多靶向药物已经纳入胶质母细胞瘤治疗的前期研究和临床试验，目前得到的结论是所有类型靶向药物的单药治疗效果是有限的。因此针对多个信号通路的多靶点联合用药，可能会取得更好的疗效。随着高通量基因组学研究的开展，如癌症基因组图谱（TCGA）计划[24]，GBM 的遗传学异常将被全面揭示出来，有助于对 GBM 的分子机制研究和靶向治疗策略的进一步深入。

分子病理学背景知识

DNA 甲基化是发生在 CpG 岛的胞嘧啶残基的一种共价化学修饰，由 DNA 甲基转移酶催化完成。CpG 岛是 DNA 链上一段富含 CG 重复的区域，长度 300~3000bp，多出现在基因的启动子区。大部分 CpG 岛与看家基因相关联，正常呈非甲基化状态。肿瘤细胞的甲基化呈紊乱状态，大多数基因失去 DNA 甲基化，仅有少数特定的启动子反而获得了高甲基化。甲基化 DNA 序列能够与 MeCP2 和 MBD2 等甲基化 CpG 结合蛋白结合，形成包含组蛋白区乙酰酶或甲基转移酶的蛋白复合体，诱导染色质凝聚。肿瘤抑制基因、DNA 修复基因和促凋亡基因的甲基化会导致这些基因功能失活，使肿瘤细胞活性选择性生长优势，有助于肿瘤的恶性转化和演进。

MGMT 基因位于 10q26，启动子区无 TATA 盒和 CAT 盒[25]，最大活性区位于该基因 5′ 端转录起始点上下游的 -953~+202bp，其中包含一个简易启动子（-69~+19bp），一个增强子（+143~+202bp），是 MGMT 增强子结合蛋白（MEBP）和许多转录因子（如 SP1、AP1）的结合位点，CpG 岛位于 -552~+289bp 处，包括 97 个 CpG。经荧光素酶报告系统分析证实，*MGMT* 基因有两个不同的甲基化启动子区呈高度甲基化状态，一个位于第 1 外显子上游，包括简易启动子，另一个位于其下游，包括增强子序列，这个区域的甲基

化对 *MGMT* 基因表达的缺失更为重要。因此，大部分甲基化特异性检测都针对这个区域进行引物设计和扩增检测。

选择题

1. 替莫唑胺杀伤肿瘤细胞的主要机制是向目标 DNA 转移了下列哪种化学基团（   ）
   A. 羧基
   B. 甲基
   C. 硝基
   D. 磷酸
   E. 磺酰基

2. *MGMT* 基因启动子高甲基化的可能影响是（   ）
   A. 对替莫唑胺的反应性更高
   B. 对 DNA 损伤的修复能力降低
   C. MGMT 失活
   D. 总生存期延长
   E. 以上都是

3. 亚硫酸氢盐可以导致下列哪种 DNA 修饰（   ）
   A. 腺嘌呤→鸟嘌呤
   B. 胞嘧啶→胸腺嘧啶
   C. 胞嘧啶→尿嘧啶
   D. 甲基胞嘧啶→尿嘧啶
   E. 胸腺嘧啶→尿嘧啶

4. 导致 GBM 样本出现部分性甲基化检测结果的可能原因是（   ）
   A. 不充分的亚硫酸氢盐修饰
   B. 肿瘤中混有非肿瘤细胞成分
   C. 肿瘤异质性
   D. 以上都是
   E. 以上都不是

5. 下列哪种 DNA 水平的甲基化检测不需要亚硫酸氢盐处理（   ）
   A. 亚硫酸氢盐修饰后测序

B. 甲基化特异性多重连接探针扩增技术（MS-MLPA）

C. 甲基化特异性 PCR

D. 定量 MSP

E. 以上都不是

选择题答案

1. 正确答案：B

替莫唑胺是米托唑胺的 3- 甲基衍生物，可将甲基转移为目的 DNA。替莫唑胺对细胞 DNA 造成的损伤中，最常见的是鸟嘌呤上的第 7 位氮（N^7）被甲基化，其次是腺嘌呤的第 3 位氧（O^3）和鸟嘌呤上的第 6 位氧（O^6）甲基化。

2. 正确答案：E

MGMT 基因编码一种 DNA 修复蛋白，可以去除鸟嘌呤第 6 位氧（O^6）上的烷基。肿瘤细胞表达高水平的 MGMT 蛋白，对化疗的敏感性下降。*MGMT* 基因启动子 CpG 岛甲基化介导的 MGMT 表观遗传学沉默可以降低 MGMT 蛋白的表达和对 DNA 损伤的修复功能。*MGMT* 基因启动子甲基化状态是评估 GBM 患者预后和预测化疗效果的良好标志物。

3. 正确答案：C

亚硫酸氢盐修饰是分析 DNA 甲基化的主要手段，它可以脱去胞嘧啶的氨基，使之转化为尿嘧啶，但不会影响 5-甲基胞嘧啶。

4. 正确答案：D

在一份检测样本的电泳结果中，甲基化和非甲基化 *MGMT* 基因启动子序列同时出现的情况并不常见，它可能反映了肿瘤的异质性（同时存在高甲基化和非甲基化的细胞亚群）或肿瘤中混有非肿瘤细胞如淋巴细胞、血管内皮细胞、巨噬细胞或小胶质细胞。此外，不充分的胞嘧啶亚硫酸氢盐修饰也会形成假的甲基化信号。

5. 正确答案：B

MS-MLPA 是用于拷贝数检测的 MLPA 技术与甲基化特异性限制性酶切反应的结合。MS-MLPA 检测流程与标准 MLPA 方法非常类似，每个反应有两份待测样本，一份不经过消化，直接进行拷贝数检测，另一份消化后进行甲基化检测。与 MSP 和亚硫酸氢盐修饰后测序法不同，MS-MLPA 不需要亚硫酸氢盐的转化修饰过程。

参考文献

1. Stupp R, Mason WP, van den Bent MJ et al (2005) Radiotherapy plus concomitant and adjuvant temozolomide for glioblastoma. N Engl J Med 352:987–996

2. Gerson SL (2004) MGMT: its role in cancer aetiology and cancer therapeutics. Nat Rev Cancer 4:296–307

3. Hegi ME, Diserens AC, Gorlia T et al (2005) MGMT gene silencing and benefit from temozolomide in glioblastoma. N Engl J Med 352:997–1003

4. Brell M, Tortosa A, Verger E et al (2005) Prognostic significance of O^6-methylguanine-DNA methyltransferase determined by promoter hypermethylation and immunohistochemical expression in anaplastic gliomas. Clin Cancer Res 11:5167–5174

5. Wiewrodt D, Nagel G, Dreimuller N et al (2008) MGMT in primary and recurrent human glioblastomas after radiation and chemotherapy and comparison with p53 status and clinical outcome. Int J Cancer 122:1391–1399

6. Nagane M, Kobayashi K, Ohnishi A et al (2007) Prognostic significance of O^6-methylguanine-DNA methyltransferase protein expression in patients with recurrent glioblastoma treated with temozolomide. Jpn J Clin Oncol 37: 897–906

7. Preusser M, Charles JR, Felsberg J et al (2008) Anti-O^6-me thylguanine-methyltransferase (MGMT)

immunohistochemistry in glioblastoma multiforme: observer variability and lack of association with patient survival impede its use as clinical biomarker. Brain Pathol 18:520–532

8. Mineura K, Yanagisawa T, Watanabe K et al (1996) Human brain tumor O^6-methylguanine-DNA methyltransferase mRNA and its significance as an indicator of selective chloroethylnitrosourea chemotherapy. Int J Cancer 69: 420–425

9. Ohe N, Saio M, Kijima M et al (2003) In situ detection of O^6-methylguanine-DNA methyltransferase messenger RNA in paraffin-embedded human astrocytic tumor tissues by nested in situ RT-PCR is useful in predicting chemotherapy-resistance of tumors. Int J Oncol 22: 543–549

10. Derks S, Lentjes MH, Hellebrekers DM et al (2004) Methylation-specific PCR unraveled. Cell Oncol 26(5–6):291–299

11. Sulewska A, Niklinska W, Kozlowski M et al (2007) Detection of DNA methylation in eucaryotic cells. Folia Histochem Cytobiol 45:315–324

12. Li LC (2007) Designing PCR primer for DNA methylation mapping. Methods Mol Biol 402:371–384

13. Mikeska T, Bock C, El-Maarri O et al (2007) Optimization of quantitative MGMT promoter methylation analysis using pyrosequencing and combined bisulfite restriction analysis. J Mol Diagn 9:368–381

14. Vlassenbroeck I, Califice S, Diserens AC et al (2008) Validation of real-time methylation-specific PCR to determine O^6-methylguanine-DNA methyltransferase gene promoter methylation in glioma. J Mol Diagn 10:332–337

15. Nygren AO, Ameziane N, Duarte HM et al (2005) Methylation-specific MLPA (MS-MLPA): simultaneous detection of CpG methylation and copy number changes of up to 40 sequences. Nucleic Acids Res 33:e128

16. Jeuken JW, Cornelissen SJ, Vriezen M et al (2007) MS-MLPA: an attractive alternative laboratory assay for robust, reliable, and semiquantitative detection of MGMT promoter hypermethylation in gliomas. Lab Invest 87:1055–1065

17. Wojdacz TK, Dobrovic A (2007) Methylation-sensitive high resolution melting (MS-HRM): a new approach for sensitive and high-throughput assessment of methylation. Nucleic Acids Res 35:e41

18. Martinez R, Martin-Subero JI, Rohde V et al (2009) A microarray-based DNA methylation study of glioblastoma multiforme. Epigenetics 4:255–264

19. Shinojima N, Tada K, Shiraishi S et al (2003) Prognostic value of epidermal growth factor receptor in patients with glioblastoma multiforme. Cancer Res 63:6962–6970

20. Fischer I, de la Cruz C, Rivera AL et al (2008) Utility of chromogenic in situ hybridization (CISH) for detection of EGFR amplification in glioblastoma: comparison with fluorescence in situ hybridization (FISH). Diagn Mol Pathol 17:227–230

21. Joensuu H, Puputti M, Sihto H et al (2005) Amplification of genes encoding KIT, PDGFRalpha and VEGFR2 receptor tyrosine kinases is frequent in glioblastoma multiforme. J Pathol 207:224–231

22. Gallia GL, Rand V, Siu IM et al (2006) PIK3CA gene mutations in pediatric and adult glioblastoma multiforme. Mol Cancer Res 4:709–714

23. Knobbe CB, Merlo A, Reifenberger G (2002) Pten signaling in gliomas. Neuro Oncol 4:196–211

24. The Cancer Genome Atlas Research Network (2008) Comprehensive genomic characterization defines human glioblastoma genes and core pathways. Nature 455:1061–1068

25. Harris LC, Potter PM, Tano K et al (1991)Characterization of the promoter region of the human O6-methylguanine-DNA methyltransferase gene. Nucleic Acids Res 19: 6163–6167

第30章 原发灶不明的转移癌

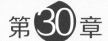

Hidehiro Takei , Federico A. Monzon

临床背景

病例1

患者,女性,74岁,出现癫痫发作和精神状态异常。脑颅MRI显示在左后顶叶区域深部白质区有一个孤立的环状增强占位,大小1.6cm×2.1cm×2.1cm,肿物周围明显水肿。影像学鉴别诊断为高级别胶质瘤或转移性肿瘤。患者因出生时脑部损伤,一直以来身体虚弱,失聪,精神发育迟缓,但无神经系统疾病的家族史。入院时,患者生命体征正常,体表及乳腺无明显可及的肿块。患者接受了开颅手术,切除了脑内肿瘤,组织学检查显示为转移性低分化腺癌,伴多量坏死。免疫组织化学染色基础角蛋白CK7(表达于特异上皮细胞如乳腺、肺和胃肿瘤)和乳腺标志物mammaglobin阳性,p63、泌尿上皮标志物CA125、CD10、肾细胞标志物PAX-2和乳腺标志物GCDFP-15呈局灶阳性,肠道和泌尿上皮标志物CK20、肠道标志物CDX2、胰腺标志物CA19-9、甲状腺和非标志物TTF-1、神经胶质标志物GFAP、神经和黑色素瘤标志物S-100、肾细胞标志物RCC和卵巢标志物WT-1均为阴性。为了寻找原发肿瘤,患者接受胸部、腹部、盆腔的CT扫描,均未找到可疑的原发或转移性肿瘤。患者不配合乳腺X线检查,但双侧乳腺超声检测发现其左侧乳腺有一个直径1.5cm的实性肿块,患者家属同意进行侵入式检查以明确诊断。

病例2

患者,男性,67岁,腹部CT扫描显示肝区多发肿物和腹腔内多个结节性病变。患者有结核性睾丸炎病史。入院时实验室检查显示血清前列腺特异性抗原(PSA)升高,除碱性磷酸酶中度升高之外,其余肝功能指标正常。患者接受了肝部肿物细针穿刺活检,组织学检查提示低分化腺癌,伴多量坏死。免疫组织化学染色结果为CK7和癌胚抗原CEA(肠、卵巢、胆囊标志物)阳性,CK20、CDX2、肝细胞标志物Hep Par-1和前列腺标志物PSA均阴性。为了寻找原发瘤,患者接受了全身CT扫描,除了肝脏之外未找到可疑的原发肿瘤灶。根据推定的肝内胆管癌诊断,患者接受了化疗。6个月之后,患者接受超声引导下的肝肿物粗针穿刺活检以评估治疗效果。

综上所述,两个病例均为原发灶不明的转移性低分化腺癌。

问题1:哪些分子检测对原发灶不明的转移癌有辅助诊断价值?

分子检测依据

对于上述两个病例,分子检测的目标是结合影像学和病理组织学资料,识别转移癌的原发部位。确诊原发性肿瘤有助于肿瘤科医师给予患者更加恰当的治疗和干预。

来源未知/不确定原发性肿瘤(unknown or

uncertain primary cancer, UPC 或 cancer of unknown primary, CUP）的患者总体预后不良，中位生存期 6~10 个月，甚至短于 3 个月 [1]。目前的治疗指南根据临床信息将 CUP 患者分为预后良好和预后不良两个组 [2, 3]，大多数情况下只能根据可能性最大的原发癌治疗方案进行治疗 [4, 5]，部分患者的确可以获得较好的疗效。事实上，生存期较长的 UPC 患者常常是那些最终找到了原发癌灶的患者 [6]，因此成功识别肿瘤的组织起源（tissue of origin，TOO）对 UPC 患者的预后和临床治疗具有非常重要的意义。

对于病例 1，因其失聪和精神障碍，使主治医师难以获得详细的临床信息，对确诊的帮助有限。对于病例 2，尽管免疫组织化学染色结果和影像学资料支持肿瘤源于肝内胆管细胞，但最初的活检没有显示典型的肝内胆管癌组织学特征。因此，临床医师需要更多的证据进行鉴别诊断和治疗指导。

检测项目

为了揭示肿瘤的分子特征，进行下列基因表达谱分析。

病例 1：Pathwork 组织起源检测（Pathwork Tissue of Origin Test）（Pathwork Diagnostics）。

病例 2：ProOnc 肿瘤来源检测（ProOnc Tumor-Source）（Prometheus Laboratories Inc）。

实验室检测方案

Pathwork 组织起源检测和 ProOnc 肿瘤来源检测分别对肿瘤样本的 mRNA 表达模式和 microRNA 表达模式进行分析。在进行检测之前，需由病理医师对样本进行选择，保证可以获得足够的、有代表性（非肿瘤组织成分有限）的肿瘤组织。两种方法均可用于福尔马林固定石蜡包埋组织（FFPE），但仅有参考实验室可以完成 [7]。

在 Pathwork 组织起源检测过程中，先将组织中提取的 RNA 逆转录为 cDNA，第二链合成之后，

cDNA 被扩增为带有生物素标记的 cRNA，然后与微阵列芯片进行杂交，最后将获得的基因表达谱与数据库中 15 种已知肿瘤的基因表达谱模式进行比对，得到与每个组织学类型的相似度评分，最高相似度评分对应的肿瘤组织学类型即为样本最有可能的组织起源。

在 ProOnc 肿瘤来源检测使用定量逆转录 PCR（qRT-PCR）对 48 种 miRNA 进行扩增和表达定量分析，通过专用的二项决策树和 k-NN 最近邻算法相结合的统计学计算，从源于 17 种组织的 25 种肿瘤类型中预测样本的组织来源，如果决策树和 k-NN 算法得到一致的结果，则视为可信度较高的预测结论；如果决策树与 k-NN 算法得到不同的组织来源结果，则预测结论的可信度较低 [8]。

检测结果分析要点

病例 1

组织起源检测结果显示乳腺组织的相似度评分最高（74.4 分）（表 30-1），第二位最高评分的是卵巢（14.9 分），其他组织的相似度评分均小于 5 分。最高相似度代表了最有可能的组织起源 [9]，而且在 FFPE 样本中，相似度评分低于 20 分的组织类型具有较低的阳性预测值，任何相似度评分不超过 5 分的组织类型几乎（99.8%）不会是最终正确的组织起源，错误的可能性仅有 0.2% [9]。因此本例患者的原发肿瘤应为乳腺癌。

病例 2

ProOnc 肿瘤来源检测的结果是两种不同的来源部位，k-NN 算法预测肿瘤组织来源为结肠腺癌，而决策树预测肿瘤来源于胃或食管，k-NN 算法的预测结果最终报告为最有可能的原发部位。根据该检测报告和已有的有效性研究，检测到结直肠癌的总体敏感性为 88.9%，但该结果的阳性预测值（positive predictive value，PPV）仅为 44.4%。

表 30-1　病例 1 的 Pathwork 组织起源检测结果

数据质量: 可靠

组织	相似度评分	低 0　5			高 100
乳腺	74.4				◆
卵巢	14.9		◆		
非小细胞肺	3.7	◆			
肾	3.5	◆			
结直肠	1.2	◆			
胰腺	0.5	◆			
甲状腺	0.4	◆			
软组织肉瘤	0.3	◆			
前列腺	0.2	◆			
膀胱	0.2	◆			
胃	0.2	◆			
睾丸生殖细胞	0.2	◆			
肝细胞	0.2	◆			
非霍奇金淋巴瘤	0.1	◆			
黑色素瘤	0.1	◆			

结果解释

病例 1

对患者的脑肿瘤手术切除标本进行 Pathwork 组织起源检测，结果显示最高相似度评分为乳腺（74.4分）。评分第二位的是卵巢（14.9 分），但可能性不大。因为相似度评分低于 5 分的组织类型是正确起源的可能性不足 1%。所以其他 13 种评分介于 0.1~3.7 分的组织类型可以被排除。

病例 2

对患者的肝脏粗针穿刺样本进行 ProOnc 肿瘤来源检测，结果显示，经 k-NN 算法推测结直肠癌是最有可能的原发肿瘤，但决策树预测结论与之不同，报告为第二位最有可能的原发部位：胃或食管腺癌。

问题 2：肿瘤组织起源的分子检测结果有何临床意义？

进一步检测

病例 1

无进一步检测需要。

病例 2

基于 ProOnc 检测结果，患者最有可能的原发肿瘤是结直肠癌，因此对患者进行 *KRAS* 基因第 12 和 13 密码子突变检测，使用的是单向焦磷酸测序，检测结果未发现 *KRAS* 基因突变。但 *KRAS* 基因无突变并不能排除结直肠癌的诊断，因为 60%~70% 的结直肠癌无 *KRAS* 基因突变。本例患者检测 *KRAS* 基因突变状态是为了决定是否可以对其使用针对结直肠癌的抗 EGFR 抗体靶向治疗——西妥昔单抗和帕尼单抗[10]。

其他注意事项

病例 1

乳腺原发肿瘤的诊断得到临床病史、超声检查、免疫组织化学染色以及 Pathwork 组织起源检测结果的有力支持。经过综合分析这些信息，主治医师可以不需要乳腺活检病理诊断的确认，就可以决定对患者的治疗方案。

病例 2

本例患者的 ProOnc 肿瘤来源检测结果提示肿瘤的原发部位是结直肠，且该患者的肿瘤样本无 *KRAS* 基因突变，故患者可能会从抗 EGFR 治疗中获益。

问题 3：目前用于预测组织来源的分子检测可靠性如何？

分子病理学背景知识

原发灶不明的转移癌（metastatic cancer of unknown primary，CUP），也称作来源未知 / 不确定原发性肿瘤（unknown or uncertain primary cancer，UPC），用于描述组织学证实为转移性恶性肿瘤，但治疗前无法确定原发性肿瘤部位和组织类型的肿瘤患者，这是一类诊断困难、种类多样的肿瘤集合，具有独特的临床生物学行为。CUP 病例占每年新发肿瘤患者的 3%~5%，是 10 种最常见的肿瘤诊断用语之一 [11]。在 CUP 尸检研究中，肺和胰腺是最常见的原发瘤部位 [12]。组织学观察时，大约 50% 的 CUP 表现为中－高分化腺癌，30% 表现为未分化或低分化癌，15% 表现为鳞癌，剩余 5% 则只能描述为未分化肿瘤 [4]。这些肿瘤的诊断需要进行大量的临床检测，如细胞病理学、免疫组织化学（IHC）标志物组合、血清肿瘤标志物和现代影像学技术，以协助鉴别原发性肿瘤的部位。但是，即使使用了这么多辅助手段，仍然只有不足 30% 的患者可以找到原发灶。而且，有 20%~50% 的患者，即使经过尸体解剖也不能发现原发瘤 [13]。

CUP 患者预后不良，中位生存期仅为 6~9 个月。相反，如明确了原发瘤部位，患者可以接受特异性的治疗方案，生存期将大大提高。如果属于遗传学肿瘤，还可以提示家族成员接受肿瘤风险评估。一项 meta 分析证实，免疫组织化学标志物组合的使用可以帮助 65.6% 的患者确定原发瘤诊断 [14]。最近，基因表达谱分析也逐步用于鉴别 CUP/UPC 患者的原发瘤来源。分子表达谱检测可以克服免疫组织化学的一些局限性，并能与多种辅助诊断方法进行综合分析 [15]。将来这种分析可能通过识别治疗反应性相关的基因表达谱模式，为个体化治疗提供分子依据。目前在美国，有 3 种不同的分子基因表达谱检测可供临床用于明确肿瘤来源：①针对 92 种 mRNA 转录体的 qRT-PCR 检测（bioTheranostics，CancerTYPE ID®）；②可检测 1550 种 mRNA 转录体的微阵列芯片（Pathwork Diagnostics，Tissue of Origin Test）；③可检测 48 种 miRNA 成熟转录体的 qRT-PCR 检测（Prometheus，ProOnc TumorSource）。

CancerTYPE ID® test 是在一个由 466 份冷冻肿瘤样本（75% 原发瘤和 25% 转移瘤）的基因表达模式数据库基础上建立起来的 [16]，它包含了 87 个分型基因和 5 个参比基因，通过代表 30 种肿瘤组织类型的 119 份 FFPE 肿瘤样本的验证，达到了 82% 的准确率 [16]。尽管文献报道显示了 CancerTYPE ID® test 对 30 种肿瘤组织类型的检测特异性，但实际上它可以区分 54 种肿瘤组织类型 [17]。

Pathwork 组织起源检测是 Affymetrix 公司生产的含有 2000 个基因位点的专利微阵列芯片（PathChip），相应的检测仪器已通过 FDA 认证。通过样本与已知 15 种组织类型的基因表达谱比较和专用统计学算法，分别计算出肿瘤样本与 15 种组织的分子相似度评分，分值为 0~100 分，分值越高，相似度越高，15 个评分的分值之和为 100 分。该检测的数据分析平台建立于包括 15 种组织类型、60 种不同组织学形态的 2039 份肿瘤组织样本（90% 为实体瘤）的基因表达谱数据库 [18]。针对 FFPE 组织的芯片版本，Pathwork 可以将芯片所得的 2000 个基因表达数据进行校正和分型计算。根据一项双盲、多中心的验证研究，Pathwork 检测灵敏度为 87.8%（95% 可信区间为 84.7%~90.4%），特异性为 99.4%（95% 可信区间为 98.3%~99.9%）[19]，与转移性肿瘤的亚组分型一致率达 84.5%。针对 FFPE 组织的 Pathwork 芯片使用了 462 份 FFPE 肿瘤组织样本进行验证实验，阳性百分比一致性为 88.5%，阴性百分比一致性为 99.1%[9]。

ProOnc 肿瘤来源检测是一种针对 48 种 miRNA 的 qRT-PCR 检测，可以区分来源于 17 种组织器官的 25 种肿瘤类型。miRNA 是一种短小的、不编码蛋白质的 RNA，长度为 20~25 个核苷酸，通过与 mRNA 结合调控基因表达，在许多生物学功能和病理过程中发挥重要作用[20]。与 mRNA 不同的是，miRNA 几乎不受固定、石蜡包埋和储存时间的影响，在 FFPE 组织中保持可靠的表达丰度，这是使用 miRNA 作为分型基因的优势[20]。虽然 ProOnc 使用了决策树和 k-NN 算法两种统计学算法，但在 67% 的样本中，两种算法得到的是一致性结果[8]，换言之，仅 1/3 的病例（如本章的病例 2）会出现两种不同的肿瘤来源预测结果。通过两种算法，ProOnc 检测的灵敏度为 84%~90%，特异性为 97%~99%[21]。但是，如上所述，对于病例 2 的原发瘤来源为结直肠癌的预测结论，阳性预测值只有 44.4%。

基因表达谱分析在 CUP 患者原发灶识别的应用前景十分广阔，但其临床应用仍然面临许多争议。其中之一就是大部分组织起源检测的数据库都是建立于几种最常见的肿瘤组织类型，让人不免怀疑这有限的肿瘤类型能否真正反映 CUP 肿瘤生物学的异质性和多样性，质疑其识别少见肿瘤的能力[13]。需要指出的是，常规肿瘤组织学诊断使用的免疫组织化学标志物组合也是建立在已知类型的组织样本基础上的[22, 23]。另一个争议则是缺乏一项明确基因表达谱模式与患者获益（临床转归改善或医疗成本下降）之间相关性的研究。显然，使用现有诊断方法明确了组织起源的肿瘤患者比原发瘤不明的患者获得了生存优势[6]，那么可以推测如果使用基因表达谱分析，可以使患者在治疗上获得更多的选择，避免费用高昂的无效治疗，改善患者的临床转归。根据我们的研究，通过基因表达谱预测原发灶为结直肠癌的转移癌患者比按传统 CUP 治疗方案治疗的患者表现出更好的临床转归[11]。此外，另一项使用非选择性 CUP 病例的研究显示，根据基因表达

谱预测结果进行治疗的 CUP 患者，预后已接近于其对应的原发肿瘤[24]。因此，基因表达谱分析有助于原发瘤部位和组织类型的鉴别，有利于指导临床治疗，减少患者医疗支出，改善患者的不良预后。

使用分子检测识别组织起源，检测报告的解读不应脱离其他的临床检查结果，综合分析至关重要。毕竟，CUP 患者原发肿瘤的诊治组织来源有可能并未包含在检测组合覆盖的若干种组织类型之中。比如，淋巴细胞等炎症细胞丰富的细胞学样本可能会显示与淋巴瘤相似度很高的评分，因此正确认识这些基因表达谱检测的局限性，将分子检测结果与病理学以及临床背景综合分析是十分重要的。

选择题

1. 下列关于原发灶不明的转移癌（CUP）的说法，哪一条是错误的（　　）

   A. 腺癌是最常见的肿瘤组织学类型

   B. CUP 患者都显示出相似的预后和治疗反应性

   C. CUP 治疗指南根据临床信息，将患者分为预后良好和预后不良两组

   D. 从严格意义上说，CUP 的诊断应是全面进行临床影像学和病理学评估之后得出的

   E. 根据尸检研究结果，肺和胰腺是 CUP 最常见的原发部位

2. 下列哪种临床情况，基因表达谱检测是没有帮助的（　　）

   A. 明确组织学类型（腺癌、鳞癌等）

   B. 确定转移瘤的原发部位

   C. 使用传统方法（如免疫组织化学）不能确诊

   D. 确诊为 CUP

   E. 诊断为遗传性肿瘤，可能影响家族成员

3. 下列关于 miRNA 的说法，哪些是错误的（　　）

   A. miRNA 功能是调控基因表达

   B. miRNA 是长度为 20~25 个核苷酸的小单链 RNA 分子

   C. miRNA 表达具有高度的组织特异性

   D. miRNA 由 DNA 转录形成，可以翻译为蛋

白质

　　E. miRNA 在 FFPE 组织中保存完好

4. 下列关于 Pathwork 组织来源检测的说法，哪些是正确的（　　　）

　　A. 检测覆盖了 48 种已知的肿瘤类型

　　B. 可以检测 FFPE 组织切片和细胞块切片

　　C. 可以评估 92 种基因的表达水平

　　D. 是一项 miRNA qRT-PCR 检测

　　E. 检测结果使用了两种算法，预测肿瘤的原发部位

5. 下列关于 ProOnc 肿瘤起源检测的说法，哪些是正确的（　　　）

　　A. 检测需要冷冻组织

　　B. 一种基因微阵列检测

　　C. 是对 mRNA 进行的 qRT-PCR 检测

　　D. 根据 48 种 miRNA 表达水平预测组织来源

　　E. 两种算法的一致率超过 90%

选择题答案

1. 正确答案：B

　　腺癌是 CUP 最常见的组织学类型。尸检证实，肺和胰腺是 CUP 最常见的原发灶部位。但是芯片基因表达谱分析平台的数据结果显示乳腺和结直肠是最常见的原发部位，肺和胰腺所占比例不足 25%[13]。许多预后良好和预后不良的 CUP 分组被划分出来，每个分组有不同的治疗指南和预后。治疗分组主要依赖于最有可能的原发瘤类型，常根据患者的流行病学和临床特征而判断。

2. 正确答案：A

　　总而言之，肿瘤组织学类型的判定应依据传统的组织形态学，包括免疫组织化学结果。但是，基于 miRNA 的分子检测可以用于区分鳞癌和其他非小细胞肺癌[25]，这种区分方式对肺癌治疗方案有影响。

3. 正确答案：D

　　miRNA 由基因编码和 DNA 转录而来，但不翻译为蛋白质，属于非编码 RNA。miRNA 不受固定、石蜡包埋和贮存时间的影响，因此 FFPE 组织可用于 miRNA 检测。

4. 正确答案：B

　　Pathwork 组织起源检测是针对 1550 种 mRNA 的微阵列芯片基因表达检测方法，可以识别 15 种不同的组织来源。一种专用算法用于计算肿瘤样本与 15 种组织的相似度。FFPE 组织，包括细胞块切片都可以用于该检测。

5. 正确答案：D

　　ProOnc 肿瘤来源检测是针对 48 种 miRNA 的 qRT-PCR 检测，使用了两种独立算法预测组织来源。K-NN 算法和决策树分析算法在 2/3 的样本中可以得到一致性结果。FFPE 组织，包括细胞块切片都可以用于该检测。

参考文献

1. Abbruzzese JL, Abbruzzese MC, Lenzi R et al (1995) Analysis of a diagnostic strategy for patients with suspected tumors of unknown origin. J Clin Oncol 13:2094–2103

2. Greco FA, Pavlidis N (2009) Treatment for patients with unknown primary carcinoma and unfavorable prognostic factors. Semin Oncol 36:65–74

3. Hainsworth JD, Fizazi K (2009) Treatment for patients with unknown primary cancer and favorable prognostic factors. Semin Oncol 36:44–51

4. Pavlidis N, Fizazi K (2009) Carcinoma of unknown primary (CUP). Crit Rev Oncol Hematol 69:271–278

5. National Comprehensive Cancer Network (NCCN). Occult Primary (Cancer of Unknown Primary). http://www.nccn. org/professionals/physician_gls/f_guidelines.asp. Accessed 16 May 2011

6. Bishop JF, Tracey E, Glass P et al (2007) Prognosis of subtypes of cancer of unknown primary (CUP) compared to metastatic cancer. J Clin Oncol 25:21010

7. Monzon FA, Koen TJ (2010) Diagnosis of metastatic neoplasms: molecular approaches for identification of tissue of origin. Arch Pathol Lab Med 134:216–224

8. Rosenfeld N, Aharonov R, Meiri E et al (2008) MicroRNAs accurately identify cancer tissue origin. Nat Biotechnol 26:462–469

9. Pillai R, Deeter R, Rigl CT et al (2011) Validation and reproducibility of a microarray-based gene expression test for tumor identification in formalin-fixed paraffin-embedded specimens. J Mol Diagn 13:48–56

10. Monzon FA, Ogino S, Hammond ME et al (2009) The role of KRAS mutation testing in the management of patients with metastatic colorectal cancer. Arch Pathol Lab Med 133:1600–1606

11. Varadhachary GR, Raber MN, Matamoros A et al (2008) Carcinoma of unknown primary with a colon-cancer profile changing paradigm and emerging definitions. Lancet Oncol 9:596–599

12. Pentheroudakis G, Golfinopoulos V, Pavlidis N (2007) Switching benchmarks in cancer of unknown primary: from autopsy to microarray. Eur J Cancer 43:2026–2036

13. Pentheroudakis G, Greco FA, Pavlidis N (2009) Molecular assignment of tissue of origin in cancer of unknown primary may not predict response to therapy or outcome: a systematic literature review. Cancer Treat Rev 35:221–227

14. Anderson GG, Weiss LM (2010) Determining tissue of origin for metastatic cancers: meta-analysis and literature review of immunohistochemistry performance. Appl Immunohistochem Mol Morphol 18:3–8

15. Ismael G, de Azambuja E, Awada A (2006) Molecular profiling of a tumor of unknown origin. N Engl J Med 355:1071–1072

16. Ma XJ, Patel R, Wang X et al (2006) Molecular classification of human cancers using a 92-gene real-time quantitative polymerase chain reaction assay. Arch Pathol Lab Med 130:465–473

17. bioTheranostics. CancerTYPE ID®. Changing the way you identify cancer. http://www.biotheranostics.com/healthcareprofessionals/hcp/ctid/. Accessed 16 Aug 2010

18. Moraleda J, Grove N, Tran Q et al (2004) Gene expression data analytics with interlaboratory validation for identifying anatomical sites of origin of metastatic carcinomas. J Clin Oncol 22:9625

19. Monzon FA, Lyons-Weiler M, Buturovic LJ et al (2009) Multicenter validation of a 1,550-gene expression profile for identification of tumor tissue of origin. J Clin Oncol 27: 2503–2508

20. Li J, Smyth P, Flavin R et al (2007) Comparison of miRNA expression patterns using total RNA extracted from matched samples of formalin-fixed paraffin-embedded (FFPE) cells and snap frozen cells. BMC Biotechnol 7:36

21. Prometheus. ProOnc TumorSourceDx™. http://www.prooncdiagnostics. com/hcp/pro-onc-tumor-source-dx.aspx.Accessed 16 Aug 2010

22. Dennis JL, Hvidsten TR, Wit EC et al (2005) Markers of adenocarcinoma characteristic of the site of origin: development of a diagnostic algorithm. Clin Cancer Res 11:3766–3772

23. Bahrami A, Truong LD, Ro JY (2008) Undifferentiated tumor: true identity by immunohistochemistry. Arch Pathol Lab Med 132:326–348

24. Hainsworth JD, Spigel DR, Rubin MS et al (2010) Treatment of carcinoma of unknown primary site (CUP) directed by molecular profiling diagnosis: a prospective, phase II trial. J Clin Oncol 28:suppl; Abstract 10540

25. Lebanony D, Benjamin H, Gilad S et al (2009) Diagnostic assay based on hsa-miR-205 expression distinguishes squamous from nonsquamous non-small-cell lung carcinoma. J Clin Oncol 27:2030–2037

第四篇

传染性疾病

第31章　人类免疫缺陷病毒

Ruan T. Ramjit, Angela M. Caliendo

临床背景

患者，白种人女性，34岁，15年前自欧洲移民至美国，保健医师对其进行例行的健康检查。她没有表现出任何临床症状，但她在两年前曾到非洲旅行2个月，其医疗记录中无患病记录。医师回顾了她的既往体检结果，发现她在去非洲旅行前接受过强制性疟疾预防接种。患者本人承认在非洲旅行期间，经过非洲中西部时曾与多位陌生人发生过性关系。与她同行的一位朋友最近检测出HIV阳性，因此患者认为她也应该接受HIV检测。患者其他的体检结果均正常，未显示任何疾病。她很快拿到了实验室检查结果，外周血白细胞计数 $7×10^9$/L（基本正常），CD4$^+$T细胞计数为1100/μl（正常值为500~1500/μl）。几天后，患者接到医师办公室的电话，告知她HIV-1/HIV-2酶联免疫检测结果阳性。后续进行的验证性HIV-1蛋白印迹法检测显示出患者样本中出现了p24（HIV-1病毒衣壳抗原）和gp41（HIV-1跨膜包膜糖蛋白）阳性条带。之后，患者被转诊至传染病门诊进行下一步管理流程。

问题1：通过所提供的病史（根据已知的HIV病毒分类及遗传学亚型），该患者的鉴别诊断有哪些？

问题2：传染病学医师应进行哪些检测以对该患者的确切诊断进行相应的鉴别？

分子检测依据

对曾经去过西非和中非旅游但无症状的患者，需要考虑的鉴别诊断应包括M组HIV-1（主要组别）、O组HIV-1（外围组别），N组HIV-1（非M非O组别）以及HIV-2感染。M组HIV-1的传播遍及全球，而O组、N组和HIV-2主要盛行于非洲的某些特定地区。

对于怀疑存在HIV感染的患者，应首先进行筛查试验。HIV筛查试验为经典的血清学检测，包括HIV抗体检测与HIV-1/HIV-2 EIA试验，阳性者需行蛋白印迹法检测进一步验证。如果HIV-1抗体的蛋白印迹法检测结果为阴性或不确定，应加测HIV-2抗体。基于最初的实验室数据，患者很有可能是一名新确诊的HIV感染患者，根据她的旅游经历，她可能感染了O组HIV-1病毒。因此，为了进一步评估临床诊断和制定抗逆转录病毒治疗药物方案，需要进行HIV RNA病毒载量和HIV-1基因分型的分子检测。

检测项目

应用分子检测来确定患者HIV-1 RNA病毒载量。FDA已经批准了两种实时荧光PCR检测方法用于该项目的临床检测。与传统的病毒载量检测方法相比，荧光PCR具有许多优势，如宽广的线性范围、强大的自动化操作流程和降低实验室污染的风险。基于荧光PCR检测方法的试剂盒有RealTime TaqMan HIV-1检测试剂盒（RealTime HIV-1; Abbott Molecular, DesPlaines, IL）和COBAS Ampliprep / COBAS TaqMan HIV-1检测试剂盒（Ampliprep; Roche Molecular Diagnostics, Indianapolis, IN）。这两个检测试剂盒均可定量检测人血浆样品中的HIV-1 RNA，已被批准用于临床检测，结合临床表现和 HIV-1 疾病进展的其他实验室标志物（如 CD4+ T 细胞计数），有助于实现临床管理。此外，在治疗过程中监测血浆 HIV-1 RNA 水平的变化，有助于监控抗逆转录病毒治疗的疗效。

问题 3：为什么传染科医师为未接受抗逆转录病毒治疗的患者也开具了 HIV-1 分子分型检测？

抗逆转录病毒药物的耐药性是 HIV-1 治疗成功与否的关键。美国国际艾滋病协会 2008 年建议，应尽可能在 HIV-1 感染确诊开始就进行耐药性检测，作为对患者进行综合临床评价的一部分[1]。在过去的几年，耐药性病毒在人与人之间的传播频率有所增加，现认为对初治患者进行基因分型检测有益于选择恰当的抗逆转录病毒药物[1]。

经 FDA 批准的耐药性基因分型检测包括联合使用 TRUGENE HIV-1 基因型分析试剂盒（TRUGENE；Siemens Healthcare Diagnostics, Tarrytown, NY）与 OpenGene DNA 测序系统（OpenGene；Siemens Healthcare Diagnostics, Tarrytown, NY）以及 ViroSeq HIV-1 基因分型系统（ViroSeq；Abbott Molecular, Des Plaines, IL）。这些检测能够获取 HIV-1 病毒 RNA 编码区中蛋白酶和大部分逆转录酶的序列。检测报告中既描述了这些编码区中被鉴定出的突变类型，还解读了这些突变对特异的抗逆转录病毒药物疗效的影响。临床医师可以根据报告信息来确定抗逆转录病毒药物治疗的初始方案或更换正在使用的抗逆转录病毒治疗药物。

实验室检测方案

荧光 PCR 法实时检测 HIV 病毒载量包含以下 3 个主要步骤：HIV-1 RNA 核酸提取；针对目标 RNA 的逆转录过程，产生互补 DNA（cDNA）；实时 PCR 扩增及荧光定量检测。Ampliprep 和 RealTime HIV-1 检测试剂盒都是可以广泛用于检测 HIV 的不同靶点的技术平台，且具有不同的性能特征。Ampliprep 试剂盒的原理是，通过裂解针对靶基因的特异性双标寡核苷酸探针来检测 HIV-1 gag 基因，该反应可以对所有 M 组、N 组 HIV-1 病毒以及众多的

流行重组模式（CRFs）进行定量，线性范围为：48～10000000 拷贝/毫升（$1.68\log_{10}$～$7\log_{10}$拷贝/毫升）[2,3]。最近，FDA 通过了更新的 Ampliprep v2 试剂盒的认证，它可以同时扩增长末端重复区域（LTR）和 gag 基因的部分片段，在对 O 组 HIV-1 病毒进行定量的同时改善了对 CRF 的定量分析，而且对检测下限降至 20 拷贝/毫升。RealTime HIV-1 检测试剂盒不仅能够定量分析 O 组 HIV-1 病毒，还能分析 M 组、N 组 HIV-1 病毒以及众多 CRFs。非实时检测方法不能很好地检测 O 组 HIV-1 病毒，而且 HIV-1 RNA 定量检测结果偏低[4]。RealTime HIV-1 试剂盒利用的检测靶点是 HIV-1 整合酶基因，线性定量范围为 40～10000000 拷贝/毫升（$1.6\log_{10}$～$7\log_{10}$拷贝/毫升）。

除此之外，还有一些其他经过 FDA 批准的 HIV-1 病毒载量临床检测试剂盒，如基于支链 DNA 信号扩增原理的 VERSANT HIV-1 RNA 3.0 以及两种 RT-PCR 法检测试剂盒：Amplicor HIV-1 Monitor version 1.5 和 COBAS Amplicor HIV-1 Monitor version 1.5。但是截至目前，还没有任何通过 FDA 认证的针对 HIV-2 病毒载量定量检测的商品化试剂盒。

在完成 HIV-1 病毒载量检测之后，通常需要对 HIV-1 病毒进行分子分型。分子分型常使用 FDA 批准的全自动测序技术平台，鉴定待测病毒基因组的核酸序列，并与野生型病毒序列进行比对。分子分型的总体步骤包括：从血浆中提取 HIV-1 病毒 RNA，利用 RT-PCR 扩增编码 HIV-1 病毒的逆转录酶和蛋白酶基因部分区域，这两种酶是许多抗逆转录病毒药物的作用靶点。得到扩增后的靶序列信息后，通过遗传学分析软件的编辑和比对，与参比序列（即野生型序列）进行对比分析，根据分析结果判断检出的突变类型与特异抗逆转录病毒药物疗效之间的相关性，最终生成 HIV-1 病毒的药物耐药性分析报告。

问题 4：现有的分子分型检测有哪些局限性？

基因分型检测的前提是，必须保证待检血浆中的 HIV-1 RNA 能达到 500 拷贝/毫升以上。尽管使用高速离心法可以最大限度地富集病毒，特别是对于病毒载量过低（<500 拷贝/毫升）的样本，但离心过程

也可能会导致样本中含有影响 PCR 扩增效率的干扰物和抑制剂。由于基因分型检测需要繁复的人工操作和较高的试剂成本，实验室应该设定合理的病毒载量下限，以确保分型结果的可靠性和准确性。FDA 通过的检测试剂盒仅能扩增 HIV-1 基因组的部分序列，无法检测出融合抑制剂、整合酶抑制剂以及 CCR5 抑制剂耐药相关的突变点。其他局限性还包括实验室交叉污染的可能、测序过程中过多的人工操作步骤以及待检样本中耐药病毒拷贝比例占 30% 以上时才能被检出 [5]。

问题 5：还有什么方法可用于确定 HIV-1 阳性患者抗逆转录病毒药物的耐药性？

检测抗逆转录病毒药物耐药性的另一种方法是基因表型分析。表型分析通过检测 HIV-1 病毒在不同的特异性抗逆转录病毒药物剂量条件下的生长状况来判断病毒的耐药性。

能够使 50% 或 90% 病毒复制受到抑制的药物浓度被定义为 50% 或 90% 抑制浓度（inhibitory concentration，IC_{50} 或 IC_{90}）。将患者样本与对照野生型病毒的 IC_{50} 或 IC_{90} 进行对比，用倍数关系来表示耐药性的强弱。与基因分型检测相似，表型分析也要求待检血浆中的 HIV-1 RNA 至少超过 500 拷贝 / 毫升，以保证检测结果的准确性。在某些情况下，分子分型检出耐药性突变可能早于基因表型发生明显的变化，因此两种检测结果之间可能会缺乏相关性。

还可以用虚拟表型作为基因表型分析的替代方法。虚拟表型是对基因分型结果的一种解读方法，是根据含有基因型和表型配对的大样本数据库中两者的统计学相关性，来推测基因分析结果所预示的耐药性表型。将患者基因型导入数据库，并查找与之最接近、最匹配的表型，即可得到该患者的虚拟表型。当耐药表型分析的资源有限，但是患者已经广泛接触抗逆转录病毒药物时，虚拟表型分析对于临床医师是非常适用的检测方法。

检测结果分析要点

对患者血浆标本进行检测后，实验室出具如下报告（表 31-1）。实验室采用的对 O 组 HIV-1 病毒和 CRFs 进行量化的检测平台，检测线性范围是 40~10000000 拷贝 / 毫升（$1.6\log_{10}$~$7\log_{10}$ 拷贝 / 毫升）。由于第一个样本（样本 1）的结果不甚满意，第二个样本（样本 2）在第一个样本送检一周后被送往实验室进行验证试验。如上所述，为获得可靠的结果，基因型检测有特定的样本条件。

问题 6：为什么重复检测每个样本的病毒载量？为什么不能进行 HIV-1 基因分型？

表 31-1　患者样本的检测结果

检测实验	结果
样本 1：HIV-1 病毒载量定量	<40 拷贝 / 毫升
样本 1：HIV-1 病毒载量定量（重复）	<40 拷贝 / 毫升
样本 2：HIV-1 病毒载量定量	<40 拷贝 / 毫升
样本 2：HIV-1 病毒载量定量（重复）	<40 拷贝 / 毫升
HIV-1 基因型分型	无法检测
HIV-1 抗体检测和蛋白印迹法检测	阳性

结果解释

本例新确诊的 HIV-1 患者未曾接受过抗逆转录病毒治疗，其血浆样本中检测不到病毒载量是一种异常现象。因此，实验室通过重复检测两次送检的样本来验证这种异常的阴性结果。此外，重复血清学检测以排除分析前错误或 HIV-2 感染。对患者样本的历次检测结果均显示病毒载量低于检测下限。根据每个实验室的报告规范，结果可以报告为"<40 拷贝 / 毫升（$<1.6\log_{10}$ 拷贝 / 毫升）"或"未检出"。值得注意的是，用于该患者样本的检测方法能够定量检出 O 组 HIV-1 病毒和 CRFs，因此这种结果表明患者感染 O 组 HIV-1 的可能性极小。HIV-1 基因分型检测是无法进行的，因为基因分型所需的血浆病毒载量至少为 500 拷贝 / 毫升，这是可以准确进行基因分型的必要条件。

问题 7：如果和传染科医师一起分析该患者的检测结果，对于这个未经治疗的、病毒载量极低但是免疫印迹鉴定为 HIV-1 EIA 阳性的患者，可能考虑的诊断是什么？

进一步检测

上述临床资料和实验室结果，是传染科医师和分子实验室诊断医师面临的巨大挑战。HIV 的鉴别诊断流程详见图 31-1。首先，通过经典的血清学、HIV-1/HIV-2 EIA 或抗体检测等进行筛查。筛查结果可以通过免疫印迹进行确认，这与疾病控制中心（CDC）的建议是一致的。HIV-1 病毒 O 组病毒和大多数的 CRFs 可以通过定量方法进行检测，如 RealTime HIV-1 和 Ampliprep v2，也可通过定性方法进行鉴别，如基于转录子介导的扩增技术（transcription-mediated amplifcation，TMA）的 APTIMA HIV-1 RNA Qualitative Assay（Gen-Probe Inc., San Diego, CA）。应用这个鉴别诊断策略，医师将大致推测出他的患者为"HIV-1 杰出控制者"的可能性。

有少部分未经过抗逆转录病毒治疗的 HIV-1 长期感染者，维持较高的 CD4[+] T 细胞计数和较低的病毒载量（<50 拷贝/毫升）[6,7]，这些患者通常被称为"HIV-1 控制者"。根据病毒载量的差异可以分为杰出控制者（elite controller，ECs）和长期无进展者（long-term nonprogressors，LTNPs，指长期携带者）。对于这类患者的管理仍有待更多的研究，现在普遍认为应对其进行常规的定量病毒载量随

访，监测其 HIV-1 病毒载量是否增加到能够进行基因分型的水平。及时发现血浆感染性病毒血症的波动，有助于确定何时开始治疗、监测治疗反应以及预测患者进展为获得性免疫缺陷综合征（acquired immunodeficiency syndrome）的可能时间。治疗开始后，患者应该在 2~8 周内进行病毒载量检测以评估药效，然后每 3~4 个月进行一次耐药性评估，直至实现病毒载量低于检测下限[8]。

其他注意事项

为保证病毒载量检测的有效应用，临床医师和分子诊断医师必须了解，在病毒复制过程中，病毒载量的变化有何重要的临床意义。为了澄清这个问题，需要阐明病毒的生物学变异和分析性检测性能这两方面的信息。未经治疗的患者血浆中病毒载量可以长期相对平稳，其生物学波动范围常常不超过 $0.3\log_{10}$ 拷贝/毫升[9]。一般来说，在同批次检测过程中，多个重复检测的批次内变异范围是 $0.1\log_{10}$~$0.2\log_{10}$ 拷贝/毫升，尽管这个变异有些大，甚至已经接近检测最低限[10,11]。基于上述数据，HIV-1 病毒载量的变化必须超过 $0.5\log_{10}$ 拷贝/毫升（批次内变异值的 3 倍）才能体

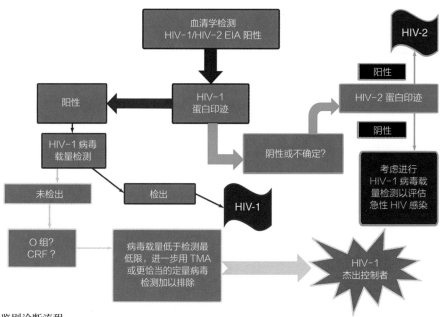

图 31-1 HIV 的鉴别诊断流程

现出病毒复制所导致的生物学差异。以 $\log_{10}$ 拷贝／毫升作为病毒载量值的报告，有助于避免临床医师对病毒载量微小变化的过度解释，这对于低病毒载量的患者尤为重要。

HIV-1 基因分型结果的解读非常复杂，这需要报告者了解每种药物相关的突变、耐药性基因突变的相互作用以及交叉性耐药的遗传学特点。大多数分析系统采用规则导向方法，它是由一个专家小组建立的解释性算法，依据某些特异性药物的耐药性基因突变类型或突变组合类型而确定。根据检测到的突变类型，分析系统可以自动生成报告，显示出样本中所含病毒对各种抗逆转录病毒药物的反应性属于不耐药、耐药还是可能耐药，或者由于检测结果不充分而不能将该病毒基因型归入上述 3 类耐药性类别中的任何一种。该分析系统为临床医师提供了易于解读的信息，便于通过访问在线数据库获得病毒治疗的最新信息。

最近，FDA 批准了一种第四代 HIV-1/2 抗体检测试剂盒，既可以检测 HIV-1/2 抗体，也可以检测 p24 抗原。p24 抗原检测缩短了 HIV-1 感染和血清学转阳的窗口期，从而使一些急性 HIV-1 感染者得以确诊。但 p24 抗原检测使验证试验变得更为复杂。一个阳性的筛查结果和一个阴性或不确定的蛋白免疫印迹法检测结果，可能代表了急性感染（只能检测到 p24 抗原），或筛查结果为假阳性。如检测到 HIV-1 RNA 阳性，会使急性感染的证据更为充分，而 HIV-1 RNA 阴性则支持筛查结果假阳性的结论。是否进行 RNA 测试需要依据患者的病史及感染风险，如决定进行 HIV-1 RNA 检测，应单独额外采集血液样本，以最大程度降低样本间污染的可能性。

分子病理学背景知识

HIV/AIDS 被认为是全世界最重要的传染病之一。根据联合国艾滋病规划署的数据，估计在 2008 年间全球有 3340 万 HIV 患者，其中 270 万为新增感染者（2009 年艾滋病流行性数据更新／全球总结数据，联合国艾滋病规划署）。

HIV 病毒分为两个病毒种：HIV-1 和 HIV-2。

两种病毒均为逆转录病毒科慢病毒属的成员。在获得性免疫缺陷综合征大流行中绝大多数为 HIV-1 感染，HIV-1 又可进一步细分为 3 个基因型组别：M 组（主要组）、O 组（外围组）和 N 组（非 M 非 O 组）。上述分组的依据是编码 HIV-1 病毒衣壳蛋白的 *gag* 基因和编码包膜蛋白的 *env* 基因序列的差异性。HIV-1 病毒 M 组分为 9 个亚型（A~D，F~H，J 和 K）。目前，C 亚型是全球最流行的，而 B 亚型则主要在美国、欧洲、澳大利亚流行。某些特定的 HIV-1 病毒株似乎是重组体，包含多个亚型的序列，因此被称为流行重组模式（circulating recombinant forms，CRFs）。O 组病毒是罕见的病毒株，主要发现于喀麦隆、加蓬、赤道几内亚的人群中。与 HIV-1 病毒相比，HIV-2 通常具有较弱的致病性，仅在西非的一些国家中被发现[12]。

HIV 病毒是具有膜包被的正义核糖核酸 RNA 病毒。HIV-1 基因组包含了 *gag*、*pol* 和 *env* 基因，分别编码结构蛋白、病毒性酶和包膜蛋白。病毒的复制开始于病毒与靶细胞（宿主细胞）的接触，即通过 gp120 蛋白（HIV-1 病毒包膜蛋白的外层结构）与靶细胞 $CD4^+$ T 细胞受体相互作用[13]。gp120 构象变化能够使病毒与其他细胞内的共用受体位点（CXCR4 或 CCR5）相互作用。与 CXCR4 的相互作用的主要是嗜 T 细胞性、合胞体诱导 HIV-1 病毒（SI 病毒）[14]，而与 β- 趋化因子受体 CCR5 相互作用的主要是嗜巨噬细胞性、非合胞体诱导 HIV-1 病毒[15]。一旦病毒与宿主细胞发生融合，HIV-1 RNA 及其伴随的逆转录酶（RT，一个对于病毒的复制最重要的酶）一同被释放入细胞。RT 是一种 RNA 依赖的 DNA 聚合酶，能够合成 cDNA，并通过 RNA H 活性将 cDNA-RNA 复合体中的 RNA 降解，再发挥 DNA 依赖的 DNA 聚合酶功能根据 cDNA 链复制另一条 DNA 链。逆转录基因组与一些病毒蛋白结合，并被共同转运至细胞核。一旦病毒基因组的 DNA 复制体通过整合酶整合到宿主细胞基因组，它便被称为前病毒，可以作为病毒 RNA 的另一套模板。在复制周期结束时，病毒颗粒组装完成，以出芽的方式穿过细胞膜。

众所周知，病毒和宿主因素之间的动力学变化影响着 HIV-1 感染性疾病的临床进程。一般而言，随着血浆病毒载量的增加，获得性免疫缺陷综合征的疾病进展是以渐进性的 CD4$^+$ T 细胞和细胞免疫功能丧失为特征的。未接受抗逆转录病毒治疗的患者进展为获得性免疫缺陷综合征的时限通常为 8~10 年，然而 HIV-1 感染者的进展率是不尽相同的，有些感染者的无症状期可以长达 15 年。这些个体会设法保持一个健康的免疫系统，具有正常的 CD4$^+$ T 细胞计数，低于检测下限的病毒载量，在整个 HIV-1 感染期间都无须治疗[7,16,17]，这样的感染者被称为自然或杰出控制者，是获得性免疫缺陷综合征患者中的极少部分，据估计不足世界上获得性免疫缺陷综合征患者总数的 1%，这些感染者的病毒载量保持在 50 拷贝 / 毫升以下，而长期无进展者（LTNPs）是指那些病毒载量低于 5000 拷贝 / 毫升的感染者[7]。这些控制者如何维持免疫功能和控制病毒复制，目前尚无从知晓，而且这种调控机制是否会一直持续下去也尚未可知。据报道，影响病毒感染率的最重要宿主遗传因素之一是 CCR5 基因上一种 32 个碱基对长度的基因缺失。纯合缺失的个体可以拮抗 HIV-1 感染[18]。除了趋化因子受体（CCR）的突变基因之外，还有一些 HLA I 类等位基因型与病毒低水平稳态和缓慢的疾病进展有关[19]。

　　HIV-1 患者的标准治疗是组合应用高活性抗逆转录病毒药物，根据针对病毒的作用靶点可将这类药物分为：核苷类逆转录酶抑制剂（NRTI）、非核苷类逆转录酶抑制剂（NNRTI）、蛋白酶抑制剂（PI）、融合抑制剂、整合酶抑制剂、CCR5 融合抑制剂。目前的临床指南（美国卫生与人类服务部的指导方针，http://AIDSinfo.nih.gov）推荐：初始方案是联合应用两种 NRTIs 和任意一种 NNRTI 或者任意一种 PI。然而，如果使用 CCR5 融合抑制剂治疗，比如 maraviroc 或 vicriviroc，必须进行病毒受体趋向性测试，来确定患者所携带的病毒主要是利用 CCR5（R5 嗜性）还是 CXCR4（X4 嗜性）或（双 / 混合嗜性或 D / M 嗜性）作为入侵共受体。Maraviroc 是唯一对 CCR5 嗜性病毒有效的药物。适当的药物治疗之后，病毒载量通常在 2~3 个月内降至 2 $\log_{10}$ 拷贝 / 毫升或更低。我们的目标是使病毒载量水平低于最敏感的检测技术的检测下限（40~50 拷贝 / 毫升）。此外，

临床医师必须确定在治疗早期明确该方案是否具有最优的病毒载量抑制疗效，这对于评估持续治疗的影响因素以及是否需要进行药物调整是非常重要的。

选择题

1. Ampliprep HIV-1 v1 检测试剂盒的靶点是（　　）

　　A. HIV-1 *env* 基因

　　B. HIV-1 *gag* 基因

　　C. HIV-1 *pol* 基因

　　D. p24 抗原

　　E. VIF 蛋白

2. HIV-2 流行的地区是（　　）

　　A. 南非

　　B. 东南亚

　　C. 美国

　　D. 西非

　　E. 澳洲西部

3. 以下关于 HIV-1 基因型的叙述，错误的是（　　）

　　A. 目前 FDA 通过的分析方法通常使用测序技术，用患者样本的序列和野生型序列做比对

　　B. 可以通过 TRUGENE 和 ViroSeq 技术来进行基因型分析

　　C. 基因分型结果报告能够提供抗逆转录病毒药物耐药相关的信息

　　D. 那些未接受治疗的患者应该进行基因型分析

　　E. 基因型分析是确定患者出现抗逆转录病毒药物耐药的唯一方法

4. 以下哪项不是 HIV 杰出控制者的特征（　　）

　　A. 低于世界上 HIV 感染者总数的 1%

　　B. 具有正常的 CD4$^+$ T 细胞计数

　　C. 病毒载量保持在大于 5000 拷贝 / 毫升

　　D. 病毒载量通常保持在小于 50 拷贝 / 毫升

　　E. 很可能有 HIV-1 阳性抗体

5. 对于 HIV-1 患者而言，在监测抗逆转录病毒治疗时，病毒载量重要的改变是（　　）

　　A. 0.2 $\log_{10}$ 拷贝 / 毫升

　　B. 0.3 $\log_{10}$ 拷贝 / 毫升

C. 0.4 $\log_{10}$ 拷贝 / 毫升

D. 0.5 $\log_{10}$ 拷贝 / 毫升

E. 1.0 $\log_{10}$ 拷贝 / 毫升

选择题答案

1. 正确答案：B

2. 正确答案：D

3. 正确答案：E

4. 正确答案：C

5. 正确答案：D

参考文献

1. Hirsch M, Günthard H, Schapiro J et al (2008) Antiretroviral drug resistance testing in adult HIV-1 infection: 2008 recommendations of an International AIDS Society-USA panel. Clin Infect Dis 47:266–285

2. Gueudin M, Plantier J, Lemee V et al (2007) Evaluation of the Roche COBAS TaqMan and Abbott RealTime extraction-quantification systems for HIV-1 subtypes. J Acquir Immune Defic Syndr 44:500–505

3. Schumacher W, Frick E, Kauselmann M et al (2007) Fully automated quantification of human immunodeficiency virus (HIV) type 1 RNA in human plasma by the COBAS AmpliPrep/COBAS TaqMan system. J Clin Virol 38:304–312

4. Swanson P, Huang S, Abravaya K et al (2007) Evaluation of performance across the dynamic range of the Abbott RealTime HIV-1 assay as compared to VERSANT HIV-1 RNA 3.0 and AMPLICOR HIV-1 MONITOR v1.5 using serial dilutions of 39 group M and O viruses. J Virol Methods 141:49–57

5. Günthard H, Wong J, Ignacio C et al (1998) Comparative performance of high-density oligonucleotide sequencing and dideoxynucleotide sequencing of HIV type 1 pol from clinical samples. AIDS Res Hum Retroviruses 14:869–876

6. Lambotte O, Boufassa F, Madec Y et al (2005) HIV controllers: a homogeneous group of HIV-1 infected patients with spontaneous control of viral replication. Clin Infect Dis 41:1053–1056

7. Saksena N, Rodes B, Wang B et al (2007) Elite HIV controllers: myth or reality? AIDS Rev 9:195–207

8. Dybul M, Fauci A, Bartlett J et al (2002) Guidelines for using antiretroviral agents among HIV-infected adults and adolescents: the panel on clinical practices for treatment of HIV. Ann Intern Med 137:381–433

9. Deeks S, Coleman R, White R et al (1997) Variance of plasma human immunodeficiency virus type 1 RNA levels measured by branched DNA within and between days. J Infect Dis 176:514–517

10. Erice A, Brambilla D, Bremer J et al (2000) Performance characteristics of the QUANTIPLEX HIV-1 RNA 3.0 assay for detection and quantitation of human immunodeficiency virus type 1 RNA in plasma. J Clin Microbiol 38: 2837–2845

11. Lew J, Reichelderfer P, Fowler M et al (1998) Determinations of levels of human immunodeficiency virus type 1 RNA in plasma: reassessment of parameters affecting assay outcome. J Clin Microbiol 36:1471–1479

12. Marlink R, Kanki P, Thior I et al (1994) Reduced rate of disease development after HIV-2 infection as compared to HIV-1. Science 265:1587–1590

13. Dalgleish A, Beverley P, Clapham P et al (1984) The CD4 (T4) antigen is an essential component of the receptor for the AIDS retrovirus. Nature 312:763–767

14. Feng Y, Broder C, Kennedy P et al (1996) HIV-1 entry cofactor: functional cDNA cloning of a seven-transmembrane, G-protein coupled receptor. Science 272:872–877

15. Choe H, Farzan M, Sun Y et al (1996) The [beta]-chemokine receptors CCR3 and CCR5 facilitate

infection by primary HIV-1 isolates. Cell 85:1135–1148

16. Blankson J (2010) Effector mechanisms in HIV-1 infected elite controllers: highly active immune responses? Antiviral Res 85:295–302

17. Kloosterboer N, Groeneveld P, Jansen C et al (2005) Natural controlled HIV infection: preserved HIV-specific immunity despite undetectable replication competent virus. Virology 339:70–80

18. Samson M, Libert F, Doranz B et al (1996) Resistance to HIV-1 infection in caucasian individuals bearing mutant alleles of the CCR5 chemokine receptor gene. Nature 382:722–725

19. Altfeld M, Addo M, Rosenberg E et al (2003) Influence of HLA-B57 on clinical presentation and viral control during acute HIV-1 infection. AIDS 17:2581–2591

推荐阅读

2009 AIDS epidemic update (2009). Available at http:// data. unaids.org/pub/Report/2009/JC1700_Epi_ Update_2009_en.pdf. Accessed 21 June 2010

Panel on antiretroviral guidelines for adults and adolescents. Guidelines for the use of antiretroviral agents in HIV-1-infected adults and adolescents. Department of Health and Human Services (2009), pp 1–161. Available at http://www.aidsinfo.nih.gov/ContentFiles/ AdultandAdolescentGL.pdf.Accessed 21 June 2010

第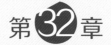章　巨细胞病毒

Michael S. Forman, Alexandra Valsamakis

临床背景

患者，男性，69 岁，因高血压和 2 型糖尿病导致慢性肾功能不全而接受肾移植手术（图 32-1，第 0 周）。移植供体和受体均未检出巨细胞病毒（Cytomegalovirus，CMV）IgG。患者术后 1 周出院，并继续接受免疫抑制治疗，治疗方案中包括术中就开始使用的即复宁（含兔抗人胸腺细胞免疫球蛋白）及他克莫司、霉酚酸酯和泼尼松。患者因继发肺动脉栓塞和下肢静脉血栓形成，出现呼吸困难症状而就诊。住院期间，自诉有腹痛（图 32-1，第 5 周）。因患者的肝功能转氨酶水平升高，且血浆 CMV DNA 实时 PCR 检测结果为 5.1 $\log_{10}$ 拷贝 / 毫升，临床医师推测该患者发生了 CMV 肝炎（图 32-1）。医师给予患者静脉输注更昔洛韦治疗 CMV 感染。治疗 2 周后，肝炎症状缓解，转氨酶水平降至正常，但血浆的病毒水平仍然很高（图 32-1，第 7 周，>5.0 $\log_{10}$ 拷贝 / 毫升）。患者对抗病毒治疗不敏感，提示可能出现了更昔洛韦耐药性毒株，但是从血浆中分离出了病毒 DNA 经测序证实为野生型。第 9 周，患者的血浆病毒拷贝数水平达到 3.7 $\log_{10}$ 拷贝 / 毫升，停止静脉输注更昔洛韦，改为口服缬更昔洛韦（图 32-1，第 9 周），1 周后因患者出现腹泻的不良反应，抗病毒药物的使用剂量降为原剂量的一半（图 32-1，第 11 周）。在一个月后的常规随访中，血浆 CMV 病毒拷贝数水平升高了 10 倍（图 32-1，第 15 周），但肝炎相关的生化指标均无异常。

问题 1：病毒血症突然复发的病因可能有哪些？

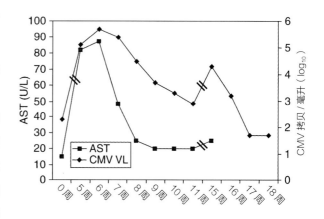

图 32-1　移植术后患者血浆谷草转氨酶（AST）水平和巨细胞病毒载量（cytomegalovirus viral load，CMV VL）变化。第 0 周为进行移植手术的时间，腹痛出现在第 5 周，即因肺动脉栓塞入院期间。短平行线表示时间段不连续

问题 2：哪种分子检测有助于诊断病毒血症复发的病因？

分子检测依据

在最初治疗缓解后，出现病毒血症的复发可能由于患者对服药医嘱的依从性不好或是出现了耐药的毒株。区分这两种病因的办法是对病毒 DNA 测序以确定是否出现更昔洛韦耐药性突变。导致病毒对药物产生耐药性的基因有两种，UL97 和 UL54。

检测项目

临床医师申请了 UL97 基因的序列分析，因为 UL97 基因突变比 UL54 基因突变更为常见。

实验室检测方案

实验室开发了耐药性突变所在的 *UL97* 基因扩增及测序检测。*UL97* 基因可以翻译成 707 个氨基酸长度的蛋白，第 700 位核苷酸的上下游区域（第 1292~1998 位，对应第 430~666 位氨基酸）是导致耐药的突变热区。本检测流程包含巢式 PCR、凝胶电泳（注意观察正确的扩增子大小）、测序循环和序列分析[1]。以往经验告诉我们，病毒载量至少 1000 拷贝 / 毫升时第一轮巢式 PCR 才可以成功地扩增待检测的靶序列。

问题 3：图 32-2 检测出哪种核苷酸变异？

问题 4：*UL97* 基因的突变会导致氨基酸序列发生什么变化？

检测结果分析要点

利用序列分析软件，可将正向和反向引物测定的序列合并分析，即用软件（ClustalW）将测序所得序列与病毒的参比基因序列（本例为 CMV Towne 序列）进行比对，再将核苷酸序列转换为氨基酸序列，并与病毒的参比氨基酸序列比对。比对结果发现，本例患者的 CMV *UL97* 基因编码区第 1781 位核苷酸发生了 C>T 点突变，导致第 594 位氨基酸由丙氨酸变

为缬氨酸（图 32-2）。

结果解释

更昔洛韦三磷酸酯是一类无环 2'- 脱氧鸟苷类似物，可作为 CMV 中由 *UL54* 基因编码的 DNA 依赖的 DNA 聚合酶的"自杀性底物"。更昔洛韦经 *UL97* 基因编码的病毒激酶磷酸化而形成三磷酸酯形式，更昔洛韦单磷酸酯经细胞内激酶逐步磷酸化而形成双磷酸酯和三磷酸酯形式。*UL97* 是定位于病毒体内或受病毒感染细胞细胞核内的一种丝苏氨酸激酶，其在病毒复制过程中的功能尚不可知。导致更昔洛韦耐药的突变发生于第 460、520 和 591~607 位氨基酸。第 460 位氨基酸位于催化磷酸根转移的活性区域，第 591~607 位氨基酸推测是更昔洛韦的结合区[2]。本例患者检出的突变为 Ala594Val，是常见的更昔洛韦耐药性突变位点之一[3]。

可以通过生物学实验鉴定突变与抗病毒治疗耐药性之间的相关性。将特异位点突变的基因导入野生型病毒，突变产生的耐药效应可以通过评估不同药物浓度下病毒复制受抑制的程度，即计算出 50% 的病毒复制受抑制的药物浓度（IC_{50}）来实现。许多耐药性突变就是通过这种方法鉴定出来的[2, 4]。与野生型相比，

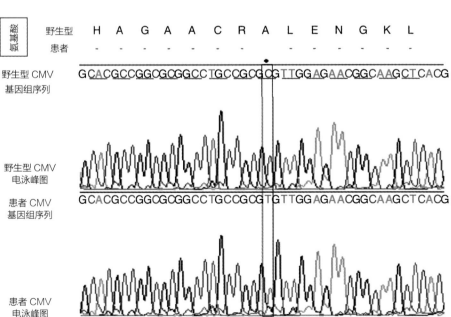

图 32-2 野生型和患者 CMV 基因组序列测定的电泳结果

导致 IC_{50} 升高 5 倍以上的突变即被定义为主要耐药性突变。A594V（Ala594Val）就是一种主要耐药性突变，因其可导致 IC_{50} 升高 8 倍[3]。临床样本中也可以检测到许多耐药性突变位点以外的突变，大多属于基因多态性而没有功能性影响[5]。

问题 5：检出 A594V 突变后，临床管理会发生哪些变化？

问题 6：如果患者出现抗病毒治疗不敏感，但又没有检测出耐药性突变，将如何优化治疗方案？

进一步检测

无须进行进一步的感染性疾病检测。

其他注意事项

对于检测出 UL97 基因耐药性突变的患者，推荐改用膦甲酸治疗，它是一种疱疹病毒 DNA 聚合酶的强抑制剂[6]，其生物学活性无须 UL97 激酶的磷酸化过程。本例患者接到 A594V 耐药性突变的阳性结果后，立即改用静脉输注膦甲酸治疗（图 32-1，第 16~18 周）。西多福韦——另一种疱疹病毒 DNA 聚合酶的抑制剂——也可使用，但不推荐一线用于更昔洛韦耐药者的治疗，因为聚合酶基因 UL54 的某些突变位点会导致更昔洛韦和西多福韦的交叉耐药，并且西多福韦具有肾毒性的副作用。因此，西多福韦更多用于病情轻微且没有聚合酶基因突变的患者[6]。

器官移植术后接受预防性更昔洛韦治疗或针对病毒感染使用更昔洛韦治疗几周后，患者出现血浆 CMV DNA 水平持续较高或不断升高的情况，应高度怀疑出现了抗病毒治疗耐药性。常常在没有病毒基因型分析结果的时候，适当降低免疫抑制治疗的强度，可以促进机体抗病毒免疫与更昔洛韦的抗病毒活性产生协同效果[6]。如果这种方案不能奏效，可以在没有检出耐药性突变和重症疾病风险较低的前提下增加更昔洛韦的使用剂量。如发生严重性疾病的风险很高（如肺移植患者和 CMV 阴性的受体接受 CMV 阳性供体的器官），推荐根据临床经验使用膦甲酸[6]。

分子病理学背景知识

实质器官移植受体的 CMV 感染常常没有明显的症状，或者出现各种不同的疾病表现，可以是由病毒复制直接引起或由感染间接导致。由于病毒复制引起的器官特异性表现，包括胃肠道疾病（从食管到结肠均可发生）、肺炎、肝炎、胰腺炎和尿路感染（肾炎到膀胱炎），以及 CMV 综合征（发热、畏食、萎靡、白细胞减少、血小板减少），视网膜炎和中枢神经系统疾病少见。器官特异性疾病比较常见，常常难以排除移植排斥反应（如肝移植患者的肝炎，肺移植患者的肺炎，肾移植或胰腺移植患者的胰腺炎）。但肾移植是一个例外，如本例中的男性患者，常常多以泌尿系症状首发，而非移植的供体器官，肾移植患者最常见的 CMV 相关疾病是 CMV 综合征和胃肠道疾病[7]。CMV 感染还会增加其他致病微生物感染、移植排斥反应、移植器官功能不全的危险，导致长期生存率下降[8]。这些影响大多是间接的，最有可能是因为 CMV 介导的免疫调控异常。

在感染宿主体内，CMV 的复制受细胞免疫反应和免疫记忆功能的控制和约束，因此发生 CMV 相关性疾病的移植术后患者大多是 CMV 阴性的受体接受了 CMV 阳性的供体器官，即 D+/R−[9]。这些患者对 CMV 没有免疫力，从移植器官初次接触 CMV。而 CMV 阳性的受体接受 CMV 阳性的供体器官，即 D+/R+ 出现 CMV 相关性疾病的概率就低很多。免疫抑制治疗的强度，特别是使用抗淋巴细胞抗体如 OKT3 或抗人胸腺细胞免疫球蛋白，会导致发生 CMV 相关性疾病的风险升高 3~4 倍[9]。

CMV 阴性的受体接受了 CMV 阴性的供体器官（D−/R−）后发生 CMV 相关性疾病的情况非常罕见，比如本例患者[8, 10]。可能由于以下少见的原因而发生：在器官移植的围手术期接触了病毒携带者或感染者，移植供体处于 CMV 感染早期血浆中尚未产生 IgG 抗体，或是移植供体处于潜伏期（外周血单核细胞内低水平 CMV DNA 复制，血浆 CMV IgG 阴性）[11]。移植患者很少接受异体输血，因此输血导致的 CMV 感染可不考虑。

针对移植术后患者的 CMV 管理主要侧重于通过抗病毒治疗和抑制病毒复制，从而达到预防 CMV 相关性疾病的目的。这种原则是十分有效的，患者血、尿中 CMV 浓度与 CMV 相关性疾病的发生率之间的相关性曲线呈 S 形，即当 CMV 浓度超过某个阈值时，发病率会陡然上升，这个阈值的范围视检测方法、疾病种类和移植器官而定[12, 13]。全世界有两个通用的预防原则：一是对有病毒血症的患者立即给予治疗，二是对高危人群给予预防性抗病毒治疗。大多数 CMV 相关性疾病发生在移植术后的前 3 个月。根据第一个原则，在此期间患者每周需接受病毒血症的筛查，一旦血浆 CMV 浓度超过阈值，立即使用抗病毒治疗以防止病情发作。根据第二个原则，高危人群（D+/R− 以及 CMV 阳性受体）移植术后立即进行抗病毒预防性用药，用药时间取决于其危险程度[6]。

将以上两个原则进行对比的研究并不多见，但是结论几乎一致，两种原则的实施均能有效降低 CMV 相关性疾病的发生率，但预防性治疗还有额外的患者获益，即降低了 CMV 相关性疾病的间接影响，如减低移植排斥反应的发生，增加移植器官存活的概率[14]，因此预防性原则得到越来越广泛的应用。

晚发性 CMV 相关性疾病，指的是在预防性抗病毒治疗之后发生的疾病，是临床管理上的难题。一项临床试验显示，目前常用的缬更昔洛韦——一种更昔洛韦的前体药物——具有与更昔洛韦相同的生物利用度，在其终止使用 3 个月内 CMV 相关性疾病的发病率为 12%，9 个月内上升为 17%[15]，口服更昔洛韦患者也有类似的晚发性 CMV 相关性疾病发病率[15]。

更昔洛韦耐药性 CMV 相关性疾病也是预防性原则面临的又一困境。对于 CMV 来说，耐药性毒株常常出现在以下几种情况：用药阶段病毒持续复制（常常是数月），或是缺乏先期免疫力的患者（如常见于 D+/R− 移植受体或罕见于 D−/R− 患者，如本例患者），或需要增强免疫抑制治疗防止排斥反应，或是抗病毒治疗剂量不足等。在器官移植患者中，耐药率 1%~10%[16-19]。更昔洛韦耐药性与 D+/R− 抑制受体、免疫抑制治疗的强度和用药时间过长（5 个月还是 3 个月）有关。有人推测，预防性治疗可能是对耐药性

毒株的一种筛选机制[16, 17]。更昔洛韦耐药性 CMV 相关性疾病病情严重，可以致命[16, 17, 19]。因此，对更昔洛韦耐药性 CMV 的诊断尤为重要，特别是使用过预防性更昔洛韦治疗，疗程终止后发生了病毒血症或 CMV 相关性疾病，再次给予足剂量的药物 10~14 天后仍然无效的患者。即使没有耐药性突变的基因检测结果，这些患者也常常需要接受数月的大剂量抗病毒治疗，同时降低免疫抑制治疗的强度。

分子检测已大量应用于 CMV 病毒血症的筛查、相关性疾病的确诊和耐药性毒株的确认。外周血或血浆的定量分析逐渐代替了病毒抗原血清学分析，后者是一种操作繁杂的半定量检测方法，需要通过免疫染色识别并分离包含 CMV 蛋白 pp65 的中性粒细胞。一种用于核酸定量检测实验的国际标准品正在研制过程中，在此之前，随访监测的患者应尽可能使用同一种检测方法监测 CMV 血浆浓度，因为不同方法之间由于没有统一的标准品和校正曲线，所得到的结果不具有可比性。通过 IC_{50} 等表型鉴定更昔洛韦耐药性毒株已逐渐被测序法所取代。根据文献的报道，基因分型结果能够推测 *UL97* 基因突变是否可导致耐药性[2, 4, 20]。基因分型解读的困难在于无法判定为耐药性突变还是多态性的位点，应如何处理？此时，结合临床症状、治疗周期以及不良结局的危险度，综合分析以决定是否需要更改治疗方案。

偶然情况下，临床医师要求检查 *UL54* 基因突变，该基因的突变位点范围很广，包括第 300~1000 密码子。这些突变常见于经过长时间更昔洛韦治疗、前期已存在 *UL97* 基因突变或接受过其他聚合酶活性药物治疗如西多福韦或膦甲酸。因此，与 *UL97* 相比，*UL54* 基因测序需要大量引物和更多的扩增和测序反应[21]。此外，病毒载量必须足够高，才可以满足 PCR 扩增的需要，*UL54* 基因测序的应用并不多见。

选择题

1. 更昔洛韦抑制 CMV 复制的原理是扰乱了下列哪一项（　　）

　　A. 病毒聚合酶活性所必需的细胞激酶

B. 病毒聚合酶活性所必需的细胞转录因子

C. 病毒聚合酶活性所必需的病毒激酶

D. 病毒聚合酶的链延伸功能

E. 病毒聚合酶的模板识别功能

2. 器官移植术后患者，发生更昔洛韦耐药性 CMV 感染的主要原因是（　　　）

A. 术中使用了污染的血液制品

B. 从社区被传染了耐药性毒株

C. 从供体器官获得了耐药性毒株

D. 不恰当的高剂量抗病毒治疗，持续数周

E. 治疗数月后出现病毒血症

3. 在接受抗 CMV 感染治疗过程中，更昔洛韦耐药性突变最有可能出现在什么位置（　　　）

A. *UL97* 基因的某一段序列

B. *UL54* 基因的多个热点

C. *UL97* 启动子

D. 整个 *UL54* 基因

E. 整个 *UL97* 基因

4. 下列哪种移植前血清学结果的患者，发生更昔洛韦耐药性的后果最严重（　　　）

A. 供体阴性 / 受体阴性

B. 供体阴性 / 受体阳性

C. 供体阳性 / 受体阴性

D. 供体阳性 / 受体阳性

E. 无，CMV 血清学结果不是更昔洛韦耐药性的危险因素

5. 治疗更昔洛韦耐药性 CMV 的一线药物是（　　　）

A. 阿昔洛韦

B. 西多福韦

C. 泛昔洛韦

D. 膦甲酸

E. 替诺福韦

选择题答案

1. 正确答案：D

更昔洛韦是无环 2′-脱氧鸟苷的前体药物，可以通过 *UL97* 基因编码的病毒激酶磷酸化，二磷酸

化和三磷酸化过程有细胞内激酶催化完成。更昔洛韦三磷酸酯可以作为 *UL54* 基因编码的病毒 DNA 为模板的 DNA 聚合酶的自杀性底物，抑制 DNA 复制过程中的链延伸过程。

2. 正确答案：E

CMV 对更昔洛韦的耐药性主要发生于治疗后几个月，伴有病毒血症，是突变型病毒经过筛选过程后出现了大量复制。不恰当的低剂量预防性用药会导致耐药性的产生，不恰当的高剂量用药会导致药物的毒副作用如全血细胞减少。在没有抗病毒药物的条件下，耐药性毒株的生长能力低于野生型毒株，因此耐药性病毒不可能在社区传播，也不会出现于未经抗病毒治疗的移植受体。

3. 正确答案：A

更昔洛韦耐药性突变最常见于编码病毒激酶的 *UL97* 基因。*UL54* 基因突变非常少见，常伴有先期的 *UL97* 基因突变。导致耐药性的突变常位于 *UL97* 基因的第 700 位核苷酸序列。*UL54* 抗病毒耐药性突变分布于整个 *UL54* 基因的 2100 个核苷酸全长区域。

4. 正确答案：C

无前期 CMV 免疫力的器官移植受体接受 CMV 阳性的供体器官，发生 CMV 相关性疾病的风险最高，致死率也最高。建议使用预防性更昔洛韦治疗，根据疾病风险持续 3~6 个月。经过更昔洛韦治疗的患者，发生耐药性是临床管理面临的重要问题。

5. 正确答案：D

膦甲酸是更昔洛韦耐药 CMV 治疗的一线药物，因为一些聚合酶 *UL54* 基因突变会导致更昔洛韦和西多福韦的交叉性耐药。西多福韦可用于确定不存在 *UL54* 基因突变的 CMV 感染患者。阿昔洛韦常作为抗 CMV 的预防性治疗药物，但不用于 CMV 感染患者。泛昔洛韦仅对单纯疱疹病毒和水痘-带状疱疹病毒有效。

参考文献

1. Hu H, Jabs DA, Forman MS et al (2002) Comparison

of cytomegalovirus (CMV) UL97 gene sequences in the blood and vitreous of patients with acquired immunodeficiency syndrome and CMV retinitis. J Infect Dis 185:861–867

2. Chou S (2008) Cytomegalovirus UL97 mutations in the era of ganciclovir and maribavir. Rev Med Virol 18:233–246

3. Chou S, Van Wechel LC, Lichy HM et al (2005) Phenotyping of cytomegalovirus drug resistance mutations by using recombinant viruses incorporating a reporter gene. Antimicrob Agents Chemother 49:2710–2715

4. Erice A (1999) Resistance of human cytomegalovirus to antiviral drugs. Clin Microbiol Rev 12:286–297

5. Chou S (2010) Recombinant phenotyping of cytomegalovirus UL97 kinase sequence variants for ganciclovir resistance. Antimicrob Agents Chemother 54:2371–2378

6. Kotton CN, Kumar D, Caliendo AM et al (2010) International consensus guidelines on the management of cytomegalovirus in solid organ transplantation. Transplantation 89: 779–795

7. Arthurs SK, Eid AJ, Pedersen RA et al (2008) Delayedonset primary cytomegalovirus disease and the risk of allograft failure and mortality after kidney transplantation. Clin Infect Dis 46:840–846

8. Razonable RR (2008) Cytomegalovirus infection after liver transplantation: current concepts and challenges. World J Gastroenterol 14:4849–4860

9. Sia IG, Patel R (2000) New strategies for prevention and therapy of cytomegalovirus infection and disease in solidorgan transplant recipients. Clin Microbiol Rev 13:83–121

10. Sagedal S, Nordal KP, Hartmann A et al (2000) A prospective study of the natural course of cytomegalovirus infection and disease in renal allograft recipients. Transplantation 70:1166–1174

11. Larsson S, Soderberg-Naucler C, Wang FZ et al (1998) Cytomegalovirus DNA can be detected

in peripheral blood mononuclear cells from all seropositive and most seronegative healthy blood donors over time. Transfusion 38:271–278

12. Cope AV, Sabin C, Burroughs A et al (1997) Interrelationships among quantity of human cytomegalovirus (HCMV) DNA in blood, donor-recipient serostatus, and administration of methylprednisolone as risk factors for HCMV disease following liver transplantation. J Infect Dis 176:1484–1490

13. Griffiths P, Whitley R, Snydman DR et al (2008) Contemporary management of cytomegalovirus infection in transplant recipients: guidelines from an IHMF workshop, 2007. Herpes 15:4–12

14. Humar A, Snydman D (2009) Cytomegalovirus in solid organ transplant recipients. Am J Transplant 9(Suppl 4): S78–S86

15. Paya C, Humar A, Dominguez E et al (2004) Efficacy and safety of valganciclovir vs. oral ganciclovir for prevention of cytomegalovirus disease in solid organ transplant recipients. Am J Transplant 4:611–620

16. Li F, Kenyon KW, Kirby KA et al (2007) Incidence and clinical features of ganciclovir-resistant cytomegalovirus disease in heart transplant recipients. Clin Infect Dis 45: 439–447

17. Limaye AP, Corey L, Koelle DM et al (2000) Emergence of ganciclovir-resistant cytomegalovirus disease among recipients of solid-organ transplants. Lancet 356:645–649

18. Limaye AP, Raghu G, Koelle DM et al (2002) High incidence of ganciclovir-resistant cytomegalovirus infection among lung transplant recipients receiving preemptive therapy. J Infect Dis 185:20–27

19. Mitsani D, Nguyen MH, Kwak EJ et al (2010) Cytomegalovirus disease among donor-positive/recipientnegative lung transplant recipients in the era of valganciclovir prophylaxis. J Heart Lung Transplant 29(9):1014–1020

20. Gilbert C, Bestman-Smith J, Boivin G (2002) Resis-

tance of herpesviruses to antiviral drugs: clinical impacts and molecular mechanisms. Drug Resist Updat 5:88–114

21. Jabs DA, Martin BK, Forman MS et al (2001) Mutations conferring ganciclovir resistance in a cohort of patients with acquired immunodeficiency syndrome and cytomegalovirus retinitis. J Infect Dis 183:333–337

第33章　人乳头瘤病毒

Sophie S. Arbefeville, Aaron D. Bossler

临床背景

患者，女性，24 岁，正在接受每年一次的常规妇科体检，一年前的巴氏染色检查正常。有过性生活史，并要求继续使用避孕药。自诉月经周期规律（大约 28 天），无痛经，无性传播病史，无妊娠史。既往无住院就医记录，常规接受免疫接种，本次就诊前两年接受了人乳头瘤病毒三联疫苗的注射免疫。

常规体检无明显异常。盆腔检查显示，外生殖器正常，无红斑或其他病变，巴氏腺、尿道旁腺和斯基恩腺均正常。阴道检查未见明确病变及异常排液。宫颈未见异常，双合诊检查示宫颈活动度可，无触痛。子宫及双附件无明显包块。用宫颈搔刮术收集的宫颈拭子样本，存放在 SurePath™ 细胞保存液后进行脱落细胞学检查。制片染色后由细胞病理学家进行阅片。细胞学检查结果为"意义不明的不典型鳞状上皮细胞（ASC-US）"。因此，体检正常、无症状的细胞学 ASC-US 年轻女性需要进行进一步的临床评价。

问题 1：细胞学结果为 ASC-US 的意义是什么？

分子检测依据

每年大约有 50 万例新增的宫颈鳞状细胞癌病例，目前该病仍然是全球发病率和致死率较高的恶性肿瘤[1]。由宫颈拭子或宫颈刷收集宫颈细胞学样本，进行细胞病理学评估能够有助于宫颈癌及其癌前病变的早期诊断。Bethesda 系统细胞学分类将宫颈鳞状细胞的癌前病变分为低级别或高级别鳞状上皮内病变（分别为 LSIL 和 HSIL）[2]，分别提示具有低度或高度的伴有高级别病变或宫颈癌的风险。组织学上，宫颈病变活检被分为轻度异型或宫颈上皮内病变 CIN Ⅰ、中度异常型或 CIN Ⅱ 和重度异型或原位癌（CIN Ⅲ）。当细胞学检查发现轻度不典型性细胞，并不满足 LSIL 的诊断标准时，可诊断为"意义不明的不典型鳞状上皮细胞（ASC-US）"。

研究发现，宫颈鳞状细胞癌是由人乳头瘤病毒（Human papillomavirus，HPV）感染所致。HPV 感染鳞状上皮和腺上皮，扰乱了其正常的细胞生长周期，并使其具有了进展为鳞状细胞癌和腺癌的潜能[3]。与肛门和生殖道鳞状细胞癌密切相关的高危型（HR）HPV 类型有：16，18，31，33，35，39，45，51，56，58，59 和 68 型。HPV16 和 18 型是最常感染的高危类型，也是在浸润性宫颈癌中最常鉴定出的类型。20 世纪 90 年代末所进行的 ALTS（ASC-US 与 LSIL 鉴别研究）试验证实了，通过检测 HPV DNA 的方法来确定高级别宫颈病变（CIN Ⅱ 或 CIN Ⅲ）的危险度要优于反复的细胞学评估[4]，该研究与其他相关的研究共同推进了《宫颈癌筛查异常妇女处理的共识指南》2006 版的制定。这些指导原则推荐，对于年龄 ≥ 20 岁且宫颈涂片检查为 ASC-US 的女性应该进行高危型 HPV DNA 检查，以确定宫颈异常增生或肿瘤的危险度[5]。高危型 HPV DNA 阳性的妇女应该进一步进行临床及病理检查，即阴道镜检查和在可疑病变处进行组织活检，而 HPV DNA 阴性的妇女只需继续常规随访。该指南还建议对年龄 ≥ 30 岁但细胞学检查正常的女性也进行高危型 HPV DNA 检查。高危型 HPV DNA 阳性的妇女应该进行进一步的基因分型检测。如果存在 HPV16 或 18 型感染，患者也需要立即接受阴道镜检查。对于携带高危型 HPV 但并非 HPV16 或 18 型感染的女性，推荐其 1 年后重复细胞学或 HPV 检查，HPV 阴性的女性不需要频繁地检查，大约每 3 年进行一次常规筛查即可。

问题 2：通过 FDA 认证的、可用于临床筛查的 HPV 检测方法有哪些？

检测项目

医师为患者进行了高危型 HPV 分子检测项目。

实验室检测方案

应用 Invader 信号放大技术为原理的 Cervista™ HPV HR 检测试剂盒（Hologic, Inc.）对患者宫颈细胞学样本进行 HPV 分子检测。

检测结果分析要点

Cervista™ HPV HR 检测结果显示，A、B、C 号反应管的 FAM 荧光 FOZ 值（fold over zero）分别为 1.19、6.81、2.17（详见"分子病理学背景知识"部分的描述），患者样本的 FAM FOZ 比值为 5.71（图 33-1）。

如果 FAM FOZ 比值大于或等于 1.525，且 3 种反应管中至少一个 FAM FOZ 值大于 2.0，即可定义为 HPV DNA 阳性。

问题 3：如何解读本例患者的检测结果？

结果解释

患者样本的 FAM FOZ 比值是 5.71，而且 B 和 C 管反应的 FAM FOZ 值远大于 2.0。因此，检测结果说明患者存在高危型 HPV DNA 阳性。

进一步检测

ASC-US 阳性且存在高危型 HPV 感染提示应对

患者进行阴道镜检查，并对可疑病变区行组织活检，由病理学家评估病变性质。该患者活检组织被诊断为 CIN Ⅰ。

分子病理学背景知识

诊断宫颈原位癌及癌前病变的金标准是宫颈活检标本的病理组织学诊断。然而，这种检查是有创的，可引起宫颈损伤。用宫颈拭子或宫颈刷收集宫颈鳞柱上皮交界处的样本，进行细胞学评估已被证实是一种鉴定潜在侵袭性疾病的无创检测。细胞学检查特异性高，具有很高的阳性预测值，而且患者遭受的痛苦更少 [6,7]。对于 CIN Ⅱ 或更高级别的宫颈病变而言，HPV DNA 检查比细胞学具有更高的特异性 [8]。FDA 批准了两种 HPV DNA 检测方法和一种针对 HPV16 和 18 型的 HPV 分型检测，即：Digene HPV 杂交捕获 2（Digene HPV Hybrid Capture2）（Qiagen, Inc.）、Cervista™ HPV HR（Hologic, Inc.）和 Cervista™ HPV16 和 18 分型检测。3 种检测均可用于薄层液基培养液（Hologic, Inc.）保存的样本，但是不用于常规的 SurePath™ 液基细胞培养液（Becton Dickinson, Inc.）保存的样本。应用 SureaPath™ 液基细胞培养液的实验室必须进行独立的验证试验，使其符合实验室开发诊断试剂（Laboratory-Developed Test, LDT）的监管模式。

Cervista™ HPV HR 检测使用了一种信号放大法，依据所有样本和 3 个对照反应荧光信号强度判读结果（图 33-2）。每个反应包含有与 HPV DNA 或对照 DNA 互补的混合寡核苷酸探针，以及用于水解被荧光标记的 HPV 或对照 DNA 探针的 Cleavase 酶，如果反应体系中存在特异的靶序列，Cleavase 酶则将相应的探针水解并释放适量的荧光信号。FAM（6-羧基二乙酸荧光素）荧光基团结合于 HPV 特异性探针，RED（Redmond Red dye）荧光基团结合于人组蛋白 2β 基因的特异性探针，后者用于在 A、B、C 3 个独立反应中作为评价扩增效率的内对照。由于不同高危型 HPV 的序列存在多样性，因此不可能用单管反应检测所有的高危 HPV 亚型，但是根据它们在

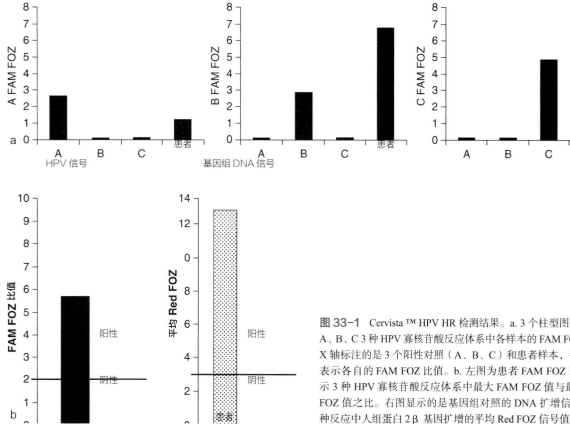

图 33-1 Cervista™ HPV HR 检测结果。a. 3 个柱型图分别显示 A、B、C 3 种 HPV 寡核苷酸反应体系中各样本的 FAM FOZ 比值。X 轴标注的是 3 个阳性对照（A、B、C）和患者样本，每个柱型表示各自的 FAM FOZ 比值。b. 左图为患者 FAM FOZ 比值，表示 3 种 HPV 寡核苷酸反应体系中最大 FAM FOZ 值与最小 FAM FOZ 值之比。右图显示的是基因组对照的 DNA 扩增信号，是 3 种反应中人组蛋白 2β 基因扩增的平均 Red FOZ 信号值

系统发育树中的谱系关系，基本上可以在 3 个多重反应体系中检出目前已知的高危 HPV 亚型。FOZ 值代表反应体系的信噪比，分别来自各个反应管中待测样本或对照样本与无模板空白样本的 RED（Red FOZ）或 FAM（FAM FOZ）信号之比。FAM FOZ 代表样本中是否有高危 HPV DNA，而 Red FOZ 代表样本中有足够检测的 DNA。任意一个反应中样本 FAM FOZ 比值远大于 1（即样本荧光值远远超过背景）时，提示样本中存在 HPV DNA 的可能性非常大。FAM FOZ 比值是 A、B、C 三个反应中最大的 FAM FOZ 值与最小的 FAM FOZ 值之比，以此协助确定样本是否 HPV 阳性。Red FOZ、每种反应的 FAM FOZ 值以及 FAM FOZ 比值均设有特定的阈值，该阈值由实验研发过程中的验证试验所确定，因此对于阳性与阴性结果的判读方法具有明确的描述。

与之前的描述相似，Cervista™ HPV16 和 18 基因分型检测也利用 Invader 探针和 Cleavase 酶

切信号放大方法。宫颈癌中最常见的基因型别是 HPV16，其次为 HPV18。推荐进行基因型检测的原因之一是这两种病毒与其他高危型 HPV 相比，进展为高级别宫颈病变（CIN Ⅲ 或更高级别）的可能性更高[9]。

第二代杂交捕获技术（Hybrid Capture® 2，HC2）利用 RNA 探针与 HPV DNA 杂交，再通过抗体捕获双链 DNA：RNA 杂交复合体，在 96 孔酶标板中检测化学发光的放大信号。该方法可以在单反应孔中加入一些预先混合的 RNA 探针，探针杂交范围可以涵盖整个 HPV 基因组，HC2 能特异性检测 13 种高危型 HPV 型别（16，18，31，33，35，39，45，51，52，56，58，59 和 68 型），但是不能明确具体型别。被捕获的 DNA：RNA 杂交复合体与共轭连接碱性磷酸酶的抗体相互"结合"，后者可以与底物反应并通过光度计测量化学发光强度。化学发光的强弱可以反映样本中是否存在目标 DNA，并以相对光单

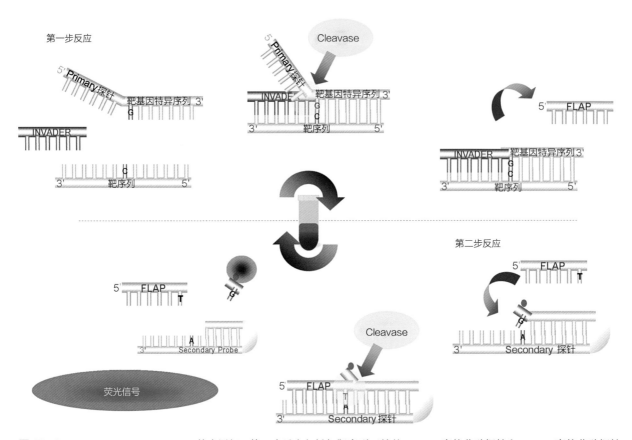

图 33-2 Cervista™ HPV HR invader 技术图解。第一步反应包括与靶序列互补的 Primary 寡核苷酸探针和 Invader 寡核苷酸探针（深蓝色），这样的探针组共有 4 对，分别检测人组蛋白（HH）2β 基因和 3 种不同的高危型 HPV。与靶基因结合后，Cleavase 酶识别靶基因、Primary 探针和 Invader 探针组成的复合体，水解 Primary 探针的 DNA 骨架，释放出 Flap 序列，复合体解离，新的 Primary 探针可以再次与靶序列结合。Flap 序列与 Secondary 寡核苷酸探针的主干序列互补，在第二步反应中，Flap 寡核苷酸与相应的 Secondary 探针结合，红色荧光染料标记 *HH2B* 基因，6'FAM 或绿色荧光标记 3 种高危型 HPV。Secondary 探针的设计含有一段标记了红色荧光基团的发夹结构，其旁的淬灭基团可以抑制荧光基团发出荧光信号。Flap 序列如同 Invader 探针，可与 Secondary 探针的主干序列结合，生成一个类似的 DNA 复合体，并能被 Cleavase 酶识别，从而使 Secondary 探针被水解而释放荧光信号。红色荧光提示样本中存在 DNA，扩增效率具有可信性；6'FAM 或绿色荧光则提示样本中存在 HPV DNA

位（RLU）值来表示，高于预先设定的 RLU 阈值即可判读为 HPV 阳性。HC2 检测技术已在一些大宗研究中得以应用，并显示出较高的敏感性（93%~96%），但有文献报道 HC2 检测存在潜在的假阳性结果，这是由于与低危型 HPV 出现交叉反应所致[10]。

目前已经研发出两种针对病毒衣壳蛋白的 HPV 疫 苗 剂 型，Gardasil（Merck, Inc.） 和 Cervarix（Glaxo-Smith-Kline, Inc.），应用于 9~26 岁的青少年和年轻女性中，用于预防宫颈癌的发生。这两种疫苗仅能预防高危型 HPV16 和 18 型，Gardasil 疫苗中还包含了两种 HPV 低危亚型（6 和 11 型）。2010 年，FDA 批准 Gardasil 疫苗用于接种免疫 9~26 岁的男性，

以预防由 HPV6 和 11 型所导致的生殖道尖锐湿疣。也有学者提出假设，这两种疫苗可能与其他相关高危亚型具有交叉反应，因此能预防相应亚型的感染[11]。这些疫苗几乎可以百分之百预防 CIN Ⅱ 或更高级别病变。但 FDA 的临床试验中有极其少数接种者发生了 CIN Ⅰ[12]。由于疫苗只针对有限数量的高危 HPV 类型，其他任何高危 HPV 类型都可能会导致 HPV 高危型检测阳性结果的出现。此外，研制疫苗是为了预防 HPV16 和 18 型的感染，而不是治疗在接种期即已存在的 HPV 感染[13]。在大多情况下，如在已接种疫苗的、性生活频繁的女性发现宫颈病变，极有可能是接种之前的感染所致。

选择题

1. 引起宫颈疾病的高危型 HPV 类别中，比例最高的是（　　）

    A. 6

    B. 11

    C. 16

    D. 18

    E. 31

2. 以下哪种高危型 HPV 传播途径能够导致宫颈癌的发生（　　）

    A. 发生性生活时，通过已感染的黏膜上皮接触传播

    B. 接触或与有足底疣或手掌疣的患者握手

    C. 卫生条件差和粪 – 口途径传播

    D. 通过咳嗽或打喷嚏的呼吸道飞沫传播

    E. 尿污染和恶劣的卫生条件

3. 以下是 2006 年指南的建议，除了（　　）

    A. 应该对 30 岁及以上的所有女性的细胞学样本进行高危型 HPV DNA 筛查

    B. 不推荐将 HPV16 和 18 基因分型检测作为 30 岁及以上女性的筛查手段

    C. 年龄为 30 岁及以上且 HPV 阳性的女性应该进行 HPV16 和 18 基因分型检测，以便决定是否进行阴道镜检查，并对于可疑病变进行活检，或建议其 1 年后重复细胞学检查

    D. 高危型 HPV DNA 检测对象应该包括细胞学检测发现意义不明的不典型腺上皮细胞（AGUS）的患者

    E. 对于细胞学检测发现意义不明的不典型鳞状上皮细胞（ASC–US），无论哪个年龄段的妇女都应该对其细胞学样本进行高危型 HPV DNA 检测

4. 目前 FDA 批准的可以用于高危型 HPV 检测技术，都是基于哪些方法（　　）

    A. 支链 DNA 信号扩增和实时 PCR

    B. 利用抗体与 RNA/DNA 异源杂交双链的杂交捕获放大技术和实时 PCR

    C. Invader/Cleavase 酶切信号扩增和利用抗体与 RNA：DNA 异源杂交双链的杂交捕获放大技术

    D. 实时 PCR 和 Invader/Cleavase 酶切信号扩增技术

    E. 转录介导的靶向扩增和利用抗体与 RNA/DNA 异源杂交双链的杂交捕获放大技术

5. 以下对于 Digene HPV 杂交捕获 2（Qiagen, Inc.）检测技术的描述，最恰当的是（　　）

    A. 在 2009 年获批使用，检测 14 种高危型 HPV 并可以进行 16 和 18 基因分型

    B. 是利用 RNA 探针和 RNA：DNA 杂交双链特异性抗体的信号放大技术

    C. 应用 PCR 扩增检测 37 种 HPV 高危型

    D. 通过碱性磷酸酶共轭的抗体检测捕获的 DNA：DNA 杂交双链

    E. 对于检测 CIN Ⅱ 及更高级别病变，比细胞学检测更特异

选择题答案

1. 正确答案：C

    HPV16 是宫颈癌和宫颈上皮异常增生中最常见检测到的类型，大约占高危型 HPV 感染的 50% 以上。HPV18 是第二常见的高危亚型，HPV31 也位居常见亚型的前 5 位。低级别 HPV6 和 11 与生殖道尖锐湿疣的发生相关。

2. 正确答案：A

    高危型 HPV 仅存在于生殖道和口腔的表皮和黏膜层。它们主要是通过性接触传播。导致足底疣或手掌疣的良性 HPV 亚型不会导致宫颈癌。其他 3 种传播途径不是 HPV 的传播方式。

3. 正确答案：E

    年龄小于 20 岁的女性，即使细胞学检测为意义不明的不典型鳞状上皮细胞（ASC–US），也不应该进行高危型 HPV DNA 检测。其余各项都是正确的。

4. 正确答案：C

Invader/Cleavase 酶切信号扩增和利用抗体与 RNA/DNA 异源杂交双链的杂交捕获放大技术，是目前 FDA 批准的检测高危型 HPV 的方法。

5. 正确答案：B

答案 A 指的是 Cervista™ HPV 检测方法。答案 C 只能检测 14 种高危型 HPV，而不是 37 种。答案 D 是错误的。已有研究证实，对于检测 CIN Ⅱ 及其更高级别病变而言，高危型 HPV DNA 检测（答案 E）比细胞学检测更特异。

参考文献

1. Bosch FX, de Sanjose S (2003) Chapter 1: Human papillomavirus and cervical cancer–burden and assessment of causality. J Natl Cancer Inst Monogr 2003:3–13

2. Solomon D, Davey D, Kurman R et al (2002) The 2001 Bethesda system: terminology for reporting results of cervical cytology. JAMA 287:2114–2119

3. McMurray HR, Nguyen D, Westbrook TF et al (2001) Biology of human papillomaviruses. Int J Exp Pathol 82:15–33

4. Solomon D, Schiffman M, Tarone R (2001) Com-parison of three management strategies for patients with atypical squamous cells of undetermined significance: baseline results from a randomized trial. J Natl Cancer Inst 93:293–299

5. Wright TC Jr, Massad LS, Dunton CJ et al (2007) 2006 consensus guidelines for the management of women with abnormal cervical cancer screening tests. Am J Obstet Gynecol 197:346–355

6. Nanda K, McCrory DC, Myers ER et al (2000) Accuracy of the papanicolaou test in screening for and follow-up of cervical cytologic abnormalities: a systematic review. Ann Intern Med 132:810–819

7. Fahey MT, Irwig L, Macaskill P (1995) Meta-analysis of pap test accuracy. Am J Epidemiol 141:680–689

8. Wright TC (2006) HPV DNA testing for cervical cancer screening. Int J Gynaecol Obstet 95:S239–S246

9. Khan MJ, Castle PE, Lorincz AT et al (2005) The elevated 10-year risk of cervical precancer and cancer in women with human papillomavirus (HPV) type 16 or 18 and the possible utility of type-specific HPV testing in clinical practice. J Natl Cancer Inst 97:1072–1079

10. Castle PE, Solomon D, Wheeler CM et al (2008) Human papillomavirus genotype specificity of hybrid capture 2. J Clin Microbiol 46:2595–2604

11. Baylor NW, Wharton M (2009) Efficacy data and HPV vaccination studies. JAMA 302:2658–2659

12. Markowitz LE, Dunne EF, Saraiya M et al (2007) Quadrivalent human papillomavirus vaccine: recommendations of the advisory committee on immunization practices (ACIP). MMWR Recomm Rep 56:1–24

13. Ault KA (2007) Effect of prophylactic human papillomavirus L1 virus-like-particle vaccine on risk of cervical intraepithelial neoplasia grade 2, grade 3, and adenocarcinoma in situ: a combined analysis of four randomised clinical trials. Lancet 369:1861–1868

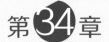 第34章 沙眼衣原体

Ruan T. Ramjit, Angela M. Caliendo

临床背景

患者，男性，29岁，HIV-1感染者，自2002年接受抗HIV病毒治疗，18个月之前自行停止一切治疗。此次因间断性右下腹痛5个月，饮食后加剧而进入急诊。患者自诉腹痛逐渐加重，数日内感觉不到肠蠕动，疼痛难忍而就医。无发热、寒战或盗汗，两个月内体重减轻4.5~6.75kg。病历记录显示患者曾有肛周HPV感染和梅毒感染。实验室检查结果，外周血CD4$^+$细胞计数250/μl，HIV-1病毒110000拷贝/毫升。CT扫描显示中度腹水，肠周及腹股沟淋巴结肿大，肠壁增厚伴直肠炎。患者接受了乙状结肠镜检查（图34-1）及组织活检病理检查（图34-2）。

问题1：基于上述临床病理信息，鉴别诊断有哪些？

分子检测依据

HIV-1阳性的男性通常有同性性交史，直肠炎的鉴别诊断包括感染性疾病如淋球菌、沙眼衣原体血清型D-K（生殖道疾病的致病亚型）和血清型L1-L3（性病淋巴肉芽肿）、单纯疱疹病毒（HSV）、人乳头瘤病毒（HPV）和一期梅毒（梅毒螺旋体）。为了确定患者的感染因素，直肠拭子采样后送实验室进行沙眼衣原体和淋球菌检测。

检测项目

用于检测沙眼衣原体和淋球菌的实验室项目是基于链移位扩增（strand displacement Amplification，

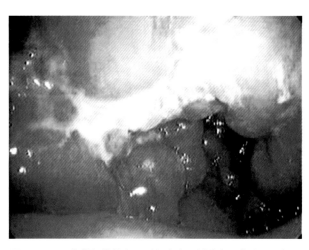

图34-1 乙状结肠镜检查显示肠腔内环周溃疡和水肿，局部可见肿物突起，被覆脓性渗出物

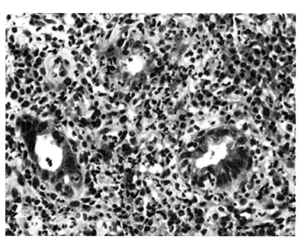

图34-2 组织活检病理学检查显示，肠黏膜固有层内大量致密的混合性炎症细胞浸润，含中性粒细胞、淋巴细胞、组织固有细胞和浆细胞，伴隐窝脓肿形成，未见病毒包涵体

SDA）的分子检测方法，可以用于直接检测宫颈拭子、男性尿道拭子和男女尿液样本中的沙眼衣原体和淋球菌。此外，有症状或无症状的男性或女性患者均可以采样检测。试剂盒中还包含额外的扩增对照（amplification control，AC），以监测是否存在PCR抑制物。

实验室检测方案

在讨论用于沙眼衣原体和淋球菌的常用临床分子检测方法之前，有必要对其他实验室检测方法进行简单介绍。首先，衣原体血清学检测的应用价值很小，因为衣原体被清除之后人体内仍然会持续存在衣原体抗体，因此抗体阳性并不代表体内有活动性感染。其次，血清学检测的特异性很差，不能区分导致尿道炎、宫颈炎和性病淋巴肉芽肿（lymphogranuloma venereum，LGV）的各种血清型，因此也不适用于疑似性病淋巴肉芽肿性肠炎的鉴别诊断，如本例患者。最后，大部分常规培养已被分子检测方法取代，最常用的就是 SDA 技术。

对于本例患者，使用 SDA 技术进行沙眼衣原体（CT）和淋球菌（GC 或 NG）的定性检测。针对沙眼衣原体的靶基因是隐蔽性质粒。SDA 的技术原理大致如下，双链 DNA 靶基因变性，与两个引物杂交，一个是"bumper"引物，另一个引物的靶基因结合区域 5′端带有单链限制性酶切位点[1]。在体系中加入 DNA 聚合酶和 dNTP 之后，两个引物同时延伸，产生指数级的靶基因扩增。通过限制性酶切和单链酶切产物与荧光探针的结合，可以实时监测扩增产物的数量[1]。

SDA 技术的检测流程比较简单，而且可以一次运行多个循环实验。SDA 反应所需试剂可以预先真空干燥后内置于两个不同的微孔。随着样本加入，引物微孔内的引物、荧光探针和其他所需试剂即被溶解，成为液相扩增反应体系。因为引物微孔内部会发生扩增，在此阶段不会发生扩增产物的污染。孵育完成后，反应混合物被移至扩增微孔，该孔内含有 DNA 聚合酶和限制性内切酶。如果试剂盒中包括监测扩增反应移植物的内对照体系（AC），则每个样本和对

照需要在 3 个不同的微孔内进行检测（即 GC、CT 和 AC）。扩增微孔需要密封以防止污染，并置于温控的荧光读取仪中监测扩增产物的合成。GC 或 CT 的定性诊断依赖于样本 MOTA（Method Other Than Acceleration）值与预定阈值之间的对比。MOTA 值仅仅是测量反应生成的荧光信号，并不代表样本中微生物的浓度。

除了上述的检测方法，还有其他 FDA 认证的技术可以用于检测临床样本中的 CT 和 NG，包括基于靶向捕获和逆转录 PCR 技术的 APTIMA CT assay、PACE 2 CT probe competition assay、基于杂交捕获技术的 HC2 CT ID、基于实时荧光 PCR 技术的 Abbott Real-time CT/NG test 和两种常规 PCR 扩增检测试剂盒 AMPLICOR CT/NG test 和 COBAS AMPLICOR CT/NG test。每种方法都用于不同的样本类型，如宫颈和阴道拭子、尿道拭子和尿液。不是所有的检测方法都适用于各种样本，现有方法用于口腔、直肠、呼吸道或结膜采样的样本的检测是未经 FDA 认证的。

检测结果分析要点

表 34-1 显示了患者直肠拭子的检测结果，表 34-2 则用于解读上述结果。

问题 2：基于上述数据结果和样本类型，怎样报告结果是最恰当的？

结果解释

患者样本的沙眼衣原体（CT）DNA 检测 MOTA 值超过 10000，判读为沙眼衣原体阳性。淋球菌的 MOTA 值小于 2000，判读为阴性。扩增对照的结果

表 34-1　患者的检测结果

患者检测组合	MOTA 值	解读
沙眼衣原体（CT）	34815	?
淋球菌（GC）	155	?
扩增对照（AC）	20002	?

超过阈值，提示反应体系内部存在抑制物。本实验室检测完成后，患者的剩余样本被送至疾病控制中心实验室进一步进行外周膜蛋白基因（ompA）的序列分析，结果显示为血清型 L2b，与患者性病淋巴肉芽肿性肠炎的诊断相符。

进一步检测

与非性病淋巴肉芽肿性沙眼衣原体血清型导致的肛门生殖器感染相比，性病淋巴肉芽肿性肠炎的患者一般需要长时间的抗生素治疗[2]，目前推荐多西环素治疗至少 21 天，而非性病淋巴肉芽肿性沙眼衣原体血清型仅需 7 天疗程[3]。疾病控制中心发布的相关指南认为，在治疗过程中和疗程结束时，可以利用直肠拭子的分子检测评估抗生素的疗效[2, 3]。如果在疗程开始后第 16 天仍然从直肠拭子中可以检出沙眼衣原体 RNA，则提示需要另外增加一个 21 天的治疗周期[2]。即使发生再次感染，增加多西环素的使用周期也可以成功地清除衣原体。因此如果没有再次感染的证据，本例患者无须其他检测。沙眼衣原体 RNA 和（或）淋球菌 DNA 可以在微生物被清除之后仍然被检出，这种结果并不能提示感染的存在。

其他注意事项

本例患者的分子检测项目被用于没有经过 FDA 认证的样本类型，为了更准确地解读检测结果，实验室必须对直肠拭子样本进行该项分子检测的验证实验。在这种情况下，应从已知 HIV-1 感染的沙眼衣原体相关性肠炎患者采集阳性样本用于该样本类型的

验证实验，并且需要足够数量的阳性样本才可以确定检测灵敏度和特异性，且所有阳性结果需要经过 DNA 测序确认。

问题 3：现有的分子检测能否区分导致性病淋巴肉芽肿性沙眼衣原体血清型？

需要注意的是，尽管现有的分子检测可以检出沙眼衣原体的所有血清型，但是无法将导致性病淋巴芽肿性沙眼衣原体血清型（L1~L3）与其他血清型区分开来。例如在 2006 年，瑞典鉴定了一种沙眼衣原体变异株，它的隐蔽性质粒基因出现了一段长达 377 个碱基的缺失，这段序列是许多沙眼衣原体分子检测试剂盒的靶基因[4, 5]。这段缺失会导致一部分病例出现假阴性结果，而以其他基因序列为检测靶点的试剂盒则不会受其影响，仍然保证了检出率。当实验室选择试剂盒时，需要严格把控试剂盒对各种亚型的识别能力，特别是在本地区流行的、本实验室日常接检样本中可能会出现的各种变异型。

问题 4：基于上述理论，导致沙眼衣原体分子检测出现假阳性和假阴性结果的原因有哪些？

实验室另一个需要注意的问题就是可能出现的假阳性结果，常常是由于实验室内部的扩增产物污染或者样本采集、运输以及处理过程中的交叉污染。在低流行地区，假阳性结果的出现会大大降低阳性预测值。比如 GC 或 CT 核酸的分子检测灵敏度在 98%~99%，低流行地区的阳性预测值只有 60%~70%。

扩增抑制物是导致 GC 或 CT 检测假阴性结果的原因，在宫颈拭子样本和尿液样本的相关研究中都曾有报道[4, 6, 7]。不同扩增方法受扩增抑制因素影响的程度有所不同，此外还要考虑核酸提取效率的高低[8]。

表 34-2　CT/GC/AC MOTA 值的解读标准

CT 或 GC 的 MOTA 值	AC MOTA 值	结果	解读
≥ 10000	任意值	阳性	SDA 检测到沙眼衣原体和（或）淋球菌 DNA
2000~9999	任意值	弱阳性	可能含有沙眼衣原体和（或）淋球菌 DNA，需进一步实验验证
<2000	≥ 1000	阴性	未检测到沙眼衣原体和（或）淋球菌 DNA
<2000	<1000	无法判断	扩增对照受抑制，重复实验，如仍然受抑制，如实报告

使用不经纯化的粗提裂解物的检测方法，比如本例患者，与其他经过核酸纯化或靶基因捕获富集的方法相比，如 APTIMA CT 检测试剂盒，扩增抑制因素的影响就会大得多。因此，需要增加相应的内部对照或扩增对照，已评估扩增抑制因素的影响程度，如果内部对照没有扩增，则抑制程度较高，不能报告 GC 或 CT 的阴性结果。

患者同时伴有 HIV-1 感染[11]。由于该病早期特征不明显，推测此次引起直肠炎暴发流行的 LGV 亚型是一个新的衣原体菌株。当时公认的引起 LGV 的沙眼衣原体血清型是 L1、L2、L3，经过对新亚型菌株外膜蛋白 A 基因（ompA）的 DNA 测序分析，此亚型为 LGV 相关血清型 L2 的一个变异型，因此命名为 L2b 型[12]。

分子病理学背景知识

性病淋巴肉芽肿（Lymphogranuloma venereum，LGV）是沙眼衣原体血清型 L1、L2、L3 引起的一类性传播疾病。与主要感染生殖道或眼的黏膜表面上皮的血清型 A-K 不同，LGV 相关血清型主要感染淋巴结的单核巨噬细胞，并通过淋巴系统进一步播散[9]。

LGV 表现为慢性病程，以生殖道溃疡、腹股沟淋巴结炎和直肠炎（或直肠结肠炎）为主要症状。感染过程可以分为三期：初期为接触期，外阴、直肠或肛周黏膜为感染部位，3~30 天之后，上述黏膜部位出现小的无痛性丘疹，可以伴有溃疡[9]。这些病变具有自限性，患者常常并无察觉。几星期后，腹股沟淋巴结、肛周或直肠受累，病程进入第二期[9]。腹股沟淋巴结出现增大、固定和疼痛，组织活检显示片状坏死灶，周围可见增生的上皮样细胞和上皮细胞[9]。进行过不采取保护措施的肛交的男性或女性常常发生 LGV 导致的直肠炎，表现为直肠痛、便秘和出血，伴有系统性症状如发热、寒战和体重减轻[9]。患者的乙状结肠镜检查显示典型的 LGV 直肠炎表现，黏膜充血、破碎伴有溃疡，表明覆有黏液脓性分泌物或脓性渗出物[10]。如不治疗，LGV 感染患者将进入第三期，溃疡修复导致的瘢痕化、纤维化和直肠狭窄及瘘管形成[9, 10]。

以前认为 LGV 在发达国家极少见，但 2003 年的数据表明 LGV 在欧洲和美国的同性性交人群中的发病率逐渐升高[10]。挪威曾发生一次沙眼衣原体感染的暴发，患者多以直肠炎，而不是生殖道溃疡或典型的腹股沟淋巴结炎就诊[11]。大部分 LGV 男性

选择题

1. 欧洲直肠炎大流行时发现的 LGV 相关沙眼衣原体菌株是下列哪个亚型（   ）

    A. L1b

    B. L2a

    C. L2b

    D. L2c

    E. L3b

2. 下列哪个基因的序列分析可以确定 LGV 的血清型及变异型（   ）

    A. 隐蔽性质粒 DNA

    B. 外膜蛋白 A 基因

    C. 网状体 DNA

    D. 无须测序，血清抗体检测可以区分

    E. 以上都不是

3. FDA 仅仅批准对宫颈拭子、尿道拭子和男性或女性尿液样本进行沙眼衣原体分子检测，如果临床要求对直肠拭子进行检测，应如何回复和声明（   ）

    A. 告知临床，检测直肠拭子是不可行的

    B. 告知临床，报告结果不能记入医疗档案

    C. 检测直肠拭子，无须实验室验证

    D. 在检测临床样本前，在实验室对该类样本进行验证实验

    E. 如果 FDA 没有认证此类样本，实验室不能进行验证实验

4. 实验室新购进的试剂盒使用 MOTA（Method Other Than Acceleration）值作为结果数据，下列哪项描述是正确的（   ）

    A. 该试剂盒提供定量和定性结果

B. 该试剂盒不提供任何结果，需要自行确定每个样本的阈值

C. 该试剂盒提供定性结果

D. 该试剂盒提供定量结果

E. MOTA 值的结果在报告之前需要经过 DNA 序列分析确认

5. 何时需要对沙眼衣原体分子检测设置内部对照
（　　）

A. 无须内部对照

B. 对宫颈和尿液样本无须内部对照

C. 无论何种提取方法，都需要内部对照

D. APTIMA CT 检测试剂盒需要内部对照

E. 使用粗提裂解液进行检测时需要设置内部对照

选择题答案

1. 正确答案：C

2. 正确答案：B

3. 正确答案：D

4. 正确答案：C

5. 正确答案：E

参考文献

1. Little M, Andrews J, Moore R et al (1999) Strand displacement amplification and homogenous real-time detection incorporated in a second generation DNA probe system, BD ProbeTec ET. Clin Chem 45:777–784

2. de Vries H, Smelov V, Middelburg J et al (2009) Delayed microbial cure of lymphogranuloma venereum proctitis with doxycycline treatment. Clin Infect Dis 48:e53–e56

3. McLean C, Stoner B, Workowski K (2007) Treatment of lymphogranuloma venereum. Clin Infect Dis 44:S147–S152

4. Marions L, Rotzen-Ostlund M, Grillner L et al (2008) High occurrence of a new variant of Chlamydia trachomatis escaping diagnostic tests among STI clinic patients in Stockholm, Sweden. Sex Transm Dis 35:61–64

5. Ripa T, Nilsson P (2007) A Chlamydia trachomatis strain with a 377-bp deletion in the cryptic plasmid causing false negative nucleic acid amplification tests. Sex Transm Dis 34:255–256

6. Chong S, Jang D, Song X et al (2003) Specimen processing and concentration of Chlamydia trachomatis added can influence false-negative rates in the LCx assay but not in the APTIMA Combo 2 assay when testing for inhibitors. J Clin Microbiol 41:778–782

7. Rosenstraus M, Wang Z, Chang S et al (1998) An internal control for routine diagnostic PCR: design, properties, and effect on clinical performance. J Clin Microbiol 36:191–197

8. Mahony J, Chong S, Jang D et al (1998) Urine specimens from pregnant and nonpregnant women inhibitory to amplification of Chlamydia trachomatis nucleic acid by PCR, ligase chain reaction, and transcription-mediated amplification: Identification of urinary substances associated with inhibition and removal of inhibitory activity. J Clin Microbiol 36:3122–3126

9. Mabey D, Peeling R (2002) Lymphogranuloma venereum. Sex Transm Infect 78:90–92

10. Richardson D, Goldmeier D (2007) Lymphogranuloma venereum: an emerging cause of proctitis in men who have sex with men. Int J STD AIDS 18:11–15

11. Nieuwenhuis R, Ossewaarde J, Götz H et al (2004) Resurgence of lymphogranuloma venereum in Western Europe: an outbreak of Chlamydia trachomatis serovar L2 proctitis in The Netherlands among men who have sex with men. Clin Infect Dis 39:996–1003

12. Thompson N, Holden M, Carder C et al (2008) Chlamydia trachomatis: genome sequence analysis of lymphogranuloma venereum isolates. Genome Res

18:161–171

Springer Science, New York, pp 447–458, Chapter 40

推荐阅读

Jordon J (2007) Sexually transmitted diseases. In: Leonard D (ed) Molecular pathology in clinical practice.

第**35**章　耐甲氧西林金黄色葡萄球菌

Donna M. Wolk

临床背景

患者，男性，16 岁，高中学生，校运动员，平素体健。因连续 4 天发热、寒战，偶有强直、肌痛，伴有咳嗽、咳痰症状，自急诊室转入重症监护病房（ICU）。患者出现进行性呼吸困难、咯血症状已超过 24 小时，体温 38.1℃，血压 133/87mmHg，心率 104 次 / 分，呼吸频率 16 次 / 分。患者发育正常，营养可，但呼吸窘迫症状明显，伴有心动过速，双肺可闻及粗糙啰音。入院 6 周前，患者因参加北美篮球联赛时受伤而入院行膝关节手术。住院手术期间，患者曾接受耐甲氧西林金黄色葡萄球菌（MRSA）筛查，该项检测应用的是经 FDA 批准的 MRSA PCR 检测试剂盒，MRSA 筛查是住院患者必须接受的检测项目，旨在避免院内感染的传播。当时，该患者的筛查结果回报为"MRSA 阳性"。患者及其家族无糖尿病及免疫抑制性疾病病史，亦否认有 HIV 感染，否认非法用药史。患者自诉近期无皮肤感染或慢性皮炎病史。患者没有明确的医疗记录，他与父母及 6 岁的妹妹生活在一起，他的妹妹一周前曾患感冒，并伴有干咳症状。患者无医源性过敏史，在住院前 2 周内未进行过免疫接种。除了参加在加拿大举办的篮球联赛外，患者近期没有外出旅游的经历，无动物接触史，无明确的结核接触史。他的体检情况也没有其他特殊情况。因患者出现呼吸系统症状的时期属于流感高发期，采集患者的鼻咽拭子后，利用逆转录 PCR（RT-PCR）技术快速检测是否感染了流感病毒。对患者的痰液样本进行革兰染色及细菌培养，同时采集两份血样分别进行抗病毒和抗生素培养试验。外科病房内没有院内感染的证据，急诊室环境拭子也没有培养出病原微生物。在急诊室，医师应用奥塞米韦（75mg/24h）、万古霉素（1.0g/12h）、头孢曲松（2.0g/24h）进行经验性治疗。患者此次以病毒性肺炎收治入院。

分子检测依据

由于 MRSA 等耐药性细菌的传播引起的严重感染会导致住院患者和其他健康人群的死亡，无论医院还是社区都应给予密切关注 [1]。MRSA 通常寄生于人的鼻腔、皮肤、咽喉、阴道与直肠黏膜处，即所谓的定植。定植患者（携带者）进展为感染者和传播的概率非常高。

美国国家医疗保健安全网（NHSN）公布，每年有 200 万例次的医院获得性感染（hospital-acquired infections，HAIs），导致 9 万人死亡，医疗费用消耗超过 45 亿美元；其中大部分的 HAIs 是由 MRSA 引起的 [2]。MRSA 的大暴发和广泛传播将导致全球性的灾难。由于 MRSA 感染会导致住院时间延长，住院费用增加，发病率和死亡率上升，给国民经济带来极大的负面影响 [1,3]。疾病控制中心制定了控制 HAIs 传播的相关指南，包括手卫生、环境清洁方法以及识别 MRSA 携带者的主动性监测措施，以便及时启动接触性预防方案。

20 世纪 90 年代末，社区的健康人开始出现 MRSA 感染的报道，而且患者在发病前常常并无暴露于院内感染环境的危险因素。自此，已经暴发多次

在囚犯、运动员、军队、家庭成员中的社区相关性
MRSA 感染[1]。截至 2005 年，MRSA 已被确认
为急诊科患者发生皮肤和软组织感染的主要致病因
素[4]。

基于以上以及更多原因，最近几年来，社会致力
于开发针对 MRSA 的快速分子筛查方案[5]。

随着公众意识的增强，许多领先的医疗机构已经
制定了许多常规的感染预防策略，诸如主动监测。大
多数主动监测策略有赖于快速检测技术的实现[5]，如
借助于显色琼脂培养基或实时 PCR，可以明显地减少
由 MRSA 所致的获得性感染患者人数[6,7]。

基于已有的文献报道，各个医疗机构应谨慎地选
择用于主动监测的 MRSA 检测方法，并根据临床需
求和自身资源来建立各自的检测流程[8]。为了达到主
动监测的目的，每个医院应基于自身条件合理使用资
源，譬如可使用的隔离病床数量、现阶段 MRSA 的
传播概率、实验室工作人员及医护人员的能力以及空
间大小和资金多少等。

传统的琼脂敏感性试验和甲氧西林耐药性乳胶
验证试验，都是针对 mecA 基因表达产物的检测。
mecA 基因是一个结构性基因，可以产生变异的青霉
素结合蛋白——PBP2a，由于其对 β- 内酰胺类抗生
素存在较低的亲和性，从而能够保持葡萄球菌细胞壁
的完整性。mecA 基因存在一个可传递的基因区域，
被称为葡萄球菌盒式染色体基因元件（SCCmec）。

SCCmec 盒插入金黄色葡萄球菌的基因开放读
码框（orfX）内，是金黄色葡萄球菌获得对甲氧西
林耐药的主要遗传学基础。mecA 是目前已知的、最
常见的甲氧西林耐药机制[9]。正如本例患者的情况，
在常规的主动监测流程中，应用实时 PCR 技术进行
MRSA 分子检测已经非常普遍，有助于快速鉴别出
MRSA 携带者。

与常规培养相比，PCR 为鉴定 MRSA 携带状态
提供了一种敏感的检测方法，被称为改良的金标准。
值得注意的是，改良的金标准方法通常有较低的阳性
预测值（positive predictive value，PPV），是指
真阳性例数占真阳性与假阳性例数总和的百分比。换
句话说，由于其识别低浓度微生物的灵敏度有所增强，

PCR 方法可以产生"PCR 阳性，培养阴性"的结果。
相反，PCR 方法具有很高的阴性预测值（negative
predictive value，NPV），即真阴性的例数占真阴
性与假阴性例数总和的百分比，这种性能特点非常适
用于实验室筛查。与改良的金标准技术所预期的结果
一样，有 5%~10% 的标本可以通过 MRSA PCR 检测
得到阳性结果，尽管培养可能是阴性的[10,11]。

检测项目

作为主动监测项目的一部分，患者入院后立即采
集了另一个鼻咽拭子标本进行 MRSA PCR 检测。检
测使用的是 Cepheid's Xpert™ MRSA 检测试剂盒。
同时采集痰液进行细菌培养，采集两份血样进行血培
养，并应用 RT-PCR 进行流感病毒检测。

实验室检测方案

除痰液和血液的常规细菌培养外，还进行了甲型
流感病毒 RT-PCR 和 MRSA PCR 两个分子检测，后
者是本章详细讨论的重点。

目前 FDA 批准了两种用于从鼻拭子样本中检测
MRSA PCR 方法。按照 FDA 批准的时间顺序，分别
是：①应用 Cepheid SmartCycler PCR 仪进行扩增
的 BD GeneOhm™ MRSA（BDGO MRSA）检 测
试剂盒（BD Diagnostics，San Diego，CA）；②应
用 GeneXpert Dx 系统进行扩增的 Xpert™ MRSA
（Cepheid，Sunnyvale，CA）检测试剂盒。两种检
测系统具有同等的检测性能，PCR 循环时间为 2 小
时或更短，明显短于琼脂培养的时间。尽管两种检测
试剂盒的检测靶点有所不同，但 Xpert™ MRSA 和
BDGO MRSA 的扩增目的基因都是 SCCmec 插入
序列和 orfX 基因片段。由于在加拿大和欧洲等特定
地区存在基因序列变异[12,13]，这两种 PCR 检测试剂
盒都可能存在性能不佳的情况，这种遗传多样性是由
SCCmec 元件的序列变异所致。

Xpert™ MRSA 分析是一个闭管的荧光 PCR 反
应体系，检测 SCCmec-orfX 结合区域[14]。该反应

检测靶标是 Ⅰ ~ Ⅴ型 SCCmec 盒，采用了专利设计的、针对 SCCmec 盒插入序列的特异性引物和探针。一个检测周期时间少于 1 小时，是目前最快速的商品化 MRSA PCR 检测方法。Xpert™ MRSA 具有与 BDGO MRSA 检测试剂盒同等的检测性能，与培养法相比，Xpert™MRSA 与 BDGO MRSA 两种方法之间没有统计学差异[11]。Xpert MRSA 的优势在于操作简便，是 CLIA 分类中各种复杂检测方法的理想替代者。因此，Xpert 方法适用于各种医疗机构中，无论是医院的临床实验室还是现场实时检测，都可以由实验室技师或技术员轻松完成。

检测结果分析要点

GeneXpert Dx 检测系统的分析要点

检测得到的荧光信号结果如图所示（图 35-1a）。通常，软件算法决定了如何判读和解释结果；然而，实际的循环阈值（Ct）也应给予描述，以确定结果分析的有效性。除了针对 MRSA 的 PCR 引物和探针外，还有两个整合在 Xpert PCR 试剂盒中的对照反应体系。①样品处理对照（sample processing control，SPC），含有枯草杆菌孢子，用于验证微生物裂解是否充分以及标本处理是否恰当。此外，该对照还可以评价实时 PCR 反应体系中有无样本来源的扩增抑制剂。阴性样本的 SPC 应为阳性，阳性样本的 SPC 为阴性或阳性，这取决于样本中所含 MRSA 浓度。如果 SPC 可以产生 Ct 值易识别的扩增曲线，则符合检验验收标准，该反应体系的检测结果是可靠的。②在 PCR 反应开始前，需要测试探针核查对照（probe check control，PCC），即通过检测 GeneXpert® Dx 系统中探针的荧光信号，来监测磁珠再水化、反应管充填过程的可靠性、探针完整性以及荧光基团的稳定性等。软件分析结果如显示 PCC 符合指定的验收标准则反应结果可信。Xpert MRSA 可能的检测结果如下。

MRSA 阳性：MRSA 靶基因（SCCmec 插入位点）位于一个有效的 Ct 值范围内（Ct 值等于或小于 36），终点高于检测下限（由专用的仪器软件界定）。SPC 可能是阳性，也可以阴性，因为样本中的 MRSA 含量远高于 SPC 是会导致 SPC 阴性结果。PCC 结果必须通过验收标准。

MRSA 阴性：MRSA 靶基因 DNA 未检测到（可推测患者不是 MRSA 定植者），SPC 位于一个有效的 Ct 值范围内，终点高于检测下限。所有的 PCC 结果都必须通过验收标准。

无效：MRSA 靶基因检测为阴性，SPC Ct 值不在一个有效的 Ct 值范围内，并且终点低于检测下限。如 SPC 不符合验收标准，则不能够判定是否存在 MRSA，提示样本的处理过程不恰当，或者存在 PCR 抑制剂。所有的 PCC 结果都通过验收标准。

错误：PCC 结果中至少有一个未通过验收标准。由于 PCC 失败，无法判定是否存在 MRSA，可能由于反应管放置不当，也有可能是探针完整性被破坏，或者是超出了压力上限。

本例患者的检测结果显示，PCC 都通过验收标准。SPC 和 MRSA 靶基因分别显示为左右两条扩增曲线：MRSA 靶基因——SCCmec 插入位点，出现了一条 Ct 值小于 36 的扩增曲线而且终点高于软件设定的检测下限，SPC 结果也为阳性。

Influenza RT-PCR 检测结果分析要点

采集鼻拭子样本进行 RT-PCR 检测，结果示甲型流感病毒阳性。

血液琼脂培养结果分析要点

血液培养孵育 32 小时后，两个标注阳性的血瓶均显示为革兰染色阳性的球菌成簇分布（图 35-1b，35-1c）。血瓶中可见白色、不透明、具有微弱的 β 溶血性菌落，与金黄色葡萄球菌的菌落表型及生化测试结果一致。采用 30μg 头孢西丁纸片进行药敏测试，根据临床实验室标准化协会（CLSI）指南中制定的琼脂纸片扩散判读标准，结果符合甲氧西林敏感金黄色葡萄球菌（MSSA），抑菌圈直径 > 22mm（MRSA 菌落的抑菌圈 <22mm）。相似的菌落被鉴定是患者痰液中的优势微生物。

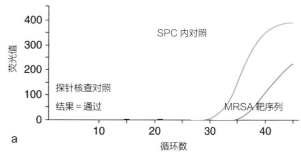

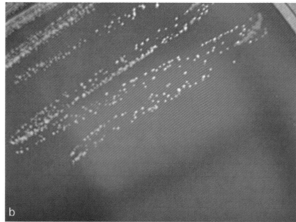

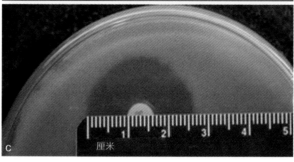

图 35-1　患者鼻拭子样本的 PCR 检测结果和痰培养后的菌落琼脂培养。a. Cepheid Xpert MRSA 结果：蓝色曲线为患者鼻拭子样本，循环阈值 35.5，绿色曲线为流程质控样本，探针质控显示"通过"。b. 培养结果：从痰培养物中挑选菌落进行血液琼脂培养。c. 从痰培养物中挑选菌落进行 Cefoxitin 盘检测，抑制区直径 26mm（通过质控）

结果解释

问题 1：根据所提供的检测结果解读指南，患者样本的
　　　　 MRSA PCR 检测是有效的吗？

问题 2：如何解读本例患者的检测结果？

　　在 GeneXpert MRSA 检测体系中，MRSA 靶基因（SCCmec 插入位点）的 Ct 值在有效范围之内，且终点高于检测下限。质控反应 SPC 为阳性，所有的

PCC 都通过验收标准。检测结果是有效的，并表明存在 MRSA 感染。

　　随后进行的血液和唾液培养，结果为甲氧西林敏感金黄色葡萄球菌（MSSA），苯唑西林最低抑菌浓度（MIC）<0.5mg/ml。头孢西丁纸片试验的抑菌圈直径为 26mm，表明菌群对苯唑西林是敏感的（MSSA）。对菌落进行青霉素结合蛋白 2′（PBP2′）乳胶凝集试验，结果为阴性，也符合 MSSA。使用常规培养技术难以培养出痰液或血液中的 MRSA，这可能会导致培养结果与 PCR 检测结果不一致，给临床医师选择相应的抗生素带来困扰。

问题 3：如何解释 PCR 与琼脂培养的不一致结果？

　　有几种观点可能用于解释这两种检测方法的不同结果，即如何可以排除假阳性 PCR 结果的可能。首先，最显而易见的原因是，PCR 法比常规培养更敏感。尤其是在对血液样本，即使使用显色琼脂，PCR 也比平板培养更敏感，甚至比特殊的肉汤培养更敏感[5]。

　　PCR 阳性而培养阴性也可以发生于细菌过少或活力过低的情况。例如，取材或运输不当的痰液样本可能导致细菌难以在培养时及时复苏。此外，鼻拭子样本中细菌浓度过低也可能导致 PCR 阳性而培养阴性的结果，反之亦然。因为低浓度的细菌，常常为新出现的菌群亚型，产生阳性或阴性的偶然性非常显著，犹如统计学中典型的泊松效应现象。最后，已有文献报道，在使用选择性琼脂鉴定低浓度 MRSA 的实验中，呼吸道样本最容易出现假阴性结果[15]。

　　细菌的生长特性也可以导致 PCR 阳性而培养阴性的结果。导致不一致结果的原因包括葡萄球菌菌株生长缓慢，培养介质需要血液成分，而且只在厌氧环境中生长。此时，PCR 能够鉴别出这些挑剔的菌种，但在无特殊条件的培养基中，菌群则无法增长。此外，一种挑剔的 MRSA 亚株可以产生变异的小菌落，在血液琼脂培养基中（有时在显色琼脂培养基）缓慢而孤立的生长，在某些特定的琼脂培养基中它们可能不会表现出典型的菌落色彩变化[16]。此外，甘露醇－盐琼脂等高盐浓度的培养基会抑制或延缓 MRSA 生长[17]。

　　除了微生物的因素，还有其他原因可能导致检测结果的不一致。当 mecA 基因从细菌染色体上丢失但

插入位点仍被保留时，MRSA 可以存在"空盒变异"[5]。MRSA 菌株中 SCCmec 区域的基因缺失可能导致 mecA 基因功能丧失，因此这些 "空盒变异"会导致 PCR 阳性而培养阴性的结果，这是由于目前的商品化 PCR 试剂盒所检测的目标靶点均位于 mecA 基因的上游区域（图 35-2）。

在一些可能的 PCR 假阳性病例中，培养出的甲氧西林敏感金黄色葡萄球菌（MSSA）部分菌落可以通过 DNA 测序检测到插入位点序列。对于这些变异的菌株是否采取接触隔离预防处置尚有争议。这些结果证实患者曾有过 MRSA 定植，而且再次感染 MRSA 的个体风险因素有所增加。需要权衡伦理和经济成本评估该类患者的危险性，不必要的隔离以及万古霉素治疗可能会增加新的感染风险。应用目前在售的 GeneXpert MRSA 和 BDGO MRSA 试剂盒能够从鼻拭子中检测到变异菌株。这些空盒变异菌株在鼻拭子的 MRSA 阳性病例中占有相当大的比例，如果发现 MRSA 的确凿证据，那么变异菌株可以使用第三代头孢菌素治疗，而无须万古霉素。空盒变异流行显示出地域性的变化趋势，目前似乎多发生于美国以外

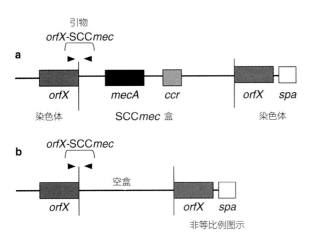

图 35-2　MRSA 基因组。a. MRSA 完整基因组示意图，包括完整的 SCCmec 盒和 orfX 基因以及插入位点和 mecA 基因。第一代商品化 mRSA PCR 使用的 MRSA 引物被称为 orfX-SCCmec 引物。mecA 基因，spa 基因（葡萄球菌蛋白 A）和 ccr 基因（负责插入 SCCmec 盒的重组酶基因）与其他基因靶点的关系也在图中有所标注。mecA 和 spa 基因是 Cepheid 第二代 MRSA 检测试剂盒的目的基因，也可以用于检测 MSSA，因为能够检出空盒变异菌株，因此不会产生 MRSA 的假阳性结果。b. 空盒变异菌株的示意图，orfX 插入位点已显示，但 mecA 基因已被全切除，这种变异菌株表现为甲氧西林敏感金黄色葡萄球菌（MSSA）

的国家或地区，在当地可能会产生无法接受的 PCR 结果和大量假阳性结果 [12,13]。

进一步检测

问题 4：你会推荐其他实验室检测来验证上述不一致的检测结果吗？

对于本例患者，基于可靠的质控结果，其检测结果的差异性是存在的，应追加其他的检测来决定患者的治疗方案，因为该患者可能存在感染隐匿性社区获得性 MRSA 的风险，可能导致继发性细菌性肺炎以及甲型流感。许多措施能够解决这种矛盾。首先，可能需要改用特殊的生长培养基或延长培养时间。最便利的方法是重新用显色琼脂培养基对痰液进行再次培养，譬如 MRSASelect 显色培养基，可以识别非常少量的、在血液琼脂培养基上不易发现的 MRSA。在培养 18~28 小时之后方可读取 MRSASelect 显色培养基的培养结果。在 35℃室温和普通室内空气浓度的孵育条件下，MRSA 生长为微小的粉红色菌落，非MRSA 微生物不会生长或生长为白色或无色的菌落。将本例患者的痰液和血瓶放在 MRSASelect 显色培养基中重新培养，孵育 24 小时后出现罕见稀疏的粉红色菌落。此外，延长血液琼脂培养的孵育时间也可能发现那些生长缓慢的、体积较小的、容易产生甲氧西林耐药的金黄色葡萄球菌变异菌株。最后，如果检测出的 MSSA 确实是一个 SCCmec 变异菌株，进行 DNA 测序能够最终确定该菌株的基因特征，但是该技术对于常规检测过于昂贵。

问题 5：你会对患者采取接触隔离并按照 MRSA 进行抗生素治疗吗？

如果分离出的菌株被确认为 MRSA，即使没有血液琼脂培养的结果，也应对患者采取隔离措施。本例患者来自运动员的团体，年轻，曾有住院史并曾在外地旅行——上述均为 SCCmec 变异菌株和 MRSA 感染的危险因素。

除了预防措施和预防性隔离外，MRSA 的确诊还有预后和治疗的意义。该患者病情严重，表现为流感症状，极有可能已经出现继发性细菌性肺炎。对于矛

盾的检测结果尽快给予鉴别和确认，是对患者最佳的处理方案。类似本例患者的 MRSA 感染需要应用万古霉素治疗。如果患者没有社区获得性 MRSA 的感染风险时，可以使用经验性抗生素治疗肺炎，不一定必须使用万古霉素。

尽管有一些极为有限的流行病学数据，但目前认为 MRSA 导致的社区获得性肺炎非常罕见。然而，在青少年中已有严重的、致命的社区获得性 MRSA 肺炎的个案报道[18]，且与流感继发的疾病相关。最近美国胸科学会（ATS）和美国传染病学会（IDSA）联合颁布的成人社区获得性肺炎（CAP）诊疗指南建议，如果考虑一个社区相关的 MRSA（CA-MRSA），治疗方案中应添加万古霉素或利奈唑酮[19]，使用联合治疗的原因是万古霉素很难渗透肺组织和肺上皮被覆的黏液[20]。

分子病理学背景知识

在影像学检查中，MRSA 患者表现为间质性、单一肺叶或多个肺叶浸润性病变或空洞形成。由于缺乏临床、实验室和影像学特征，临床医师面对社区获得性肺炎的患者时，难以将 MRSA 与其他呼吸道感染进行鉴别，经验性治疗也就无从谈起。尽管 MRSA 的流行趋势和严重程度逐年升高，但是大多数医师很少将其作为鉴别诊断之一。2006~2007 年间，只有43% 的社区获得性肺炎患者接受了经验性 MRSA 治疗，该数据充分说明上述情况的普遍性。如果患者近期有或疑似皮肤 MRSA 感染的病史，或有 MRSA 高危人群密切接触史，都有助于评估患者感染 MRSA 的风险[21]。

尽管应用 PCR 快速检测对于潜在 MRSA 携带者的筛选是非常有效的，例如本例患者的 PCR 结果是完全准确的，但是"单位点"MRSA PCR 检测试剂盒的用户应该意识到可能出现的假阳性结果。一些检测单位点的 MRSA PCR 试剂盒，扩增靶点包括葡萄球菌盒式染色体基因元件（SCCmec）内、mecA 基因下游的末端序列和与金黄色葡萄球菌特异 orfX 基因相邻的一段连接区。这些试剂盒的设计前提是，因

为被检测区域是 SCCmec 盒的插入位点，因此检测到 SCCmec 盒的这段末端序列就可以推论出其上游必然存在 mecA 基因。mecA 阳性的判读前提和范围应局限于金黄色葡萄球菌。目前使用这种方法似乎可以检出大多数 MRSA 分离株，但它并不完美，许多难以理解的复杂情况都会影响结果的准确性，譬如前面所述的 SCCmec 变异。

由于 MRSA PCR 检测结果关乎是否定植人群分流到 "接触预防处置" 流程，对于那些 PCR 结果阳性但对应的细菌培养阴性的患者，需要谨慎处置，而且目前并无可供遵循的临床共识。来自不同地区的菌株进行交叉分组分析能够提供一个全面的性能分析，但不能替代 PCR 系统的局部评估。在进行临床隔离之前，定期监测当地出现的 SCCmec 变异菌株，对部分样本应用 PCR 和培养方法进行双重验证能够提高 PCR 检测的准确性。

MRSA 快速检测方法是否为 MRSA 筛查策略提供了最佳的支持，目前尚存争议。实验室在院内感染筛查和感染预防的作用举足轻重。肉汤培养法和分子检测通常具有较高的灵敏度。因为分子检测被划分为中等复杂的操作，工作人员配置的灵活性在某种程度上抵消了增加的 PCR 成本。任何一种实验室检测方法的整体成本评估，不仅包括实验室成本，也包括 MRSA 医院获得性感染的总体成本、隔离病房诊疗护理、病床利用率和周转率、当地 MRSA 传播率、医院服务区域中 SCCmec 变异的流行情况。

对于实验室成本的评估应包括医院的整体资源和潜在的所有节约成本。最重要的是，实验室检测的真正价值一定是由实验室支持本院其他感染预防措施、减少 MRSA 传播、降低 MRSA 相关的发病率、死亡率、抗生素成本及住院时间的能力所决定的。

医疗机构和社区内 MRSA 相关的临床实践经验不断积累，产生了一些具体的指南。2003 年，美国医疗保健流行病学协会（SHEA）建议将主动监测作为国家性指南[22]。在 2005 年和 2006 年，美国疾病控制中心的医疗感染控制实践咨询委员会（HICPAC）发布医疗机构中耐多药菌的报告和管理措施[23]。这些建议详细讲述了如何在卫生保健机构减少 MRSA

感染[24]。感染控制与流行病学专家委员会专家协会（APIC）报道称，许多州以强制性形式要求报告MRSA 病例。2008 年 9 月 26 日，加利福尼亚州政府通过立法要求医院加强感染预防工作，并在 2011 年向公众发布医院的感染率。展望未来，针对 MRSA 感染的关键性立法提案将极大影响常规的临床诊疗流程。所有的指南和立法工作为 MRSA 监测和筛查定下基调。随着公众意识增强和可能增加的诉讼，医疗机构面临的压力不断增加，为采取行动防止 MRSA，临床实验室的平台支撑就变得尤为重要。

选择题

1. 商品化的 MRSA PCR 检测中分析的基因靶标是什么（　　）

    A. *mecA* 基因

    B. SCCmec/orfX 插入位点

    C. *spa* 基因

    D. *PVL* 基因

    E. *rpo* 基因

2. 根据 MRSA PCR 检测的引物设计，该患者的结果是准确的吗（　　）

    A. 否，PCR 结果有假阳性

    B. 否，PCR 结果是假阴性

    C. 结果是不确定的

    D. 是，菌落是真正的 MRSA，尽管有小群变异菌株（SCV）

    E. 是，与培养相比，PCR 一直是正确的

3. 根据以下论述，这是一个特殊病例，为了支持院内感染的主动监测流程，哪种做法是恰当的（　　）

    A. 对 SCVs 持续性监测，验证 PCR 和培养方法之间的一致性

    B. 21 岁以下的所有患者均进行细菌培养

    C. 停止使用 PCR

    D. 经验性使用万古霉素治疗所有患者

    E. 对所有监测培养使用血液琼脂培养基

4. 金黄色葡萄球菌生长的何种变化可以引起 PCR 结果的差异（　　）

    A. 所列出的所有生长条件

    B. 厌氧孵育培养的条件

    C. 血样的要求

    D. 低密度生长

    E. 盐敏感性

5. 以下关于 MRSA 监测培养的描述中，哪个是正确的（　　）

    A. 所有实验室都要按照临床实验室标准来执行 PCR 操作

    B. 由于应用不同的基因靶点鉴别 MRSA，培养结果与期望的 PCR 结果不一致

    C. 医疗设施可以使用主动监测来支持整个感染预防措施

    D. 通常应用 PCR 进行被动监测

    E. 有超过 8 种以上的商品化 MRSA PCR 检测试剂，每种都有不同的检测靶点

选择题答案

1. 正确答案：B

    SCCmec/orfX 插入位点是专利性商品化 MRSA PCR 检测的基因靶点。市场上新的检测试剂盒，尤其是针对血样培养和伤口的 Cepheid Xpert MRSA/SA 和 Xpert SA Nasal Complete Assay 试剂盒检测的靶点是 SCCmec/orfX 插入位点，靶点位于 *mecA* 基因和金黄色葡萄球菌 *spa* 基因，所以检测结果将证实 MSSA 或 MRSA 的存在。

2. 正确答案：D

    如确诊为 MRSA 菌株，即使是很罕见但是非常重要的小群变异菌株（SCV），也要进行隔离。技术人员应该意识到 SCV s 溶血和菌落的形态学特点，与典型的金黄色葡萄球菌菌落有所不同。

3. 正确答案：A

    持续性监控，对 SCVs 进行临时的或作为正式程序化的监控，复核 PCR 和培养方法之间的一致性应该是明智的做法。

4. 正确答案：A

    列出的所有生长条件都是重要的警示，这可能

会导致与 PCR 检测结果具有差异：厌氧培养要求，培养基中血样的要求，微生物的低密度增长，以及一些葡萄球菌菌株的盐敏感性。

5. 正确答案：C

医疗设施可以通过主动监测来支持总体的感染预防项目。虽然对常规措施和主动监测的要求存在争论，但是一些国内的和国际的出版物表明利用各种主动监测措施可以降低 HAIs 成本。

参考文献

1. Klevens RM, Morrison MA, Nadle J et al (2007) Invasive methicillin-resistant Staphylococcus aureus infections in the United States. JAMA 298:1763–1771

2. Edwards JR, Peterson KD, Andrus ML et al (2007) National Healthcare Safety Network (NHSN) report, data summary for 2006, issued June 2007. Am J Infect Control 35: 290–301

3. Cosgrove SE, Qi Y, Kaye KS et al (2005) The impact of methicillin resistance in Staphylococcus aureus bacteremia on patient outcomes: mortality, length of stay, and hospital charges. Infect Control Hosp Epidemiol 26:166–174

4. Jacobus CH, Lindsell CJ, Leach SD et al (2007) Prevalence and demographics of methicillin resistant Staphylococcus aureus in culturable skin and soft tissue infections in an urban emergency department. BMC Emerg Med 7:19

5. Carroll KC (2008) Rapid diagnostics for methicillin-resistant Staphylococcus aureus: current status. Mol Diagn Ther 12:15–24

6. van Trijp MJ, Melles DC, Hendriks WD et al (2007) Successful control of widespread methicillin-resistant Staphylococcus aureus colonization and infection in a large teaching hospital in the Netherlands. Infect Control Hosp Epidemiol 28:970–975

7. Robicsek A, Beaumont JL, Paule SM et al (2008) Universal surveillance for methicillin-resistant Staphylococcus aureus in 3 affiliated hospitals. Ann Intern Med 148:409–418

8. Diekema DJ, Edmond MB (2007) Look before you leap: active surveillance for multidrug-resistant organisms. Clin Infect Dis 44:1101–1107

9. Araj GF, Talhouk RS, Simaan CJ et al (1999) Discrepancies between mecA PCR and conventional tests used for detection of methicillin resistant Staphylococcus aureus. Int J Antimicrob Agents 11:47–52

10. Wolk DM, Marx JL, Dominguez L et al (2009) Comparison of MRSA Select agar, CHROMagar Methicillin-Resistant Staphylococcus aureus (MRSA) Medium, and Xpert MRSA PCR for detection of MRSA in Nares: diagnostic accuracy for surveillance samples with various bacterial densities. J Clin Microbiol 47:3933–3936

11. Wolk DM, Picton E, Johnson D et al (2009) Multicenter evaluation of the Cepheid Xpert methicillin-resistant Staphylococcus aureus (MRSA) test as a rapid screening method for detection of MRSA in nares. J Clin Microbiol 47: 758–764

12. Donnio PY, Oliveira DC, Faria NA et al (2005) Partial excision of the chromosomal cassette containing the methicillin resistance determinant results in methicillin-susceptible Staphylococcus aureus. J Clin Microbiol 43:4191–4193

13. Francois P, Bento M, Renzi G et al (2007) Evaluation of three molecular assays for rapid identification of methicillin-resistant Staphylococcus aureus. J Clin Microbiol 45:2011–2013

14. Anonymous (2007) Xpert MRSA Package Insert. 300–5188, Rev. C

15. Harrington AT, Mahlen SD, Clarridge JE III (2010) Significantly larger numbers of methicillin-resistant Staphylococcus aureus bacteria are recovered from polymicrobial respiratory and wound sites by use of chromogenic primary media than by use of

conventional culture. J Clin Microbiol 48:1350–1353

16. Kipp F, Kahl BC, Becker K et al (2005) Evaluation of two chromogenic agar media for recovery and identification of Staphylococcus aureus small-colony variants. J Clin Microbiol 43:1956–1959

17. Jones EM, Bowker KE, Cooke R et al (1997) Salt tolerance of EMRSA-16 and its effect on the sensitivity of screening cultures. J Hosp Infect 35:59–62

18. 2007 Severe methicillin-resistant Staphylococcus aureus community-acquired pneumonia associated with influenza-Louisiana and Georgia, December 2006–January 2007. MMWR Morb Mortal Wkly Rep 56: 325–329. mm5614a1 [pii]

19. Mandell LA, Wunderink RG, Anzueto A et al (2007) Infectious diseases society of America/American thoracic society consensus guidelines on the management of community-acquired pneumonia in adults. Clin Infect Dis 44(Suppl 2):S27–S72

20. Gupta RK, George R, Nguyen-Van-Tam JS (2008) Bacterial pneumonia and pandemic influenza planning. Emerg Infect Dis 14:1187–1192

21. Finelli L, Fiore A, Dhara R et al (2008) Influenza-associated pediatric mortality in the United States: increase of Staphylococcus aureus coinfection. Pediatrics 122:805–811

22. Muto CA, Jernigan JA, Ostrowsky BE et al (2003) SHEA guideline for preventing nosocomial transmission of multidrug-resistant strains of Staphylococcus aureus and enterococcus. Infect Control Hosp Epidemiol 24:362–386

23. McKibben L, Horan T, Tokars JI et al (2005) Guidance on public reporting of healthcare-associated infections:recommendations of the healthcare infection control practices advisory committee. Am J Infect Control 33: 217–226

24. Siegel JD, Rhinehart E, Jackson M et al (2007) Management of multidrug-resistant organisms in health care settings, 2006. Am J Infect Control 35:S165–S193

第**36**章　流感病毒 A 型（H1N1）

Benjamin A. Pinsky

临床背景

患者，男性，12岁，因患有淋巴母细胞性白血病，多次接受化疗，但复发，2009 年夏第四次缓解期时，出现高热 39.2℃ 2 天而进入急诊病房，同时出现咳嗽、咽痛、流鼻涕等上呼吸道症状。一周之前患者母亲也出现相似症状。患者还伴有腹痛、持续性腹泻及一过性呕吐等症状。因曾患有原因不明的阻塞性肺病，患者习惯于"必要时"使用沙丁胺醇雾化吸入。因为此次出现严重的上呼吸道症状，患者于出现症状开始就每 4 小时接受一次雾化吸入。

患者长期接受化疗，出现多次血培养细菌阳性结果，细菌种类也不尽相同。但是，此次的血培养结果为阴性，胸部 X 线检查也未发现感染。与其症状相符的是，一项快速流感病毒 A 型抗原检测结果是阳性。患者既往不曾接种过任何类型的季节性流感疫苗，包括当时的 2009 流感病毒 A 型（H1N1）疫苗。在入住急诊的第二天早上，患者开始接受儿童标准剂量的奥司他韦（特敏福）治疗，并由其血液科主治医师协助治疗。

处于免疫抑制状态的患者，比如因造血系统恶性肿瘤正在接受化疗，流感病毒感染具有导致不良的结局或死亡的潜在危险。因此，血液科医师建议患者进入四级医疗中心接受进一步治疗及支持性护理。但是患者的治疗过程比较顺利，在使用奥司他韦治疗第 5 天时，患者上呼吸道症状明显缓解。出院前，患者流感病毒 A 型直接荧光抗体（direct fluorescent antibody，DFA）检测已呈阴性。2 天后，流感病毒 A 型抗原检测结果也呈阴性，患者恢复其白血病相关

的化疗疗程。但是，核酸检测结果仍显示大流行 2009 流感病毒 A 型（H1N1）RNA 阳性。

3 天后，患者再次出现高热和上呼吸道症状，鼻咽拭子检测结果显示流感病毒 A 型抗原阳性，因此再次给予奥司他韦治疗。

问题 1：本病的鉴别诊断有哪些？

临床医师考虑该患者有可能重复感染了其他亚型的流感病毒 A 型，但是大多数医师更倾向于原有病毒亚型的持续性感染，并且患者已对奥司他韦产生耐药。

分子检测依据

分子检测的目的是确定目前感染的流感病毒 A 亚型以及是否出现导致奥司他韦耐药的突变，两者对于患者治疗方案的及时修订至关重要。

针对本例患者，可以考虑使用两类抗流感病毒药物，一类是神经氨酸酶（NA 或 N）抑制剂（奥司他韦或扎那米韦），另一类是 M2 离子通道阻断剂（金刚烷胺或金刚乙胺）[1]。从本质上看，2009 年所有季节性 H1N1 病毒株均携带有导致奥司他韦耐药的特异性突变（H275Y），即第 275 位氨基酸由组氨酸变为酪氨酸，反而对金刚烷胺或金刚乙胺敏感。相反，当时流行的所有 H3N2 病毒株均携带有导致金刚烷胺耐药的特异性突变（S31N），反而对 NA 抑制剂非常敏感。有趣的是，2009 流感病毒 A 型（H1N1）病毒株具有类似于 H3N2 亚型的耐药突变，对 NA 抑制剂敏感而对 M2 离子通道阻断剂（金刚烷胺）耐药（表 36-1）。

表 36-1　流感病毒 A 型亚型的耐药

亚型	奥司他韦	扎那米韦	金刚烷胺
季节性 H1N1	耐药	敏感	敏感
季节性 H3N2	敏感	敏感	耐药
2009 H1N1	敏感	敏感	耐药

处于免疫抑制状态的患者尤其容易对抗病毒药物产生耐药性[2]。尽管在该例患者发病年代，对奥司他韦耐药的 2009 流感病毒 A 型（H1N1）病毒株并不常见，全球范围内不足 50 例的文献报道，但是曾经的奥司他韦治疗史以及患者的整个临床进展情况高度提示出现了对奥司他韦耐药的 2009 流感病毒 A 型（H1N1）感染。重要的是，因为扎那米韦治疗需要雾化吸入，并且会影响使用者的气道呼吸功能，所以本例患者同时患有阻塞性肺病，使其无法接受扎那米韦治疗。

检测项目

2009 流感病毒 A 型（H1N1）亚型分析和 H275Y 奥司他韦耐药性突变检测（实时逆转录聚合酶链反应法，rRT-PCR）。

实验室检测方案

针对 2009 流感病毒 A 型（H1N1）基因，实验室自主研发的多重 rRT-PCR 检测。设计的探针特异性识别野生型 2009 流感病毒 A 型（H1N1）基因 NA 序列或编码 H275Y 突变、导致奥司他韦耐药的 823C>Y 特异性点突变。探针利用水解化学原理，分别在野生型和突变型探针的 5′ 端标记了荧光素 FAM 或 CalFluor560（相当于 HEX），3′ 端结合黑洞淬灭剂（black-hole quencher，BHQ）。这些探针均经过专门的 DNA 双重稳定技术（Biosearch Technologies, Novato, CA）进行修饰和优化，提高其特异性，保证对单个碱基对的识别和区分。

无论是实验室自主研发，还是使用商品化的试剂盒，有许多 rRT-PCR 检测方法可以用于流感病毒 A 型

感染的诊断[3]。这些检测均以流感病毒 A 型基因组中高度保守的基质（M）基因为靶序列，可以达到 5%~10% 的灵敏度，较病毒培养更加敏感[3, 4]。因为 M 基因高度保守，因此这些 rRT-PCR 检测可以检出大部分流感 A 型病毒亚型，但是不能辨别出究竟是哪个亚型。

为了对流感病毒 A 型进一步分型，大多数分型检测针对流感病毒 A 型的血凝素基因序列（HA 或 H）[4]。比如，在加利福尼亚州的 2009 流感病毒 A 型（H1N1）肆虐期间，县级公共卫生实验室对所有的呼吸道样本分别进行流感病毒 A 型基质基因、季节性 H1 和季节性 H3 的 rRT-PCR 检测。如果仅有流感病毒 A 型基质 RNA 阳性，则推测样本为 2009 流感病毒 A 型（H1N1）亚型，并送交州立公共卫生实验室进一步确认。

另一种用于诊断流感病毒 A 型的方法是传统的 RT-PCR 基础上的液相芯片杂交技术。这些检测方法使用的是与 rRT-PCR 相同的靶基因序列，敏感性略低于 rRT-PCR[5]。但是，芯片技术比 rRT-PCR 具有高通量的优势，可以一次性同时检测大部分呼吸道致病性病毒，这些病毒引起的呼吸道症状常常极为相似。

检测奥司他韦耐药的标准方法是对 NA 基因进行焦磷酸测序[6, 7]。相对于 rRT-PCR 检测特异性耐药突变的高灵敏度，测序方法的优势是可以检出 823C>T 之外的其他突变。在写作本章内容时，所有报道的奥司他韦耐药性 2009 流感病毒 A 型（H1N1）病毒株携带的均为 H275Y 突变。

检测结果分析要点

图 36-1 显示了 2009 流感病毒 A 型（H1N1）分型和奥司他韦耐药性 H275Y 突变的检测结果。分析原则如下。

● 空白 PCR 对照反应管（以水为模板）必须是阴性，在绿色通道和黄色通道的阈值线以上没有荧光信号。

● 流感 A 阴性对照反应管必须是阴性，在绿色通道和黄色通道的阈值线以上没有荧光信号。

● 野生型 2009 流感病毒 A 型（H1N1）阳性对照反应管必须仅显示黄色通道的指数扩增曲线。

● 2009 流感病毒 A 型（H1N1）H275Y 突变阳

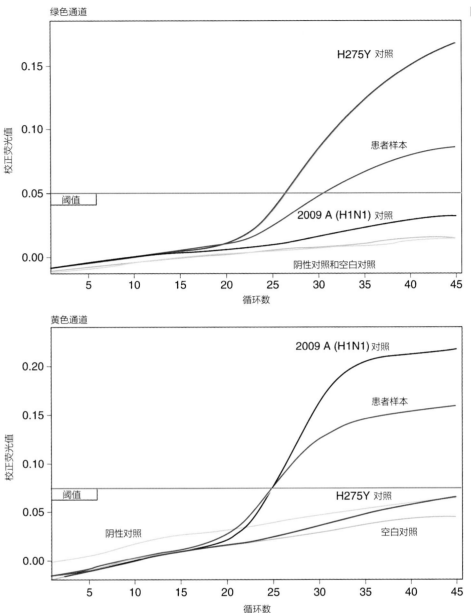

图 36-1　2009 流感病毒 A 型（H1N1）病毒分型和奥司他韦耐药性 H275Y 突变检测结果

性对照反应管必须仅显示绿色通道的指数扩增曲线。

● 必须结合黄色和绿色通道的扩增曲线和 Ct 值来评价临床样本的检测结果。

● 绿色通道的前 40 循环中扩增曲线高于阈值（Ct<40）可判读为具有 2009 流感病毒 A 型（H1N1）H275Y 突变，对奥司他韦治疗耐药。

● 绿色通道无 Ct 值显示，提示样本不具有 2009 流感病毒 A 型（H1N1）H275Y 突变，可能是奥司他韦敏感性 2009 流感病毒 A 型（H1N1）病毒感染，也可能是其他的季节性流感病毒 A 型感染，此时需要

进一步分析黄色通道。

● 黄色通道的前 40 循环中扩增曲线高于阈值（Ct<40）可判读为野生型、奥司他韦敏感性 2009 流感病毒 A 型（H1N1）感染。

● 如果样本中同时出现敏感性和耐药性病毒，则报告为耐药性 2009 流感病毒 A 型（H1N1）感染。

● 如果黄色和绿色通道均没有荧光信号和读取的 Ct 值，则样本中可能含有以前感染过的季节性流感病毒。如果该样本的 M 基因 rRT-PCR 结果阳性，则可以报告为季节性流感病毒感染。如果样本前期进行过

DFA 检测，而且结果为阳性，则需要对提取的核酸进行普通的流感病毒 A 型 PCR，以验证核酸提取有效性、流感病毒 A 型有无以及是否存在扩增抑制剂。

● Ct 值处于 40~45 的样本需要实验室主任进行审核。

问题 2：本例患者的检测结果是否有效？

是的。空白对照和阴性对照均正常（黄色、绿色通道均无信号）。H275Y 对照管仅有绿色荧光信号，野生型对照管仅有黄色荧光信号。

问题 3：如何报告本例患者的检测结果？

本例患者的检测结果可以如下报告。

2009 流感病毒 A 型（H1N1）RNA：检出。

H275Y 奥司他韦耐药性突变：检出。

上述结果符合奥司他韦耐药性 2009 流感病毒 A 型（H1N1）感染。基因分型实验能够检测出与奥司他韦耐药相关的最常见的错义突变（H275Y）。建议患者向感染科医师咨询，修订治疗方案。

如果样本仅检出野生型 2009 流感病毒 A 型（H1N1），需要提示阅读报告的医师，本检测只能检出单一突变，如下所示。

2009 流感病毒 A 型（H1N1）RNA：检出。

H275Y 奥司他韦耐药性突变：未检出。

上述结果符合奥司他韦敏感性 2009 流感病毒 A 型（H1N1）感染。基因分型实验能够检测出与奥司他韦耐药相关的最常见的错义突变（H275Y），但不能排除样本可能具有本检测无法检测的突变类型。

结果解释

问题 4：上述报告的检测结果能否解释患者出现的临床症状？

可以。患者的临床进程符合奥司他韦治疗继发性耐药 2009 流感病毒 A 型（H1N1）感染，并且检测结果不支持既往的季节性流感病毒 A 型，也不支持耐药性 2009 流感病毒 A 型（H1N1）以外的季节性流感病毒 A 型的再次感染。

接到上述检测报告，临床治疗团队为患者选择静脉内给予扎那米韦[8]，而非标准的胃肠道给药。还有其他可选方案，比如增加奥司他韦剂量或者静脉给予含有针对 2009 流感病毒 A 型（H1N1）病毒的中和性抗体的免疫球蛋白（IVIG），后者属于被动免疫。

患者的症状逐步改善，2 周后鼻咽拭子样本的流感病毒 A 型 RNA 检测为阴性。

进一步检测

处于流行病学研究的目的，含有耐药病毒的样本被送往州立公共卫生实验室做进一步的验证实验。有趣的是，焦磷酸测序检测没有检出任何耐药突变。

问题 5：如何解释测序结果？

样本中同时混有野生型和突变型病毒，且突变型病毒的比例低于焦磷酸测序法的灵敏度下限，但是高于 rRT-PCR 法的灵敏度下限。为了解决这个矛盾的两份结果，我们实验室使用了另一种专门检测低拷贝样本的、非常灵敏的高分辨率熔解曲线法。结果发现，这份样本的确含有突变型病毒[9]。此外，公共卫生实验室仍然利用测序法，在本例患者后续的送检样本中，检测到与 rRT-PCR 法报告相同的病毒突变类型。

分子病理学背景知识

流感病毒 A 型属于正黏病毒[10]，含有单链反义分段式 RNA 基因组，依据血凝素和神经氨酸酶基因片段的差异分为不同亚型。2009 年出现了一种新的流感病毒 A 型（H1N1）亚型，并发现其起源于受感染的猪[11]。这种新型病毒在世界范围内的人群中快速播散，引发了 21 世纪的第一次流感大流行[12]。

流感病毒通过接触和呼吸道飞沫在人与人之间传播[13]，潜伏期 1~4 天，病毒传播期从症状出现前直至发病后 5~10 天，在此期间的患者均有传染性。感染的症状和体征包括发热、肌痛、头痛、萎靡、干咳、咽痛、鼻炎、中耳炎、恶心及呕吐。如无其他并发症，症状可在 3~7 天内缓解，但咳嗽和萎靡可以持续两周以上。并发症包括原发性病毒性肺炎、原有基础病的加重以及继发性细菌性肺炎。并发症常见于 65 岁以上的老人、儿童以及伴有其他基础病的患者。在美国，每个流感流行季节内，季节性流感可导致 225000 的住院人次和 36000 的死亡人数。流感大流行造成的住院人次和死亡人数会更高。

当高危人群出现呼吸道感染的症状和体征时，即应建议进行流感病毒 A 型的核酸检测。流感病毒 A 型分型检测有助于地方性流感流行病学的调查和公共卫生管理，并且可以使患者及时修正抗病毒治疗方案，由经验性用药改为针对性用药。对于满疗程使用奥司他韦，但是没有明显临床改善和病毒清除证据的患者，应进一步进行 H275Y 耐药性检测。

选择题

1. 导致流感病毒 A 型对奥司他韦耐药的最常见突变出现在下列哪个蛋白的编码基因（　　）

　　A. 血凝素

　　B. M2 离子通道

　　C. 神经氨酸酶

　　D. 非结构性蛋白

　　E. 核蛋白

2. 奥司他韦耐药的最常见突变导致下列哪种氨基酸变异（　　）

　　A. 第 294 位天冬氨酸→丝氨酸

　　B. 第 198 位谷氨酸→天冬氨酸

　　C. 第 275 位组氨酸→酪氨酸

　　D. 第 222 位异亮氨酸→缬氨酸

　　E. 第 31 位丝氨酸→天冬氨酸

3. 用于检测流感病毒 A 型的单管 rRT-PCR 可以扩增下列哪些基因（　　）

　　A. 病毒互补 RNA

　　B. 病毒基因组 RNA

　　C. 病毒信使 RNA

　　D. A 和 B

　　E. A、B 和 C

4. 处于免疫抑制状态的儿童一天前开始出现流感样症状，现已获取鼻咽拭子样本，下列哪种核酸检测最适于鉴别该患者感染的呼吸道病毒（　　）

　　A. 流感病毒 A 型基质基因的 rRT-PCR

　　B. 2009 流感 A（H1N1）亚型和 H275Y 奥司他韦耐药突变的 rRT-PCR

　　C. 流感病毒 B 型 rRT-PCR

　　D. 呼吸道合胞病毒 rRT-PCR

　　E. RT-PCR/ 液相磁珠呼吸道病毒芯片

5. 一位上呼吸道感染患者，致病原为奥司他韦敏感性 2009 流感病毒 A 型（H1N1），出现了呼吸急促的症状，胸部 X 线提示病毒性肺炎，应采集哪种样本进行流感病毒 A 型的检测（　　）

　　A. 支气管肺泡灌洗液

　　B. 鼻咽拭子

　　C. 血浆

　　D. 血清

　　E. 咽拭子

选择题答案

1. 正确答案：C

2. 正确答案：C

3. 正确答案：E

流感病毒 A 型具有单链反义 RNA 基因组。单管 RT-PCR 体系中含有正向和反向引物，可以以基因组 RNA（反义链）和病毒互补 mRNA（正义链）为模板进行扩增。反之，使用单一引物进行逆转录只能得到正义链或反义链的其中之一。比如，只用正向基质基因的引物，逆转录反应只能得到基因组 RNA（反义链）的互补 DNA（cDNA）。

4. 正确答案：E

呼吸道病毒相关的症状并不足以诊断呼吸道病毒感染，目前呼吸道病毒检测组合涵盖流感病毒 A 型、B 型，呼吸道合胞病毒，人偏肺病毒，腺病毒和副流感病毒 1、2、3 型。一些检测还包括鼻病毒和冠状病毒。这些检测对于住院患者非常重要，不仅关乎患者自身的抗病毒治疗方案制定，还关乎院内感染的控制和患者隔离。

5. 正确答案：A

病毒性肺炎是流感病毒 A 型感染的严重并发症，但是与继发性细菌性肺炎的鉴别非常困难。鉴别诊断需要从下呼吸道获取样本，比如用支气管肺泡灌洗液（BAL）做病毒或细菌检测。有趣的是，2009 流感病毒 A 型（H1N1）常常出现于下呼吸道感染，因此对于出现严重呼吸道症状的患者，即使鼻咽拭子的病毒检测为阴性，也应继续检测支气管肺泡灌洗液或气管穿刺物是否存在致病性病毒[14]。

参考文献

1. Hayden F (2009) Developing new antiviral agents for influenza treatment: what does the future hold? Clin Infect Dis 48(Suppl 1):S3–S13

2. Casper C, Englund J, Boeckh M (2010) How I treat influenza in patients with hematologic malignancies. Blood 115:1331–1342

3. Mahony JB (2008) Detection of respiratory viruses by molecular methods. Clin Microbiol Rev 21:716–747

4. WHO/CDC (2009) WHO/CDC protocol of realtime RTPCR for influenza A(H1N1). http://www.who.int/csr / resources / publication s/swneflu / CDCReal t ime RTPCR_SwineH1Assay-2009_20090430.pdf Accessed 28 April 2009

5. Gadsby NJ, Hardie A, Claas EC et al (2010) Comparison of the luminex respiratory virus panel fast assay with in-house real-time PCR for respiratory viral infection diagnosis. J Clin Microbiol 48:2213–2216

6. Deyde VM, Sheu TG, Trujillo AA et al (2010) Detection of molecular markers of drug resistance in 2009 pandemic influenza A (H1N1) viruses by pyrosequencing. Antimicrob Agents Chemother 54:1102–1110

7. WHO/CDC (2009) Influenza A(H1N1) NA-H274 detailed pyrosequencing protocol for antiviral susceptibility testing. http://www.who.int/csr/resources/publications/swineflu/NA_Detailed Pyrosequencing_20090513.pdf Accessed 13 May 2009

8. Gaur AH, Bagga B, Barman S et al (2010) Intravenous zanamivir for oseltamivir-resistant 2009 H1N1 influenza. N Engl J Med 362:88–89

9. ossen RH, Aten E, Roos A et al (2009) High-resolution melting analysis (HRMA): more than just sequence variant screening. Hum Mutat 30:860–866

10. Fields BN, Howley PM, Knipe DM (eds) (2007) Fields virology, 5th edn. Wolters Kluwer Health/Lippincott Williams & Wilkins, Philadelphia

11. Novel Swine-Origin Influenza A Virus Investigation Team, Dawood FS, Jain S et al (2009) Emergence of a novel swineorigin influenza A (H1N1) virus in humans. N Engl J Med 360:2605–2615

12. Zimmer SM, Burke DS (2009) Historical perspective–emergence of influenza A (H1N1) viruses. N Engl J Med 361:279–285

13. Sullivan SJ, Jacobson RM, Dowdle WR et al (2010) 2009 H1N1 influenza. Mayo Clin Proc 85:64–76

14. Yeh E, Luo RF, Dyner L et al (2010) Preferential lower respiratory tract infection in swine-origin 2009 A(H1N1) influenza. Clin Infect Dis 50:391–394

第 37 章　百日咳杆菌

Alexandra Valsamakis, Christina Newman

临床背景

患者，女性，37 岁，20 年前因先天性扩张性心肌病接受心脏移植，后发展为限制性心肌病，并很快发生了移植性血管病。她因即将接受二次心脏移植手术而入院。6 个月前，患者开始出现慢性咳嗽伴有血容量增多，自诉有鼻瘘和鼻窦阻塞，并自觉有发热。入院前 4 天，她注意到自己的咳嗽与以往不同，咳得"更深"，有痰，呈周期性发作，有时咳嗽加重会伴有呕吐。她的免疫抑制治疗方案为泼尼松和环孢霉素。体检时发现患者并无发热，血压正常，听诊双肺野有爆裂声。值得注意的是，实验室检测结果显示，外周血白细胞计数为 6.6×10^9/L［正常值范围（4.5~11）$\times 10^9$/L］，中性粒细胞、淋巴细胞和单核细胞比例正常。痰涂片的革兰染色显示大量的多种上呼吸道寄生菌，2 天后痰培养结果也出现类似的细菌。鼻咽拭子采样进行多种病毒 PCR 检测，结果并未发现呼吸道合胞病毒、流感病毒 A 型和 B 型、副流感病毒（1、2、3 型）、人偏肺病毒、鼻病毒或腺病毒。CT 显示右上肺出现结节状阴影。

问题 1：基于上述已知信息，考虑患者属于哪种病原微生物感染?

问题 2：病史中有哪些额外信息可能对于鉴别诊断有所帮助?

分子检测依据

这是一位长期接受免疫抑制疗法的年轻女性发生了肺部疾病。根据已有体征、症状（无发热，血压正常）和实验室检查结果（白细胞计数和分类正常），败血症首先被排除。需要鉴别诊断的病原微生物非常广泛，但是痰培养结果提示典型的社区获得性细菌感染（最常见的是葡萄球菌肺炎）也可以排除。病毒 PCR 结果阴性也排除了普通的致病病毒感染。此外，影像学结果也不支持病毒性肺炎，因为后者常常出现间质病变而非结节性阴影。

综上所述，鉴别诊断应集中在难以用常规培养基培养的一些非典型细菌（即所谓需要特殊营养的微生物），包括肺炎支原体、肺炎衣原体和肺炎军团菌。处于免疫抑制状态的患者，上述胸部影像结果提示结核分枝杆菌、非结核分枝杆菌、放线菌属或诺卡菌感染。需鉴别诊断的真菌也很多，鉴于患者使用的相关免疫抑制药物，需要鉴别肺孢子菌感染。

本例患者自诉的阵发性咳嗽及咳嗽引发的呕吐是百日咳杆菌感染的典型症状。如果追问病史发现患者接触过百日咳患者或近期接受百日咳免疫接种，则对本病的鉴别更有价值。患者 CT 扫描显示肺上叶尖部结节状影，询问有无结核杆菌暴露史有助于鉴别潜伏的结核病复发。

在病史问询过程中，患者回忆起 3 周前参加过一次家庭聚会，其中一位亲戚正在服用治疗百日咳的抗生素。患者本人儿时接受过百日咳免疫接种，但最近没有再次接种该类疫苗，因此在免疫功能受抑制的状态下，属于百日咳感染的高危人群。

问题 3：该患者需要接受哪项分子检测?

问题 4：应该如何采集检测样本?

百日咳杆菌是一种革兰染色阴性的卵圆形杆菌，在普通培养基上难以培养，需要特殊的培养基（如 Regan-Lowe 培养基）。因此本例患者需要这种特殊的微生物培养检查，但接种后至少 3~4 天才可以见到菌落生长，甚至需要更长的时间。至少 7 天观察不到生长的菌落时才可以报告"菌培养阴性"。过去，使用针对百日咳杆菌的单克隆抗体对样本进行染色常常用于该病的快速诊断，但现已被灵敏度更高的分子检测所代替。针对百日咳杆菌 DNA 的分子检测用时短，灵敏度更高，现已被临床广泛应用。

百日咳杆菌喜欢定植于后鼻咽和下呼吸道的纤毛柱状上皮细胞。因此理想的微生物检测样本是后鼻咽拭子或穿刺物。建议用涤纶或人造丝拭子采集样本，对细菌培养或 PCR 检测都适用，但藻酸盐拭子只可用于菌培养的样本采集，而不能用于 PCR 检测，因为此类拭子中含有抑制 PCR 的成分[1]。

检测项目

使用人造丝鼻咽拭子采集样本后进行百日咳杆菌的 PCR 检测，使用藻酸盐鼻咽拭子采集样本后进行百日咳杆菌培养。

问题 5：如何提高核酸提取效率使之适于百日咳杆菌 DNA 的 PCR 检测？

问题 6：对百日咳杆菌 DNA 进行 PCR 检测的最佳质控物是什么？

实验室检测方案

百日咳杆菌 DNA 是实验室自主研发的实时荧光 PCR 检测项目。将样本置于蛋白酶 K 中 56℃消化 15 分钟裂解细菌，再使用磁珠吸附原理的自动化仪器进行细菌核酸的分离和纯化。实时荧光 PCR 检测采用商品化的引物和 FAM 标记的荧光探针，在 SmartCycler 实时荧光 PCR 仪上进行扩增和数据采集，扩增的目的片段是百日咳杆菌基因组中重复序列 IS481。该试剂盒中带有内对照引物、模板和 Texas Red 标记的探针，加入到临床样本反应体系中，可以作为质控反应避免假阴性或假阳性结果。另外，还需设立阳性对照和阴性对照，分别是接种了百日咳杆菌标准品和 PBS 缓冲液的拭子。所有的质控样本需要与临床样本同时同步处理。将藻酸盐拭子采集的样本接种至固体的 Regan-Lowe 培养基进行培养。

检测结果分析要点

图 37-1 显示了百日咳杆菌实时荧光 PCR 检测结果。阈值线可以区分指数期的荧光背景和真正的扩增信号。阳性对照和患者样本的荧光信号分别在扩增的第 29、30 和 20 个循环超过了荧光背景。阳性对照的 Ct 值范围应在 28~31 之间，这个范围是由 3 天内 10 个重复反应的检测结果所确定的。阴性对照的荧光信号应在整个循环扩增过程中（45 个循环）均保持在背

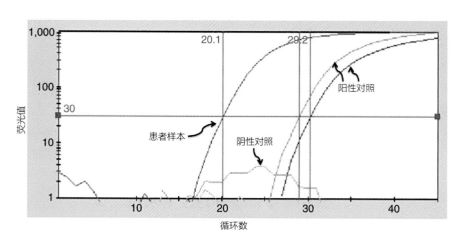

图 37-1　两个阳性对照、一个阴性对照以及患者样本的实时 PCR 数据

景阈值线以下。Texas Red 荧光曲线代表内参的扩增效率，在所有反应管中均应在第 28 个循环之前超过阈值线（即 Ct<28）。10 天之后，菌培养仍然未见明确的菌落生长。

结果解释

阳性对照样品的 Ct 值和荧光曲线落在正常的范围之内，提示本次检测结果是有效的。患者样本的荧光信号比阳性对照的信号提前 10 个循环就超过了阈值线，表明有 IS481 目的片段的存在，提示患者受到百日咳杆菌感染。阴性对照反应的信号方式（IS481 反应无荧光信号，但内参反应信号正常）显示患者样本中的阳性信号是真实的，并非污染所致。如果 IS481 对照反应显示无信号，或 Ct 值超过检测上线（>32），且患者样本也无信号，则提示 PCR 反应失败或效率极低，应重新扩增排除假阴性结果。如果 IS481 阴性对照出现荧光信号，该检测也需要重复以排除污染导致的假阳性。如果内参反应和 IS481 反应管均无荧光信号，也应重复检测，同时设立外部质控。

问题 7：是否 IS481 扩增阳性就可以证实百日咳杆菌是本例患者的病原体？

实时 PCR 结果的最终解释和判读取决于扩增的靶基因。针对 IS481 的检测具有高度的灵敏度，因为此段序列在百日咳杆菌的基因组中拷贝数很高，重复达 80~100 次。但是在其他物种，比如人博代杆菌也有相似的序列。有研究认为，博代杆菌可以引起类似百日咳的症状，并有可能诱发败血症[2, 3]。从治疗角度来说，区分百日咳杆菌和博代杆菌的意义并不大，因为两者对相同的抗生素敏感。尽管如此，报告中也应该注明，此检测具有交叉反应的可能，并在报告中予以如下解释："阳性结果并不等同于百日咳杆菌 DNA 的存在，本检测也可检出另一种罕见的人类致病微生物博代杆菌，两者的治疗药物相同，请结合临床分析。"

百日咳毒素启动子是另一个常用于 PCR 或荧光 PCR 检测的靶序列，但该序列在百日咳杆菌基因组中为单拷贝，因此非常特异，但敏感性低于 IS481。

问题 8：如何解释本例患者相互矛盾的 PCR 和菌培养结果？

核酸检测的高灵敏度和高效性对于百日咳杆菌的鉴别至关重要，PCR 法的检出率是菌培养法的 3~4 倍[4]。但是，前提是需要排除 PCR 检测可能出现的假阳性问题。因此鉴于培养法的特异性较好，疾病控制中心建议同时使用这两种方法，结果常常出现 PCR 阳性而培养阴性的矛盾结果。本例患者的临床症状，如阵发性咳嗽、喘息性咳嗽、咳嗽引发的呕吐以及百日咳杆菌暴露史，均为百日咳的典型症状，因此强烈支持百日咳的诊断，从而证实实时 PCR 阳性结果的准确性。

进一步检测

本例患者无须其他传染性疾病微生物检测。

分子病理学背景知识

尽管自 20 世纪 40 年代百日咳疫苗就已经被广泛应用，但直至今天百日咳仍然困扰着人类，2008 年美国的百日咳发病率约为 4.18/100000[5]。未经过免疫接种的感染者常常在 7~10 天的潜伏期后发病，病程包括 3 个阶段：①鼻黏膜炎期，轻度上呼吸道症状持续约 2 周；②阵发期，从出现症状的第 2 周开始，以"顿咳"为特征，咳嗽阵发性发作伴有深呼吸，持续 2~8 周；③恢复期，咳嗽逐渐减轻，持续几周。并发症包括肺炎（百日咳肺炎或其他继发性肺炎）和咳嗽导致中枢神经系统缺氧引发的惊厥及脑病。第二期顿咳时的过力还会引起肋骨骨折、疝气及直肠脱垂。

婴儿发生的百日咳具有较高的致死率，特别是新生儿感染。在美国，90% 的百日咳致死病例发生在 4 个月以下的新生儿[5, 6]，常常表现为不易察觉的窒息而非咳嗽。外周血常见淋巴细胞增多，而且升高范围与疾病严重程度相关。感染后遗症包括肺炎、缺氧和窒息导致的惊厥以及致命性肺动脉高压综合征。

问题 9：为什么本例患者在儿时接受过免疫接种，现在还会发生百日咳感染？

先前经历的感染和免疫接种不能使机体获得对百日咳杆菌的永久免疫力。免疫接种或自然感染产生的免疫力几乎在 10 年之后就彻底消失[7, 8]。本例患者在儿时接种百日咳疫苗，现在已经对百日咳杆菌没有了免疫力，发生感染是很正常的。近期数据显示，在美国 50% 的百日咳病例是在 10 年之前或更早时间接种的百日咳疫苗[5]。尽管从无症状到典型症状均有可能发生，他们中大多数人在感染的那几周内都有持续性咳嗽的症状。

对于成人和青少年，通过培养或分子检测百日咳杆菌而做出诊断是比较困难的。比起新生儿感染者，接受过免疫接种的成人和青少年体内的微生物数量是很低的[9]。而且，这些患者常常刚刚出现症状就会就诊，此时体内定植的微生物非常少，血清学检测可以提供帮助。因此在百日咳自然病程的早期，常因患者就诊时体内带菌量较少，导致 PCR 检测阳性和菌培养检测阴性的矛盾结果。

在发达国家，接受过免疫接种的成人和青少年常常是百日咳感染的传染源，因为他们的症状出现晚，就医后因检测困难而迟迟不能确诊，确诊后因有传染性而不能得到良好的医疗看护等原因使得这部分患者治疗延迟，导致带菌时间较长。

百日咳杆菌对口服大环内酯类抗生素敏感（细菌蛋白合成的抑制剂），最常用的是红霉素。对于不能耐受红霉素胃肠道反应的患者可以给予阿奇霉素或克拉霉素。对大环内酯类药物的耐药非常罕见，使用抗生素的目的是尽快杀灭细菌，防止其在人群中广泛传播，而不是缓解患者的临床症状。家中如有确诊的患者，其他接触者应预防性使用抗生素，防止这种高致病力细菌的感染。

百日咳可以通过接种疫苗来预防。目前使用的亚单位疫苗，含有纯化的细菌成分，副作用比以前使用的未纯化疫苗小得多。百日咳疫苗常常与破伤风和白喉疫苗联用，对儿童和成人（青少年）使用的疫苗规格是不同的，后者使用的百日咳抗原浓度更低一些。对于儿童，推荐在出生后第 2、4、6 和 15~18 个月分别接种一次[10]。对 11~18 岁青少年和 19~64 岁的成人，建议使用一次增强免疫接种剂[11, 12]。为了避免新生儿

百日咳导致的严重后果，推荐孕妇或产后接受一次增强免疫接种，也建议即将密切接触 1 岁以内婴幼儿的成人接受一次增强免疫接种[12, 13]。

对于临床症状高度提示百日咳的患者应进行百日咳细菌核酸的分子诊断。尽管百日咳可以表现为无症状感染，但尚无公共卫生机构建议使用任何方法进行监测。分子检测也不推荐作为抗生素使用过程中疗效判定的监测手段，因为经过治疗的患者体内已经不存在有活性的百日咳杆菌时，仍然可以检测到百日咳杆菌的 DNA。在一项新生儿百日咳的调查研究中，红霉素治疗 1 周后，菌培养结果全部阴性，但仍有 56% 的病例可以检出百日咳杆菌的 DNA（PCR 法）[14]。

百日咳杆菌的 DNA 检测结果阳性具有公共卫生影响。在美国，百日咳属于需要上报疾病控制中心的传染病，医疗机构必须依法将阳性病例报告行政辖区内的公共卫生机构。百日咳具有高度传染性，以飞沫传播为主，控制传播的原则是对确诊的住院患者使用单人病房隔离制度，看护者和来访者必须使用一次性隔离衣、口罩和手套。接受过阳性样本的实验室需要对相应人员和区域进行消毒，并在医院内设立感染控制警示标志。

选择题

1. 下列哪种情况提示应该使用针对百日咳杆菌的 PCR 检测（　　）

　　A. 暴发初期，对暴露情况不明的家庭看护者进行感染风险评估

　　B. 2 个月大的百日咳住院患儿，使用抗生素后判断可否停药

　　C. 85 岁的百日咳住院患者，使用抗生素后判断可否停药

　　D. 30 岁女性，慢性咳嗽和阵发性咳嗽后呕吐，待确诊

　　E. 确定 42 岁男性睡眠性窒息的原因

2. 为什么公共卫生机构推荐培养和 PCR 法检测百日咳杆菌（　　）

A. 百日咳杆菌常常发生抗生素耐药，耐药菌株应记录在案

B. PCR 常常出现假阳性结果

C. 可以发现百日咳杆菌新亚型

D. 只有利用特殊碳水化合物的百日咳杆菌才是致病性的

E. 长时间的细菌培养比 PCR 更灵敏

3. 下列哪种样本适用于百日咳杆菌的 PCR 检测（　　　）

A. 鼻前孔藻酸钙拭子

B. 后鼻咽藻酸钙拭子

C. 鼻前孔涤纶拭子

D. 后鼻咽人造丝拭子

E. 咽部人造丝拭子

4. 与百日咳杆菌毒素启动子相比，靶序列 IS481（　　　）

A. 灵敏度和特异性相当

B. 灵敏度和特异性更差

C. 灵敏度更差，但特异性更高

D. 灵敏度和特异性更高

E. 灵敏度更高，但特异性更差

5. 19 岁女性患者，针对毒素启动子区的百日咳杆菌 DNA PCR 检测阳性，阵发性咳嗽 1 周，夜间加重，应如何治疗（　　　）

A. 氨苄西林

B. 阿奇霉素

C. 氨曲南

D. 头孢曲松

E. 甲硝唑

选择题答案

1. 正确答案：D

严重的慢性咳嗽以及咳嗽引发的呕吐是百日咳的典型症状，该患者可能是百日咳杆菌感染，因为她接种疫苗的时间已超过 10 年，对百日咳杆菌已无免疫力。对于有百日咳杆菌暴露史的高危人群可以预防性使用抗生素。对于确诊患者，使用标准的抗生素疗程直至致病菌被完全清除。在病菌清除、抗生素疗程结束后仍然可以检测到百日咳杆菌

DNA。百日咳导致的睡眠时窒息常常发生在新生儿和婴幼儿，而不是成人。

2. 正确答案：B

PCR 假阳性结果一直是公共卫生机构关注的问题。疾病控制中心建议同时使用菌培养和 PCR 检测，这是监控 PCR 阳性结果准确性的一种方法。值得注意的是，这种核酸扩增方法比菌培养更加灵敏，因此存在菌培养假阴性 /PCR 真阳性的可能。对常用抗生素产生耐药的百日咳杆菌非常罕见。

3. 正确答案：D

百日咳杆菌倾向于定植在后鼻咽和下呼吸道的纤毛柱状上皮细胞，涤纶拭子和人造丝拭子适于 PCR，藻酸盐会抑制 Taq 聚合酶。

4. 正确答案：E

IS481 是百日咳杆菌和博代杆菌基因组中的重复元件。毒素启动子在百日咳杆菌基因组中只有一个拷贝。因此检测 IS481 比检测毒素启动子更灵敏，但不如毒素启动子特异。

5. 正确答案：B

大环内酯类抗生素如阿奇霉素对百日咳杆菌具有杀灭活性。在阵发期接受抗生素治疗可以有效防止继发性感染。病程晚期，使用抗生素对于缓解咳嗽症状并无意义。

参考文献

1. Cloud JL, Hymas W, Carroll KC (2002) Impact of nasopharyngeal swab types on detection of Bordetella pertussis by PCR and culture. J Clin Microbiol 40:3838–3840

2. Antila M, He Q, de Jong C et al (2006) Bordetella holmesii DNA is not detected in nasopharyngeal swabs from Finnish and Dutch patients with suspected pertussis. J Med Microbiol 55:1043–1051

3. Yih WK, Silva EA, Ida J et al (1999) Bordetella holmesii-like organisms isolated from Massachusetts patients with pertussis-like symptoms. Emerg Infect Dis 5:441–443

4. Mattoo S, Cherry JD (2005) Molecular pathogenesis,

epidemiology, and clinical manifestations of respiratory infections due to Bordetella pertussis and other Bordetella subspecies. Clin Microbiol Rev 18:326–382

5. Centers for Disease Control and Prevention. [Summary of notifiable diseases – United States, 2008]. Published June 25, 2010 for MMWR 2008;57:1–94

6. Vitek CR, Pascual FB, Baughman AL et al (2003) Increase in deaths from pertussis among young infants in the United States in the 1990s. Pediatr Infect Dis J 22:628–634

7. Edwards K, Freeman DM (2006) Adolescent and adult pertussis: disease burden and prevention. Curr Opin Pediatr 18:77–80

8. von Konig CH, Halperin S, Riffelmann M et al (2002) Pertussis of adults and infants. Lancet Infect Dis 2:744–750

9. Nakamura Y, Kamachi K, Toyoizumi-Ajisaka H et al (2011) Marked difference between adults and children in Bordetella pertussis DNA load in nasopharyngeal swabs. Clin Microbiol Infect 17:365–370

10. Recommendations of the Advisory Committee on Immunization Practices (ACIP) (1997) Pertussis vaccination: use of acellular pertussis vaccines among infants and young children. MMWR Recomm Rep 46:1–25

11. Broder KR, Cortese MM, Iskander JK et al (2006) Preventing tetanus, diphtheria, and pertussis among adolescents: use of tetanus toxoid, reduced diphtheria toxoid and acellular pertussis vaccines

recommendations of the Advisory Committee on Immunization Practices (ACIP). MMWR Recomm Rep 55:1–34

12. Kretsinger K, Broder KR, Cortese MM et al (2006) Preventing tetanus, diphtheria, and pertussis among adults: use of tetanus toxoid, reduced diphtheria toxoid and acellular pertussis vaccine recommendations of the Advisory Committee on Immunization Practices (ACIP) and recommendation of ACIP, supported by the Healthcare Infection Control Practices Advisory Committee (HICPAC), for use of Tdap among health-care personnel. MMWR Recomm Rep 55:1–37

13. Murphy TV, Slade BA, Broder KR et al (2008) Prevention of pertussis, tetanus, and diphtheria among pregnant and postpartum women and their infants recommendations of the Advisory Committee on Immunization Practices (ACIP). MMWR Recomm Rep 57:1–51

14. Edelman K, Nikkari S, Ruuskanen O et al (1996) Detection of Bordetella pertussis by polymerase chain reaction and culture in the nasopharynx of erythromycin-treated infants with pertussis. Pediatr Infect Dis J 15:54–57

第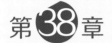章　人偏肺病毒

Alexandra Valsamakis, Christina Newman

临床背景

10 个月大的白种人男孩随母亲就诊，在过去的 5 天中，男孩出现发热（体温 39.4℃）、呼吸困难和咳嗽。患者母亲为其服用布洛芬和对乙酰氨基酚后，症状有所好转，但 3 天之后体温再次升高，症状加重。当地医师给予沙丁胺醇气雾剂，但症状未见改善。此次就诊前 1 天，男孩开始出现活动减少、昏睡、食欲缺乏、哭闹不安、呼吸困难和尿少等症状，伴有呕吐和两次稀便。因此来本院就诊。入院后，男孩体温 38.6℃，血氧饱和度 91%。患者 5 岁的姐姐也出现过较轻的类似症状。男孩的医疗记录显示，此前他没有任何住院治疗的记录，无哮喘或沙丁胺醇使用史，已按时接受免疫接种，包括近期的新型流感病毒 A 型疫苗。

患儿体检如下：血压 136/90mmHg，脉搏 158 次 / 分，体温 37.8℃，呼吸 58 次 / 分，脉搏血氧仪显示血氧饱和度 96%，身高、体重和头围在正常值范围。男孩在其母臂弯里昏睡，在检查过程中偶尔可被唤醒。头、耳、眼、鼻和咽部检查均正常，鼻腔内有多量清涕，无红疹或渗出。心音和脉搏规律，S1 和 S2 心音正常，无奔马律或颤音。肺部听诊可闻呼吸音粗，伴有呼气时爆裂音。肠鸣音存在，无触痛，无腹胀或脏器增大。四肢温暖，末端可见 2~3 秒的血管再充盈，无皮疹、瘀斑或瘀点。

本例患者的初步印象为 10 个月大男孩出现轻 - 中度呼吸窘迫，考虑继发于呼吸道病毒感染或病毒性肺炎，伴轻度脱水。

问题 1：许多病毒可以导致需住院治疗的呼吸道感染，最

分子检测依据

美国卫生部估计，每年有超过 10 亿人会罹患普通感冒，病毒性呼吸道感染成为儿童和成人最常见的疾病。一般来说，感染症状轻微，局限于上呼吸道者可自愈。对于老年人、免疫缺陷患者和年幼者，上呼吸道感染可以诱发更为严重的疾病，如支气管炎、细支气管炎和肺炎等下呼吸道感染。对于婴幼儿来说，呼吸道合胞病毒导致的急性病毒性呼吸道感染是导致住院治疗的最主要原因[1-3]。病原微生物的快速诊断对于感染患者的适当管理和及时治疗尤为重要，有助于必要时控制病原微生物在院内传播，保护易感人群。鼻病毒、流感病毒 A 和 B 型、呼吸道合胞病毒和腺病毒是引发呼吸道病毒感染的最常见病原体。

问题 2：有许多方法可以检出呼吸道病毒感染，哪种是最灵敏的?

呼吸道病毒检测可以使用多种不同的技术，包括酶联免疫法快速检测病毒抗原、使用不同的细胞培养病毒以及分子诊断方法。酶联免疫膜吸附试验（EIA）、光学免疫法（OIA）和免疫色谱层流分析（ICLF）等方法可以在患者就诊的 15~30 分钟内获得检测结果。但是这些方法的使用受到待检样本中病毒颗粒浓度的制约，需要 10^5~10^6 个病毒才能得出阳性结果，与培养法（只需 10 个病毒颗粒）或分子检测（只需 2~5 个病毒基因组核酸拷贝）相比灵

敏度较差[4-7]。直接荧光抗体法（DFA）可以从患者样本（鼻咽拭子、穿刺物或灌洗液）离心后获得的细胞沉淀中检测到病毒抗原，比快速抗原检测的灵敏度稍高，检测用时 3~4 小时。但是比起 PCR 方法，抗原检测法的检出率依然很低[8]。传统的细胞培养法比较灵敏，被认为是大多数病毒检测的金标准，但是费力又耗时。尽管培养方法经过多次优化，应用了多种混合细胞系培养以及螺旋式扩增培养等新技术，仍然需要 1~2 天才可以得出结果，且灵敏度依然低于分子检测方法。

呼吸道病毒的分子检测具有很多优势。最重要的是，与病毒培养相比，分子检测的灵敏度非常高，检测下限可以达到 2~5 个病毒基因拷贝[6, 9, 10]。此外，分子检测的用时也比细胞培养短得多，根据方法不同，最多不超过 8 小时。因此，快速检测有助于减少抗生素的滥用。分子检测还可以一次性检出多种病毒，有助于混合感染诊断[11]。

检测项目

针对呼吸道病毒的分子检测。

实验室检测方案

使用实验室自主研发的多重逆转录（reverse transcription, RT）荧光 PCR（real-time polymerase chain reaction）检测患者鼻拭子中的流感病毒 A 型和 B 型、新型流感病毒 H1N1、呼吸道合胞病毒（RSV）、人偏肺病毒（hMPV）、副流感病毒（PIV）1/2/3 型、腺病毒和鼻病毒，同时使用人 β_2- 微球蛋白基因作为内部对照以保证提取及扩增效率。

检测结果分析要点

逆转录实时荧光 PCR 结果显示为二维曲线，横坐标为循环数，纵坐标为荧光强度，代表 PCR 扩增产物的数量。循环阈值，即 Ct 值，反映了扩增产物的荧光强度超过阈值线时所对应的扩增循环数，从此循环

开始扩增产物进入指数级扩增阶段。初始模板中的病毒拷贝数与 Ct 值呈反比，Ct 值越低，表示病毒载量越高。总之扩增曲线的出现代表样本中含有病毒基因组序列，Ct 值可以半定量推算样本中病毒核酸的初始拷贝数。假阳性结果常常出现在 Ct 值接近或超过 40 的病例，判读时需谨慎。建议重复检测，并结合临床进行分析。

图 38-1 显示了人偏肺病毒和腺病毒的逆转录实时荧光 PCR 扩增曲线（Ct 值分别为 17 和 34，判读为阳性），同时也显示出 β_2- 微球蛋白基因内对照的扩增曲线。其他病毒的扩增曲线均位于阈值线以下，判读为阴性。

问题 3：结合本例患者的临床表现，如何解释上述检测结果？

结果解释

病毒核酸检测是诊断呼吸道病毒的最有效工具。逆转录结合实时荧光 PCR 检测可以在扩增循环的同时实时监测扩增产物的荧光强度，提高了检测灵敏度。本例患者的检测结果显示，人偏肺病毒 Ct 值较低，腺病毒 Ct 值较高，我们推测腺病毒的感染早于人偏肺病毒感染，正在处于消退期，但两种病毒同时感染加重了患儿的呼吸窘迫症状。

进一步检测

无须更进一步病原体检测。

分子病理学背景知识

2001 年，van den Hoogen 等人从荷兰儿童体内分离并鉴定出人偏肺病毒（Human metapneumovirus, hMPV），至今该病毒已能在全球范围的儿童和成人上呼吸道样本中检出[12]。人偏肺病毒与呼吸道合胞病毒、副流感病毒均属于副黏病毒科，其中人偏肺病毒又被划分在肺病毒亚科偏肺病毒属。它由蛋白衣壳和单链、连续、反义 RNA 组成。根据血清型不同，人

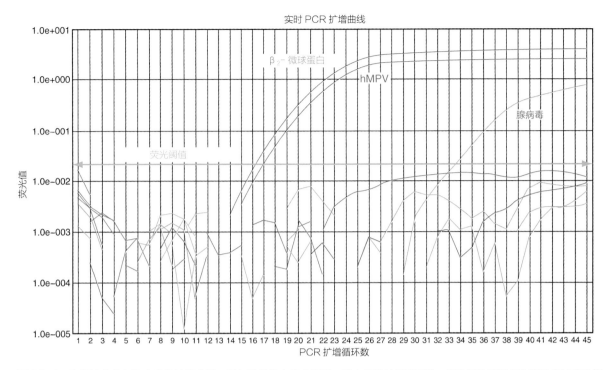

图 38-1　人偏肺病毒和腺病毒的扩增曲线。绿色横线代表荧光阈值，横坐标为扩增循环数，纵坐标为扩增产物所对应的荧光值

偏肺病毒被分为两个亚型，A 型和 B 型，进一步的遗传学分析分别将这两个亚型又再分为两个遗传学亚系（A1，A2，B1，B2）[13]。偏肺病毒感染高发于温带地区的冬春季节[14]，中国、新加坡和美国曾报道过各自的儿童偏肺病毒感染率，为 6%~7%[15-17]。根据目前所知，偏肺病毒是导致呼吸道症状的多种致病性病毒之一，而且是导致住院儿童发生急性细支气管炎的第二位病原微生物[18]。病毒的细胞内培养非常耗时耗力，需 2~3 周的长时间培养才可以观察到宿主细胞的病态变化，并且只有少数细胞系，如 LLC-MK2 细胞，适用于偏肺病毒的培养[19]，还需要在培养基中额外添加胰蛋白酶，促使 hMPVF 蛋白转化为成熟型，此种蛋白的活性是偏肺病毒具有传染力的先决条件[20]。

　　腺病毒是导致呼吸道病毒性感染的另一个常见原因，尤其是幼儿。它是一种没有蛋白衣壳包裹的正二十面体病毒，含有双链 DNA 基因组。腺病毒感染是儿科发热患者最常见的病因，常常伴有胃肠道症状如呕吐、腹泻，有时还会发生急性呼吸窘迫。

　　曾有多个研究报道过多种呼吸道病毒的混合感染，往往引起症状的加重，尤其是混有偏肺病毒感染的患者[15, 21-23]。在住院儿童中，发生两种病毒合并感染的概率为 10%~30%[18]，Gláucia Paranhos-Baccalà 等人曾报道，儿科重症病房的病毒合并感染率（34.1%）比儿科普通病房（15.2%）高。

　　病毒核酸检测是诊断呼吸道感染的有效方法，最广泛使用的是以 PCR 技术为基础、结合逆转录的分子检测。逆转录过程是利用逆转录酶的催化功能将病毒 RNA 转换为互补 DNA，这一过程是不可省略的。因为大部分呼吸道病毒含有 RNA 基因组，易于受外界环境中的 RNA 酶降解，逆转录为互补 DNA 后更加稳定，便于下一步 PCR 扩增检测。实时 PCR 具有许多优点，它可以在扩增反应的同时检测扩增产物发出的荧光信号，并且通过使用不同荧光素标记的探针，可以在单一反应管中同时检测多个病毒靶基因。闭管扩增反应后可直接读取数据，无须打开反应管盖进行其他操作，避免了扩增产物对实验室环境的污染。尽管 PCR 技术是病毒检测的最常用手段，但是其他分子检测方法也有报道[24]。

　　经过 FDA 认证的商品化呼吸道病毒检测试剂盒也有很多，如 GenProbe 公司（San Diego, CA）的 ProFlu+、ProParaFlu+ 和 Pro hMPV+ 试剂盒，还有 Luminex Corp. 公司（Austin, TX）的 xTAG

Respiratory Viral Panel 试剂盒以及 NanoSphere 公司（Northbrook，IL）的 Verigene Respiratory Virus Nucleic Acid Test 试剂盒。这些试剂盒均设有内对照，已被批准用于鼻咽拭子的病毒检测。ProFlu＋和 Verigene Respiratory Virus Nucleic Acid Test 可以检测流感病毒 A 型和 B 型以及呼吸道合胞病毒，xTAG™ Respiratory Viral Panel 除检测上述病毒之外，还可以检测副流感病毒（PIV，1、2、3 型）、腺病毒、人偏肺病毒和鼻病毒。ProParaFlu＋可以检测副流感病毒 3 个亚型，Pro hMPV＋可以检测人偏肺病毒。3 家公司的流感病毒检测试剂盒均能检出新型 2009 流感 A（H1N1）。

GenProbe 公司的试剂盒均采用包含水解探针的逆转录实时荧光 PCR 技术，这种方法简便易行，将扩增和检测过程合二为一，保持了反应体系的密闭性，减少 PCR 污染的可能性。NanoSphere 公司的 Verigene Respiratory Virus Nucleic Acid Test 试剂盒使用的是独一无二的一次性微流体芯片，多重逆转录 PCR 的产物可以被芯片捕捉到，再利用纳米金颗粒探针能够在固定波长的光谱下成像的原理和具有单通道传感器的专用仪器（Verigene® System）检测靶基因的存在和数量。该反应体系包含两个内部对照：一个样本提取的内对照和一个扩增抑制的内对照，对于中等量病毒检测可以达到 100% 的重复性和准确性。在 0.05~50.0TCID50（50% 组织培养感染剂量）/毫升的病毒浓度范围内，根据病毒种类的不同，检测下限也有所不同。该体系具有高度特异性，对 38 种以上的病毒和细菌无交叉反应。

xTAG™ Respiratory Viral Panel（RVP）试剂盒也是基于多重逆转录 PCR，但检测过程使用的是荧光编码的微球（磁珠）杂交技术，可以检测出 12 种呼吸道病毒及其亚型。RVP 试剂盒在扩增体系中加入用生物素标记的脱氧核苷三磷酸（dNTP）和特异性引物，并且掺入与荧光编码磁珠上链接的病毒特异性探针互补的标签序列，杂交后藻红蛋白偶联的链霉素与生物素标记的延伸产物相结合，用专用的 Luminex xMAP™ 仪读取荧光信号。仪器有两种读取模式，一是荧光编码磁珠的识别，一是检测引物延伸产物上的

藻红蛋白信号。试剂盒中还含有 λ 噬菌体和 MS-2 噬菌体内对照体系，作为提取和扩增的质控指标，对不同病毒的检测灵敏度可以达到 73%~100%。但 RVP 试剂盒不能检测腺病毒 C 或血清型 7a 和 41，而且针对鼻病毒的引物与肠病毒具有交叉反应。RVP 试剂盒对流感病毒的检测灵敏度比 DFA 和病毒培养方法高 5%~10%[25]，特异性也高达 91.3%~100%。

除了 FDA 批准的这些试剂盒，许多实验室根据实际需要和研发技术能力，利用商品化的分析特异性试剂（analyte specific regents，ASR）自主研发了多重呼吸道病毒分子检测方法或实验室开发诊断试验（laboratory-developed tests，LDT）[8]。比如 Idaho Technology 公司（Salt Lake City，UT）的 FimArray respiratory pathogen panel、AutoGenomics 公司（Carlsbad，CA）的 Infinity respiratory viral panel 以及 Qiagen 公司的 ResPlex II（Valencia，CA）等。这些检测需要实验室进行验证实验以确保可以达到预定的检测目的。

选择题

1. 幼儿哮喘、急促用力呼吸及低热时，往往需要住院治疗，下列哪项是引起婴幼儿入院治疗的病因（   ）

　　A. 腺病毒

　　B. 麻疹病毒

　　C. 流感病毒

　　D. 呼吸道合胞病毒

　　E. 肺炎双球菌

2. 下列哪种技术是检测常见呼吸道病毒最敏感的方法（   ）

　　A. 用鼻拭子样本进行常规培养

　　B. 对痰标本进行直接荧光抗体检测

　　C. 用鼻拭子样本进行酶联免疫膜吸附试验

　　D. 用鼻拭子样本进行实时逆转录聚合酶链反应

　　E. 对支气管肺泡灌洗液进行病毒培养

3. 下列有关人偏肺病毒感染的说法，哪项是不正确的（   ）

A. 常与其他呼吸道病毒合并感染

B. 全世界范围内均可检出

C. 属于副黏病毒科中的肺病毒亚科

D. 患者常表现普通感冒症状，如咳嗽、哮喘、发热和鼻炎

E. 属于季节性感染，常常发生于温带地区的夏季

4. 逆转录实时 PCR 反应包括下列哪些步骤（　　）

A. 制备 cDNA

B. 与荧光标记的磁珠杂交

C. 核酸提取

D. RNA 扩增

E. 使用生物素标记的探针扩增信号

5. 在一项基于 PCR 技术的呼吸道病毒检测实验中，内对照没有出现扩增曲线，最有可能提示下列哪项（　　）

A. 如果没有任何病毒显示扩增曲线，应重复实验

B. 患者样本中包含多种病毒

C. 患者样本中没有病毒

D. 如果有一个或多个病毒显示扩增阳性，也不能报告

E. 样本满意，报告阴性结果

选择题答案

1. 正确答案：D

呼吸道合胞病毒是导致婴幼儿住院治疗的首要原因，常常以哮喘、用力呼吸或呼吸暂停、发热为主要症状。

2. 正确答案：D

使用鼻拭子标本进行逆转录聚合酶链反应（RT-PCR）是最灵敏的方法，比其他检测方法的灵敏度更高。

3. 正确答案：E

温带地区的冬春季节是人偏肺病毒的高发季节，其他选项都是正确的。

4. 正确答案：A

RNA 不能用于扩增，但可以逆转录为 DNA 模板进行扩增和检测，核酸提取步骤在 PCR 检测之前

完成。杂交步骤是 xTAG ™ Respiratory Viral Panel（RVP）检测试剂盒中的一个环节。

5. 正确答案：A

如果没有任何病毒显示扩增曲线，应重复实验。内对照对于确定反应体系是否有效尤为重要。反应体系中含有 PCR 抑制物，反应试剂失效，反应条件不恰当或样本质量不满意都可以导致反应体系的效率下降。

参考文献

1. Henrickson KJ, Hoover S, Kehl KS et al (2004) National disease burden of respiratory viruses detected in children by polymerase chain reaction. Pediatr Infect Dis J 23:S11–18

2. Robinson CC (2007) The value of RVP in children's hospitals. J Clin Virol 40:S51–S52

3. Shay DK, Holman RC, Newman RD et al (1999) Bronchiolitis-associated hospitalizations among US children, 1980–1996. JAMA 282:1440–1446

4. Chan KH, Peiris JS, Lim W et al (2008) Comparison of nasopharyngeal flocked swabs and aspirates for rapid diagnosis of respiratory viruses in children. J Clin Virol 42:65–69

5. Ghebremedhin B, Engelmann I, Konig W et al (2009) Comparison of the performance of the rapid antigen detection actim Influenza A&B test and RT-PCR in different respiratory specimens. J Med Microbiol 58:365–370

6. Ginocchio CC (2007) Detection of respiratory viruses using non-molecular based methods. J Clin Virol 40(Suppl 1):S11–14

7. Hurt AC, Alexander R, Hibbert J et al (2007) Performance of six influenza rapid tests in detecting human influenza in clinical specimens. J Clin Virol 39:132–135

8. Mahony JB (2008) Detection of respiratory viruses by molecular methods. Clin Microbiol Rev 21:716–747

9. St George K, Patel NM, Hartwig RA et al (2002) Rapid and sensitive detection of respiratory virus infections for directed antiviral treatment using R-Mix cultures. J Clin Virol 24: 107–115

10. Weinberg GA, Erdman DD, Edwards KM et al (2004) Superiority of reverse-transcription polymerase chain reaction to conventional viral culture in the diagnosis of acute respiratory tract infections in children. J Infect Dis 189:706–710

11. Leland DS, Ginocchio CC (2007) Role of cell culture for virus detection in the age of technology. Clin Microbiol Rev 20:49–78

12. van den Hoogen BG, de Jong JC, Groen J et al (2001) A newly discovered human pneumovirus isolated from young children with respiratory tract disease. Nat Med 7:719–724

13. van den Hoogen BG, Osterhaus DM, Fouchier RA (2004) Clinical impact and diagnosis of human metapneumovirus infection. Pediatr Infect Dis J 23:S25–32

14. Cl D, M-Ãv H, Boivin G (2007) Human metapneumovirus. Semin Respir Crit Care Med 28:213–221

15. Xiao NG, Xie ZP, Zhang B et al (2010) Prevalence and clinical and molecular characterization of human metapneumovirus in children with acute respiratory infection in China. Pediatr Infect Dis J 29:131–134

16. Loo LH, Tan BH, Ng LM et al (2007) Human metapneumovirus in children, Singapore. Emerg Infect Dis 13:1396–1398

17. McAdam AJ, Hasenbein ME, Feldman HA et al (2004) Human metapneumovirus in children tested at a tertiarycare hospital. J Infect Dis 190:20–26

18. Paranhos-Baccala G, Komurian-Pradel F, Richard N et al (2008) Mixed respiratory virus infections. J Clin Virol 43: 407–410

19. Kukavica-Ibrulj I, Boivin G (2009) Detection of human metapneumovirus antigens in nasopharyngeal aspirates using an enzyme immunoassay. J Clin Virol 44:88–90

20. Sugrue RJ, Tan BH, Loo LH (2008) The emergence of human metapneumovirus. Future Virol 3:363–371

21. Greensill J, McNamara PS, Dove W et al (2003) Human metapneumovirus in severe respiratory syncytial virus bronchiolitis. Emerg Infect Dis 9:372–375

22. Jennings LCP, Anderson TPM, Werno AMMD et al (2004) Viral etiology of acute respiratory tract infections in children presenting to hospital: role of polymerase chain reaction and demonstration of multiple infections. Pediatr Infect Dis J 23:1003–1007

23. Calvo C, Pozo F, García-García ML et al (2010) Detection of new respiratory viruses in hospitalized infants with bronchiolitis: a three-year prospective study. Acta Paediatr 99: 883–887

24. Wu W, Tang YW (2009) Emerging molecular assays for detection and characterization of respiratory viruses. Clin Lab Med 29:673–693

25. Krunic N, Yager TD, Himsworth D et al (2007) xTAG(TM) RVP assay: analytical and clinical performance. J Clin Virol 40:S39–S46

第 39 章　BK 病毒

Benjamin A. Pinsky

临床背景

患者，男性，45 岁，常染色体显性多囊肾继发终末期肾病，接受了肾移植手术，供肾来自身体健康的、与患者 HLA 配型合适的兄弟。在移植手术之前的检查中发现患者携带有多囊蛋白 -1（PKD-1）基因第 15 外显子的一个无义突变（c.4609 G > T，p.Glu1537X），而移植供体——他的兄弟，却不携带此突变[1]。

移植术后，患者一直接受免疫抑制治疗，联合使用泼尼松、他克莫司和霉酚酸酯，并至少每周一次监测肾功能。移植后 3 个月，患者血清肌酐轻度上升，肾小球滤过率轻度下降。

问题 1：本例患者的鉴别诊断有哪些？

晚期急性同种异体移植物肾功能障碍分为肾前性、肾后性和肾源性 3 类。肾前性晚期急性肾功能障碍的原因包括血容量下降和肾动脉狭窄，肾后性晚期急性肾功能障碍的原因主要是尿路梗阻和淋巴囊肿，肾源性因素则包括免疫抑制毒性、急性排斥反应、原有疾病复发及感染。

问题 2：怎样缩小鉴别诊断的范围？

患者血肌酐水平轻度上升，经补液治疗应排除了血容量不足的可能。超声检查也未发现肾动脉狭窄、尿路梗阻或淋巴囊肿的证据，提示该患者的肾功能障碍可能是肾源性因素诱发。因为患者的遗传病背景，他的肝脏上也发现一个囊肿，但对肝功能和移植的肾几乎没有危害。他克莫司和霉酚酸酯的血浆浓度均在治疗范围之内，可以在有效抑制免疫功能的同时避免他克莫司对肾的毒性作用。尿检发现患者有脓尿、血尿，并且尿中出现细胞管型，提示出现间质性肾炎，这种情况可见于感染、急性排斥反应和药物介导的肾毒性反应。

分子检测依据

上述结果提示患者的肾衰竭是由肾源性因素诱发，分子检测有助于识别一种常见于肾移植患者的多瘤病毒相关性肾病（polyomavirus-associated nephropathy，PVAN）。该病与急性排斥反应极易混淆，但两者的治疗方案却截然相反，因此鉴别诊断尤为重要。如果确诊为多瘤病毒相关性肾病，则需要适当降低对免疫功能的抑制；而如果确诊为移植排斥反应，则需要加强对免疫功能的抑制，如果治疗不当可能导致移植器官的废弃。

检测项目

使用尿液样本，进行 BK 病毒的定量 PCR 检测。

问题 3：该患者是否适于 BK 病毒的定量 PCR 检测？

答案是肯定的。1%~10% 的肾移植患者会发生多瘤病毒相关性肾病[2]，其中 BK 病毒感染占 95%[2]。另一种多瘤病毒——JC 病毒，也在多瘤病毒相关性肾病的尿样中检出过，但是它与一种中枢神经系统的脱髓鞘病变——进行性多灶性白质脑病（progressive multifocal leukoencephalopathy，PML）的关系更为密切[3]。

定量检出尿液中 BK 病毒 DNA 是疑似多瘤病毒相关性肾病患者的一种非侵入性筛查手段。一般认为，如果患者尿液中的病毒数量大于 10^7 拷贝/毫升持续 3 周以上则高度提示多瘤病毒相关性肾病。因此，接受肾移植的患者在移植术后的前两年内，至少每 3 个月应进行 BK 病毒的尿液筛查，两年后改为每年筛查一次直至术后 5 年方可停止。对于出现移植物功能障碍或随访性活检时，也应进行尿液的 BK 病毒筛查[4]。

实验室检测方案

实验室采用自主研发的 BK 病毒定量 PCR 技术检测了患者的尿液样本。采用自动化的硅化磁珠核酸提取工作站从尿液中提取病毒 DNA。在提取之前，将内对照加入样本之中，以确保核酸提取过程的效率，避免因提取物中含有 PCR 抑制剂而降低后续的扩增效率。内对照包含一种首先提取自维多利亚多管发光水母的蛋白——绿色荧光蛋白（Green Fluorescent Protein，GFP）的基因，其两侧含有与 BK 病毒靶基因引物结合位点相同的序列。引物设计针对的是 BK 病毒的 VP1 基因，特异性引物既可以扩增 BK 病毒的 VP1 基因，也可以扩增内对照 GFP 基因。但是与 VP1 靶序列互补的探针标记了黄色荧光素，而检测内对照的互补探针标记的是另一种橙色荧光素 CalFluor560，因此可以在同一反应管中利用不同的荧光通道同时检测 BK 病毒靶基因和内对照基因。通过实时荧光 PCR 仪，利用含有不同浓度的 BK 病毒基因组质粒做出的标准曲线，可以对样本中扩增产物进行实时定量分析[5]。

还有许多商品化或实验室自制的 PCR 方法可以用于 BK 病毒的定量检测[6]。这些方法大多以 BK 病毒的保守序列，如 VP1 区或 T 抗原基因作为检测的靶序列，因此相对于尿液的细胞学检测，定量 PCR 的灵敏度和特异性都相当高[7, 8]。

一个需要注意的问题是，目前还没有国际公认的 BK 病毒检测定量标准。因此，对于使用不同检测技术得到的定量结果，需要谨慎判断和解读，尤其是在病毒载量的监测过程中，最好使用前后一致的检测技术。使用不同的材料绘制标准曲线，比如质粒或者阳性患者的尿液，其得到的标准曲线定量结果常常相差

10 倍以上[9]。从本质上说，任何检测过程中的可变因素，如探针或引物的靶序列、探针类型、提取方法等都会对结果产生一定的影响。还有一些病毒也在肾移植患者的常规术后监测范围内，如 EB 病毒和巨细胞病毒，也都缺乏相应的国际定量标准，其监测过程和检测结果的解读也面临同样的问题[10, 11]。

检测结果分析要点

图 39-1 显示了 BK 病毒定量 PCR 检测的结果。判读标准如下。

● 无模板对照反应管必须是阴性的，无论是 BK 病毒还是内对照的荧光通道（分别为 530nm 和 560nm）均在阈值线以上没有荧光信号。

● BK 阴性对照反应管也必须是阴性的，在 530nm 荧光通道没有阈值线以上的荧光信号。

● BK 阴性对照反应管的 560nm 荧光通道必须有内对照的阳性荧光信号，Ct 值应在以往数次检测 $\bar{x} \pm 3\,SD$ 的范围之内。

● 标准曲线中最高拷贝和最低拷贝反应管的 CT 值应在以往数次检测 $\bar{x} \pm 2\,SD$ 的范围之内。

● 对样本结果的解读需要同时参考 560nm 荧光通道的内对照信号和 530nm 荧光通道的 BK 病毒扩增信号，通过观察有无扩增曲线和 Ct 值大小来判断患者尿液中是否有 BK 病毒。

● 将样本的 Ct 值带入标准曲线，通过荧光 PCR 仪自带的软件可以得出阳性样本中 BK 病毒的初始拷贝数，即每毫升尿液中 BK 病毒 DNA 的数量。

● 如果样本的 BK 病毒和内对照反应均为阴性，即没有得出 Ct 值或 Ct 值 $> \bar{x} \pm 3\,SD$，需要重新提取样本并重新检测。如果重新提取后内对照仍然是阴性，表明样本不满意或含有 PCR 抑制剂，需要重新采集样本进行检测。

● 如果样本的 BK 病毒反应是阳性的，但内对照为阴性结果，则本次检测成功，可以报告定量结果。这常常是由于样本中 BK 病毒拷贝数过多，与内对照模板竞争引物，从而导致内对照的扩增受到抑制所致。

问题 4：本例患者的检出结果是否有效？

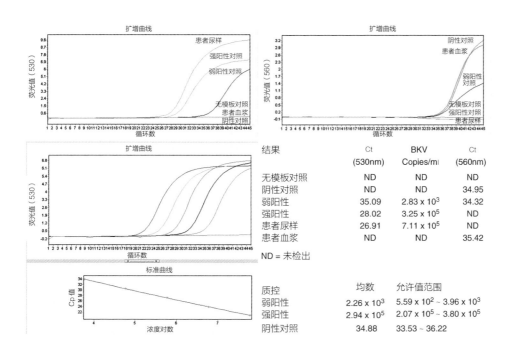

图 39-1　尿液和血浆样本的实时定量 BK 病毒检测

结果	Ct (530nm)	BKV Copies/ml	Ct (560nm)
无模板对照	ND	ND	ND
阴性对照	ND	ND	34.95
弱阳性	35.09	2.83×10^3	34.32
强阳性	28.02	3.25×10^5	ND
患者尿样	26.91	7.11×10^5	ND
患者血浆	ND	ND	35.42

ND = 未检出

均数	允许值范围
2.26×10^3	$5.59 \times 10^2 \sim 3.96 \times 10^3$
2.94×10^5	$2.07 \times 10^5 \sim 3.80 \times 10^5$
34.88	$33.53 \sim 36.22$

有效。无模板对照反应管的 530nm 和 560nm 荧光通道均无荧光信号，阴性对照反应管的内对照扩增正常，BK 病毒荧光通道无信号。高拷贝和低拷贝阳性标准品的 Ct 值均在 $x \pm 2 SD$ 范围之内。

问题 5：如何报告本例患者的检测结果？

本例患者的检测结果报告如下。

BK 病毒 DNA	检测阳性
检测结果	711000 拷贝 / 毫升
$\log_{10}$ 结果	5.85
检测方法	核酸扩增 PCR
线性范围	1000~60000000 拷贝 / 毫升 （$3.00 \log_{10} \sim 7.78 \log_{10}$ 拷贝 / 毫升）
声明	本检测方法为实验室自制，检测性能由检测实验室的资质所决定。本检测未经过 FDA 认证。对于进行此类检测的实验室而言，此类检测无须认证

结果解释

问题 6：上述检测结果能否解释患者的病情发展？

不完全是。尽管患者的实验室检查结果提示尿中含有 BK 病毒，也有肾功能不全的症状，但是尿中的 BK 病毒拷贝数水平还达不到诊断多瘤病毒相关性肾

病的标准。如果尿液中没有检出 BK 病毒，则可以排除 BK 病毒相关性肾病，更倾向于急性排斥反应或药物诱导的毒性反应的诊断。但是尿液中有中等水平的 BK 病毒，提示还需要进一步的检测。

进一步检测

血浆样本的 BK 病毒定量 PCR 检测（图 39-1）。

问题 7：如何解读血浆的检测结果？

本例患者的血浆中未检出 BK 病毒 DNA。出现含 BK 病毒的尿液，但是血浆中没有 BK 病毒提示病毒仅仅在肾盂以下的尿路中繁殖而并未侵犯肾实质。因此患者不符合多瘤病毒相关性肾病，应进一步进行肾穿刺活检查明移植肾功能障碍的原因。

本例患者的肾活检显示，肾组织内大量淋巴细胞等炎症细胞浸润，呈活动性肾小管炎伴有急性排斥反应，没有发现他克莫司毒性反应证据和病毒包涵体，多瘤病毒抗体的免疫组化染色以及 BK 病毒 DNA 的原位杂交检测结果均为阴性。在经过增强的免疫抑制治疗之后，患者肾功能有所恢复，再次肾活检显示炎症细胞浸润已基本消失。尿液的 BK 病毒监测仍然常规进行，并且给予了抗病毒治疗，但是数月后患者仍然发生了 BK 病毒血症和肾功能障碍，肾活检组织报

告为典型的多瘤病毒相关性肾病形态表现。本例患者的病情反复性，恰恰说明了免疫功能与移植排斥之间的微妙平衡对于移植器官的最终存活至关重要。

分子病理学背景知识

BK 病毒最初分离自一位伴有尿路梗阻的肾移植患者的尿液样本 [12]。BK 病毒隶属于多瘤病毒科，除 BK 病毒之外，JC 病毒和猿猴空泡病毒 40（SV40）也属于该科 [13]。无包膜的 BK 病毒含有长约 5kb 的双链 DNA 基因组，分为 3 个主要区域，一个早期蛋白编码区，编码小 T 抗原和大 T 抗原；一个晚期蛋白编码区，编码病毒衣壳蛋白 VP1、VP2 和 VP3；还有一个异质性的非编码区，该区同源性较低，可作为识别 BK 病毒不同基因型（Ⅰ、Ⅱ、Ⅲ和Ⅳ型）的标志基因。尽管遗传异质性有可能影响病毒的准确定量，但是目前还不考虑在临床检测中增加 BK 病毒的分型检测 [9]。

BK 病毒的初始感染发生在儿童，超过 90% 的成人血清中都可以检测到 BK 病毒 [14]。初始感染可以没有任何症状，但是也可以出现上呼吸道症状和一过性病毒尿。在初始感染之后，病毒持续潜伏于泌尿生殖道。无论是免疫功能正常者还是免疫抑制状态的患者，均可以出现无症状复发和间断的病毒尿。但是，免疫抑制状态下发生 BK 病毒相关性肾病的概率增高，特别是肾移植患者，可以出现出血性膀胱炎、输尿管狭窄和多瘤病毒相关性肾病，比如本例患者。

定量 PCR 是检测多瘤病毒的金标准，最常用于肾移植患者的非侵入性多瘤病毒筛查 [2]。此外，这些方法还可用于监测治疗反应，这些治疗常常采用在减低免疫抑制作用的同时，增加抗多瘤病毒药物如来氟米特、西多福韦 [2]。多瘤病毒相关性肾病的推测性诊断常常用于那些肾活检阴性，但出现 3 周以上持续病毒尿（$>10^7$ 病毒拷贝 / 毫升）或病毒血症（$>10^4$ 病毒拷贝 / 毫升）的患者 [4]。值得注意的是，这些界值只是专家小组的推荐，需要结合具体使用的定量检测方法和患者的具体情况综合判断。

BK 病毒尿患者往往在 1~3 个月之后进展为病毒血症 [2, 6]，因此对肾移植术后的患者定期监测尿中的

BK 病毒拷贝数有助于早期发现患者是否具有发展为多瘤病毒相关性肾病的危险性。BK 病毒血症与活动性 BK 病毒感染具有相关性，与多瘤病毒相关性肾病的联系也更为密切 [15]。

选择题

1. 与 BK 病毒同属一个病毒科的是下列哪种病毒（　　）

    A. 腺病毒

    B. 单纯疱疹病毒

    C. 人乳头瘤病毒

    D. 微小病毒 B19

    E. 猿猴空泡病毒 40（SV40）

2. 多瘤病毒与下列哪种疾病有关（　　）

    A. Merkel 细胞癌

    B. 多瘤病毒相关性肾病

    C. 进行性多灶性白质脑病

    D. B 和 C

    E. A、B 和 C

3. 多瘤病毒相关性肾病最常发生于（　　）

    A. 糖尿病

    B. 造血干细胞移植

    C. HIV

    D. 肾移植

    E. 小肠移植

4. 确认定量核酸扩增检测结果可以互为承认的最好途径是（　　）

    A. 所有的定量检测样本都送至中心实验室

    B. 所有实验室都使用相同的检测方法

    C. 需要更严格的专业测试标准

    D. 需要更严格的质控体系

    E. 需要使用国际通用的定量标准品

5. 患者每两周要花费 8 小时坐车去医学中心的移植专科接受诊疗，在中间的间隔周他就在当地医院进行随访。因为出现持续的 BK 病毒尿，所以每周都要常规进行血浆的 BK 病毒定量 PCR 检测，但医学中心和当地医院的实验室采用不同的检测方法得出了以下结果，除此——肾功能检查和治疗方案——没有

任何变化，BK 病毒检测结果如下。

周	实验室 X（拷贝／毫升）	实验室 Z（拷贝／毫升）
1	25500	
2	–	1500
3	31000	–
4	–	1100
5	22300	–

上述结果的最佳解读是（　　　　）

A. 患者的病毒血症是波动的，实验室检测结果是可信的

B. 患者的病毒血症是波动的，实验室 X 的检测灵敏度高于实验室 Z

C. 患者的病毒血症是稳定的，与实验室 X 相比，实验室 Z 的检测结果具有 10 倍的阴性偏差

D. 患者的病毒血症是稳定的，实验室 X 的检测特异性低于实验室 Z

E. 患者的病毒血症是稳定的，两个实验室提供的检测结果是相同的

选择题答案

1. 正确答案：E

BK 病毒与 JC 病毒、猿猴空泡病毒 40（SV40）以及最近被华盛顿大学和 Karolinska 研究所报道的 Merkel 细胞多瘤病毒均属于多瘤病毒科[16]。有趣的是，SV40 能够转化人体细胞，而且 P53 抑癌基因最初被认为是与 SV40 大 T 抗原相关的细胞蛋白。尽管病毒对我们认识细胞转化和肿瘤形成提供了很好的模型，但从流行病学角度，还不能确认多瘤病毒与人类肿瘤具有相关性[17]。

2. 正确答案：E

Merkel 细胞癌是一种发生于皮肤的神经内分泌肿瘤，与 Merkel 细胞多瘤病毒相关。JC 病毒则与进行性多灶性白质脑病相关，BK 病毒与多瘤病毒相关性肾病有关。

3. 正确答案：D

1%~10% 的肾移植患者会发生多瘤病毒相关性肾病。该病几乎只发生于移植肾，而非移植受体的正常肾，也可发生在造血干细胞移植、恶性肿瘤或 HIV。BK 病毒与造血干细胞移植患者出现出血性膀胱炎也有相关性。

4. 正确答案：E

国际通用的定量标准品是检测结果标准化和实验室间结果互认的前提。比如 HIV、HBV 和 HCV 都已有国际通用的定量标准品。其他选项均不符合题意。

5. 正确答案：C

这些实验室使用了不同的 BK 病毒检测方法，而且彼此缺乏国际通用的定量标准品的校正，导致系统偏差较大。定量实验的偏差可以用 Bland-Altman 曲线来识别[18]。通过这个曲线图可以将远离平均值的异常偏差值标注出来。

因患者临床情况比较稳定，不大可能存在病毒血症的波动，因此排除选项 A 和 B。选项 E 是不合逻辑的。

在判断选项 D 是否正确之前，先要回顾一下灵敏度和特异性的概念。诊断灵敏度是真阳性与真阳性和假阴性之和的比值，而诊断特异性是真阴性与真阴性和假阳性之和的比值，常用于二元分类测试的统计学分析。分析灵敏度指的是该检测能够准确检出的最小量（检测下限），而分析特异性指的是该检测能够检出特异性微生物或某种物质的能力。比如实验室 X 可能扩增了 BK 病毒之外的 JC 病毒 DNA，因此检测结果中定量值较高。但是这提示患者同时出现了 BK 病毒和 JC 病毒的重新激活，与选项 C 相比，这个可能性几乎不存在。

参考文献

1. Rossetti S, Strmecki L, Gamble V et al (2001) Mutation analysis of the entire PKD1 gene: genetic and diagnostic implications. Am J Hum Genet 68:46–63

2. Ramos E, Drachenberg CB, Wali R et al (2009) The decade of polyomavirus BK-associated nephropathy: state of affairs. Transplantation 87:621–630

3. Tan CS, Koralnik IJ (2010) Progressive multifocal leukoencephalopathy and other disorders caused by

JC virus: clinical features and pathogenesis. Lancet Neurol 9: 425–437

4. Hirsch HH, Brennan DC, Drachenberg CB et al (2005) Polyomavirus-associated nephropathy in renal transplantation: interdisciplinary analyses and recommendations. Transplantation 79:1277–1286

5. Seif I, Khoury G, Dhar R (1979) The genome of human papovavirus BKV. Cell 18:963–977

6. Bechert CJ, Schnadig VJ, Payne DA et al (2010) Monitoring of BK viral load in renal allograft recipients by real-time PCR assays. Am J Clin Pathol 133:242–250

7. Randhawa P, Vats A, Shapiro R (2005) Monitoring for polyomavirus BK And JC in urine: comparison of quantitative polymerase chain reaction with urine cytology. Transplantation 79:984–986

8. Viscount HB, Eid AJ, Espy MJ et al (2007) Polyomavirus polymerase chain reaction as a surrogate marker of polyomavirus-associated nephropathy. Transplantation 84:340–345

9. Hoffman NG, Cook L, Atienza EE et al (2008) Marked variability of BK virus load measurement using quantitative real-time PCR among commonly used assays. J Clin Microbiol 46:2671–2680

10. Pang XL, Fox JD, Fenton JM et al (2009) Inter-laboratory comparison of cytomegalovirus viral load assays. Am J Transplant 9:258–268

11. Preiksaitis JK, Pang XL, Fox JD et al (2009) Inter-laboratory comparison of epstein-barr virus viral load assays. Am J Transplant 9:269–279

12. Gardner SD, Field AM, Coleman DV et al (1971) New human papovavirus (B.K.) isolated from urine after renal transplantation. Lancet 1:1253–1257

13. Fields BN, Howley PM, Knipe DM et al (2007) Fields Virology, 5th edn. Wolters Kluwer Health/Lippincott Williams & Wilkins, Philadelphia

14. Jiang M, Abend JR, Johnson SF et al (2009) The role of polyomaviruses in human disease. Virology 384:266–273

15. Nickeleit V, Klimkait T, Binet IF et al (2000) Testing for polyomavirus type BK DNA in plasma to identify renalallograft recipients with viral nephropathy. N Engl J Med 342:1309–1315

16. Dalianis T, Ramqvist T, Andreasson K et al (2009) KI, WU and Merkel cell polyomaviruses: a new era for human polyomavirus research. Semin Cancer Biol 19:270–275

17. Gazdar AF, Butel JS, Carbone M (2002) SV40 and human tumours: myth, association or causality? Nat Rev Cancer 2:957–964

18. Bland JM, Altman DG (1999) Measuring agreement in method comparison studies. Stat Methods Med Res 8:135–160

第40章　呼吸道病毒

Donna M. Wolk

临床背景

6 岁亚裔女孩，因持续发热和上呼吸道感染症状 2 天前就诊于骨髓移植门诊。3 个月前她曾接受了同种异体的造血干细胞移植手术，但寒假期间她和许多亲友有过密切接触。患者血清巨细胞病毒（CMV）阳性，人类免疫缺陷病毒（HIV）、乙肝病毒（HBV）和丙肝病毒（HCV）均为阴性。

在门诊候诊时，患者病情急速恶化，出现了严重的咳嗽、呼吸困难和心动过速。她被安排进入儿科的重症监护病房，呼吸窘迫和呼吸过速（呼吸 >50 次 / 分）愈发严重，并出现肋间塌陷。血氧浓度 92%，呈缺氧状态。胸部听诊可闻及明显的弥漫高调哮鸣音、细小的吸气爆破音及双肺啰音。胸部 X 线显示闭塞性细支气管炎、双侧肺野增宽和弥漫性炎症。实验室检查：血细胞比容 0.24，白细胞计数 2.3×10^9/L，淋巴细胞 1.1×10^9/L，血小板计数正常。无其他病史和异常的家族史。

肺泡灌洗液的组织病理和细胞学检查未见异常，革兰染色结果回报"少量多形核细胞和少量混合性寄生菌"，未见酵母菌。细菌、真菌和分枝杆菌的培养结果尚未回报。

问题 1：对于本例患者来说，最有可能的致病原因是什么？她的呼吸道样本最适于做哪种分子检测？

现呼吸窘迫现象。移植术后患者、儿童、老人、慢性病患者及免疫缺陷者，常常是快速而敏感的呼吸道病毒分子检测的受益者[1]。对于这些患者，尽可能直接进行针对性治疗，降低死亡率是临床管理的首要目标[2-5]。对于免疫力正常的人群，呼吸道感染可能仅仅有些不适的感觉，但对于免疫缺陷状态的患者，呼吸道病毒感染往往导致患者因抗病毒治疗而中断免疫抑制治疗，甚至有可能危及生命。因此，快速而灵敏的病毒检测方法对于患者的临床分流和管理至关重要。

可以一次性快速、敏感地检出大部分呼吸道病毒的多重检测方法已逐渐研制成功。许多权威的临床刊物已经多次强调了呼吸道病毒分子检测的重要性。首先，这些病毒可以导致相似的临床症状，单纯依靠临床表现难以鉴别[6]。其次，快速的病毒诊断可以减少住院治疗的时间和抗生素的使用[2]。再次，呼吸道病毒的快速诊断对于移植后人群更加重要，因为病毒感染会造成免疫抑制治疗的中断，增加患者感染其他病毒的危险，影响移植器官的成功存活[3, 5]。此外，因为移植术后患者的病毒清除速度较慢，对抗病毒药物产生耐药性的危险也随之增加[3, 5]。最后，病毒的快速检测对于控制院内感染也尤为重要。

问题 2：请列举可用于呼吸道病毒检测的样本类型和检测方法，哪种检测最适于本例患者？

分子检测依据

本例患者处于免疫抑制状态，在冬季这个呼吸道病毒感染的高发季节，接触了大量成人和儿童，目前出

检测项目

使用鼻咽拭子对患者进行呼吸道病毒检测的采样，进行快速的呼吸道合胞病毒抗原检测和流感病毒

抗原检测。患者还接受了支气管镜检查，并采集了肺泡灌洗液样本送到病理实验室进行组织病理和细胞病理学检查。此外，肺泡灌洗液样本还被低温送至微生物实验室进行多重呼吸道病毒组合检测。同时该患者的样本还申请了细菌、真菌和分枝杆菌的培养。但由于转运人员的失误，肺泡灌洗液样本在送达实验室之前在 -20℃条件冷冻保存过夜。

实验室检测方案

传统的病毒检测方法存在诸多局限性，如灵敏度与特异性不高、速度慢、成本高或样本类型受限等，使其难以满足呼吸道病毒感染性疾病的快速诊断需要。许多针对单一病毒的快速检测被研发并应用于临床检测，但对于需要一次性鉴别多种呼吸道病毒的患者来说，费用过于高昂。因此，针对多种呼吸道病毒的多重组合检测法应运而生。

多重呼吸道病毒组合检测能在5~8小时内同时检测 12~17 种常见的呼吸道病毒，是目前最常用的呼吸道病毒分子诊断技术。在过去的几年中，这些检测技术逐渐取代病毒培养、快速病毒抗原检测以及单重 PCR 等传统检测方法。而且随着多重组合检测的广泛开展，人们发现合并感染的现象并不罕见，过去可能由于检测方法的限制而被大大低估。越来越多的文献报道了合并感染的病例，超过 10% 的临床样本中都可以检出多种病毒，对于这些患者来说，快速而准确的病毒检测是有效治疗的前提 [7]。

目前市场上许多商品化的多重呼吸道病毒组合检测试剂盒，都是基于 Luminex 系统建立的。但是至今只有一种通过了 FDA 的认证：Abbott Molecular and Luminex Molecular Diagnostics 公司（Toronto, Canada）的 Luminex xTAG™ RVP 检测试剂盒。

注：截至本书出版，已有另一种多重检测系统通过了 FDA 认证：Idaho Technology 公司的 Film Array Respiratory Panel 呼吸道病毒组合检测试剂盒。

xTAG RVP

Luminex xTAG™ RVP 试剂盒可以准确而灵敏地检测鼻咽拭子样本中多重呼吸道病毒，并已通过 FDA 认证，检测病毒种类包括呼吸道合胞病毒、流感病毒 A 和 B 型、副流感病毒 1/2/3、人偏肺病毒、腺病毒和鼻病毒。该试剂盒使用的是基于 Luminex x-MAP system（一种流式技术）平台的多重 PCR 结合液相微滴芯片技术。一项研究使用了 360 个冷冻保存的呼吸道样本，其中包括 70 个培养阳性的鼻腔和鼻咽冲洗物，将 xTAG™ RVP 检测结果与传统的培养结合 TaqMan RT-PCR 检测结果进行对比，从单一病毒检测角度来说，xTAG™ RVP 对流感病毒 B 型的检测灵敏度最高（100%），对呼吸道合胞病毒的检测灵敏度最低（63.3%）[8]。另一项针对呼吸道合胞病毒的研究，xTAG™ RVP 的检测灵敏度可高达 98.5%（180/183）[9]。同样在另一项对比研究中，xTAG™ RVP 比实验室自制检测技术的灵敏度（91.2%）和特异性（99.7%）都更高 [10]。

ResPlex II

ResPlex II 技术原理是靶向富集多重 PCR（Tem-PCR™），其中的模板富集步骤可以使后续的 PCR 反应使用相对少量的引物，从而避免引物二聚体的形成或引物错配的可能，使非特异性扩增的背景降至最低 [11]。这种"模板富集"过程是基于 Genaco 公司（Genaco Biomedical Products, Inc., Huntsville AL）的 ResPlex assay 检测技术，曾被多篇文献引用 [8, 11, 12]，随后被 Qiagen 公司优化，加入了基于人类基因组的内对照和抑制剂对照，可以最大限度地排除 PCR 抑制剂的干扰。

ResPlex II assay version 2.0 是 ResPlex II assay 的升级版，目前仅可用于科学研究，可以检测流感病毒 A 型和 B 型（FLU A，FLU B）、副流感病毒 1~4（PIV-1，PIV-2，PIV-3，PIV-4）、呼吸道合胞病毒（RSV A 和 RSV B）、人偏肺病毒（hMPV）、鼻病毒（RHV）和柯萨奇 / 埃可病毒（CVEV）。此外，ResPlex II assay version 2.0 还加入了外部阳性对照模板和相应引物用于检测有无 PCR 抑制因素的存在，外部阳性对照扩增的靶基因是位于人类 X 染色体的艾杜糖 – 硫酸酯酶基因（iduronate-2-sulfatase，

IDS），IDS 特异性引物可以扩增人类细胞中的基因组 DNA，用以确认样本采集的可靠性。

模板富集过程之后，使用专利保护的特异性引物和高亲和力的 Taq 聚合酶对病毒靶基因进行高效率扩增。提取的 RNA 需经过逆转录过程再进行 PCR 扩增。ResPlex Ⅱ的优点是可以在 8 小时之内快速检出多种呼吸道病毒，我们实验室利用该试剂盒的检测项目通过了实验室开发诊断试剂（laboratory-developed tests，LDT）的 CLIA'88 认证，并对本例患者的样本进行了检测。

检测结果分析要点

快速 RSV 抗原检测

根据临床要求，对患者的鼻咽拭子样本进行快速呼吸道合胞病毒（RSV）的抗原检测。检测流程包括样本制备、将制备好的样品加至反应膜、清洗反应膜、加入碱性磷酸酶链接的抗 RSV 单克隆抗体室温孵育、清洗反应膜、加入显色底物 5 分钟后读取显色结果。如果患者样本呈现紫色直线或紫色三角，则提示 RSV 抗原阳性。每个检测批次需要加入阳性对照物，只有阳性对照也出现紫色信号，才可认定本次检测结果是有效的。

ResPlex 检测

呼吸道病毒的多重组合检测依赖于对常见呼吸道病毒不同基因片段的多重 PCR 或逆转录 PCR。这些特异性基因片段被扩增后，即与磁珠包被的特异性探针相互结合，磁珠上还结合有荧光分子，通过这些荧光信号就可以识别每一个对应的靶基因。扩增产物与磁珠结合后，通过 Luminex 系统，一种类似于流式细胞仪的分析平台，识别各种荧光素标记的磁珠从而达到识别各种病毒靶基因的目的。平均荧光强度单位（mean fluorescence intensity units，MFI）是 Luminex 系统软件分析后得到的量化结果，可以据此判读样本是阴性还是阳性。本例样本的阳性判读阈值定为 250MFI。

本项检测过程中加入了许多对照体系。①外部阳性对照，扩增 IDS 基因，没有相应的 MFI 阈值。但是实验室需要谨慎评估样本中人类基因组的数量，已确保样本收集过程是满意的。在我们实验室，IDS 阈值的建立保证了样本中的细胞质量。②内部对照，额外加入阳性对照，也监测 PCR 是否受到抑制。③因为对所有病毒都设置质控对照极大地增加了检测成本，每批次可设置 2~4 个病毒的对照体系比较合理，在短期内轮流使用不同的病毒对照体系，循环往复可以同时满足质控和节约成本的需要。④对于使用者，建议设置"无模板"（no template controls，NTC）的空白对照反应，空白对照反应数不低于每批次临床检测样本数的 20%，以保证患者样本中不含有扩增产物的污染，NTC 反应孔应该不出现任何荧光信号。

本例患者肺泡灌洗液的呼吸道病毒多重组合检测结果已在接检第二天得出（图 40-1）。

问题 3：本次检测结果是否有效？能否发出分子诊断报告？

本次检测结果有效。IDS 对照显示很强的信号，远远高于背景的荧光值，提示样本收集方法可靠（个别病毒强阳性的样本可能 IDS 对照信号反而很弱，可能是病毒靶基因扩增效率过高，抑制了 IDS 和内对照的扩增）。3 个空白对照（超过样本数量的 20%）均为阴性，提示实验环境是清洁、无污染的。两个病毒阳性对照孔均为阳性，因此所有对照反应结果均正常。

问题 4：如何解读图 40-1 中的数据，该患者属于哪种病毒感染？

图中黑色孔代表阳性反应，患者样本的 RSVB、PIV-3 和 hMPV 反应孔为阳性，同一样本中出现 3 种病毒阳性非常少见，但是已有文献报道。细胞培养法很难见到多种病毒同时阳性，多重组合的分子检测方法被广泛使用之后，多重感染的病例反而更加常见。

结果解释

问题 5：如何解释快速抗原检测和多重分子检测结果的矛盾结果？

与其他任何实验室方法一样，快速抗原检测也会

样本	反应孔	编号	RSVA	RSVB	OC43	BocV	229E	PIV2	PIV1	INFB	PIV3	PIV4	NL63	RHV	CVEV	INFA	ADVB	ADVE	HMPV	HKU1	IDS	IC	备注
1	A1	患者1（本例）	12	**1403**	35	30	39	25	22	26	**359**	17	16	18	28	7	15	15	**2153**	27	629	2191	RSVB, PIV-3, hMPV
2	A2	患者2	8	16	13	25	13	20	25	19	23	20	22	28	21	15	25	13	15	18	758	2378	阴性
3	A3	患者3	35	18	18	9	26	10	28	24	33	13	13	38	43	**3764**	14	14	16	25	112	817	INFA
4	A4	患者4	12	16	35	30	39	17	22	26	22	17	16	18	17	7	15	15	36	27	629	2191	阴性
5	A5	患者5	24	4	24	23	61	15	22	15	43	20	53	**657**	**2090**	24	6	19	32	32	479	2201	RHV,CVEV
6	A6	患者6	1	30	20	27	27	18	10	17	27	12	26	86	46	19	28	19	6	10	450	2176	阴性
7	A7	患者7	**4600**	21	24	39	20	17	19	14	30	23	82	83	21	**353**	21	2	23	36	500	716	RSVA, INFA
8	A8	患者8	7	18	14	14	4	11	20	7	26	24	40	23	18	**1790**	19	9	13	16	215	2461	INFA
9	A9	患者9	20	14	9	25	6	29	11	31	5	22	11	48	36	12	**2153**	27	16	16	747	1086	ADVB
10	A10	阳性 COS 对照	0	25	13	25	16	24	13	14	14	22	16	35	16	13	21	12	10	22	1431	85	阳性 IDS 通过
11	A11	阴性对照	22	24	**606**	24	64	18	17	13	43	28	36	12	**1890**	19	11	24	6	1	1291	640	阳性 质控通过
12	A12	阴性对照（无模板）	17	26	23	17	10	15	8	6	30	1	9	3	15	21	19	23	21	6	22	2890	阴性 质控通过
13	B1	阴性对照（无模板）	2	22	23	28	5	2	5	19	19	28	19	27	7	13	26	9	22	22	28	2813	阴性 质控通过
14	B2	WIPE TEST -1	8	16	13	25	13	20	25	19	23	20	22	28	21	15	25	13	15	18	758	2378	阴性 通过
15	B3	WIPE TEST-2	35	18	18	9	26	10	28	24	33	13	13	38	43	9	14	14	16	25	112	817	阴性 通过
16	B4	WIPE TEST -3	22	39	15	18	26	23	15	119	24	14	32	67	10	26	35	25	21		148	914	通过 背景问题
17	B5	阴性对照（无模板）	23	17	15	14	16	22	0	31	6	34	49	13	6	12	29	14	13	17		2786	阴性 通过

图 40-1　ResPlex II 检测输出的表格化评价平均荧光强度单位（MFI）结果。表中包括患者样本、阴性和阳性对照，以及监测可能出现的扩增产物污染而每月一次进行的环境拭子的检测结果（黑色孔表示阳性反应，灰色孔表示阴性结果，但荧光值高于基线水平。RSV：呼吸道合胞病毒；OC43：冠状病毒；BocB：博卡病毒；229E：冠状病毒 229E；PIV：副流感病毒；NL63：冠状病毒 NL63；RHV：鼻病毒；INF：流感病毒；CVEV：柯萨奇 / 埃可病毒；ADV：腺病毒；hMPV：人偏肺病毒；HKU1：冠状病毒 HKU1；IDS：人类细胞对照基因）

导致假阴性结果，而且常见于分子检测阳性而抗原检测阴性的情况。同样，由于 RSV 具有不稳定性，分子检测也会出现假阴性的结果，特别是在 RSV 水平很低或是样本运输条件不恰当的时候。

问题 6：如何判断或证明这些病毒阳性结果不是实验室污染导致的？

所有 3 个空白对照都是阴性的，MFI 值均低于阈值 250。阳性样本反应孔在各种病毒中均匀分布，并不集中于某一个孔（常常属于污染的表现）。该检测是冬季进行的，属于呼吸道病毒感染的高发季节，与本实验结果也是相符的。

进一步检测

鉴于患者属于移植术后免疫抑制状态，其他下呼吸道感染的可能性依然存在，本次检测不包括的巨细胞病毒、单纯疱疹病毒和某些腺病毒亚型也应该补充检测[6]。

分子病理学背景知识

下呼吸道感染是免疫抑制状态人群，特别是造血干细胞移植（human stem cell transplant，HSCT）术后患者最常见的致死原因[13]。感染引发的肺病变需要与其他非感染性因素相互鉴别。快速诊断和排除感染因素对于确定正确的治疗方案（抗炎、抗病毒、抗真菌还是其他治疗）至关重要，可以最低限度地减轻肺损伤，减少患者因经验性治疗带来的毒副作用。

快速诊断并早期针对性治疗可以有效缓解流感 A 型和 RSV 感染的严重症状[14]。人偏肺病毒的人体定植已有报道，但是也会导致重症肺炎、呼吸衰竭、移植物排斥反应和死亡[4, 15]。对于所有多种分子检测的使用者来说，需要注意核酸提取、扩增质控和多重反应体系的优化和验证等多方面的问题。

RSV

RSV 无疑是儿童移植术后患者最重要的呼吸道

致病性病毒，也是导致儿科住院病房和急诊病房 5 岁以下患儿下呼吸道感染和急性支气管炎的最常见原因 [6, 16, 17]。在每年 RSV 感染高发期，快速抗原检测常常用于上述高危人群的 RSV 感染状态的筛查。但是快速抗原检测会导致假阴性结果，而分子检测更加准确。因此快速抗原检测的阴性结果常常需要培养或分子检测进一步证实。

hPMV

自 2001 年，人偏肺病毒已成为危及成人和儿童呼吸道的重要病原微生物之一 [18, 19]，而且是婴儿支气管炎的第二位致病因素，还可以导致大龄儿童的急性中耳炎和健康成人的轻度上呼吸道感染（upper respiratory infection，URI）或无症状带菌状态。老年人以及特定的成人（如免疫缺陷者）可以发生严重的人偏肺病毒感染 [18, 19]。

PIV

人类副流感病毒 PIV-1、PIV-2 和 PIV-3 是所有年龄段发生呼吸道感染的重要因素。无论成人还是儿童，PIV 均可导致上呼吸道感染，如格鲁布性喉头炎，婴儿、幼儿及患有慢性病或免疫缺陷状态的老年人可以诱发下呼吸道感染 [20]。这种病原体是儿童住院患者发生下呼吸道感染的第二位致病因素，仅次于 RSV [20]。PIV-4 的临床意义和流行病学特征还不清楚，目前的检测手段也不检测这一亚型。PIV-1 和 PIV-3 是检出率最高的亚型，相关研究也比较深入。

核酸提取

检测有包膜的 RNA 病毒是所有临床实验室面临的挑战，有包膜病毒在运输过程中极易降解，而且 RNA 病毒极易在反复冻融的过程中被破坏，因此分析前的运输、保存步骤需要优化和定期监测。有包膜 RNA 病毒包括流感病毒、副流感病毒、呼吸道合胞病毒和人偏肺病毒。有些分子组合检测也同时检测 DNA 病毒，如腺病毒和博卡病毒，还需要同时提取 DNA 和 RNA。

扩增对照

以 Luminex 磁珠技术为基础的检测过程，需要严格设置扩增对照和执行单向操作流程。所有检测方法都会产生高浓度的扩增产物，因为尿嘧啶不能掺入针对病毒的 PCR 扩增产物，以往常用尿嘧啶 -N- 糖基化酶消化扩增产物的防污染措施不能用于病毒的多重检测。因此在磁珠杂交环节，对多重 PCR 扩增产物的操作必须十分谨慎，并推荐设置无模板空白对照反应数不少于样本反应数的 20%。这样尽管会增加检测成本，但是对于检测特异性和准确性是必不可少的。

持续的检测验证

尽管已有大量文献论证了多重分子检测的可行性，但是对于已知呼吸道病毒的遗传异质性而言，大部分报道的样本例数有限。因此，尽管具有 FDA 认证和文献支持，检测试剂盒的使用者必须意识到病毒株可能随时出现变异亚型，或其他影响结果准确性的因素。遗传变异是非常复杂的现象，而由于专利保护机制所限，大部分使用者并不知道商品化试剂盒所检测的病毒基因靶序列。实验室负责人应与临床医师和公共卫生权威机构保持密切联系，了解本地区出现的病毒变异型并及时将病毒变异株移交试剂盒开发商进行评估及试剂盒优化。有时候，对于临床证据确凿、高度可疑病毒感染但多重分子检测阴性的样本，需要进行培养和单种病毒的分子检测进行确认。

尽管有上述局限性，与传统检测方法相比，多重呼吸道病毒分子组合检测仍然具有快速、准确的优势。这些方法比培养、荧光抗体和快速抗原检测更加灵敏和特异。对于易于降解的有包膜病毒，实验室负责人需要权衡各种方法的速度、用户体验性和操作可行性，并与其他检测方法进行定期比对，结合临床症状解读检测结果。

选择题

1. 下列哪一项最有可能是患者呼吸窘迫的原因（　　　）

A. 腺病毒

B. 单纯疱疹病毒

C. 人偏肺病毒，副流感病毒 3 型

D. 呼吸道合胞病毒，人偏肺病毒，副流感病毒 3 型

E. 呼吸道合胞病毒

2. 本例患者检出的 3 种病毒均与呼吸道症状有关吗（　　）

　A. 难以判定，因为有些病毒在健康人群也可检出

　B. 不是，仅仅呼吸道合胞病毒导致了呼吸道症状，并足以导致患者出现呼吸窘迫

　C. 不是，这些病毒混合感染不可能导致疾病，因为人类细胞一次只会感染一种病毒

　D. 是的，所有 3 种病毒均与患者出现的呼吸窘迫症状有关

　E. 是的，因为患者是亚裔，所以容易发生混合感染

3. 下列哪项最有可能是导致患者感染多种病毒的原因（　　）

　A. 移植术后患者的种族

　B. 免疫抑制状态，接触过多个家庭成员

　C. 免疫抑制状态，血清 CMV 病毒检测阳性

　D. 患者的年龄

　E. 患者的性别

4. 基于文中的检测结果，如何回复临床医师的询问（　　）

　A. 只有呼吸道合胞病毒是病原体，足以导致患者的严重症状

　B. 检测结果是可信的

　C. 检测结果不可信

　D. 检测是有效的，谨慎起见应重新采样、重复检测

　E. 实验室出现污染，应重新采样送其他参比实验室重新检测

5. 由于样本被不当地冻存，为了避免重新采集肺泡灌洗液，应如何处理样本（　　）

　A. 将冻存的样本加热至 95℃以去除核酸酶

　B. 无法补救，只有重新采样

　C. 将冻存在 −20℃的样本重新提取

D. 无须重新采集样本

E. 使用细胞学样本

选择题答案

1. 正确答案：D

样本的呼吸道合胞病毒、人偏肺病毒和副流感病毒 3 型阳性，这 3 种病毒均与严重的呼吸道疾病相关，尤其是呼吸道合胞病毒。

2. 正确答案：D

本例患者是在呼吸道病毒感染的高发季节，具有多个感染高危因素的儿童。患者极有可能同时感染了 3 种常见的呼吸道病毒，每一种病毒都参与了疾病的发生和发展过程，并最终导致呼吸窘迫症状。

3. 正确答案：B

患者处于免疫抑制状态，在冬季的呼吸道病毒感染高发季节接触过多个家庭成员，这些都是导致患者感染的危险因素。患者年龄也是病因之一，因为儿童的病毒感染非常常见。种族和性别并不会增加呼吸道疾病发生的危险。

4. 正确答案：B

结果显示本次检测是有效的。所有的质控，包括阳性对照和阴性对照、无模板对照以及环境拭子检测均是阴性结果。尽管有一个环境拭子检测孔出现了低度的荧光值（流感病毒 B 型 MFI=119），但低于 250 MFI 的阳性阈值线。此外，没有任何样本管的流感病毒 B 型是阳性的，也可以排除环境污染的可能。值得注意的是，为谨慎起见实验室应继续监测环境的同时进行实验室的清洁，以确保不会出现扩增污染。

5. 正确答案：D

通过对结果的分析和与临床医师的沟通，对本例患者无须重新采样。尽管 2~8℃是最佳保存条件，但短期内 −20℃冻存对于呼吸道病毒的 PCR 和逆转录 PCR 检测结果是没有显著影响的。但是将样本不建议长时间 −20℃冻存，因为核酸酶在低温下仍然有少许活性可以降解核酸，特别是 RNA。对于本例样本，冻存并未对检测结果产生严重的影响，

结果仍然可以判读，向临床医师解读检测结果的局限性是必要的。因为实验室与临床医师之间的良好沟通是准确解读和报告的前提。出现快速抗原检测阴性而 RT-PCR 结果阳性的矛盾结果并不奇怪，这是因为 RT-PCR 的分析灵敏度已大大提高。尽管样本曾被不恰当地冷冻保存，但样本还是可用的，因为 IDS 对照扩增信号强，提示提取物中核酸的初始模板量是足够的，因此事实上患者样本中确实检出了 3 种病毒。长时间样本保存需要 -80℃冻存。

参考文献

1. Hayden RT, Tang YW, Carroll KC et al (2009) Diagnostic microbiology of the immunocompromised host. ASM, Washington DC

2. Henrickson KJ (2005) Cost-effective use of rapid diagnostic techniques in the treatment and prevention of viral respiratory infections. Pediatr Ann 34:24–31

3. Lee I, Barton TD (2007) Viral respiratory tract infections in transplant patients: epidemiology, recognition and management. Drugs 67:1411–1427

4. Ison MG (2007) Respiratory viral infections in transplant recipients. Antivir Ther 12:627–638

5. Kim YJ, Boeckh M, Englund JA (2007) Community respiratory virus infections in immunocompromised patients: hematopoietic stem cell and solid organ transplant recipients, and individuals with human immunodeficiency virus infection. Semin Respir Crit Care Med 28:222–242

6. Carroll KC (2009) Lower respiratory infections. In: Hayden RT, Tang YW, Carroll KC, Wolk et al.Diagnostic microbiology of the immunocompromised host. ASM, Washington DC

7. Brunstein JD, Cline CL, McKinney S et al (2008) Evidence from multiplex molecular assays for complex multipathogen interactions in acute respiratory infections. J Clin Microbiol 46:97–102

8. Li H, McCormac MA, Estes RW et al (2007) Simultaneous detection and high-throughput identification of a panel of RNA viruses causing respiratory tract infections. J Clin Microbiol 45:2105–2109

9. Mahony J, Chong S, Merante F et al (2007) Development of a respiratory virus panel test for detection of twenty human respiratory viruses by use of multiplex PCR and a fluid microbead-based assay. J Clin Microbiol 45:2965–2970

10. Pabbaraju K, Tokaryk KL, Wong S et al (2008) Comparison of the Luminex xTAG respiratory viral panel with in-house nucleic acid amplification tests for diagnosis of respiratory virus infections. J Clin Microbiol 46:3056–3062

11. Han J, Swan DC, Smith SJ et al (2006) Simultaneous amplification and identification of 25 human papillomavirus types with Templex technology. J Clin Microbiol 44:4157–4162

12. Brunstein J, Thomas E (2006) Direct screening of clinical specimens for multiple respiratory pathogens using the Genaco respiratory panels 1 and 2. Diagn Mol Pathol 15:169–173, 10.1097/01.pdm.0000210430.35340.53

13. Hayden RT, Tang YW, Carroll KC et al (2009) Lower respiratory infections. In: Hayden RT, Tang YW, Carroll KC, et al. Diagnostic microbiology of the immunocompromised host. ASM, Washington DC, pp 333–356

14. Ison MG, Hayden FG (2002) Viral infections in immunocompromised patients: what's new with respiratory viruses? Curr Opin Infect Dis 15:355–367

15. Englund JA, Boeckh M, Kuypers J et al (2006) Brief communication: fatal human metapneumovirus infection in stemcell transplant recipients. Ann Intern Med 144:344–349

16. Henrickson KJ, Hoover S, Kehl KS et al (2004) National disease burden of respiratory viruses detected in children by polymerase chain reaction. Pediatr Infect Dis J 23:S11–S18

17. Hall CB, Weinberg GA, Iwane MK et al (2009) The burden of respiratory syncytial virus infection in young children. N Engl J Med 360:588–598

18. Martino R, Porras RP, Rabella N et al (2005) Prospective study of the incidence, clinical features, and outcome of symptomatic upper and lower respiratory tract infections by respiratory viruses in adult recipients of hematopoietic stem cell transplants for hematologic malignancies. Biol Blood Marrow Transplant 11:781–796

19. Williams JV, Edwards KM, Weinberg GA et al (2010) Population-based incidence of human metapneumovirus infection among hospitalized children. J Infect Dis 201:1890–1898

20. Henrickson KJ (2003) Parainfluenza viruses. Clin Microbiol Rev 16:242–264